The New York Times
READER
Health&Medicine

뉴욕타임스 보건의학기사
이렇게 쓴다

톰 린던 지음
손명세 · 김소윤 · 김희진 · 유호종 · 이일학 옮김

박영사

옮긴이 서문

예전에 암은 곧 죽음을 의미하는 것으로 받아들여졌다. 하지만 이제는 암을 극복한 사람을 뜻하는 '암 생존자'라는 개념이 소개되고 있다. 목숨을 위협하던 이 병을 극복해 낼 방법이 생긴 것이다. 그렇다고 오늘날의 사람들이 예전보다 병이 없는 시대에 살고 있다고 말하기도 힘들다. 고혈압, 당뇨병, 고지혈증 같은 대사성질환부터 그저 수명이 길어져서 생기는 골관절염 같은 병까지 한두 가지 잔병이 없는 사람이 드물다.

그러니 예전과 마찬가지로 오늘날의 사람들이 병의 원인이나 치료법에 대해 관심을 갖는 것은 자연스럽다. 이런 관심은 병에 대한 능동적인 대처를 가능하게 한다는 점에서 바람직하다. 한편 국내외에서의 활발한 교류로 한 곳에서 일어난 질병은, 특히 감염성질환은 사회의 모든 영역에 영향을 미치고, 그만큼 사회의 역량을 집중하여 공동대처할 필요가 생겼다. 그 결과로 세계보건기구나 질병관리본부 등의 기관이 일반인에게 낯설지 않게 되었다. 그리고 의료가 어떤 개인이 구매하는 서비스에 머무르는 것이 아니라 사회복지의 일부로 자리 잡으면서 보건의료정책은 중요한 사회적 어젠다가 되었고 대중의 관심을 받게 되었다.

의료에 대한 이런 사회적 관심에 맞추어 언론에서도 이 분야를 비중 있게 다루고 있다. 어디에서 어떤 새로운 감염병이 등장, 확산되고 있다는 기사부터, 어느 병원에서 어떤 사고가 났다는 의료사고 보도까지 언론에서 다루고 있다. 방송이나 신문에 의사나 다른 보건의료 전문가의 인터뷰 기사가 실리는 것은 드문 일이 아니게 되었다. 더 나아가 의과학자의 전문적인 발언 내용이나 학술논문이 언론에 소개되고 사회적으로 주목을 받기도 한다. 그래서 연예인 못지 않은 인기를 누리는 의사나 의과학자들이 언론을 통해 등장하는 것이 요즈음이다.

이렇게 오늘날 언론이 의료관련 사건 사고, 의학정보, 전문가 인터뷰, 보건의료 정책 어젠다와 같은 다양한 주제들을 비중 있게 다루게 되면서 보건의료 전문기자와 같은 특별한 능력을 갖춘 집단이 필요하게 되었다. 의료 전문지뿐 아니라 중앙 일간지에서도 의학 전문기자라는 직함을 표방하는 기자들이 있는 것은 이런 필요에 대한 응답일 것이다.

이 책 〈뉴욕타임스 보건의학기사 이렇게 쓴다(원제: The New York Times READER-Heath & Medicine)〉는 의학 분야 기사를 이해하고, 작성하는 데 꼭 필요한 지식을 뉴욕타임스의 의학 전문기자들이 게재한 실제 기사와 그들과의 인터뷰를 통해 제공하고 있다. 그럼으로써 의학 분야에 관심을 가진 일반 독자들의 정보 욕구를 충족시킬 뿐 아니라, 실제로 의학기사를 작성해야 하는 이들의 전문가로서의 필요까지 채워 주고 있다. 참고로 이 책에 실린 기사들의 원문은 뉴욕타임스 웹사이트(http://www.nytimes.com/)의 'Health'에서 검색하여 찾을 수 있다. 더 나아가 보건의료 분야를 포함해 여러 과학 분야의 최신 뉴스들을 찾고자 하는 독자는 미국 과학진흥회가 운영하는 웹사이트(http://www.eurekalert.org/)에 들어가 보기 바란다.

옮긴이들은 연세대학교 보건대학원 교수로, 본교와 카이스트 과학저널리즘대학원에서 보건의료 분야에서의 언론 역할과 언론 활용방안을 강의해 왔다. 이때 강의 교재로 활용한 것이 이 책이다. 그리고 이 책이 품고 있는 구성의 탁월함과 기사의 높은 가치를 생각할 때 우리 사회에 좀 더 넓게 소개할 필요가 있다고 생각하여 번역하기로 결정하였다. 의학기사 역시 기사문이고 시의성이 있기 때문에 가능한 한 속히 번역하려 하였으나 여러 사정으로 지체되어 약간의 시차가 있게 되었다. 그렇지만 이 책에서 다루는 보건의료 문제들은 지금도 우리 사회에서 변형된 형태로 반복되고 있어 여전히 충분한 의미를 가질 수 있다고 믿는다.

저널리즘은 세상을 주의 깊게 관찰하여 대중에게 시사적인 정보와 의견을 제공하는 활동이다. 그럼으로써 대중이 이 세상을 이해하고, 삶의 문제를 해결하는 데 도움이 되고자 한다. 이런 역할을 과학의학 분야에서 하는 것이 과학의학 저널리즘인데 그 정수를 담고 있는 것이 이 책이다. 이 책을 읽으면 저자들인 뉴욕타임스 의학 전문기자들의 저널리스트로서의 철저한 태도를 배울 수 있다.

이 책의 초고 작성에 함께 애쓴 김한나 조교를 비롯한 연세대학교 의료법윤리학 협동과정 조교들과 보건대학원 학생들의 노고에 감사를 표한다. 그리고 어려운 출판계 상황에서도 이 책의 가치를 인정하고 출판을 결정해 준 박영사에 감사를 드린다. 부디 이 책이 현대의료에 대한 일반 독자들의 이해를 높이고, 의학기사를 직접 작성하려는 사람들의 필요에 부응할 수 있기를 희망한다.

옮긴이를 대표하여

손 명 세

추천사(Foreword)

뉴욕타임스 의학 섹션 편집장으로서 나는 이전에 참여했던 어떤 다른 분야 기사—시청부터 경찰 관련 기사까지—보다 의학기사에 더 큰 관심과 열정을 느낀다.

의학 기사는 잘 보도하기가 매우 어려운 기사이다. 뱀 기름을 만병통치약이라고 떠들어 대던 약장수 때부터 효과가 입증되지 않은 약을 팔던 시절이 있었다. 약장수들은 훈련된 의사와 연구자로 오랜 시간에 걸쳐 대체되었다. 그리고 우리의 건강과 의료 수준은 여러 면에서 향상되었다.

하지만 최근 사회는 의사들을 예전처럼 신뢰하지 않는다. 의사들은 늘 바쁘고, 인간미 없고, 불안에 떠는 환자들을 버려 둔다. 거대 제약회사들이 쏟아내는 텔레비전 약 광고에 사람들은 무방비로 노출되어 있다. 또한 눈과 귀를 현혹하지만 대부분은 허위인 건강 관련 뉴스들을 잔뜩 늘어놓은 인터넷 블로그에 쉽게 접할 수 있다.

그렇다면 이런 혼란 속에서 어떻게 해야 좋은 의학 기사를 쓸 수 있을까? 어떻게 하면 광고성 정보에 속지 않게 하고, 무엇이 정말 효과가 있는지, 왜 그런지 이야기해 줄 수 있을까?

이 책에 실린 기사들은 어떻게 이러한 어려운 과제를 해낼 수 있는가 하는 물음에 답하고 있는 모범 사례들이다. 꼭 덧붙이고 싶은 것은 이 기사들 중 쉽게 쓰인 것은 단 하나도 없다는 점이다. 여러 해 동안 의약 분야를 담당해서 숙련된 기자가 작성한 기사도 마찬가지이다.

의학 전문 기자는 다양한 능력을 갖추고 있어야 한다. 첫 번째로 무엇보다도 좋은 기삿거리를 찾아내고 잘 풀어 낼 수 있어야 한다. 두려움에 사로잡히고 연약한 순간에 처한 사람들이 자신들의 이야기를 다른 사람들과 나누도록 설득할 수 있어야 한다. 모든 좋은 의학 기사는 근본적으로 사람에 대한 이야기이다. 실험실의 시험관 안에서 벌어지는 현상에 대한 기사도 궁극적으로는 '이것이 우리에게 의미하는 바는 무엇인가?'라는 질문에 답해야 한다.

의학 기자는 유전학과 줄기세포로부터 종양의 분자생물학에 이르기까지의 여러 복잡한 연구의 가장 근본적인 차원을 이해해야 한다. 그리고 그 연구를 일반인이 이해할 수 있는 언어로 바꾸어 설명할 수 있어야 한다. 이는 8년간 생화학을 공부해야 한다는 의미는 아니다(꼭 의과대학을 졸업해야 한다는 뜻은 아니다 — 역자 주). 단지 필요한 수준의 기초과학 분야 지식을 갖춤으로써, 기삿거리를 이해하지 못할까 봐 두려워하지 않아야 한다는 의미이다. 나도 대학 전공은 영문학이었다.

의학 기자는 흔히 이해하기 어려운 통계를 써서 정리해야 한다. 의학계에서 재정적 문제가 논쟁거리가 되는 경우가 많아져 재무와 경영도 이해해야 한다. 의료 서비스 전달 체계가 논란이 되는 경우에는 국가수준의 의료 체계가 어떻게 작동하는지, 또는 어떤 면에서 기능을 잘 하지 못하는지도 이해해야 한다. 그리고 다음과 같은 물음에도 답할 수 있어야 한다. 의학 연구 연구비 지원에 정치는 어떤 영향을 미치는가? 왜 중병에 걸리면 의료보험을 가진 사람들조차도 파산하게 되는가? 미국 식약청(Food and Drug Administration)이 식품 안전을 책임지고 있는데도 불구하고 어떻게 살모넬라 박테리아(세균성 이질균 — 역자 주)에 오염된 땅콩버터 때문에 8명이나 사망할 수 있는가?

또한 의학 기자는 무엇이 가장 첨예한 기삿거리인지 파악할 수 있을 정도로 해당 분야를 잘 알고 있어야 한다. 무엇이 그 분야에서 돌파구를 열 수 있을까? 무엇이 실질적인 변화를 이끌어 낼 수 있을까? 기자는 이런 점들을 파악할 수 있어야 한다. 기자는 또 작은 뉴스 한 꼭지라도 오랫동안 중요성을 갖게 될 광범위한 흐름을 포착한 것이라면 바로 인지할 수 있어야 한다.

예를 들어 데니스 그래디(Denise Grady)는 출산 중 사망하는 여성들을 보도하기 위해 아프리카에 간 일이 있다. 그녀는 극히 어려운 환경에서 일해야 했을 뿐만 아니라 이미 널리 알려진 화제에서 새로운 화제를 이끌어 내야 했다. 결과적으로는 세부 내용이 풍부하고 문제가 잘 표현된, 마음을 울리는 기사가 화보까지 곁들여

완성됐다. 뿐만 아니라 그 여성들의 이야기는 비의료인이 제왕절개 같은 시술을 하는 현실 등을 보여 줌으로써 특정 국가들이 이 문제를 어떻게 다루고 있는지 독자들이 알게 해 주었다. 그녀는 뉴스를 찾아냈을 뿐만 아니라 중요한 영향을 미치는 뉴스를 발굴해 냈다.

의학 기사는 종종 우리의 세계를 명확하고 재미있게 설명해 준다는 점에서도 가치가 있다. 이 책에서 당신은 데니스의 훌륭한 기사문을 읽을 수 있을 것이다. 이 506단어의 기사는 기침이 퍼져 나가는 모습을 담은 사진들과 웹에서 볼 수 있는 슬라이드 쇼를 함께 제공했다. 정말 매력적이다.

의학 기자들은 의학 연구자와 홍보 담당자들이 주장하는 '새로운' 기삿거리에 둘러싸여 있다. 기자들은 이러한 주장들의 상당수를 근거 없는 것으로 판단하여 흘려보내기도 하면서 어떤 새로운 발견에 대해서는 독자들에게 왜 그것이 중요하거나 중요하지 않은지 이야기해 주어야 한다.

우리는 내가 '건강 가십'이라고 이름 붙인 종류의 내용을 보도하지 않기 위해 노력한다. 당근 섭취는 대장암 감소와 관련이 있다는 어떤 소규모 연구가 있다고 해 보자. 이 연구 주장에 대해 다음의 점들을 확인해야 한다. 이 연구 결과에서 말하는 관련성은 정말 확실한 것인가? 아니면 엄격하게 더 연구해 보면 그 관련성은 의미를 갖기 힘들 만큼 약한가? 엄격하게 따졌을 때 그 연구에서 정말 알 수 있는 점은 무엇인가?

당근이 대장암 감소와 관련 있다고 보도해도, 당근은 해로운 것이 아니니 누구에게도 해를 끼치지 않는다는 사람들이 있다. 그러나 작고 중요하지 않은 발견들이 지나치게 강조되거나 맥락 없이 제시되면 결과적으로 해가 될 수 있다. 사람들은 당근을 먹는 것 같이 간단하고 스스로 할 수 있는 일을 함으로써 암과 같은 무서운 질환으로부터 보호받을 수 있다는 생각에 현혹되기 쉽다. 우리가 그 쉬운 답을 받아들인다면, 우리는 실제로 암을 막아 내는 진정한 해결책을 찾지 못할 위험에 처한다. 잘못된 답에 따르느라 돈, 시간, 그리고 생명을 허비하는 것이다.

의학 뉴스의 가치는 때로 이야기의 깊이에서 얻어진다. 이를 위해서 기자는 우선 기사화할 인물로부터 같이 시간을 보내도 된다는 어려운 허락을 받아 내야 한다. 예를 들어, 래리 알트만(Larry Altman)은 마이클 디베이키(Michael DeBakey)가 처한 인생의 결정적 순간에 그 최고 흉부외과의의 세계를 손에 잡힐 듯 기사화했다. 이러한 기사는 우연히 쓰여지지 않는다. 기자로 일하는 동안 래리는 디베이키를 포함한 여러 인물들과 깊은 교분을 맺어 왔다. 래리는 97세의 디베이키가 자신이 개발한 바로 그 수술방법 덕분에 살아났다는 소식을 듣고, 이것이 좋은 기삿거리임을 직감했다. 그리고 디베이키가 그를 신뢰하고 있었기 때문에 래리는 그에게 직접 다가가 눈으로 본 내용을 바탕으로 훌륭한 기사를 쓸 수 있었다.

효과 없는 것을 지적하는 보도가 의학 기자의 역할인 것처럼, 효과 있는 것을 알리는 보도 역시 의학 기자의 중요한 역할이다. 지나 콜라타(Gina Kolata)의 기사는 국가적 차원에서 본 사망과 질병의 주요 원인에 대한 시리즈 기사 중 일부로, 뇌졸중의 심각성을 줄일 방법에 초점을 맞추고 있다.

마지막으로, 내가 생각하는 기자의 가장 중요한 소양은 호기심이다. 기자는 새로운 것이 무엇이고 왜 그것이 새로운지 알기 원해야 한다. 기자는 지적인 발전뿐만 아니라 사람들의 꿈, 희망 그리고 좌절에 관심을 가져야 한다. 한마디로 기자는 사람들에 대해 궁금증을 가져야 한다.

그리고 다른 모든 훌륭한 기자들이 그렇듯 의학 기자는 용감해야 한다. 이는 날아오는 총알을 무릅쓰는 용기를 말하는 것은 아니다. 의학적 보도에서의 용기란, 가장 저명한 연구자가 제공한 정보라 하더라도 반대로 생각해 볼 수 있는 용기를 말한다. 기자와 편집자를 포함한 대부분의 사람들은 건강과 의학에 대해 어떤 견해를 가지고 있다. 하지만 우리는 틀릴 때가 많다. 따라서 이 분야에서도 저널리즘의 다른 모든 분야에서 그렇듯이 기자는 열린 마음을 유지해야 한다.

어떤 연구도 진공에서 발생하지 않는다. 어떤 발견이 어떻게 이루어지게 되었는지 우리가 독자들에게 더 많이 말해 줄 수 있을수록 더 좋다. 어떤 약이 효과가 있다고 밝힌 연구가 실제로는 그 제약회사로부터 지원을 받았다면, 독자는 이 사실을 알고 있을 필요가 있다. 유명한 연구자일지라도 그 연구자가 어떤 전문 약을 생산하는 회사를 지지하는 발언을 했는데 그가 그 회사로부터 돈을 받고 있다면 우리는 이 점 또한 독자들에게 말해 주어야 한다.

오늘날은 세 명의 전문가들로부터 세 개의 다른 의견을 듣게 되고, TV를 켜면 다시 세 개의 다른 의견에 접하게 되는 시대이다. 이런 시대에 우리는 돈과 정치와 유행의 영향으로부터 벗어나서 독자들에게 분명한 정보를 제공할 필요가 있다. 그럼으로써 독자가 자기 스스로 정보에 입각한 선택을 할 수 있도록 해야 한다.

이것은 우리가 알고 있다고 생각하는 것이 아니라 우리가 발견한 것을 써야 한다는 것을 의미한다.

지나 콜라타가 국가가 암을 정복하기 위해 벌이는 오랜 노력을 다룬 시리즈 기사인 '40년 동안의 전쟁'의 첫 번째 기사를 썼을 때 그 신문사의 일부 편집자들조차 처음에는 그녀가 발견한 것을 믿지 않았다. 사람들은 계속해서 어떻게 암이 치료되고 있는지 귀를 기울인다. 그래서 암 연구와 제약사들이 기적을 만들고 있는 것처럼 착각한다.

하지만 실상은 이와 다르다는 점을 통계 숫자들은 말해 준다.

그리고 지나 역시 기사를 통해 그렇게 말하고 있다.

바바라 스트라우크(Barbara Strauch)

보건의료 담당 과학부 부편집자

(Deputy science editor in charge of health and medical coverage)

서문(Preface)

저널리즘 교사라면 누구나 알고 있듯이, 작가가 되려는 포부를 가진 이들은 세련된 전문가의 작품을 통해서만 글쓰기 기술을 배우지 않는다. 물론 뛰어난 필자는 독자를 감동시키고, 학생들에게 주제에 대해 새로운 방식으로 생각하고 접근하도록 영감을 불러일으킬 수 있다. 그러나 쓰기를 정말 잘 배우는 데 헌신적인 지도와 지침도 필요로 한다. 나는 두 가지 목표로 이 책을 쓴다. 건강과 의료에 대한 훌륭한 글쓰기를 위한 개요서인 동시에 저널리즘을 공부하는 학생들이 복잡한 문제들과 잘 씨름할 수 있는 방법을 담은 매뉴얼을 만들어 내려고 노력할 것이다.

나는 뉴욕타임스의 기사들, 그중 이 신문의 건강 및 의학 분야에서 최고인 기자와 편집자들을 이 책의 원천으로 삼을 것이다. 이 책에서 당신은 뉴욕타임스의 다섯 기자와 나눈 인터뷰를 보게 될 것인데, 그들은 이 인터뷰를 통해 건강과 의학 분야 글쓰기에 대해서 다년간의 경험을 공유하고 요령들을 제시해 줄 것이다. 당신은 로렌스 K. 알트만(Lawrence K. Altman), 베네딕트 캐리(Benedict Carey), 가디너 해리스(Gardiner Harris), 지나 콜라타(Gina Kolata), 타라 파커 포프(Tara Parker-Pope)의 통찰과 언급에 대해 읽게 될 것이다. 더하여 두 명의 편집자인 로라 창(Laura Chang)과 바바라 스트라우크(Barbara Strauch)는 타임스가 어떻게 건강과 의학 분야의 기사를 만들어 내는지 그 기반에 대해 알려 줄 것이다.

나는 뛰어난 연구원인 오드리 힐(Audrey Hill)에게서 조사에 도움을 받아 50여 개의 기사를 골라내어 전문을 재간행했다. 그 기사들은 유전학, 정신건강, 뇌과학, 약리학, 외과술, 체력단련, 영양, 10대의 성, 건강사업 등의 많은 분야를 포괄하고 있다. 각 기사 앞쪽의 헤드노트(headnote)에서는 기자가 그 기사를 어떻게 창조했는가에 대한 통찰을 독자들에게 제공한다. 나는 학생들에게 10개 코스로 구성된 식사를 제공하기보다는 부엌으로 데려가 어떻게 음식을 장만하는지를, 즉 어떻게 재료를 사용하고, 어떻게 그것들을 한데 섞는지, 그리고 요리사는 어떤 정신 자세로 임하는지 직접 보게 할 것이다.

■ 책의 구성

이 책의 목적이 단순히 기사문 선집을 만드는 것이 아니라 교육에 있다는 점을 염두에 두고 기사들을 크게 세 그룹으로 나누었다. 이 세 그룹은 의학 저널리스트들의 글쓰기 유형을 반영한 것으로 '뉴스 기사', '특집 기사', '논평'이다.

이 세 개의 부(parts)에는 각각 몇 개의 장(chapters)이 있고 각 장은 최고의 타임스지 기사들 몇 개씩이 포함되어 있다. 먼저 제1부에는 '속보', '뉴스 분석', '뉴스 단신', '탐사보도', '부고 기사' 장이 구분되어 있다. 제2부에는 '인물 기사', '해설 기사', '관점 있는 기사', '역사적 관점으로 쓴 기사', '연속 기사'와 '내러티브'의 장이 있다. 제3부 '논평'에서는 '칼럼' 및 '평론', '블로그', 그리고 내가 '보통의 글을 넘어'라고 말하는 대안적 형식의 기사를 분석하고 그 보기들을 제시한다.

■ 책의 특별한 코너들

이 책은 많은 사람들의 통찰을 반영한 것으로 이 사람들은 많은 기사들을 쓴 기자들에 불과한 것이 아니다. "~와의 대화" 코너에서는 타임스지 기자들이 기사 작성 과정의 이면에 있는 일들에 대해 직접 이야기해 주는 것을 들을 수 있다. 기자들은 또한 그들이 어떻게 그 분야에 뛰어들게 되었는지도 말해 주며, 같은 길을 가길 원하는 학생들에게 조언도 해 준다.

주석 달린 기사들을 이 책에서 발견할 것인데 이 주석은 기사가 기사로서 작동하게 만들어 주는 요점들을 분석하는 내용이다. '기사검토(StoryScan)'로 이름 붙여진 이 코너는 저널리스트들의 해부학 시간으로 생각하기 바란다.

교사들이라면 또한 이 책에 실린 다른 특별한 코너의 가치도 인정할 것이다. 각 장의 끝에 있는 '연관짓기(Making Connections)'는 그 장에 실린 기사들에 대해 묻고 배운 것을 실천으로 옮겨 볼 수 있도록 과제를 제시했다.

보건과 의료 기사들의 추가적인 자료들은 이것을 위해 특별히 구축된 웹사이트에 올려져 있다. 여기에는 이 책에 실린 기사들과 관련된 사진들에 대한 링크와 다매체 프레젠테이션들도 포함되어 있다. college.cqpress.com/nytimes를 방문해 보기 바란다.

■ 이 책의 독자

당신은 의학이나 보건, 과학 분야의 글쓰기 과목에서 이 책을 다양한 방식으로 이용할 수 있다. 각 장의 소개글, 헤드노트, 인터뷰들은 학생들이 글의 아이디어를 어떻게 잡고, 화제에 어떻게 접근하고, 어떻게 글을 쓸 것인가를 이해하는 데 도움을 줄 것이다. 당신이 논픽션(creative nonfiction)을 가르친다면 2부 '특집 기사'에 속한 많은 장들이 흥미로울 것이다. 학생들이 장차 공공보건과 보건 커뮤니케이션 분야에서 일하고자 한다면 그들은 기자들이 어떻게 생각하고 일하는가에 대한 통찰을 얻게 될 것이다. 보건 전문가들은 보도나 글쓰기, 커뮤니케이션과 관련된 경력을 쌓는 데 이 책에 실린 도구들을 이용할 수 있다. 당신이 일반 분야나 다른 분야의 기자라면 이 책은 당신이 보건의료 분야 담당 기자로 옮겨 가는 데 도약의 틀이 될 것이다.

당신의 배경이나 경력상의 목표에 관계없이 이 책은 세계적으로 이름이 난 한 언론 조직이 가장 대중적이고 도전적인 한 분야를 어떻게 다루고 있는지 식견을 갖게 해 줄 것이다. 그리고 타임스지 기자들이 어떻게 그들의 기예를 발휘하는가에 대해 당신이나 당신의 학생들이 이해할 수 있도록 도울 것이다.

■ 감사의 말

나는 우선 편집자 제인 해리건(Jane Harrigan)에게 감사의 말씀을 전한다. 그녀는 내가 이 책의 말들을 다듬고 아이디어를 정교하게 만드는 데 도움을 주었다. 그녀의 편집 작업을 보면서 나는 그가 글을 다루는 데 달인이며, 영감을 불러일으키는 코치이고, 친구이기도 하다는 것을 알았다. 나는 또한 메리 매릭(Mary Marik)에게 감사드린다. 그녀는 내 원고를 교열해 주었고 글을 더 다듬어 주었다. CQ 출판사(CQ Press)의 전 편집자인 애론 키즈버리(Aron Keesbury)에게도 감사의 말씀을 드린다. 그는 2007~2008년 겨울에 이 책의 아이디어를 들고 나를 찾아 왔다. 나의 조사 담당 조수인 앤드류 힐(Audrey Hill)께도 고마움을 전한다. 그녀는 채플 힐(Chapel Hill)의 노스 캐롤라이나(North Carolina) 대학에서 저널리즘 석사과정을 밟고 있다. 그녀는 내가 이 책에 실을 기사들을 찾는 것을 돕기 위해 방대한 규모의 뉴욕타임스 보건의료 분야 창고들을 헤집고 다녔다. 나는 또한 채플 힐의 노스 캐롤라이나 대학 저널리즘과 대중 커뮤니케이션 학교(School of Journalism and Mass Communication)의 동료들과 스태프에게도 감사드린다. 그들은 내가 의학 저널리즘 교수로서 일을 해 나가는 데 영감을 주었고 공명판이 되어 주었다. 내가 알고 있는 것들을 가지고 어떻게 더 잘 소통할 수 있는가에 대해 배울 수 있게 해 준 학생들에게도 감사한다.

뉴욕타임스 리더(The New York Times Reader) 과학 편의 저자인 홀리 스토킹(Holly Stocking)의 현명한 충고에 대해 감사드린다. CQ 출판사 편집 책임자인 차리스 키노(Charisse Kiino)와 편집 조수 크리스티나 뮬러(Christina Mueller)에게 이 책이 출판되기까지 인내해 준 것과 큰 도움을 준 것에 대해 감사드린다.

뉴욕타임스의 편집자들인 로라 창(Laura Chang)과 바바라 스트라우크(Barbara Strauch)에게도 뉴스 부서에서 내부적으로 어떻게 일이 진행되는지에 대해 내가 이해할 수 있도록 도움을 준 것에 대해 감사드린다. 뉴욕타임스의 알렉스 워드(Alex Ward)에게는 이 책에 실린 다섯 명의 보건 및 의학 기자들과 인터뷰가 성사되도록 협조해 준 것에 대해 감사드린다. 이 책에 기사가 실린 모든 뉴욕타임스 기자들께, 특히 로렌스 K. 알트만(Lawrence K. Altman), 베네딕트 캐리(Benedict Carey), 가디너 해리스(Gardiner Harris), 지나 콜라타(Gina Kolata), 타라 파커 포프(Tara Parker-Pope)에게는 그들의 일에 대한 생각을 공유하게 해 준 데 대하여, 그리고 때로는 대답하기 곤란한 질문들에 어렵사리 응답한 내용을 글로 옮겨 책에 담는 데 동의해 준 것에 감사드린다.

나의 딸 사라(Sarah)와 아내 신디 로저스(Cindy Rogers)에게 그들의 끝없는 지원과 사랑에 대해 마음속 깊숙이 고마움을 느낀다. 그들의 지원과 사랑이 없었다면 나는 이 책을 끝마치지 못했을 것이다.

■ 서론 Introduction

의학 분야는 온갖 이야깃거리가 넘쳐 난다. 많은 사람들이 정치에는 관심을 갖지 않지만 대부분의 사람들이 자신의 몸에는 관심을 둔다. 독자들은 자신과 사랑하는 사람들의 삶 그리고 죽음과 관련되어 있는 건강 정보들에 관심을 갖는다. 뉴욕타임스의 건강 칼럼니스트이자 블로거인 타라 파커 포프는 이 책의 인터뷰에서 "의학 기자들이 갖고 있는 지분은 상당하다", "사람들은 의학기자들이 쓴 글로부터 직접적으로 영향을 받는다"고 말한다.

독자들은 의학 기사는 모든 단어를 주의깊게 읽는다. 기자는 사람들이 원하는 정보나 사람들이 좀 더 나은 선택을 할 수 있도록 해 주는 도구를 제공해 줌으로써 사람들의 삶에 실질적인 차이를 가져온다. 이것이 바로 의학 기사를 영향력 있게 만드는 요인이다.

미국의 대표적인 간행물 중에서도 「뉴욕타임스(*The New York Times*)」는 건강과 의학 분야에서 가장 포괄적으로 기사를 제공한다. 이 책에서 볼 수 있듯이 타임스 기자들은 공중보건 분야부터 행동과 신경과학, 감염질환, 보건의료 산업, 제약, 식이요법과 영양, 체력과 운동 등에 이르기까지의 방대한 분야에 대해 보도한다. 이 저널리스트들의 산출물을 매일 100만 명 이상의 사람들이 종이신문으로 읽는다. 또한 월 2,000만 명의 사람들이 온라인으로 접하는데 이 수는 두 번째로 유명한 신문의 웹사이트 방문자 수의 두 배에 달한다.

의학 저널리즘이라면 기사의 주제와 상관없이 갖추어야 할 필수 요소들이 있다. 그래서 이 책은 기사들을 주제별로 분류하지 않고 글의 형태에 따라 뉴스 기사, 특집 기사, 논평으로 분류하고 있다. 각 부에서 당신은 타임스가 제공한 최고의 의학 기사들의 예를 접하게 될 것이다. 그리고 무엇이 이 기사들을 선택하게 만들었는가에 대한 분석을 읽게 될 것이다. 또한 기자들이 어떻게 기사 아이디어를 얻게 되었으며 어떤 어려움에 직면했는지, 그들의 일에 대해 어떤 점을 좋아하거나 좋아하지 않는지 말하는 것을 듣게 될 것이다.

이 책에는 뉴욕타임스를 통해 감동과 교훈을 주었던 기사들이 실려 있다. 이 책에서는 또한 다음의 여러 의문들에 대한 답도 찾을 수 있다. 그들이 어떻게 그것을 해냈는가? 어떻게 베네딕트 캐리(Benedict Carey)는 뇌 과학 역사에서 가장 중요한 환자가 된 82세 환자의 부고 기사를 그가 죽은 지 만 하루도 지나지 않아 신문 제1면에 실을 수 있었는가? 지나 콜라타(Gina Kolata)는 뇌졸중에서 살아남기 위해 홈레스를 받은 환자를 어떻게 찾아냈는가? 타라 파커 포프(Tara Parker-Pope)는 어떻게 비타민이 기여하는 바가 실제로는 많지 않다는 글을 쓰게 되었으며, 기사에 대한 부정적인 반응들에 어떻게 대처했는가? 가디너 해리스(Gardiner Harris)는 단 한 단어로 어떻게 오염된 땅콩에 대해 공포가 전국적으로 번졌을 때 제조회사가 보인 반응을 표현했는가?

■ 의학 기자의 역할

당신이 보건 분야 보도에 처음 들어섰다면 이 책의 기사들은 의학 기자의 다양한 역할에 대한 개론서가 될 것이다. 의학 기자들은 과학의 전문 용어들을 쉽게 설명한다. 그들은 연구자와 전문가들로부터 매우 많은 지식들을 캐내며, 대중과 쉬운 언어로 소통한다. 의학 기자들은 여러 근거에서 의학 연구의 질을 평가하고 연구의 맥락을 독자들에게 전한다. 그리고 기자와 편집자들은 어떤 내용을 어떻게 보도할 것인지를 결정함으로써 국민들의 여론 형성에 막강한 영향력을 행사하게 된다.

기자들은 태생적으로 호기심이 많다. 그들은 질문하고 답을 찾는다. 어떤 주제가 새롭다고 생각되면 그들은 시간을 들여 공부한다. 과학 연구의 내용이나 방법적인 면에서 문제를 발견하면 허점을 파고 들어간다. 모든 기자들이 그렇듯이 의학 기자들은 권위에 도전하며 "안 됩니다"나 "말할 수 없습니다"라는 대답을 싫어한다. 기자들은 별개의 발견들을 서로 연결시켜 새로운 시각을 제시한다. 그들은 대부분의 사람들이 결코 가보지 못하는 곳에 접근할 수 있는 기회를 얻는다. 그들은 일을 하면서 생각을 넓혀 간다.

이렇게 배우고 탐험하는 것은 재미가 있다. 그러나 의학 기사에서 특종은 결코 쉽지 않다. 그리고 온라인 저널리즘이 각광을 받게 되면서 기사의 본질도 변하고 있다. 속보라고 나와도 몇 시간이나 몇 분 뒤에는 이미 속보가 아닌 것이 될 수 있다. 모든 기자들이 그렇듯 타임스 기자들도 연속적으로 온라인에 글을 올려야 하는데 이것은 지켜야 할 마감시간이 여러 번 있는 것과 같다. 그들은 블로그를 하고 트

위터를 한다. 그들에게는 빨리 기사를 작성하면서도 정확해야 한다는 이중적인 부담감이 가해진다. 그러나 이런 새로운 형태의 저널리즘은 새로운 보상도 가져온다.

멀티미디어와 소셜 네트워크의 세상에서 의학 기자들은 독자들에게서 즉시 피드백을 받기도 하고 아이디어를 얻기도 한다. 기자들은 웹에서 각종 자료를 공유하여 기자들이 보고 듣는 것을 독자들도 보고 듣게 한다. 기자들은 멀티미디어 팀과 일하면서 텍스트의 내용뿐만 아니라 그래픽, 사진, 연대표, 오디오, 비디오 등의 쌍방향적인 소통을 좀 더 보완할 수 있다. 미디어의 이런 다양성은 저널리스트와 뉴스 소비자 모두에게 도움이 된다.

■ 온라인 옵션

www.nytimes.com으로 가서 '건강(HEALTH)' 폴더를 클릭하면 수없이 많은 기사를 접할 수 있다. 첫 페이지에서 주제(식이, 운동, 주요 질환)별이나 기사 형태(뉴스, 특집 기사, 블로그)별로 기사를 선택할 수 있다. 당신은 퀴즈를 풀고, 비디오를 보고, 의학 전문가에게 조언을 구할 수 있으며, 타임스 블로거들에게 마라톤을 위한 트레이닝 방법의 비결을 얻을 수도 있고 알츠하이머병을 예방하는 방법도 알 수 있다. 이 웹사이트에는 웰빙 요리법, 건강 관련 서적 리뷰, 최신 연구 소개, 최신 정치 논쟁들이 소개되어 있으며, '건강 해독하기(Decoding Your Health)'라는 특별 섹션에서 우리를 정보의 바다에 빠지게 하는 수많은 의학 정보를 다루는 방법을 소개한다. 이러한 검색도구와 쌍방향적 도구들은 방문자들이 그들 자신만의 건강기사를 구성할 수 있도록 도와준다. 하지만 그 재료가 되는 정보들은 여전히 보도와 쓰기 기술을 갖춘 기자들로부터 나온다.

모든 의학 기자들은 그 분야의 주제와 접근 방법들의 광범위함 때문에 빠르게 조사를 진행해야 한다. 말라위(Malawi)에서 유행하는 말라리아 관련 기사를 쓰고 나서 그 다음 날엔 비벌리힐스(Beverly Hills)에서 유행하는 보톡스 관련 기사로 옮겨 가게 될지도 모른다. 그러나 좋은 저널리즘의 원칙과 실제는 언제나 적용된다. 기자들은 하나의 분명해 보이는 출처만 믿지 말고 신뢰할 만한 출처를 지속적으로 찾고 넓혀 가야 한다. 기자들은 자신의 분야에서 자기계발을 게을리하면 안 되며, 다른 기사, 출판물, 학회 자료 등을 지속적으로 참고해야 한다. 그 주제가 어렵고 기술적으로 복잡한 것이더라도 기자는 이를 '이야기'로 만들어야 한다. 그리고 이 책에서 타임스 기자인 지나 콜라타도 언급했듯이 기사에는 "자신의 상상력을 사로잡을 만한 무언가가 있어야"하며 그렇지 않으면 다른 사람도 사로잡기 어려울 것이다.

의학 기사는 많은 경우 경제, 정치, 스포츠 분야의 기사들과 겹칠 수 있다. 타임스는 보건의료 정책을 밀착하여 다룬다. 그러나 이 책에서는 정책적 분야에 큰 관심을 기울이지 않는데, 그 이유는 정책 기사 작성에 필요한 기술은 의학 분야 기자가 아니라 정책 기자가 더 잘 갖출 수 있기 때문이다. 그 대신에 이 책은 의학 저널리스트들이 갖고 있는 숫자들과 복잡한 개념들로 된 딱딱한 내용을 흥미로운 이야기로 변화시키는 기술에 주목한다.

이 책에 나와 있는 예로 제6장에 나온 로렌스 K. 알트만의 기사를 읽어 보라. 그 기사는 매우 유명한 흉부외과 의사인 마이클 E. 디베이키가 다른 의사들이 자신이 고안한 혈관시술을 해 준 덕분에 목숨을 건지는 내용이 나온다. 제11장에 나온 팸 벨럭(Pam Belluck)의 연민을 자아내는 이야기를 읽어 보라. 이 기사는 열 살 난 딸의 심각한 정신질환에 맞서 고군분투하는 한 가족의 모습을 그리고 있다. 내적 갈등에 관해서는 역시 제11장에 실린 에이미 하몬(Amy Harmon)의 기사를 읽어 보라. 자신의 어머니와 앞 세대의 조상이 걸렸던 유방암의 유전자를 가지고 있는 33세의 여성이 아직 증상이 없는데도 양쪽 유방을 잘라 낼 것인지, 아니면 유방을 그대로 둔 채 아무 일도 일어나지 않고 운 좋게 넘어가기를 기다릴 것인지 선택의 기로에 서 있는 모습을 볼 수 있다. 이러한 모든 기사들이 사람들의 경험을 탐구하며, 독자들이 질병의 실제적 영향을 깨닫도록 돕는다. 그러나 의학적 글쓰기에 하나의 공식이 있어 모든 기사들에 들어맞는 것은 아니다. 콜라타(Kolata)는 '일화(anecdote)의 횡포'가 때로는 기저에 놓인 과학의 메시지를 압도할 수 있다고 경고한다(제10장의 끝 부분에서 콜라타와의 인터뷰 내용을 통해 더 많은 것을 알 수 있다).

■ 무엇을 보도할 것인가

기자들은 속보를 보도할 때 의외로 일화에 덜 의지한다. 독자들은 명확한 정보를 빨리 얻기를 원하기 때문에 기자들은 핵심에 집중한다. 의학 기자들은 매일 그 모두가 기삿거리가 될 수 있는 저널 논문들, 이메일, 대 언론 공식 발표 등의 홍수를 헤쳐 나가고 있다. 그래서 보도할 기사를 고르는 것이 의학 기자와 편집자들에게는 큰 이슈이다.

뉴욕타임스의 건강과 의과학 분야 편집장인 바바라 스트라우크는 신문의 웹사이트 질문과 응답(Q & A) 게시판에 어떤 사람들은 의학에서의 사소한 발전을 속보로 보도하는 실수를 저지른다고 썼다. “속보로 보도되는 뉴스가 중요하지 않은 발견에 대한 것일 수 있고, 그보다 안 좋은 것은 경제적 동기를 가진 제약회사나 연구자들이 내세운 중요하지 않은 연구가 보도되는 경우입니다.”

“거짓 정보를 걸러 내고, 사람들과 그들의 건강에 변화를 줄 수 있는 뉴스를 골라내는 것이 우리의 일입니다 우리는 이런 일을 잘 수행하기 위해 많은 정보와 출처에 의지합니다.”

타임스지는 독자에게 영향을 미칠 만한 주요 질병에 관한 기사에 많은 지면을 할애했다. 이런 질병에는 미국 남녀 모두의 주요 사망 원인인 심장질환, 암, 뇌졸중이 포함된다. 단지 독자의 관심만을 끌기 위한 것이라면 심혈관질환, 암, 당뇨병과 관절염 등의 만성질환 같은 진부한 소재를 다룰 필요가 없다. 식이요법, 피트니스, 섹스 관련 기사가 종종 뉴욕타임스 웹사이트에서 가장 인기 있는 기사 목록에 올라간다.

스트라우크는 “어떤 것이 뉴스감인지를 가리는 과정은 무엇을 자르거나 건조시키는 것 같은 명확한 과정과는 명백히 다릅니다. 우리는 종종 하루 종일 어떤 것이 뉴스감이고 이것이 무엇을 의미하는지 의견 일치를 보지 못합니다. 그렇다고 뉴스를 고르는 것이 무작위 선택과 같은 일이라는 뜻도 아닙니다. 무엇이 뉴스인지를 가려낼 수 있는, 여러 해를 거쳐 형성되는 기자와 편집장의 평가 노하우가 따로 있습니다”라고 말한다.

당신은 이 책을 통해 그 방법을 일부 배우게 될 것이다.

타임스가 보도하는 의학 기사는 대부분 속보가 아니라 특집 기사이다. 그러나 속보와 특집 기사 모두에 공통적으로 있어야 할 것은 보도하는 정보에 핵심(nugget)이 들어 있어야 하고 이것은 독자들이 기사를 읽는 투자 시간을 헛되지 않게 만들어 주는 대가(pay off)이다. 의학 기자로서 당신은 기사를 쓰기 전에 독자들에게 지불할 이 대가를 자각해야 할 것이다. 어떤 저널리스트들은 이것을 메시지라고 하며, 또 다른 저널리스트들은 이것을 요점이나 핵심이라고 부른다. 당신이 이것을 뭐라고 부르든지 콜라타가 말하는 것처럼 그 핵심을 이해하지 못한다면 당신은 쓸 기사를 가지고 있지 못한 것이다.

의학 기자들은 독자들의 흥미를 사로잡는 기사를 쓰는 것을 넘어서서, 친숙하지 않은 개념을 독자들에게 가르치고 교육시키는 존재이다. 이 일은 전문 용어를 사용하는 의사들과 상당한 지식이 있는 독자들도 이해하기 어려운 연구를 진행하는 과학자들에 대해 매일 같이 다루는 기자들에게도 쉽지만은 않은 일이다.

■ 일에서 배우기

의학 기자는 복잡한 언어와 아이디어를 이해하는 것뿐 아니라 기삿거리 이면의 과학도 이해해야 한다. 그것은 저널리스트들이 훌륭한 의학 기자가 되기 위해 의대를 졸업해야 한다는 의미가 아니다. 타임스에서 근무하는 대부분의 의학 기자들은 일하는 과정에서 과학을 배웠다. 타임스의 칼럼니스트이자 전 의학 기자였던 로렌스 K. 알트만은 의사이다. 반면 베네딕트 캐리는 학부에서는 수학을, 대학원에서는 저널리즘을 전공했고, 지나 콜라타는 대학원에서 분자생물학을 공부하고 응용수학 석사학위를 받았다. 대학원 학위가 없는 의학 기자들도 있다. 타라 파커 포프는 학부에서 사회학을 전공했으며, 가디너 해리스는 역사학을 전공했다. 이들의 공통분모는 타임스에서 기자로 일하면서 과학이 어떻게 기능하는지, 과학자와 연구자가 어떻게 생각하는지 배웠기 때문에 두려움 없이 과학을 바라볼 수 있다는 것이다.

모든 기자들은 육하원칙(언제, 어디서, 누가, 무엇을, 어떻게, 왜)을 사용하지만 의학 기자들의 '어떻게'는 조금 다르고 때로는 많이 복잡하다. 의학 기자들은 의사와 과학자에게 여러 질문을 한다. "이것이 '어떻게' 작동하나요? 당신은 '어떻게' 알게 됐나요? '어떻게' 그것을 했나요? 이 정보는 사람들의 삶에 '어떻게' 영향을 끼치죠?"

기자들이 과학을 이해하게 되었을 때 그들의 다음 도전은 독자들의 손에 잡히도록 과학을 설명하는 것이다. 그것은 과학 수업과 같이 어떻게 질병이 진행되는가나 기초 생물학이 어떻게 작동하는가에 대해 설명하는 것이다. 이런 설명의 많은 예들을 이 책 속에서 발견할 수 있다. 바이러스의 진화에 대한 글을 읽으면 지루할 것이라고 생각하는가? 그렇다면 제7장에 나오는 칼 짐머(Carl Zimmer)의 설명을 읽어 보라. 또 보통과는 다른 한 맹인이 어떻게 그리고 왜 장애물을 피하면서 코스를 지나갈 수 있는지 보여 준 베네딕트 캐리의 그림과 글을 보라. 제4장에서는 뉴욕타임스 기자들이 팀을 이루어 밝혀낸 사실, 제약업자와 의사들 간의 금전 관계가 강력한 항정신제를 아이들에게 더 투여하도록 이끈다는 내용을 읽어 보라. 이 모든 예에서 타임스 기자들은 일반 독자들의 흥미를 끌 수 있게 의학적 기사들을 풀어 나간다. 이 기자들이 어떻게 사실의 조각들을 다루어 나가는지 배우는 것은 당신이 의학 분야에서 설득력 있는 글을 쓸 수 있도록 인도할 것이다.

차례

제Ⅲ부 논평

제 I 부

뉴스 기사

(News Stories)

의학이나 건강 관련 기사는 독자들에게 최근 일어난 사건이나 발견을 알려 준다. 출처가 신뢰할 만하고 새롭거나 최신인 건강정보라야 뉴스 기사가 될 수 있다. 예를 들어 오염된 땅콩 제품 때문에 소비자들이 병에 걸렸다면 그것은 뉴스감이다. 만약 세계보건기구(World Health Organization)가 질병발생 경보 단계를 높였다면 이것도 뉴스감이다. 역시 암의 발병 비율이 달라졌다면 뉴스감이다. 학계, 산업계와 감시자, 정부, 보건 기구, 저널, 전문가, 소비자 이익단체는 각종 기삿거리를 생산해 내고 기자들은 기삿거리를 찾아 전문가 학술대회, 정부 청문회, 산업체와 대학의 연구소, 병원과 그 외의 각종 현장들을 쫓아다닌다.

의학 뉴스 기사는 항염증제인 바이옥스(Vioxx)에 대한 제4장의 분석 기사처럼 4,600단어 이상으로 길 수도 있고 뉴스 단신처럼 짧을 수도 있다. 의학기사는 신문이나 온라인의 첫 면이나 그 다음 면, 건강란이나 과학란에 있다. 대부분의 딱딱한 뉴스는 역삼각형 형식을 취하며 가장 중요한 정보가 맨 위에 온다. 반면 탐사 기사와 같은 것들은 서사적 스타일을 사용하기도 한다. 이 제I부에는 누군가의 죽음을 냉정하게 알리며 시작하는 부고 기사와, 최신 연구 개발을 장기적인 안목에서 분석하는 분석 기사들이 포함되어 있다.

뉴스의 수명은 짧다. 의학 기자들은 시간의 압박에 쫓긴다. 온라인상에서의 연속되는 마감시간과 신문 인쇄 전 마감시간에 시달린다. 의회 소위원회에 관한 기사를 쓰든지 아니면 대통령의 연설에 대해 쓰든지 기자들은 빠르고 정확해야 한다. 의학 기사의 최고 형태는 그것이 정보를 담은 산문인데도 마치 노래처럼 읽히는 것이다.

제1장 속보Breaking News

속보는 잘 작성하여 보도하기 어렵다. 기자들은 종종 겨우 몇 시간 안에 어떤 화제나 인터뷰 자료에서 최신의 뉴스거리를 찾아내어 기사를 써야 할 때도 있다. 마감시간 때문에 기자들은 다른 정보들과 접촉하는 기회가 줄어든다. 그래서 기자들은 공정한 전문가들로부터 확인을 받을 기회 없이 자신들 스스로 복잡한 연구를 판독해야 할 때도 있다. 한마디로 의학 분야에서 속보를 보도하는 것은 그만큼 힘든 일이다.

나는 CNBC와 계열 회사의 텔레비전 의학 기자로서 계속 속보를 담당했다. 오전 10시나 11시에 기삿거리를 할당받아 그날 오후 4시까지 마감해야 하는 상황에 처할 때가 잦았다. 점심은 건너뛰고, 기사에 대해 심사숙고할 기회도 없었다. 숨을 깊게 들이쉬고 보고서나 저널의 논문 같은 원자료를 독파했다. 이것이 바로 마감 기자의 삶이다. 심장이 약한 사람에게는 권하고 싶지 않다.

오늘날의 저널리스트들은 자기가 기사를 잘 썼다고 생각하기도 전에 최대한 빨리 웹상에 올려야 한다는 부가적인 압박에 시달리고 있다. 방송 매체에서 매일의 의학 뉴스를 책임지고 있는 기자는 24시간 단위로 돌아가는 뉴스의 사이클에 대응하기 위해 남들이 무얼 하는지는 신경 쓰지도 못한 채 기삿거리를 찾아다녀야 하며, 오직 자신의 관점으로 기사를 완성해야 한다. 의학 이야기의 진정한 의미는 표면 아래에 숨어 있을 때도 흔하다. 이야기의 핵심을 보는 능력 — 어떤 것이 특별하고, 어떤 것이 문제가 되는지, 어떤 것이 사람들에게 영향을 줄 수 있는 기삿거리인지 — 과 더불어 빨리 그것을 알아채고 풀어 내는 방법을 아는 것이 위대한 기자와 평범한 여타 기자들의 차이점이다.

다음 판 준비를 하는 편집자들을 돕기 위해 뉴욕타임스의 기자들은 '스케드(sked)', 또는 '스케줄링 라인(scheduling line)'이라고 부르는 것을 제출하는데, 이것은 기자들이 다음에 마감하려고 하는 기사의 내용을 몇 문장으로 요약한 것이다. 편집자들은 기자에게 줄 예산을 짜는 데 이 스케드 라인(sked line)을 활용한다. "스케드 라인은 기자가 쓸 수도 있고, 또는 기자와 상의하여 편집자가 쓸 수도 있습니다. 기자가 편집자에게 보낸 이메일 내용이 흥미로울 때 이것을 고쳐 만든 경우가 많습니다"라고 타임스의 과학부 편집자인 로라 창(Laura Chang)은 말한다. 좋은 스케드 라인을 쓰기 위해서 기자들은 이야기의 초점을 이해해야 한다.

제10장에 인터뷰가 실린 의학 기자 지나 콜라타(Gina Kolata)는 "만약 당신의 이야기를 한두 문장으로 요약할 수 없다면, 그것에 대해 충분히 생각해 보지 않은 것입니다"라고 말했다. 그녀는 또한 "신문 기사를 쓸 때 독자들이 왜 이것을 읽어야 하며, 왜 지금 당장 읽어야 하는지 말해 주어야 합니다"라고 말한다.

콜라타는 기자에게는 "이야기를 보고… 그 요점이 무엇인지 보고, 무엇을 말하고 싶어 하는지 보고, 왜 그것이 지금 흥미로운 것이고 빠져들게 만드는 것인지 알아보는" 재주가 필요하다고 말한다.

▶ Selection 1.1

2009년 초, 타임스의 공중보건 분야 기자인 가디너 해리스(Gardiner Harris)는 국회조사위원회에서 열었던 미국 조지아 주(Georgia)의 한 가공 공장에서 살모넬라(salmonella)균에 오염된 땅콩이 나온 사건 청문회를 다룬 기사를 썼다.

그 사건은 청문회 개최 5개월 전에 발생했다. 해리스는 뉴욕타임스에서 그 사건을 다룬 기자 중 한 명이지만, 청문회가 열리는 날에도 계속 배경을 명확하게 파악하려고 했고, 위원회 서류들을 검토해 보았으며, 증언을 듣고 최종 기사를 완성하기 전에 2~3개의 업데이트된 뉴스를 웹사이트에 올렸다. 이것이 바로 제4장의 인터뷰에서 해리스가 "동시통역"이라고 말한 것으로, 마치 곡예를 부리듯이 기사를 다루어, 550명이 식품 중독에 걸렸고 8명이 사망한 공중보건상의 과오를 드러냈다.

그렇지만 사실을 밝혀내는 것으로는 충분하지 않다. 기자는 이야기의 극적 요소도 살릴 수 있어야 한다. 해리스가 쓴 기사 둘째 문단에 두 음절의 간단한 단어가 나와 있는데 이것은 바로 "저런(Uh-oh)"이라는 공장장의 탄식이었다. 이는 독자들에게 많은 의미를 전해 준다.

해리스는 "바로 이 부분이 회사가 고객들에 대해 책임감을 느끼기보다는 책임을 회피하려는 모습을 보였다는 것을 단적으로 보여 준 예이며, 보도의 핵심입니다"라고 말했다.

이 기사의 몇 문단을 더 읽어보면, 한 의원이 오염된 땅콩통을 흔들어 대면서 회사 중역들에게 먹어 보라고 하는 장면이 나온다. 이때 사람들의 모습을 묘사한 대목을 보면 해리스가 직접 체험한 내용을 토대로 썼다는 것을 알 수 있다. 해리스는 사진기자들과 일반 기자들로 북새통을 이룬 청문회장의 고조된 분위기를 전했다. 이런 것이 바로 좋은 보도이며, 당신이 의회뿐 아니라 어떤 청문회장이나 미팅 등에 참석했을 때에 할 수 있는 일이기도 하다.

1.1 검사도 거치지 않고 운송된 땅콩 가공품

– 2009년 2월 11일/가디너 해리스

Peanut Products Sent Out Before Tests *February 11, 2009/By Gardiner Harris*

[워싱턴] 지난 수요일, 국회 조사단은 살모넬라 검출 논란의 중심에 있는 한 땅콩 가공 회사가 감염 검사 결과보고를 기다리지도 않고 소비자들에게 상품을 운송했다고 발표했다.

하원 에너지 상업(House Energy and Commerce) 조사 소위원회의 문서에 따르면, 공장의 관리자는 생산품이 살모넬라 박테리아에 감염됐다는 검사 결과가 나왔을 때 "저런(Uh-oh)"이라는 말로 반응을 대신했다고 한다.

검사를 시행했던 관리인 미쉘 프론토(Michelle Pronto)는 "내가 그에게 제품들을 내보내지 말라고 요청했을 때 그는 트럭들이 이미 유타 주(Utah)를 향하는 중"이라고 대답했다고 조사단에게 말했다. 그 땅콩회사가 소유한, 블레이클리(Blakely)

에 있는 공장에서 생산된 땅콩 가공품이 판매상을 거쳐 학교와 요양 시설 등에 판매되었다. 그리고 세계적 규모의 식품 가공 업체들에서 크래커, 쿠키 등을 만들 때에도 들어갔다.

이런 사실이 문제 된 회사의 임원들을 대상으로 열린 조사단 소위원회 청문회에서 폭로되었다. 스튜어트 파넬(Stewart Parnell) 회장과 조지아 주 공장의 관리자인 새미 라이세이(Sammy Lighesey)가 증언을 위해 소환되었다. 먼저 그들이 수정 헌법 제5조에 따라 불리한 진술을 강요받지 않을 권리를 가지고 있다는 선언이 있었다. 이후 이 두 사람이 자리에 앉자마자 오리건 주 공화당 의원인 그렉 월든(Greg Walden)은 살인현장에 둘러치는 노란색 테이프로 감아 놓은, 땅콩 쿠키와 크래커가 담긴 큰 통을 흔들면서 임원들에게 "당신들은 이 테이프를 떼어 내고 이 땅콩을 먹을 겁니까?"라고 물었다.

이번 감염 사태로 8명이 죽고 550명 이상의 환자가 발생했다. 이 사태로 이루어지는 리콜은 미국 역사상 가장 큰 것 중의 하나가 될 것이라고 소위원회 의장인 미시간 주 민주당 국회의원 바트 스튜팩(Bart Stupak)은 말했다.

지난 월요일 이 땅콩 회사는 역시 살모넬라 감염이 확인됨에 따라 플레인뷰(Plainview)에 있는 공장의 가동을 중단했다. 그리고 같은 날 연방 조사단은 조사의 일환으로 이 회사가 감염된 상품을 운송하고 있는지 여부를 알아보기 위해 블레이클리 지역 공장을 불시에 단속했다.

조사단 소위원회가 수요일 발표한 문서는 땅콩 회사가 자체 검사실을 운용했는데 너무 많은 검사에서 감염 결과가 나오자 그 검사를 중단했음을 보여 준다. 파넬 회장은 라이세이에게 보낸 이메일에서 "철저하게 살모넬라 감염을 검사하는 것이 막대한 $$$$$(돈 — 역자 주)를 들게 하고, 땅콩 수집부터 대금지불청구서 발송까지 지체되는 시간이 너무 길게 만든다"며 불평했다.

파넬은 심지어 회사가 식중독 발생의 원인이라고 판명된 후에도 자기 회사가 사업을 지속할 수 있게 승인해 달라는 이메일을 식약청 직원들에게 보내기까지 했다. 그는 "우리가 가지고 있는 생 땅콩을 돈으로 바꿔야 할 절박한 필요"가 있다고 썼다.

그는 그 땅콩들이 텍사스에 있는 공장에서 가공될 것이라고 말했는데, 그 공장의 전 직원들은 뉴욕타임스와의 인터뷰에서 그 공장을 "구역질 난다"라고 묘사하였다.

2007년과 2008년에 걸쳐 12번 이상의 검사에서 살모넬라 감염 결과가 나왔음에도 불구하고 파넬 회장은 1월 12일 회사 직원에게 보낸 이메일에서 "우리는 살모넬라균을 전혀 발견하지 못했다"라고 주장했다.

땅콩 식중독이 빈번히 발생하면서 의회는 국가 식품안전 보호 체계를 정비하겠다고 약속했다. 지난 수요일의 개회 연설에서 조사단 소위원회 위원들은 이러한 변화가 속히 진행될 것이라고 말했다.

포틀란드(Portland)에서 온 피터 헐리(Peter Hurley) 경관도 아내와 어린 자녀 셋과 함께 개회 연설에 참석했다. 그는 지난 1월 초에 세 살 된 아들 제이콥(Jacob)이 설사와 구토를 하게 된 경위를 설명했다. 제이콥의 어머니는 제이콥이 무엇인가를 먹게 하려고 아들이 가장 좋아하는 '땅콩버터를 바른 오스틴 토스트 크래커(Austin Toasty Crackers with Peanut Butter)'를 계속 먹였는데, "그것이 식중독의 원인이었다는 것을 나중에 발견했다"고 말했다.

또 다른 증인인 제프 알머(Jeff Almer)는 암과 다른 질환들을 잘 이겨 냈던 어머니가 브레이너드(Brainerd)에 있는 재활 시설에 요로감염 치료를 위해 입원했다가 감염된 땅콩버터를 먹고 사망했다고 증언했다.

"암은 그녀를 꺾지 못했지만 땅콩버터는 어머니를 무너뜨렸습니다"라고 알머가 말했다. "어머니는 시민을 보호해야 할 책임이 있는 바로 그 정부로부터 최악의 방식으로 당했습니다."

이에 공화당과 민주당 양당의 국회의원들은 모두 희생자 가족에게 국가 식품안전 보호망을 강화하겠다고 약속했다. 콜로라도 민주당 의원인 다이아나 드게트(Diana DeGette)는 "약속드리겠습니다. 우리는 이를 시행할 것입니다. 당신들이 사랑했던 사람들을 기억하며 이 일(안전보호망 강화)을 해낼 것입니다"라고 말했다.

기사 검토 *StoryScan*

▶ Selection 1.2

어떤 기사는 여러 곳에서 각각 추진되어 온 것을 하나로 종합하여 탄생한다. 앞 기사에서 가디너 해리스(Gardiner Harris)가 보여준 것을 '동시통역(simultaneous translation)'이라고 표현한다면, 데니스 그래디가 보여 주는 다음 이야기는 두 대륙에 걸쳐 있는 일곱 명의 다른 타임스 기자들이 제공한 이야기들로 꾸며 나가는 동시통역이다. 그래디 역시 독자들이 잠재적 위험에 대해 주의할 수 있도록 하는 기사를 제공하기 위해 신중을 기하고 있다.

1.2 세계보건기구, 돼지독감 경계 수준 높여

– 2009년 4월 29일/데니스 그래디

World Health Organization Raises Swine Flu Alert Level

April 29, 2009/By Denise Grady

돼지독감*의 세계적인 확산이, 즉 대유행(pandemic)이 일어날 가능성이 매우 커 경계 수준을 세계 경보 체계에서 두 번째로 높은 단계인 5단계까지 높였다고 수요일 세계보건기구(World Health Organization, WHO)가 발표했다.

5단계는 2005년의 조류독감 위기를 계기로 경고 체계가 도입된 이후 발표된 적이 없었다. 그 위의 6단계는 전 세계적 감염병에 대한 최고 경계 단계이다.

WHO는 이번 결정이 미국과 멕시코에서 신종

☞ 그래디가 '5단계'에 대해 어떻게 정의했는지 주의해 보라. 어떤 용어를 정의할 때는 그 용어가 처음 언급될 때 하라.

[*돼지독감(Swine Influenza)은 2009년 4월 멕시코에서 신종플루가 발생하면서부터 사용되었던 용어로서, 돼지고기 섭취를 통해 전염되지 않기 때문에 신종인플루엔자 A(H1N1)라는 정식명칭으로 변경되었다. 이 책의 원문은 2014년 4월과 5월 초에 작성된 기사로서 돼지독감으로 표기하고 있으나, 현재는 이 용어를 사용하지 않고 있다. — 역자 주]

인플루엔자가 지속적으로 전파되고 있는 것에 근거한 것이며, 특히 여행객과 접촉되지 않는 사람들과 병원이나 교육기관 같은 곳에서 감염이 증가하고 있는 것과 관련이 있다고 밝혔다.

WHO 사무총장인 마가렛 챈(Margaret Chan)은 제네바에서 열린 기자회견에서 "모든 국가들이 즉시 예방계획을 시행해야 한다"면서 "인플루엔자 유사 질환이나 중증폐렴 등의 비정상적인 급증에 대해 높은 경계를 유지해야 한다"고 덧붙였다.

지난 수요일, 미국에서 신종 인플루엔자에 의한 첫 사망자 — 휴스턴에서 치료받던 멕시코 출신 23개월 된 영아 — 가 다른 감염자 및 입원 환자 현황과 함께 보고됐다. 미국 질병관리본부(The Centers for Disease Control)는 화요일의 5개 주 64건의 감염보다 증가한 10개 주 91건의 감염 확진을 보고했다.

☞ 그래디가 어떻게 화제를 제네바에서 휴스턴으로 자연스럽게 옮기는지 주의하라.

☞ 미국에서의 확진 사례 건수가 가급적 기사의 위쪽에 나오도록 하라.

챈 사무총장은 침착함이 필요하다고 강조하면서도 동시에 "WHO는 대유행을 추적하고 있다"라며 대유행이 벌써 시작된 것 같이 말했다. 또한 그녀는 개발도상국에서는 인플루엔자가 선진국보다 더 심각하게 유행하는 경향이 있다고 강조하면서, WHO 등은 가난한 나라들을 돕기 위해 특별한 노력을 기울일 필요가 있다고 말했다.

☞ 기자는 WHO 사무총장이 대유행(pandemic)이 이미 시작됐는지의 여부에 대해 혼란스러워 하고 있음을 보여주고 있다.

그녀는 "대유행 기간의 위협에 맞서는 데는 무엇보다 참된 인류애가 필요하다"라고 말하면서 국제적 연대를 요청했다.

오바마대통령은 취임 100일 기념으로 황금 시간대에 방영된 기자 회견에서 이번 발생을 "깊이 관심

☞ 그래디는 오바마 대통령의 절제된 반응을 WHO 사무총장의 더 놀란 투의 반응과 대비시키고 있다.

을 두어야 할 일이나 패닉에 빠질 만한 일은 아닌 것"으로 규정하고 미국 국민들에게 공중보건에 대한 메시지를 전했다. "악수를 할 때엔 손을 닦고, 기침을 할 때엔 입을 막으세요." "이런 행동이 별것 아닌 것 같지만 커다란 차이를 가져올 수 있습니다. 만약 아프면 집에 머물러 있고, 아이들이 아프면 학교에 보내지 마십시오. 독감 증상이 있으면 비행기를 타지 마십시오"라고 오바마는 백악관에서 말했다. 그는 의회에 15억 달러의 긴급자금을 요청하면서 "이번 바이러스의 모니터링과 추적에 필요한 능력을 구비"하고 항바이러스 약제 공급선을 구축하기 위한 목적이라고 말했다.

☞ 만약 대통령의 말이 핵심에 닿아 있는 경우 이를 인용할 기회를 놓치지 마라.

☞ 그래디는 이 기사를 쓸 때 의학적 관점과 정치적 관점 모두에 입각하고 있다.

CDC는 "최근 일어난 질환과 사망은 이 바이러스와 연관된 더욱 심각한 질환의 형태가 미국에서 나타날 가능성이 있다는 것을 알려 준다"고 웹사이트에 발표했다. 또한 이 바이러스는 새로운 것으로 많은 사람들이 면역력을 가지고 있지 않기 때문에 더 많은 감염과 사망이 일어날 수 있다고 예견했다.

챈 총장은 정부의 대비책에는 검사실에서 이 질병을 확인하는 단계, 의료기관에서 바이러스가 확산되지 않도록 추적하고 예방하는 단계 등이 포함되어 있다고 말했다. 그녀는 여기서 더 나아가 정부가 임시휴교령을 선포하거나 공공집회를 금지하는 등의 결정을 내려야 한다고 주장했다.

예를 들어 멕시코는 금요일부터 국민들에게 외식을 금지하고, 대부분의 가게를 금요일부터 며칠 동안 문을 닫으라고 명령했는데 이것은 전통적으로

☞ 신종 인플루엔자의 발생이 멕시코에서 시작됐기 때문에 멕시코 상황을 이 기사 내로 끌어 들이는 것이 중요하다.

긴 주말 휴일 동안 사람들이 집에 머물도록 만들기 위한 것이다.

수요일 밤 멕시코시티에서 열린 회담에서 멕시코 보건부 장관 호세 앙헬 코르도바(José Ángel Córdova)는 중앙 정부가 극히 중요한 일부 업무 분야를 제외하고는 임시로 문을 닫는다고 발표했다. 그러나 멕시코 정부는 대중교통이나 공항, 슈퍼마켓, 약국의 폐쇄는 일단 유보했다.

미국의 경우, 국립 알레르기·감염질환연구소(National Institute of Allergy and Infectious disease) 대표인 안소니 S. 파우치(Anthony S. Fauci) 박사는 공무원들이 이와 같은 특정 인플루엔자의 유행을 경험한적이 없으므로 이 바이러스의 발생을 특히 걱정하는 것이라고 말했다. 또한 그는 "인구집단이 면역력을 가지고 있지 못하고, 사람 간에 전파될 수 있다는 점에서 대유행(pandemic)의 가능성을 배제할 수 없습니다"라고 말했다.

☞ 그래디가 멕시코시티에서 미국으로 화제를 전환하면서, 어떻게 독자를 이 점에 주목하게 만드는지 주의하여 살펴보라.

질병관리본부의 책임자 대리 리처드 베서(Richard Besser) 박사는 이 바이러스의 발생이 더 심각한 사태로 진행될지 그렇지 않을지 공무원들이 예측할 수 있는 방법은 없다고 말했다.

그는 "이 바이러스가 몇 주 안에 흐지부지 사라질지 혹은 더 치명적이 될지 그것도 아니면 이 바이러스를 통해 어떤 질병이 야기될지 알 수 없습니다"라면서 이런 예측 불가능성 때문에 공무원들은 대유행에 대한 정부 대비책에 반드시 따라야 한다고 말했다.

그는 또한 "만약 미래를 볼 수 있다면 이것은 굉장한 일이 될 텐데, 왜냐하면 실제 일어날 대응책을 마련할 수 있기 때문입니다"라고 말했다.

질병관리본부에서 확진한 91건은 그 이후에 각 주에서 보고된 다른 확진 사례들을 포함하지 않은 것이다. 여기에 더해 루이지애나와 델라웨어에서 발생한 의심 사례들도 있다.

☞ 아마도 기자가 이 기사를 쓸 때 몇 번의 마감시간이 있었을 것이다. 이것이 기자가 91개의 확진 사례들을 낡은 정보로 보는 이유가 될 것이다.

각 주와 다른 나라에 제공된 진단 키트 덕분에 그 나라와 주들은 몇 시간 만에 그 결과를 알 수 있다.

뉴욕에서는 5건이 더해져서 확진 건수는 총 49건에 이른다. 그런데 전부가 멕시코나 뉴욕에서 바이러스가 처음으로 발견된 퀸즈(Queens)에 있는 성 프란시스(St. Francis) 사립 초등학교와 관련되어 있다. 보건부 공무원은 5건의 의심 사례가 더 있다고 이야기했다.

캐나다는 감염 건수가 총 16건에서 19건으로 증가했다. 멕시코에서는 확진 건수만 49건에서 99건으로 증가하고 확진 환자 중 사망자 수도 8명으로 증가했다. 의심 건수는 이보다 몇 배가 된다.

캐슬린 시벨리어스(Kathleen Sebelis)는 오바마 정부의 보건복지부 장관으로 임명된 후 가진 첫 기자회견에서 신종 인플루엔자 발생에 대해 중점적으로 언급했다. 그녀는 "이 인플루엔자에 맞서 모든 미국 국민의 건강을 지키기 위해 할 수 있는 일을 다할 것입니다"라고 말했다. 그리고 감염 환자가 한 명이라도 발생한 학교에 휴교령을 내려야 한다는 질병관리본부의 권유를 언급했다.

☞ 그래디는 캐슬린 시벨리어스가 오바마 정부의 보건복지부 장관으로 첫 번째 기자회견을 열었다는 점을 서술함으로써 세부적인 내용도 쓰고 있다. 이렇게 그래디는 숲(전체 모습)과 나무(세부)를 모두 보고 있다.

그녀는 이보다 더 나아간 조치도 의논 중인데 그

과정에서 공무원들은 휴교령이 가족에게 새로운 문제를 발생시킬 수 있음을 발견했다고 말했다.

"부모에게도 무슨 일이 벌어지지 않을까요? 그러면 아이들은 어디로 가야 할까요?"라고 그녀는 반문했다.

화상을 통해 기자 간담회에 참여한 베서 박사는 최근에는 광범위한 연령층에서 환자들이 발생하며 그중 2/3는 18세 이하의 사람들이라고 한다. "지금까지는 사망한 어린이를 포함하여 5명의 입원환자가 발생했지만 병원에 입원한 환자 중에서 의심되는 사례는 많으며, 의심환자의 수는 더 증가할 것"이라며 5,000만 명 분량의 항바이러스제와 치료제 비축량 중 1/4이 일요일까지 각 주에 분배될 것이라고 말했다.

또한 베서 박사는 미국 국경을 폐쇄할 계획은 없는데 국경 폐쇄는 천천히 진행되는 대유행에는 효과적이지 않기 때문이라고 말했다. 그녀는 과거 홍콩에 SARS가 발병했을 때 국경 출입국자에 대한 감시 강화는 질병의 전파나 예방에 효과적인 방법이 아니었다고 한다.

그럼에도 불구하고 세관과 국경 감시대는 감염된 여행자를 찾아내기 위한 노력을 진행시키고 있다.

몇몇 고위 관료는 국경을 열어 둔다는 결정에 의문을 제기하기 시작했다. 국토안보 장관인 재닛 나폴리타노(Janet Napolitano)는 수요일 상원의원들을 만난 자리에서 멕시코에서 전파되는 이 바이러스를 막기 위해 국토안보국이 해야 하는 일이 무엇인지 추궁을 당했다. 애리조나 주의 존 매케인

☞ 기자는 의학적 관점과 정치적 관점 간에 균형을 맞춰 가며 이 기사를 쓰고 있다.

(John McCain) 상원의원과 코네티컷(Connecticut) 주의 조셉 I. 리버먼(Joseph I. Lieberman) 상원의원을 포함한 여러 의원들은 왜 행정부가 멕시코와의 국경폐쇄나 멕시코 여행 금지에 반대하는지를 여러 번 질문했다.

▶ Selection 1.3

의학 관련 속보는 뉴욕타임스의 어느 면에나 배치될 수 있다. 데니스 그래디의 신종 인플루엔자 기사가 실린 첫째 페이지부터 다음 기사가 실린 경제 면에 이르기까지 말이다. 2007년 10월 바나비 J. 페더(Barnaby J. Feder)는 의학기기 회사인 메드트로닉(Medtronic)이 의사들 사이에서 리드(lead)라고 불리는, 이식된 심장 장치에 사용되는 케이블의 판매 중지를 결정했다고 보도했다. 이 케이블은 금이 가기 쉬웠다. 메드트로닉의 발표 당시, 이 결함 있는 케이블로 다섯 명이 목숨을 잃었다는 의혹이 일고 있었다. 다음 기사는 '당신이 활용할 수 있는 기사'로 좋은 예가 될 것이며, 특히 '스프린트 피델리스(Sprint Fidelis)' 리드를 몸속에 갖고 있는 25만 명의 환자들에게는 관심 있는 기사가 될 것이다. 이 기사는 또한 산업과 의학적 파급효과 간의 밀접한 관계도 조명했다. 페더는 기사의 초반에서 그 결함 있는 케이블이 어떤 방식으로 작동하는지, 제대로 작동하지 않을 경우 어떤 일이 벌어지는지 설명한다. 그는 또한 리콜 대상 케이블을 몸에 지니고 있는 환자들에게 의사들의 권고를 알려 준다. 의학 기사는 다른 어떤 기사보다 독자들의 질문을 예상하고, 가능한 범위 내에서 답변을 제공하는 것이 중요하다. 페더는 기사의 후반부에서 이와 유사한 문제가 있었던 다른 심장이식 기기의 역사를 소개하고 안전을 위한 리콜 조치가 산업에 미치는 의미를 설명한다.

1.3 제조사가 심장이식 부품 판매를 중지하다

– 2007년 10월 15일/바나비 J. 페더

Patients Warned as Maker Halts Sale of Heart Implant Part

October 15, 2007/By Barnaby J. Feder

어제 최대의 심장이식 장치 회사인 메드트로닉은 의사들에게 최신 모델의 심장 제세동기 안에 있는 한 핵심 부품의 사용을 중지할 것을 촉구했다. 이 모델의 결함으로 수백 명의 환자들이 오작동을 경험했고 5명의 환자가 사망에 이르렀을 수 있기 때문이다.

결함이 있는 부품은 전기 '리드(lead)'로, 이것은 불규칙하게 뛰는 심장을 정상 리듬으로 돌아오도록 전기충격을 가하는 기기인 제세동기와 심장을 연결하는 전선이다. 이 회사는 스프린트 피델리스(Sprint Fidelis)라고 알려진 이 리드 부품의 결함으로 제세동기가 심장 리듬을 잘못 읽는 문제가 발생하지 않도록 의사에게 진찰을 받을 것을 약 23만 5,000명의 환자에게 촉구했다.

이러한 결함으로 제세동기가 심장에 불필요한 전기 충격을 주거나 꼭 필요할 때 전기 충격을 주지 않으면 생명 유지가 실패할 수 있다. 대부분의 경우에서 제세동기 자체는 수술 없이 이 문제를 줄이기 위해 재프로그램될 수 있었다.

메드트로닉은 피델리스 리드를 사용하는 환자들 중 약 2.3%인 4,000~5,000명에서 이식 후 30개월 내에 리드에 금이 갈 것이라고 예상했다. 이런 환자들에게는 리드를 교체하기 위한 정교한 수술이 필요할 것이라고 전문가들은 말했다.

메드트로닉은 피델리스 리드의 판매를 중지할 것이고 아직 이식되지 않은 모든 리드는 회수할 것이라고 발표했다. 전문가들은 제세동기와 같은 이식된 심장 장치 안의 리드를 교체하는 것이 장치 자체를 교체하는 것보다 훨씬 위험한 것으로 보고 있다. 그래서 의사들은 작동이 정지된 상황이 아니라면 리드 전선을 그대로 놔두는 것이 더 낫다고 말한다.

피델리스 리드는 2004년부터 메드트로닉 회사의 제세동기에 사용됐고, 그때 이후로 메드트로닉 회사의 제세동기를 이식받은 대부분의 환자들은 피델리스 리드를 제공받았다. 최근에 배터리가 다 되어 제세동기를 교체한 환자들은 피델리스 리드를 갖고 있지 않은데 그 이유는 의사들은 문제만 없으면 기존에 사용해 왔던 리드 전선에 교체된 제세동기를 부착하기 때문이다.

딕 체니(Dick Cheney) 부통령도 메드트로닉 회사의 제세동기를 쓰는데, 이는 피델리스 리드가 나오기 전인 2001년에 이식된 것이다. 백악관은 어젯밤 이와 관련하여 논평을 거절했다.

피델리스 리드의 성능에 대한 의문은 이전에도 있었다. 예를 들어, 올해 초 미네아폴리스 심장연구소(Minneapolis Heart Institute)의 로버트 G.하우저(Roberrt G. Hauser) 박사는 많은 수의 환자들이 제세동기의 불필요한 작동으로 '부적절한' 쇼크를 경험했다는 분석 논문을 발표했다. 이러한 쇼크는 굉장히 고통스러울 수 있다.

하우저 박사에 따르면 그는 올해 초 그 문제를 가지고 메드트로닉사의 직원들과 토론했는데 그들은 그런 결론을 내리기에는 자료가 부족하다는 입장이었다고 한다. 하지만 3월에 이 회사는 의사들에게 이런 우려를 알리는 편지를 보냈다.

지난달 30개월 이상 축적된 데이터가 리드 결함의 문제가 지속적으로 있었음을 보이자 메드트로닉은 독립성을 갖는 의학 자문단과 함께 다음 단계에서 무엇을 해야 할지 토론하기 시작했다. 인디아나 의과대학 교수이자 의학 자문단의 일원인 더글라스 P. 집스(Douglas P. Zipes) 박사는 "숫자들은 그렇게 나쁘지 않았으나 그들은 꺼림칙해 하고 걱정했습니다"라고 말했다.

통계적으로는 피델리스에 균열이 일어나는 정도가 비정상적으로 크다고 확신할 만한 충분한 자료는 없다. 그러나 우려는 하게 할 만한 자료에 입각해 메드트로닉 회사는 판매중지를 결정했다. 확실하게 밝혀지지는 않았지만 5명의 죽음이 리드 균열에 의한 것이 아닌지 의심받고 있었다.

리드의 판매 중지에 영향을 준 수치는 두 가지 연구에서 나왔다. 하나는 17개 병원 650명의 환자를 대상으로 한 임상시험이고 다른 하나는 메드트로닉 회사의 심장이식 감시 체계인 케어링크(CareLink)에 등록된 2만 5,000명으로부터 수집된 자료이다. 메드트로닉은 교체된 금이 간 리드로부터 얻은 데이터가 어디서 오작동이 발생하는지 알 수 있도록 도움을 주었다고 말했다.

어제 발표에 참여했던 연방 안전조사 위원들은 리드 판매를 중단한다는 메드트로닉 회사의 결정을 승인했다.

“이 기기를 시장에서 퇴출하는 것은 옳은 일입니다”라고 미 식약청(Food and Drug Administration)의 의료기기 및 방사선보건 센터(Center for Devices and Radiological Health) 책임자인 다니엘 G. 슐츠(Daniel G. Schultz)가 말했다.

이번 리콜은 60억 달러에 달하는 전 세계 제세동기 시장에서 메드트로닉 회사와 두 경쟁자인 성 주드 메디컬(St. Jude Medical)과 이제 가이던트(Guidant)를 소유하고 있는 보스톤 사이언티픽(Boston Scientific)이 겪은 여러 위기들 중 가장 최근의 것이다. 제세동기는 지난 2년간 미국에서의 판매가 저조했는데 그 이유는 안전 문제로 인해 계속된 리콜과 이 의료기기가 환자에게 이익이 되는지 확인하기 매우 어렵다는 의사들의 우려 때문이었다. 이 기기에 환자들은 3만 달러 이상을 지불해 왔다.

메드트로닉 회사는 예정된 월가 분석가들과의 전화회의에 앞서 피델리스와 관련된 이번 리콜의 결과로 발생할 수 있는 재정적 영향에 대해 논평하는 것을 거절했다. 작년 매출이 1,230억 달러인 이 회사는 제세동기 시장의 55% 이상을 차지하고 있으며 제세동기는 이 회사의 주력 제품이다.

메드트로닉 사는 균열이 생긴 리드의 교환비용을 보상할 것이며 보험 처리가 되지 않는 추가 의료비에 대해 최대 800달러까지 보상해 줄 예정이다. 그러나 제대로 작동하는 리드 부품을 교환하는 데 드는 비용은 지불하지 않을 것이라고 메드트로닉의 대변인인 로버트 클라크(Robert Clark)는 말했다.

그는 얼마나 많은 미사용 리드가 수거되고 폐기될지에 대해서는 답변을 거부했다. 그는 현 제품의 교체를 위해 비슷하게 얇은 리드를 메드트로닉이 설계하고 있다고 밝혔다.

메드트로닉 사는 의사들에게 구 모형인 콰트로(Quattro) 리드를 다시 사용할 것을 추천했지만, 의사들은 다른 회사 모델을 선택할 것으로 예상된다. 장기적으로 메드트로닉 사에 가장 큰 재정적 타격을 줄 요인은 자사 리드를 사용하지 않겠다는 의사가 아니라 제세동기 패키지 전체를 타사 제품으로 전환하는 경우일 것이다.

메드트로닉은 심박조율기(pacemaker)에는 문제의 리드가 들어가지 않는다고 밝혔다. 심박조율기는 심장이 안정된 리듬을 찾도록 쇼크를 주는 대신에 지속적으로 안정된 심장박동이 이루어지도록 해 주는 장치이다.

메드트로닉은 보다 쉽고 안전하게 이식될 수 있는, 더 작고 유연한 제세동기를 만들려는 여러 심장기기 회사들 간의 경쟁 속에서 피델리스를 개발했다. 무슨 일이 일어났던 간에 메드트로닉 사는 3년 전 가이던트 회사의 제세동기 제품에서 치명적 결함이 발생했을 때 나타났던 반응과는 다른 반응이 나오길 바라고 있다. 2006년 보스턴 사이언티픽에 인수된 가이던트사는 문제점을 빨리 발표하지 않아 의사들과 정부를 분노하게 했다.

그 후로 제세동기를 이식하는 의사 단체인 심장리듬협회(Heart Rhythm Society)는 제품 안전 문제를 다루기 위한 가이드라인을 개발해 왔다.

식약청(FDA)의 슐츠(Schultz) 박사는 메드트로닉 회사의 대처 방식은 가이던트사가 오작동 사건 처리 때 한 실수로부터 의료기기 산업계가 얼마나 많이 배웠는가를 알 수 있게 하는 지표라고 말했다. 가이던트의 내부 고발자였던 하우저(Hauser) 박사도 이 점에 동의했다. "이전에는 이 리드가 여전히 계속해서 오랫동안, 아니면 영구히 시장에서 판매될 것이라고 생각했습니다."

▶ Selection 1.4

언론사들은 속보에 높은 우선성을 두지만 속보는 그들이 다루어야 할 기사의 시작에 불과하다. 대부분의 빅 뉴스들은 어떤 훌륭한 기자(그리고 언론사)가 결론에 이를 때까지 사건을 집요하게 추적해 나간 과정의 결과이다. 매일 같이 마감시간에 맞추어야 하는 상황에서 사건의 새로운 전개를 계속 추적하기는 어렵다. 그런데 어떻게 하면 이미 보도한 사건에 대한 추가 보도가 신선할 수 있을까? 독자들이 이전 기사 내용을 어느 정도나 알고 있다고 가정하며 얼마 정도의 배경지식을 기사에 새로 넣어야 하는가? 다음 기사에서 배리 메이어(Barry Meier)는 결함 있는 심장기기 케이블에 대한 2007년의 기사를 간단히 요약한다. 그리고 그 내용을 발전시켜서 바나비 페더가 거의 1년 반 전에 썼던 기사가 사람들에게 어떤 영향을 주는지를 보여 준다.

1.4 메드트로닉 사의 심장 케이블 제거는 어려운 선택이다

– 2009년 4월 6일/배리 메이어

Removing Medtronic Heart Cables Is Hard Choice *April 6, 2009/By Barry Meier*

[보스톤] 시장에서 어떤 의료기기를 퇴출하는 일과는 별도로 수천 명 환자의 몸에서 그 의료기기를 제거하는 일이 있는데 이 일은 생각보다 복잡하고 위험하다.

심장 제세동기의 케이블인 스프린트 피델리스를 생각해 보자. 2007년 제조회사인 메드트로닉은 이 케이블을 몸에 지니고 있는 환자 5명이 사망한 이후 판매를 중지했다.

그러나 미국에서만 15만 명의 환자가 아직도 스프린트 피델리스를 사용하고 있기 때문에 이 제세동기의 사용에 대해 공중보건학적인 접근이 필요해졌다.

앞으로 몇 년 동안 많은 수의 환자가 제세동기를 심장의 심실과 연결시켜 주는 그 케이블을 제거하거나 교체해야 하는 위험한 수술에 직면하게 될 것이다.

메드트로닉 사는 그 케이블은 이식된 후 45개월이 지났을 때 약 5%의 환자에게서 결함을 보였다고 평가했다. 그러나 몇몇 환자는 예방 차원에서 잘 작동하고 있는 케이블을 제거하기도 했다.

이식된 케이블을 적출하는 동안 이미 네 명의 환자가 사망했다. 만약 이러한 시술을 숙련된 의사들이 수행하지 않는다면 그 숫자는 가파르게 상승할 것이다.

“우리는 단지 빙산의 일각을 보고 있을 뿐이라고 생각합니다”라고 콜롬비아에 있는 오하이오 주립대학 의학 센터의 심장내과 의사이자 케이블 적출 전문가인 찰스 J. 러브(Charles J. Love) 박사는 말했다.

미국 전역에서 그 시술이 필요한 환자들은 많지만 문제는 적절한 의료기관을 찾기가 쉽지 않다는 점이다.

병원들의 시술 건수와 성공률에 대해 알 수 있는 자료는 거의 없다. 어떤 병원들은 그 숫자를 공개하지만 훨씬 더 많은 다른 병원들은 그렇지 않다.

“기준을 충족시키지 못하는 시술을 받는 사람들이 있습니다.” 클리블랜드 클리닉(Cleveland Clinic)의 심장병 전문의인 브루스 윌코프(Bruce Wilkoff) 박사의 말이다.

심지어 브리검(Brighham)에 있는 여성 병원(Women's Hospital)의 로렌스 M. 엡스타인(Laurence M. Epstein) 박사와 같이 잘 갖춰진 병원의 경험 많은 심장전문의도 이 시술을 하는 것을 도전적인 일로 생각한다는 것이다.

엡스타인 박사가 최근에 수술한 63세 환자는 스프린트 피델리스 주변으로 세포조직이 너무 자라나서 이 케이블이 주요 정맥 안쪽에 꽉 끼어 있었다.

이것을 빼내기 위해 엡스타인은 자라난 세포조직을 풀어 내기 위한 카테터 유도 레이저(catheter-guided laser)를 조심스럽게 혈관을 통해 집어 넣었다. 이것은 위험한 시술이었다. 다른 병원에서 스프린트 피델리스 때문에 사망한 네 명의 환자는 조금 덜 숙련된 의사들이 심장의 정맥을 손상시켜서 막대한 출혈이 발생하여 사망하게 됐던 것이 분명하다.

엡스타인은 결국 케이블을 빼냈는데, "이번은 가장 어려운 시술 중의 하나였습니다"라고 말했다. 그는 실제 지난 해 큰 합병증 없이 여러 차례 스프린트 피델리스 제거에 성공했던 의사이기도 하다.

심장에 이식된 케이블이 낡거나 고장나는 것은 흔한 일은 아니다. 그런데도 그런 케이블 제거를 전문적으로 하는 의사들이 존재한다. 이것은 리콜되기 전에 스피린트 피델리스를 이식받은 환자 수가 어마어마하기 때문이다. 2004년 출시 이후 2007년 10월 리콜되기까지 전 세계에서 25만여 명이 피델리스를 이식받았다.

이 케이블의 가장 중요한 결점은 균열 발생으로 전기적인 문제가 일어날 수 있다는 점이다. 그러면 제세동기는 심장에 치명적인 박동이 나타났을 때에도 이것을 바로잡아 생명을 구할 수 있게 하는 전기 신호를 심장에 보내는 데 실패할 수 있다. 또는 제세동기가 아무 이유도 없는 신호를 심장에 반복적으로 보내 환자에게 쇼크를 줄 수도 있다.

또한 스프린트 피델리스가 제세동기와 심박조절기(pacemaker)를 결합한 장치에 사용되었을 때 이 케이블의 결함으로 환자의 심장이 규칙적으로 박동하도록 유지시키는 심박조절기의 능력이 감소될 수도 있다.

메드트로닉 사는 케이블 적출에 대한 가이드라인을 환자에게 제공하고 있다. 피델리스를 제거하기로 결심한 환자는 이 시술을 경험 있는 병원에서 받도록 권유하고 있다. 이 회사는 어떤 의료 기관이 경험이 있는지 밝히기를 거부했지만 최근에 그 명단을 만든 바 있다. 작년에 식약청(FDA)으로부터 새로운 심장이식 케이블에 대한 승인을 받으면서 이 명단에 나온 '경험 있는 적출 의료 센터 10곳'에 대한 미래의 데이터를 FDA에 제공하겠다고 이 회사는 약속했다. 메드트로닉은 그렇다고 이 경험 있는 의료센터들이 어디인지 공개할 계획은 없다고 말했다.

메드트로닉 사는 기자의 질문에 "우리 메드트로닉 사는 환자의 치료와 관련된 결정을 할 가장 좋은 위치에 있는 것은 환자의 의사이고 이것은 가장 적절한 리드 적출 센터를 결정하는 문제에서도 마찬가지라고 믿습니다"라고 서면으로 응답했다.

전문가들은 환자들이 어떤 병원에서 시술을 몇 건이나 행했는지 질문해야 하며, 연간 최소 50건 이상을 시술한 경험이 있는 병원을 찾아야 한다고 말하고 있다.

메드트로닉 사는 리콜된 기기에 대해 제기된 법정 소송에서 책임을 지지 않아도 되었다. 피델리스와 연관해서 1,000명 이상의 환자들이 소송에서 졌는데 그 이유는 지난해 연방대법원의 판결 때문이다. 그 판결은 FDA가 승인한 생산품과 관련된 제조물 책임 소송 시 연방법은 기기 제조자를 보호해 주어야 한다는 내용이었다.

민주당 의원들은 의회에서 연방대법원의 판결을 무효화시키는 법령을 통과시키겠다고 선언했다. 의원들은 그 한 이유로 스프린트 피델리스 문제를 언급했으며, 또한 FDA가 엄격한 테스트 없이 제품의 판매를 승인했다고 지적했다.

메드트로닉 사는 케이블 교환을 지원하고 있지만 1만 5000~2만 달러에 이르는 케이블 이식을 위한 수술비용은 메디케어(Medicare)나 민간의료보험에서 감당하고 있다.

제세동기에 내장된 배터리의 수명은 5년 정도인 반면, 제세동기의 케이블은 15년 이상 사용할 수 있다. 케이블이 오래되어 낡거나 손상되었을 때 적출이라는 단 한 가지 방법만 존재하는 것은 아니다. 의사들은 예전 케이블을 그 자리에 두고 새로운 케이블만 그 옆으로 연결시키는 방법도 흔하게 쓸 것이다.

그러나 이러한 선택도 그것 나름대로 위험성을 갖고 있다고 전문가들은 말한다. 케이블을 적출하는 것이 위험한 반면, 케이블을 그대로 남겨 두면 둘러싼 세포 조직의 성장으로 나중에 그 케이블을 적출하기가 더욱 더 어려워질 수 있다.

의사들은 스프린트 피델리스를 사용한 경우 수많은 환자들을 대신하여 결정을 내리게 될 것이다. 메드트로닉에서는 앞으로 수년 내에 이식된 수천 개의 케이블이 작동되지 않게 될 것으로 예상한다. 한편 피델리스가 제대로 작동하는 수만 명의 환자도 수년 내에 배터리의 수명이 다하여 제세동기를 교체할 것으로 예상되고 있다. 제세동기 교체 시술을 하게 될 때 의사들은 케이블을 계속 유지할지 아니면 케이블도 교체할지 결정하기 위해 그 위험들을 비교해 볼 필요가 있다.

메드트로닉 사는 스프린트 피델리스가 파손되었든 아니면 아직 작동 중이든 결국 적출되어야 한다고 말했다. 또한 자신들은 지금까지 얼마나 많은 스프린트 피델리스가 제거됐는지 모른다고 말했다.

전문가들은 이 문제에 대해 서로 다르게 접근하고 있다. 클리블랜드 클리닉의 윌코프(Wilkoff) 박사는 제세동기 교체 시술 시에 기존 스프린트 피델리스 케이블이 잘 작동하고 있다면 이것을 재사용할 계획이라고 밝혔다. 그 이유로 이런 방법을 사용하는 이 병원에서의 제세동기 교체 시술 실패율이 다른 병원에서의 실패율보다 훨씬 낮다는 점을 들고 있다.

그러나 엡스타인 박사와 같은 다른 전문가들은 일부 환자들에 대해서 예방적 차원에서 케이블을 제거하기 시작했다. 예를 들어, 그는 심박조절기의 작동에 생명이 걸려 있는 63세된 환자에게서 케이블을 제거하였다.

이와 달리 오하이오 주의 전문의 러브는 제세동기나 심장박동 조절 장치의 교환 시술 시 환자가 60세 이하여서 활동성이 큰 경우에 한해 통상적으로 케이블을 교체하기 시작했다고 말했다. 왜냐하면 활발한 신체적 활동은 케이블에 더 큰 무리를 가해 파손되기 쉽기 때문이라고 한다.

심장에 의료기기를 이식하는 의사들의 모임인 심장리듬학회는 올해 케이블 적출에 관한 가이드라인을 발표할 계획을 가지고 있다. 그들은 숙련된 적출 외과의의 지도를 받으며 최소 30건 이상의 시술을 한 후 혼자서 케이블 적출 수술을 시행할 것을 권유하고 있다.

그러나 어떤 전문가들은 이와 같은 수준의 훈련을 받기가 쉽지 않다고 말한다. 그리고 잘 훈련된 의사일지라도 능숙함을 유지하기 위해서는 일정한 수의 적출 수술을 정기적으로 수행해야 할 것이라고 주의를 주었다.

엡스타인 박사는 처음 200건의 다양한 적출 경험을 하는 동안 2명의 환자가 사망했고, 그 후 800건의 시술에서는 단 한 명의 사망자도 발생하지 않았다고 말했다. 엡스타인 박사는 “내가 하는 모든 시술들 중에서 적출은 아마도 가장 가파른 학습 곡선을 그린 것 같습니다”라고 말했다.

▶ Selection 1.5

기자들은 여러 장소에서 속보거리를 얻는데, 그중에는 의학 분야 학술대회(medical conference)도 있다. 지나 콜라타(Gina Kolata)는 2006년 12월 신문의 제1면에 가장 흔한 유방암 유형이 놀랍게도 2002년 8월에서 2003년 12월 사이에 15% 정도 감소했다는 사실을 보도했다. 과학자들이 폐경기 여성들에 대한 호르몬 치료 중단으로 이런 감소가 나타났다는 학술대회 발표내용에 근거한 기사였다.

학술대회는 아주 가까이에서 여러 자료를 수집할 수 있기 때문에 기자들에게는 금광이 될 수 있다. 하지만 학술대회 자리에서 발표된 연구 결과라도 저널 심사를 통과하지 못하여 출판되지 못하는 경우도 있는만큼 기자들은 위험 부담을 안는다. 즉 오늘의 속보가 내일은 아무것도 아닌 이야기가 될 수 있는 것이다. 다음에 나올 콜라타의 기사에 인용된 연구자들은 연구 결과를 「뉴잉글랜드 의학 저널(*New England Journal of Medicine*)」에 싣는 데 성공했다. 콜라타의 기사는 기사의 초점이 된 연구를 수행한 연구자 외에 다른 전문가들의 의견을 듣는 등 다양한 자료를 사용했다는 점에서 주목할 만하다. 다양한 시각들을 언급하는 것은 기사 내용의 정확성을 높일 뿐만 아니라 같은 장소에서 같은 전문가와 인터뷰한 다른 기사들과 차별성을 가질 수 있게 한다. 콜라타 기자의 기사에는 간단하지만 유방암의 역사와 폐경기 여성에 대한 여성 호르몬인 에스트로겐(estrogen) 사용의 역사도 포함되어 있다. 그녀가 말한 것처럼 "약간의 의학역사를 아는 것만으로 당신이 오늘 보는 기사의 이해에 큰 도움을 받을 수 있다"는 사실은 놀랍다. 또한 도표가 독자들이 뉴스를 더 빠르게 이해하게 하고 더 정확한 정보를 얻게 해 준다는 것에도 주의하라.

1.5 유방암 양상의 급격한 변화

– 2006년 12월 15일/지나 콜라타

Reversing Trend, Big Drop Is Seen in Breast Cancer

December 15, 2006/By Gina Kolata

어제 발표된 자료에 따르면, 2002년 8월에서 2003년 10월 사이에 발생률이 가장 높은 유형의 유방암이 놀랍게도 약 15%나 줄어들었다.

연구자들은 그 이유를 폐경기 증상 치료를 위한 호르몬 사용이 유방암 위험성을 높일 수 있다는 결과가 국가 단위의 큰 연구에서 나온 후 수백만 명의 여성이 그 기간 동안 호르몬 치료를 포기했기 때문이라고 보고 있다.

샌안토니오(San Antonio)에서 개최된 유방암 학술대회에서 휴스턴(Houston) 엠디 앤더슨 암센터(M.D. Anderson Cancer Center) 연구자들이 발표한 유방암의 유형별 비율에 대한 분석 결과는 국립암연구소(National Cancer Institute)의 최신 암 발생률 자료에 근거한 것이다.

연구자들은 이 발표 결과가 캐나다나 유럽에서의 데이터나 다른 연구 결과들에 의해 검증이 될지, 그리고 앞으로 몇 년 후 어떤 추이가 나타날지 지켜볼 필요가 있다고 조심스러운 태도를 보였다.

엠디 엔더슨 암센터의 종양학자이자 저자 중 한 사람인 피터 라빈(Peter Ravin)은 "역학은 인과관계(causality)를 결코 증명할 수 없습니다"라고 말했다.

그렇지만 라빈은 이 호르몬 가설이 자신들이 분석한 데이터를 완벽히 설명하는 것처럼 보이며 자신과 동료들은 이와 달리 설명할 방법을 찾지 못했다고 말했다.

그 암센터에 있는 정량과학(quantitative science) 연구부서의 책임자이자 이번 분석에 참여한 연구자들 중 가장 연장자인 도널드 베리(Donald Berry)는 그 비율 감소와 호르몬 사용 간의 상관관계가 '경악스러운' 일이라고 말했다.

연구자들은 모든 연령대의 여성과 모든 유방암의 형태를 전부 고려했을 때 여성의 사망 원인 중 2위를 차지하는 유방암의 발생률이 2003년 한 해 동안 7%가 하락했다고, 즉 1만 4,000건 정도가 감소했다고 말했다. 이렇게 유방암 발생률이 현저하게 감소된 것은 처음 있는 일이며, 1945년 이후 그 비율이 매년 조금씩 증가

되는 추세를 보여 왔기에 이번 결과는 놀랄 만한 일이라고 전문가들은 말한다.

하지만 모든 유방암의 70%를 차지하는 '에스트로겐-양성(estrogen-positive) 종양'의 감소는 여성들에게 더 충격적이었다.

2002년 7월에 여성건강기구(Women's Health Institude)는 와이어스(Wyeth)가 만든 프렘프로(Prempro)라는 폐경기 약에 대한 폭넓은 임상검사 결과 이 약의 복용이 유방암 발생률을 조금 높일 수 있다는 것을 발견했다. 이 연구 결과는 많은 의사들과 그들에게 치료받던 환자들에게 충격적이었다. 그때까지만 해도 많은 사람들이 프렘프로 복용이 젊었을 때 분비되는 호르몬을 보충해 준다고만 여겼다. 이후 6개월 내에 이 약의 판매율은 50% 정도 감소했다.

■ 감소에 대한 설명

전체적으로 유방암 발생률은 2003년 7%로 떨어졌다. 가장 급속한 감소는 고령 여성의 호르몬 의존 암종에서 나타났으며, 이는 호르몬 치료와 암 위험 간의 연관성과 일치하였다.

유방암 발생률 변화
2000~2001년과 2003년 비교

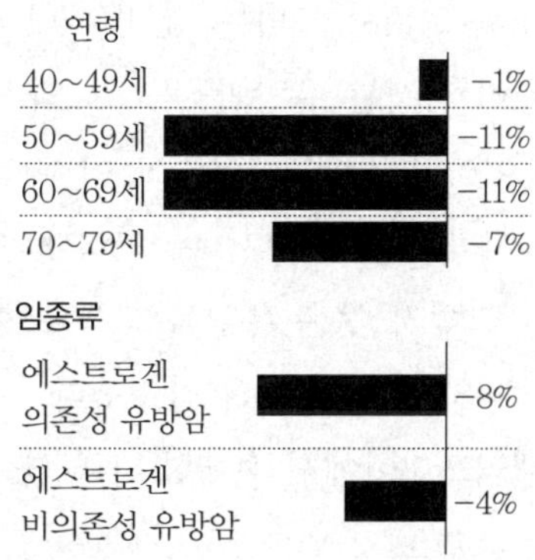

과학자들은 호르몬들이 에스트로겐-양성 종양 생성을 촉진시킬 수 있으며, 이 이유는 호르몬이 이 종양 세포의 에스트로겐 수용체를 세포 표면으로 이동시키기 때문이라고 했다. 호르몬 가설에 따르면 작은 유방암을 가진 여성이 호르몬 약 복용을 중지하면 이 종양은 에스트로겐을 공급받지 못해 성장을 멈추며, 유방 엑스선 사진에서 발견될 정도의 크기까지 자라지 않는다는 것이다.

다른 형태의 종양 역시 호르몬 제제를 먹지 않을 경우 성장이 정체되어 탐지될 정도로 커지지 않았다. 그리고 호르몬이 없는 경우, 일단 시작된 종양이 전혀 자라지 않을 수도 있다.

에모리(Emory) 대학 조지아 암센터(Georgia Cancer Center)의 책임자인 오티스 브롤리(Otis Brawley)는 "이러한 발견은 올해의 가장 중요한 암 연구 결과"라고 말했다. 그는 덧붙여서 이러한 발견이 흑인에서 백인의 경우보다 유방암이 더 적은 이유를 설명해 줄 수 있다고 말했다. 그 이유는 폐경기 때 흑인 여성이 백인 여성보다 호르몬 약을 덜 복용하기 때문이라는 것이다.

그는 또한 일단 발생한 유방암의 경우 흑인 여성에서의 유방암이 백인 여성에서보다 더 치명적인 이유도 설명할 수 있다고 했다. 그는 호르몬으로 유발된 종양은 다른 종양에 비해서 치사율이 낮다고 설명했다.

와이어스 사의 대변인인 캔데스 스틸(Candace Steele)은 이메일 답변을 통해 "유방암은 복합적인 질병이며, 그 정확한 원인은 밝혀지지 않았습니다"라고 말했다.

이런 시점에서 그 분석에 기초해서 "어떤 특정한 발언을 하는 것은 부적절"하다는 것이다. 그리고 그녀는 "분명히 더 많은 연구들이 이뤄져야 합니다"라고 덧붙였다.

베리 박사는 유방암 감소 효과가 가장 두드러지게 나타난 것은 50~69세의 여성들이라고 말했다. 그리고 이 나이 대의 그룹이 가장 많이 폐경기 약을 복용하는 그룹이라고 덧붙였다. 이 연령대의 여성에게서 에스트로겐에 반응하여 커지는 유형과 그렇지 않은 유형을 모두 포함한 유방암의 비율은 데이터가 있는 마지막 해인 2003년도에 12%나 감소했다.

캘리포니아에서 수행한 다른 연구 또한 이 분석을 뒷받침한다. 「임상종양학 저널(*The Journal of Clinical Oncology*)」에 발표된 이 연구는 2002년 7월 이후 캘리포니아 주에서 호르몬 제제 복용 감소와 더불어 유방암 발생률이 감소했다고 밝혔다.

배리 박사의 어제 발표에 앞서 그 분석을 미리 검토했던 다른 연구자들은 이 가설이 설득력이 있다고 말했다. 펜실베이니아(Pennsylvania) 대학의 생물통계학 교수인 수잔 엘렌저그(Susan Ellengerg)는 그 가설이 도발적이라고 말했다. 그리고 "'오 이것은 옳지 않아'라고 말해 주는 어떤 명백한 증거나 명백한 결함도 발견하지 못했다"고 덧붙였다.

지난 2002년까지 50세 이상 미국 여성 중 3분의 1 정도가 여성 호르몬 제제를 복용했다. 이 약은 홍조 같은 폐경기 증상의 발생률을 감소시키며, 심장병을 예방할 수 있다고 여겨졌다. 이 약이 골밀도의 감소를 예방했기 때문에 어떤 여성들은 이 약을 골다공증 예방약으로 복용하기도 했다. 일부 의사와 여성들은 이 약이 피부를 젊게 유지시키고, 기억력을 보존하며 여성을 더 활기차게 만들어 줄 수 있다고 생각했다.

폐경기의 에스트로겐 사용은 의사인 로버트 윌슨(Robert Wilson)이 그의 베스트셀러 『여성을 영원히(*Feminine forever*)』를 쓴 1966년부터 이루어져서 나라 전체로 퍼졌다. 윌슨은 에스트로겐으로 젊음과 건강, 매력을 유지할 수 있다고 주장했다. 췌장 기능이 저하됐을 경우 인슐린 제제로 당뇨병을 치료하듯이 여성들은 폐경 시 에스트로겐으로 부족한 여성 호르몬을 보충할 수 있다는 것이다.

오래 전부터 폐경기 약들은, 그리고 특히 와이어스가 만든 에스트로겐과 프로게스틴(Progestin)결합 제제인 프렘프로는 역사적으로 가장 대중적인 약들 가운데 하나가 되었다.

행운은 2002년 7월 막을 내렸다. 여성건강협회의 축적된 자료는 프렘프로가 유방암의 발생 및 심근경색, 뇌졸중 및 혈전의 작은 증가와 관련되어 있다는 것을 보여 주었다. 연구자들은 이 약이 엉덩뼈 골절과 결장암의 위험을 일부 감소시켰지만, 이러한 이득은 이 약이 가지고 있는 위험 요소를 감쇄시키기에는 충분치 않다고 말했다. 보건 담당자들은 유사한 약들도 그렇지 않다는 것이 입증될 때까지는 프렘프로와 같은 위험을 가진 것으로 간주해야 한다고 경고했다.

바로 다음 해인 2003년, 국립암협회연구소는 유방암이 크게 감소했다고 밝혔다. 닥터 라딘(Ravdin)은 한 해 동안 이렇게 높은 유방암 감소율이 나타난 것은 그가 알고 있는 한 처음이라고 말했다. 그와 그의 동료는 무슨 일이 있었던 것인지 궁금했다. 이 암은 일 년에 4만 명 정도의 여성을 죽음으로 이끌었으므로 이러한 감소는 중요할 수밖에 없다.

"우리는 이 현상에 대해 가능한 설명을 찾아보았습니다"라고 라딘 박사는 말했다. 유방조영술 검사 감소가 원인일지 따져 보았으나 근거가 없었다. 유방암 발생을 억제하는 타목시펜(tamoxifen) 같은 약의 사용 증가 때문인지 확인해 보았으나 역시 증거가 없었다.

"(콜레스테롤 저하제인) 스타틴(statins)이 원인일 것이라는 생각들도 있었지만 그 생각 역시 틀렸음이 드러났습니다"라고 그는 말했다.

그런데 만약 폐경기 호르몬 사용 감소가 원인이라면 발생할 수 있는 일이라고 예상한 대로 2002년 7월 이후 매달 유방암 비율이 떨어졌다는 것이다.

미국 국립보건원(National Institutes of Health)의 질병 예방 부책임자인 닥터 바넷 크래머(Barnett Kramer)는 이러한 급격한 비율 감소를 설명하는 데에 호르몬은 가장 적절한 설명일 것이라고 말했다. 대부분의 유방암은 에스트로겐에 의해 촉진되며 타목시펜과 같은 호르몬 차단 제제를 복용했을 경우 유방암 발생이 줄어든다는 것이 그의 생각이다.

이것은 또한 북캘리포니아 암센터(Northern California Cancer Center)의 역학자인 크리스티나 클라크(Christina Clark)와 그 동료들이 캘리포니아 암 발생 비율을 분석하고서 내렸던 결론이기도 하다. 연구자들은 국립암협회 사업을 위해 모은 데이터 보험회사인 카이저 퍼머넌트(Kaiser Permanente)의 데이터를 사용했다.

클라크 박사는 2004년의 자료를 가지고 있어 2003년의 유방암 감소 추이가 다음 해에도 계속되는지 확인해 볼 수 있다고 말했다. 그리고 실제 확인해 보니 그 속도는 느리지만 예상대로 비율이 줄어들었다는 것이다.

연구자들은 캘리포니아 주의 2003년 유방암 발생률이 11% 감소하여 다른 주들의 평균 감소율 7%보다 크다는 것을 발견했다. 이에 대해 클라크는 캘리포니아 주에서 더 많은 여성들이 호르몬 제제를 복용해 왔기 때문이라고 밝혔다.

클라크와 그의 동료가 발표한 자료에 따르면, 2003년에 프렘프로와 같은 호르몬 복합 제제의 사용이 3분의 2로 감소했으며, 에스트로겐 단독 처방도 3분의 1로 감소했다고 한다. (이전에는 프로게스틴 없이 에스트로겐만 단독으로 사용하면 자궁암 유발의 가능성이 있다고 알려져 왔으므로, 자궁 적출술을 받은 여성에서만 에스트로겐 단독 처방을 해 왔다. 하지만 에스트로겐 단독 사용이 과연 유방암의 발생 비율을 높이는가에 대한 의문이 있었는데, 여성건강협회의 연구에서는 그런 효과를 확인하지 못했다.)

호르몬 요법이 가장 많이 사용된 곳은 마린 카운티(Marin County)와 같은 부유한 지역이었는데, 이 지역은 유방암 발생률도 높은 지역이었다. 그런데 이 지역에서도 2002년 이후 호르몬 제제를 적게 쓰기 시작했으며, 유방암 발생 빈도 역시 낮아졌다고 닥터 클라크는 말했다.

스탠포드 대학 교수로 여성건강협회 의장인 마르시아 스테파닉(Marcia Stefanick) 박사는 마린 카운티에서 유방암 발생이 높았던 미스터리가 이제 분명해졌다고 말했다.

“모든 사람들이 ‘무엇 때문이지?’ ‘환경에 무슨 문제가 있어서이지?’라고 계속 물었었습니다.” 그녀에 따르면 이제 답은 분명해졌다. “가장 좋은 설명은 바로 호르몬 치료입니다.”

연관짓기 Making Connections

1. www.nytimes.com의 건강 섹션에서 의학 기사 세 개를 선택하고 각각의 기사에 대해 스케드 라인(sked line)을 쓰라.

2. 스케드 라인을 준비한 다음에는 해당 타임스 기사를 다시 읽어 보지 않은 상태에서 각 기사의 서두(lede)를 써 보라. 그리고 그것들을 타임스지의 서두들과 비교해 보라. 그것들이 어떻게 다른가? 타임스의 기사들은 당신의 기사에 포함되어 있지 않은 어떤 서두가 포함되어 있는가? 당신은 포함시켰지만 타임스 기사는 포함시키지 않은 서두는 무엇인가?

3. 지역사회에서 속보거리가 될 만한 건강 이슈를 찾아서 최소한 네 명의 관련자와 인터뷰하라. 또한 그 이슈를 다루는 데 필요한 배경 지식을 줄 만한 것들을 찾아 읽어라. 조사가 끝나면 스케드 라인과 800단어 분량의 기사를 써 보아라. 다 썼으면 이것을 이 장에 있는 아무 기사라도 비교해 보라. 충실한 서두(lede)를 준비했는가? 전문 용어를 사용하지 않고 필요한 경우 용어를 정의해 주면서 평이한 단어로 기사를 썼는가? 기사는 스케드 라인(sked line)을 잘 전달하는가? 첫 번째 인용은 기사 중에서 최대한 위쪽에 나타나고 있는가? 당신이 쓴 기사는 가디너 해리스가 보도한 땅콩 감염 기사처럼 효과적으로 내용을 전달하고 있는가?

제2장 뉴스 분석 News Analyses

뉴욕타임스에서 뉴스 분석은 정치와 경제 분야 보도에서는 중요한 비중을 차지하지만 건강 분야 보도에서는 그렇지 않다. 기자는 뉴스 분석에서 요동치는 속보들로부터 한 발짝 물러서서 독자들이 뉴스의 배경을 알고 그것을 바라보는 관점을 갖출 수 있게 도와준다. 뉴스 분석을 할 때 기자가 판단을 내리는 것처럼 보이지만(예를 들어, 특정 의료 시술은 효과가 있다는 증거가 부족하다는), 기자는 의견이 아닌 사실을 토대로 그런 판단을 내려야 한다. 독자들에게 기사 내용이 뉴스 분석이라는 것을 알리기 위해서 편집자들은 헤드라인 위에 '뉴스 분석'이라는 문구를 붙인다.

좋은 뉴스 분석을 쓰기 위해서 기자는 속보들을 밀착하여 추적해야 하고, 그 바탕에 있는 역사와 이슈들을 파악해야 한다. 건강 분야 뉴스 분석은 흔히 과학적 엄밀성에 반하는 관습적인 믿음에 초점을 맞춘다. 뉴스 분석은 그 정의상 의견이 아니므로 기자는 결론에 도달하기 전에 다양한 곳에 자문을 해 보아야 한다. 예를 들어, 의학 기자 지나 콜라타는 음식이 건강에 미치는 영향에 대한 기사를 쓰기 위해 네 개의 역사적 자료들을 인용하는 것에 덧붙여 9명의 사람들과 인터뷰(그들 중 두 명은 이메일을 통해 인터뷰했다)했다. 물론 모든 뉴스 분석이 방대한 자료를 요구하는 것은 아니지만 광범위한 연구가 깊이와 통찰을 더하게 된다.

▶ Selection 2.1

보건의료 개혁(Health care reform)은 결국 정치적인 문제이기 때문에 뉴스 분석의 첫 번째 예인 다음 기사는 정치 분석과 비슷하다. 로버트 피어(Robert Pear)의 다음 분석은 백악관의 개혁안이 모호하고 국민들에게 강요할 수 없으며 "어떠한 재정 감축도 보장되지 않는다"고 간파한다. 독자들이 현실적인 기대를 갖도록 하기 위해 그는 1977년 지미 카터 대통령과 1993년과 1994년 빌 클린턴 대통령에 의해 추진된 보건의료 개혁의 실패 사례를 검토한다. 피어는 보건의료체계 분야 경제학자와 정치학자의 자료에 의존한다. 우리는 보건의료 개혁에 대한 그의 입장이 정치적으로 어디쯤 위치하는지 모르지만(또한 알게 되어서도 안 된다) 개혁의 역사는 회의론에 무게가 실리게 한다는 것은 안다. 이 기사 속의 문장들이 단순히 대통령이 공표하는 말들을 그대로 보도하는 뉴스 기사의 문장과 어떻게 다른지 주목하라.

2.1 오바마의 의료비용 절감 추진이 곤란에 빠지다

- 2009년 5월 11일/로버트 피어

Obama Push to Cut Health Costs Faces Tough Odds *May 11, 2009/By Robert Pear*

[워싱턴] 오바마 대통령은 월요일 백악관에서 열린 보건의료 산업 대표들과의 회동을 통해 야심 찬 보건의료 어젠다의 실현에 한 발 더 다가서게 됐다.

오바마 대통령은 의사, 병원, 제약업계, 보험회사들이 자발적으로 앞으로 10년간 비용 절감을 통해 2조 달러를 제공하기로 했다면서, 이 날이 "역사적인 날이며 분수령"이 될 것이고, 이는 "포괄적 보건의료 개혁이라는 다음의 가장 중요한 발걸음을 내딛도록 우리를 도울 것"이라고 말했다.

대통령 홍보수석인 로버트 깁스(Robert Gibbs)는 오바마 대통령이 보건의료 산업 책임자들에게 "당신들이 약속한 것을 지킬 것이라고 기대합니다"라고 말했다고 전했다.

하지만 역사에 근거해 판단할 때 그들은 절감 약속을 지키지 않을 것이다. 예를 들어 "보건의료의 과다 이용과 과소 이용" 모두를 줄이겠다는 것과 같은 그들의 제안은 모호하다. 제안들 중 어떠한 것도 시행 가능하지 않으며, 절감에 대한 약속은 어떤 것도 보장되지 않았다. 그런 보장이 없다면, 조세법은 의회가 비보험자를 보호하려는 새로운 시도로 절감된 비용을 다른 곳에 지불하는 것을 가로막게 된다. 현 시점에서 비용 통제는 공유된 열망에 지나지 않는다.

그러나 여전히 이번 사건은 중대한 의미를 갖는다. 그 안에는 오바마 대통령을 위한 무엇이 있고 보건의료 산업을 위한 무엇이 있다. 그들의 이해는 겹치는 부분이 있지만 동일하지는 않다.

오바마 대통령에게 백악관 회동은 그의 합의 구축의 접근 방식을 보여 주는 기회이다. 이것은 클린턴 대통령의 첫 번째 임기 때 그의 부인 힐러리 클린턴(Hillary Rocham Clinton)이 노조 가입자들에 대한 연설에서 보건의료 산업에 의한 "과다한 가격과 비용 증가, 그리고 비양심적인 부당 이득"을 질타한 것과 대조된다.

오바마 대통령은 보건의료 산업에 채찍을 휘두르는 대신에 자신은 캠페인 중이라고 말한 것처럼 동참을 호소했다.

보건의료 산업과 보험회사 책임자들에게 그 절감 정책에의 참여는 앞으로 그들의 미래를 결정할 협의 석상에 앉을 수 있는 기회를 확보하는 데 도움을 주었다. 그들은 또한 국가 보건의료 체계를 개편하기 위해 빠르게 움직이고 있는 백악관과 의회 내의 민주당 사람들에게 호의를 얻었다.

가격을 낮추기로 한 여섯 개의 보건의료 산업 그룹 중 하나인 첨단의료기술 위원회(The Advanced Medical Technology Association)의 수석 부회장인 데이비드 H. 넥슨(David H. Nexon)은 "지난 2주간 우리는 함께 진지한 길을 걸었습니다"라고 말했다. "보건의료 개혁이 매우 빨리 진행되고 있습니다. 우리는 그것이 작동 가능하고 지속 가능한 방법으로 진행되도록 확실하게 만들기를 원합니다."

서비스업 근로자 국제연맹(Service Employees International Union)의 보건의료 캠페인 책임자인 데니스 리베라(Dennis Rivera)는 보건의료 개혁 백악관 담당자인 낸시 앤 디파레(Nancy-Ann DeParle)의 도움을 받으면서, 보건의료 산업 그룹들이 뜻을 같이하도록 이끌어 내기 위해 노력했다.

합의 구축을 위한 접근을 통해 이미 몇 가지 결과가 도출되었다. 보험회사의 책임자들은 병력이 있는 개인에 대한 보장 거부나 남성보다 여성의 보험료가 비싼 것과 같은 보험 관행을 끝내겠다고 발표했고, 보험 산업에 의회가 엄격하고 균일한 연방 규정을 적용해 줄 것을 요청했다. 그러나 보험회사들과 보건의료 제공자들은 의료비 지출 증가를 늦추자는 서약에 대해 오바마 대통령과 다른 측면에서 맞섰다. 예를 들어 보험회사는 보험회사를 퇴출시킬 수도 있는 새로운 정부 지원 의료 계획에 대해 반대했다.

상원 내 민주당 서열 3위인 뉴욕 주 상원의원 찰스 E. 슈머(Charles E. Schumer)는 보건의료 산업계의 비용절감 약속이 선의의 제스처라고 환영했지만 그것이 정부 정책의 필요성을 경감시키는 것은 아니라고 말했다.

게다가 보험업자와 보건의료 제공자들은 메디케어 지불액이 줄어드는 것을 막기 위한 로비를 강하게 밀어붙이고 있다. 보험업자들은 오바마 대통령이 10년 동안 그들의 민간 메디케어 어드밴티지 플랜(private Medicare Advantage plans)에 지불하는 금액을 1,760억 달러 절감하려는 계획을 시행하지 못하게 하려고 싸우고 있다. 의사들은 의회가 그들에게 지급되는 비용을 삭감하지 않도록, 특히 1월부터 그들의 메디케어 요금을 21% 인하하지 않도록 의회에 촉구하고 있다. 제약회사들과 의료기기 업자들은 새로운 제품이 메디케어 지불 대상으로 승인받으려면 비용-이익 검사를 거쳐야 한다는 것을 걱정한다.

모두에게 의료보험을 제공하겠다는 오바마의 선거유세 약속이 지켜지기 위해서는 가격억제 정책은 정치적으로나 경제적으로 필수 불가결하다. 민주당은 그들 스스로의 계산에 의하면, 4,500만 명의 비보험자들에게 보험을 제공할 수 있는 재정 확보에 어려움을 겪을 것이다. 앞으로 10년 동안 연간 6.2% 정도로 의료비용이 상승하면 이번 사업은 불가능해지며 새로운 사회보험 프로그램은 지속되지 못할 것이다.

보건의료 산업계는 매년 자발적인 노력으로 연간 상승률 중 1.5% 정도를 절감시킬 수 있다고 말한다. 그러나 과거에 의료비용을 통제하려는 노력들은 장기적 효과 없이 종결되었다.

브루킹스 연구소(Brooking Institution)의 보건 경제학자인 헨리 J. 아론(Henry J. Aron)은 월요일에 보건의료 산업계의 약속을 들었을 때에 "마치 내가 1977년에 잠들었다가 오늘 아침 일어난 듯한, 그래서 립 반 윙클(Rip Van Winkle, 시대에 뒤 떨어진 사람 — 역자 주)이 된 듯한 느낌을 경험했습니다"라고 말했다.

아론은 지미 카터 대통령의 행정부에서 일했는데, 그들의 병원비용 통제 제안은 보건의료 산업계의 '자발적 노력'을 짧은 시간 동안만 이끌어 낼 수 있었다.

빌 클린턴 대통령이 1993년과 1994년 건강관리 시스템의 점검을 제안한 이후, 건강비용의 증가는 몇 년 동안만 느려졌을 뿐 그 후 급등했다.

카이저 그룹재단(Kaiser Family Foundation)의 회장인 드류 E. 알트만(Drew E. Altman)은 40년에 걸친 건강관리 시스템의 역사를 다음과 같이 평가했다.

"관리의료도, 급여 및 가격 통제도, 규제도, 자발적 행동도, 시장 경쟁도, 우리 국가의 보건의료 비용에 지속적인 효과를 주지 못했습니다." 그리고 알트만은 덧붙였다. "개혁자들은 지나친 약속은 하지 말아야 할 것입니다."

의료산업 그룹들은 월요일에 건설적이고 긍정적으로 협의했지만 진짜 결과는 입법가들이 세부적인 법률 조항들을 공개하는 시점인 몇 주 뒤에나 알 수 있을 것이다. 알트만 회장은 묻는다. "그들은 계속 개혁을 지지하고 있을까요?" "아니면 자신들의 토대를 보호하기 위해 되돌아설까요?"

일부 법률 제정자들은 이런 물음에 대한 답에 도박을 걸기보다는, 만약 보건의료 산업계가 특정한 수준까지 보건의료 비용 증가 속도를 자발적으로 늦추지 않는다면 이것을 강제할 수 있게 하는 메커니즘을 확고하게 만들고 싶어한다. 그러나 그러한 가격 통제 장치들은 의사들의 서비스에 대한 메디케어 지출의 증가를 제한하는 데 효과가 없음이 증명되었다.

▶ Selection 2.2

다음은 배아줄기세포에 대한 뉴스 분석이다. 과학 기자 니콜라스 웨이드(Nicholas Wade)는 오바마의 배아줄기세포 연구에 대한 지원 규제 완화가 전국에 있는 실험실의 과학자들에게 어떠한 의미가 있는지 말해 준다. 기자 자신의 경험과 풍부한 자료들을 분석하여 끌어 낸 관점을 가지고, 웨이드는 역사의 프리즘을 통해 대통령의 선언을 분석한다. 두 번째 단락에서 웨이드는 오바마의 '솟구치는 웅변술'과 대통령의 행동들이 가져오는 실질적 효과를 구분하면서, 자신이 쓰고 있는 분석 기사의 핵심을 진술한다. 웨이드는 기사의 나머지 부분에서 독자들에게 줄기세포 연구를 포함하여 과학의 진보가 늦어지고 있음을 상기시키면서 대통령의 선언이 함축하는 바를 설명하는 데 썼다. 좋은 뉴스 분석은 독자들에게 현재의 뉴스 속 사건의 의미에 대한 실제적 평가를 가능하게 해 주는 역사적 관점을 제공해 준다.

2.2 줄기세포를 다시 생각한다? 과학은 이미 그랬다

– 2009년 3월 9일/니콜라스 웨이드

Rethink Stem Cells? Science Already Has *March 9, 2009/By Nicholas Wade*

지난 월요일 오바마 대통령은 힘찬 연설을 통해 오랫동안 줄기세포 연구자들을 어렵게 했던 실제적인 방해물을 제거했다. 그는 2001년 8월 9일 이전에 확립된 소수의 인간 배아줄기세포 주보다 더 많은 연구에 생의학 연구자들이 연방 기금을 사용할 수 있도록 허용했다.

좀 더 실제적으로 말하면, 연방 기금의 지원을 받는 연구자는 특정한 범주의 줄기세포 실험을 하는 것이 더 쉬워지게 되었다는 것이다. 여전히 중요한 그런 실험들이 과학의 새로운 진보로 빛이 좀 바래기는 했지만 말이다.

지금까지는 승인되지 않은 줄기세포 라인을 연구하려면 민간의 지원으로 구축된 실험실을 사용해야 했고, 그 연구가 연방 기금을 조금도 사용하지 않았다는 것을 증명하는 힘든 절차를 밟아야 했다. 지금까지는 그랬다. 이런 요구조건을 없앤 것은 "여기서든 어디서든 연구를 위해선 매우 요긴했던 것입니다"라고 캘리포니아 대학의 줄기세포 연구자인 아놀드 크리그스타인(Arnold Kriegstein) 박사는 말했다.

보스턴 어린이 병원(Children's Hospital)에서 혈액질환을 연구하는 게오르그 Q. 데일리(George Q. Daley) 박사는 민간 기금으로 15가지 인간 배아줄기세포 주를 유도했지만 겨우 이제서야 처음으로 국립보건연구원(National Institute of Health, NIH)에 이 세포들을 연구할 자금을 신청하게 됐다고 말했다. 그의 연구실은 연구비의 90%를 NIH에서 지원받다가 지난 8년 간은 NIH에서 절반, 민간 기금에서 절반을 지원받는 것으로 바뀌었다. 그러다 민간 기금이 바닥나 가던 차였는데

NIH 자금을 새로 지원받게 되어 매우 환영한다고 말했다.

그러나 대통령의 배아줄기세포 연구 지원은 다른 종류의 줄기세포 연구가 많은 진전을 보인 후에야 행해지게 되었다. 일본의 생물학자 신야 야마나카(Shinya Yamanaka)는 2007년 성인 세포를 배아줄기세포로 재프로그래밍할 수 있음을 발견했다. 크리그스타인(Kriegstein) 박사는 이 기술이 "진단에서 치료에 이르기까지 배아줄기세포 연구를 쇠퇴시킬 것"이라고 말했다. 연구자들에게는 성인 세포를 재프로그래밍하는 것이 훨씬 편리하고, 성인 줄기세포에 대한 연구에는 제약도 거의

■ 배아줄기세포에 대한 제한의 완화

연방 재정에서 지원을 받는 연구자들은 폭넓은 분야에 걸쳐 배아줄기세포를 연구하는 것이 쉬워졌다는 것을 알게 되었다. 비록 성인 세포에 대한 재프로그래밍이라는 새로운 기술로 배아로부터 추출한 줄기세포의 중요성이 줄어들긴 했지만 말이다.

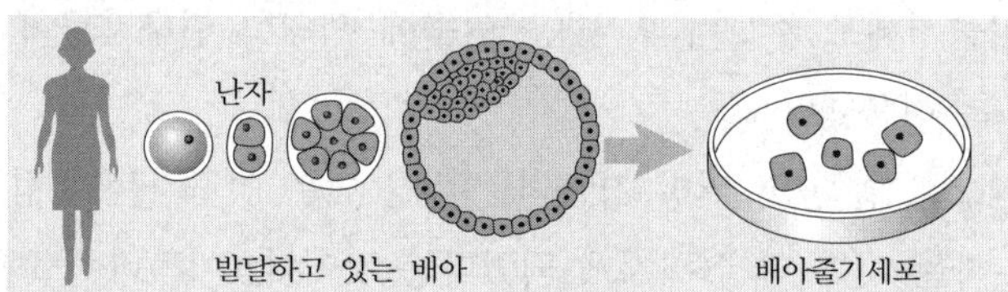

- **배아줄기세포:** 수정된 인간의 난자는 그것이 배반포를 형성하기까지는 쪼개는 것이 허용된다. 배반포는 줄기세포를 포함하고 있다. 그러나 줄기세포를 제거하면 배아는 파괴된다.
- **제한:** 1996년의 디키 워커(Dickey-Wicker) 개정안은 인간배아를 창조하거나 파괴하는 데 연방정부의 돈을 사용하는 것을 금한다. 2001년에 부시 대통령은 작은 수의 이미 존재하는 배아줄기세포 주에 대한 연구에 연방 기금을 지원하는 것을 허용했다.

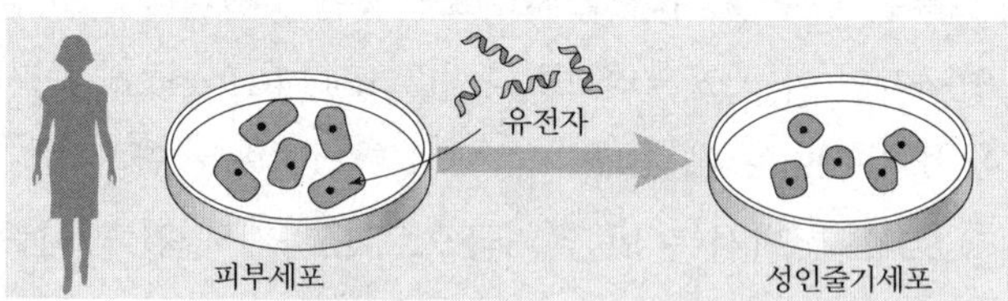

- **성인줄기세포:** 피부세포에 그 세포를 배아세포가 되게 하는 네 개의 유전자를 주입하는 데 레트로바이러스가 사용된다. 이 과정에서 어떤 배아도 파괴되지 않는다.
- **제한:** 성인 줄기세포에 대한 연구에는 어떠한 제한도 가해지지 않았다.

없기 때문이다.

치료에서도 환자들이 자기 세포로 치료하는 것은 면역 거부의 문제를 피할 수 있게 해 준다.

국회 의원들과 '질병과의 전쟁'의 주창자들은 오랫동안 인간 배아줄기세포 연구가 난치병의 고통을 빨리 해결할 수 있는 확실한 길인 것처럼 말해 왔다. 과학자들은 공식적으로는 그런 큰 희망에 대해 반대하지 않는데 그런 희망이 줄기세포연구에 대한 캘리포니아 주의 3억 달러 지원의 경우와 같이 연구비 확보에 도움을 주었기 때문이다.

하지만 민간 차원에서는 많은 연구자들이 배아줄기세포에 대해 보다 신중한 목표를 세워 연구를 진행해 왔다. 그들의 최대 관심사는 특정 질환이 있는 환자로부터 배아줄기세포를 추출한 뒤 이것을 시험관 안에서 배양하고 관찰함으로써 그 질병이 어떻게 진행해 나가는지 기초 지식을 발전시키는 것이다.

제론 사(Geron Corporation)가 1월부터 시작한 척추 손상 환자 대상 배아줄기세포 연구는 FDA의 안전성 검사를 통과했지만, 많은 과학자들은 이번 연구가 줄기세포로 배양된 세포 조직을 환자에게 주입하는 것과는 아직 거리가 멀다고 보고 있다. 배아줄기세포는 단점을 가지고 있다. 그것은 암을 일으키기도 하고, 환자의 면역체계가 거부반응을 일으키기도 한다. 게다가 환자를 죽음으로까지 몰고 가는 암은 유도된 줄기세포들까지 죽이는 것으로 보인다. 이러한 모든 문제들은 해결 가능한 것일지 모르지만 지금까지는 하나도 해결된 것이 없다.

1996년 의회에서 시작된 배아줄기세포 연구에 대한 규제 조치들은 인간 배아가 파괴되는 어떠한 실험에도 연방 재정 지원을 금지했다. 여기에는 1998년 위스콘신 대학의 제임스 톰슨(James Thomson) 박사가 처음 성공했던, 잉여 배아로부터 인간 줄기세포 주를 유도하는 것까지 포함한다.

클린턴 대통령은 NIH의 지원을 받는 연구자들이 인간 배아줄기세포 연구를 하도록 허용하는 것을 고려하긴 했지만 결코 정책으로 실행하지는 않았다. 그런 연구는 부시 대통령이 의회의 규제를 피할 다른 길을 찾으면서, 그 날짜 이전에 확립된 라인들을 사용할 수 있다고 말한 2001년 8월에 시작될 수 있었다.

비평가들은 클린턴과 부시의 정책은 모두 의회의 금지를 피하려고 의도된 것으로, 종교적이고 도덕적인 의미 차이는 별로 없다고 말한다.

오바마 대통령은 클린턴 때 제안만 되었던 정책을 실제 실행하고 있지만 의회의 규제도 여전히 존재하고 있다. 연구자들은 여전히 새로운 인간 배아줄기세포 주를 추출하는 데에는 연방 재정 지원을 받지 못하게 되어 있다. 그러나 그들은 민간 지원 실험실에서 배양된 새로운 줄기세포 라인에 대해 연구하는 것은 허용되었다.

줄기세포 연구는 재생 의학에서 주요 연구 분야로 각광 받고 있다. 노화되는 인체를 재생시키기 위해서는 줄기세포가 약이나 수술보다 훨씬 효과적일 것으로 보고 있다.

그러나 과학자들은 이제 단지 인간의 200가지도 넘는 세포들이 서로 상호작용하는 방식을 이해하는 문턱에 서 있다. 인간 세포가 망막 안에서 잘 작동하는 원추세포가 되거나 파킨슨 병에서 파괴되는 유형의 도파인 생성 신경세포가 되기 위해서 인간 세포 안의 염색체에서 무엇이 조정되어야 하는지에 대해 생물학자들이 모두 잘 알기 전까지 여러 해가 걸릴 것으로 보인다.

줄기세포 재프로그래밍에 새롭게 관심이 쏠리고 있지만, 인간 배아줄기세포 연구는 질병의 초기 단계를 규명하고 재프로그래밍된 세포의 활동에 대한 지식을 넓히는 데 있어서 여전히 의미 있는 연구이다.

▶ Selection 2.3

다음의 뉴스 분석에서 의학 기자 데니스 그래디(Denise Grady)는 의사들이 검증되지 않은 가정에 근거하여 진료 행위를 하는 문제를 탐구하기 위해서 표준의학시술법(standard medical procedures)에 대해 의문을 던지는 새로운 연구를 이용하고 있다. 의료 처치가 항상 과학적 증거에 기초한 것은 아니다. 예를 들어 그래디는 두 가지의 신빙성이 없어진 믿음을 인용한다. 스트레스가 위궤양을 일으킨다는 것과 폐경기 여성에 대한 호르몬 치료로 심장병을 예방할 수 있다는 것이 그것이다. 모든 저널리스트들이 새롭게 개발되는 것을 찾아 보도할 수는 있다. 반면 사건을 시공간상으로 떨어진 다른 것들과 연관시키고 더 깊은 의미를 찾아내는 것은 대개 경험 많은 기자들이 잘할 수 있다. 여기서 그래디는 사건을 불과 이틀 전에 보도된 연구와 즉각적으로 연결시켜 독자들을 사로잡는다. 그리고 나서 네 번째 단락에서 기사의 더 큰 목표로 옮겨 간다. 이것이 저널리스트들이 너트 그래프(nut graf)라고 부르는 것으로, 독자들에게 기사의 요점과 왜 이 기사에 관심을 가져야 되는지에 대해 말해 주는 것이다. 당신이 보듯이 이러한 분석은 기자가 문제 되는 경우를 다루기 위해 관련된 의학 역사를 끌어들이기 때문에 성공적이다. 또한 이 기사는 기사의 토대가 되는 내용을 놀랄 만큼 간결하게 제시하고 있다.

2.3 의학적 해결책에 대한 맹목적인 믿음은 언제 깨지는가

– 2006년 11월 16일/데니스 그래디

When blind Faith in a Medical Fix Is Broken *November 16, 2006/By Denis Grady*

동맥경화증은 위험하다. 공중보건 캠페인은 그런 메시지를 전 국민에게 전달하기 위해 교육을 해 오고 있다. 그리고 의사들은 막힌 동맥을 발견하면, 특히 심장에서 발견하면 동맥을 꼭 열기 위해 애쓴다.

그런데 이것이 항상 옳은 선택이 아닐 수도 있다. 화요일에 시카고의 의학 학술대회에서 발표된 주요 연구는 며칠이나 몇 주 전에 심근경색을 겪은 사람들에게 작은 풍선이나 금속 스탠드를 사용하는 관행에 대해 의문을 제기했다.

연구는 그런 치료가 심근경색의 초기 단계에서는 생명을 구하는 데 도움을 주지만, 흉곽을 열고 시행하는 심장 수술은 전혀 좋지 않다는 것을 발견했다. 그것은 그저 환자에게 불편함과 위험성에 1만 달러의 외과적 수술비용을 더할 뿐이라는 것이다.

이 새로운 보고는 보편적으로 시행되는 치료법이 생각했던 것만큼 큰 혜택을 주는 것이 아니라는(아마도 의사의 은행 잔고와 제약회사, 의료장비 제조업자에 대한 혜택은 제외하고) 것을 증명함으로써 진료의 방향을 바꾸게 하는 예이다.

이상적으로는 치료, 수술, 진단의 과정은 통상적으로 실행되기 전에 철저하게 테스트를 거쳐야만 한다. 그러나 항상 그렇게 되는 것은 아니다. 약과 의료 장비는 식약청의 승인을 받아야 한다. 하지만 일단 시판된 후라면 의사들은 자기들이 적절하다고 판단하는 거의 어떤 방식으로도, 즉 허가받은 목적 이외(off-label)로도 자유롭게 사용할 수 있다.

편두통약은 체중 감소나 무대 공포 대처 약으로 처방된다. 이렇게 해도 법을 어기는 것이 아니다. 적어도 5건의 약 처방 중 1건은 승인되지 않은 용도를 위한 것이다. 연구들은 어떤 유명한 약들은 그 90% 이상이 승인받지 않은 치료 목적으로 사용된다는 것을 알려 준다. 어쩌면 제약회사가 의사들에게 이런 승인받지 않은 용도로의 사용 방법을 알려 주고 있는지도 모른다.

장비에 대한 승인 규정은 약물에 대한 규정보다 느슨하다. 그리고 승인받은 범위를 넘어서 의료 장비를 사용하는 것에 대해 측정한 데이터는 거의 없지만 이런 허가받은 범위를 넘어선 사용이 더 많을 것이라는 단서들이 있다. 식약청은 수술의 경우에는 규제를 전혀 하지 않는다.

막힌 동맥을 여는 것과 같은 어떤 치료법들은 상식 속에 확고하게 자리 잡아서 그것이 효과적이라는 과학적인 증명이 나오기 전에는 사용되는 것을 막을 수 없다. 환자들이 필사적이거나 다른 대안이 거의 또는 전혀 없는 경우에 특히 그러하다.

특정 치료법이 인기를 얻게 되면 사람들은 그것이 반드시 효과가 있다고 믿는다. 그러면 그 치료법에 대해 가장 확실한 방법으로 검토해 보는 것이, 즉 그 치료를 받은 시험군과 치료를 받지 않은 대조군을 비교해 보는 것이 어렵거나 불가능하게 된다. 어떤 치료법이 효과가 있다고 대부분의 사람들이 믿는다면 누가 대조군이 되기를 원하겠는가? 의사들 역시 대조군 환자들에게 그 치료법을 사용하지 않는 것은 비윤리적이라면서 이런 연구를 망설일 것이다.

뉴욕 대학의 심장병 전문의인 주디스 S. 호크먼(Judith S. Hochman) 박사는 최근에 스탠트에 대한 연구를 진행하면서 다른 연구자들을 모집할 때 바로 그러한 태도에 직면했다고 말했다. 즉 어떤 연구자들은 스탠트 시술 없이 환자를 놓아두는 것은 비윤리적이라고 말하며 연구 참여를 거절했다.

그러나 이와는 반대로 안전성과 효과가 검증되지 않은 약, 수술, 침습적 검사, 치료법을 사람들에게 시행하는 것도 비윤리적이다.

의학의 역사는 잘 고안된 치료가 부상했다가 과학적 연구로 그 실상이 밝혀지면서 소멸되고 마는 과정으로 점철되어 왔다.

홍조와 같은 증상에 효과가 있는 폐경기 때의 호르몬 치료법은 심장질환과 요실금을 예방한다고 널리 믿어졌다. 그러나 최근 신중하게 이루어진 연구들은 그 호르몬이 실제로는 그런 증상을 악화시킨다고 밝혀냈다.

위궤양은 감정적 스트레스와 과도한 위산에 의해 유발되는 것으로 간주되었고, 수술이나 위벽 보호 약물과 마음 안정을 유도하는 카운슬링으로 치료하여 왔다. 그래서 1980년대에 두 명의 의사가 최초로 대부분의 궤양은 박테리아에 의해 발병하고 항생제로 치료된다는 것을 증명하는 이론을 주장했을 때, 그들은 비웃음을 샀다.

몇십 년 동안 조기 유방암 여성들은 유방절제술이 최고의 생존률을 보장한다고 들어 왔다. 그러나 1985년, 한 국가 단위 연구는 방사선치료를 병행한 종양절제술과 같은 많은 다른 방법 역시 같은 효과를 거둔다는 것을 밝혀냈다.

"우리가 연구를 통한 검증 없이 다음의 새로운 것을 뒤쫓을 때 우리는 우리 자신에게 좋은 일을 하고 있는 것이 아닙니다"라고 다트머스(Dartmouth)의 정형외과 과장이자 다양한 의학적 절차나 수술 절차가 얼마나 잘 작동하는지 연구하는 임상과학평가센터(Center for the Evaluative Clinical Sciences)의 연구자인 제임스 N. 와인스타인(James N. Weinstein) 박사는 말한다.

확립된 것으로 보였던 치료법이 쓸모없거나 오히려 증상을 악화시키거나 해롭다고 밝혀지면, "모두가 그 시스템에 대한 믿음을 버릴 것입니다"라고 와인스타인 박사는 단언했다.

▶ Selection 2.4

의학 기자인 지나 콜라타(Gina Kolata)는 뉴스 분석을 뉴스 기사에서 흥미로운 점을 이끌어 내는 작업으로 본다고 이야기한다. 다음의 글에서 그녀는 저지방 식이요법을 실시한 여성에게서 유방암이나 직장암 혹은 심장병의 비율이 뚜렷하게 감소하지는 않았다고 밝힌 대규모 연구를 인용하는 것으로 기사를 시작하고 있다. 콜라타는 지난 175년 동안 음식이 건강에 미치는 영향에 대한 사람들의 신념이 어떻게 변화되어 왔는지를 포괄적으로 분석하기 위하여 이 연구 결과를 사용했다. 앞의 분석에서 본 그래디(Grady)와 피어(Pear)처럼, 콜라타는 자신의 분석에 맥락을 제공하기 위해 역사적인 연구에 의존한다. 콜라타는 "조금 더 멀리 거슬러 가보고, 어디서 나온 이야기이며 의미하는 바가 무엇인지, 사람들의 반응은 어떤지 더 이야기하는 것"이 좋다고 말한다. 균형 잡힌 시각을 위해 그녀는 9명의 전문가와 인터뷰하고 주목해야 할 역사적 사실들을 이야기 속에 엮어 넣었다. 2,000단어로 된 글 속에 담긴 콜라타의 광범위한 조사는 인상적이고 신뢰할 만하다.

2.4 무엇을 먹느냐가 당신을 결정짓는 것이 아닐지 모른다

– 2006년 2월 14일/지나 콜라타

Maybe you're Not What You Eat *February 14, 2006/By Gina Kolata*

19세기 초의 유명한 한 베스트셀러에서 작가는 비만과 만성병을 치료하는 방법으로 '저탄수화물 식이요법'을 소개하고 있다.

'당신이 먹는 것이 당신의 의학적 운명을 결정한다'는 관념은 역사를 통해 강력한 힘을 발휘했다. 오늘날까지 여전히 이 관념은 호소력을 유지하고 있다.

브라운(Brown) 대학의 정치학 교수인 제임스 모론(James Morone)은 "당신이 먹는 것이 당신의 건강에 영향을 미친다는 것은 미국 문화에서 받아들여지고 있는 큰 법칙(principle)들 중의 하나입니다. 아니 법칙 이상의 법규(canon)입니다"라고 말한다. 그리고 덧붙인다.

"이것은 당신은 스스로의 운명을 통제할 수 있으며, 지금이라도 자기 자신을 다시 만드는 것은 늦지 않았다는 관념을 보여 줍니다." 그 관념은 또한 다음과 같이 생각하는 것이다. "악은 벌을 받고 선은 상을 받는다. 만일 당신이 안 좋은 것을 먹거나 마시거나 흡입하면 당신은 아프게 될 것이다. 반대로 그렇게 하지 않으면 당신은 건강을 얻게 될 것이다."

바로 이런 미국적인 규범이 '저지방 식이요법이 유방암이나 직장암, 심장병 등을 예방하지 못할 것이다'라고 밝힌 지난 주의 보고서에 대해 가해진 비평과 불신을 어느 정도 설명해 줄 것이다.

여성보건사업(Women's Health Initiative)으로 명명된 큰 규모의 연방정부 연구에서 발간된 이 보고서는 '동기 부여가 잘된 사람들은 식습관을 얼마나 잘 바꿀 수 있는가'와 '식습관의 상대적으로 작은 변화가 건강에 실제로 영향을 미치는가'라는 중요한 질문들을 제기한다.

거의 4만 9,000명 정도의 여성들이 저지방 식이요법 군과 저지방 식이요법을 안 하는 군으로 무작위 배정됐다. 이 연구 결과 식이요법은 유방암과 직장암, 심장병의 발병에 유의한 차이를 가져오지 않는 것으로 밝혀졌다. 그러나 이 연구에는 몇 가지 한계가 있다. 저지방 식이요법 군에 포함된 여성들에게 폭넓고 값비싼 상담을 제공했지만 첫 해에 전체 칼로리 섭취량의 20%만을 지방으로 섭취한다는 목표에 다다르지 못한 사람들이 많았다. 그들 중 31%만이 이 목표에 다다랐다. 또한 이 연구는 지방의 종류에 미치는 효과를 조사하지 못했다. 의사가 심장병 환자에게 다이어트를 할 때 전체 지방이 아니라 포화 지방을 줄이라고 권고하는데 이런 점을 놓치고 있다는 점에서 이 연구는 약점을 가진다고 비평가들은 말한다.

연구자들은 저지방이 유방암 발생에 차이를 가져올 수 있다는 결과가 있긴 하지만 그 차이는 통계적으로 유의미하지 않아 우연에 의한 차이일 가능성을 배제하지 못한다고 언급한다.

그리고 이 연구 결과는 입으로 먹는 것들을 조정함으로써 우리의 운명을 조정할 수 있다는 그동안 당연시되던 주장을 송두리째 무너뜨리고 있다. 이 주장은 역사적으로 여러 번 반복되어 왔다. 의료 전문가들과 스스로 의료에 대해 전문적 지식을 쌓은 사람들은 몇 번에 걸쳐, 이런저런 식이요법이 질병을 예방하거나 만성질환을 치료하고 건강과 장수를 보장한다고 주장해 왔다. 그리고 이러한 식이요법을 무시하는 사람들은 화를 당할 것이라고 말해 왔다.

예를 들어, 19세기 프랑스 음식 작가인 앙텔름 브리야사바랭(Anthelme Brillat-Savarin)은 건강을 위한 비결은 탄수화물 섭취를 피하는 것이라고 주장했다. 변호사이기도 했던 브리야사바랭은 그의 주장이 불러일으킬 반응에 대해서도 알고 있었다.

"책을 읽는 독자들은 남녀를 불문하고 '세상에!'라며 탄식을 할 것이다"라고 1825년에 쓴 그의 책 『맛의 심리학』에서 이렇게 썼다. 브리야사바랭은 계속해서 사람들의 예상되는 반응을 다음과 같이 썼다. "이 교수는 얼마나 가여운 사람인가! 그는 한마디로 우리가 사랑하는 모든 것을 금하고 있구나. 화이트 롤과 케이크와 쿠키, 그리고 밀가루와 버터, 밀가루와 설탕, 밀가루와 설탕과 계란으로 만들어진 모든 것들을 …."

이 프랑스 남자의 건강을 위한 요리법은 앞으로 계속 나타날 것들 중의 하나에 불과했다. 10년 후, 실베스터 그레이엄(Sylvester Graham) 목사는 미국인들이 곡물이나 채소처럼 가벼운 음식을 먹고 물을 마시도록 권고했다.

소고기와 돼지고기, 소금과 후추, 매운 것, 차와 커피, 술은 폭식을 유도한다고 했다. 빵에는 효모가 들어 있지 않아야 하고, 겨(bran)로 만들어서 설탕을 알코올로 바꾸는 이스트(yeast)의 문제에서 벗어나야 한다고 덧붙였다. 비료 없는 흙에서 키운 유기농 과일과 채소를 많이 찾아 먹는 것도 중요하다고 말했다.

그레이엄은 올바르게 살아가는 것에 대한 보상은 완벽한 건강이 될 것이라고 장담했다.

몇십 년이 지나고 1889년, 미국의 부유한 실업가인 호레이스 플레처(Horace Fletcher)는 새로운 식이요법을 발명했다. 당시 그는 40세였고 완전한 위기 상태였다. 뚱뚱했고 건강은 나빴다. 언제나 피로에 시달렸으며 소화불량을 겪었다. 그는 스스로 "쓰레기 더미에 버려지기 직전인 상태"처럼 느껴진다고 말했다.

그러나 플레처는 그가 쓴 대로라면 자신을 살려 준 한 가지 방법을 발견했다. 그것은 배고플 때만 먹고, 식욕을 당기는 음식만을 먹고, 배고픔이 가시면 음식 먹기를 중단하라는 것이다. 그리고 그의 가장 유명한 주장으로, 성분들이 완전히 분해되어 전혀 음식의 맛이 느껴지지 않을 때까지 모든 음식을 오랫동안 잘 씹어 먹으라는 것이다.

플레처는 '위대한 분쇄기(great masticator)'로 알려졌고, 추종자들은 그의 방법을 따라 음식을 1분에 100번씩 씹었다. 심지어 물까지도 그렇게 씹어 마셔야 한다고 플레처는 주장했다. 그는 "플레처링(Fletcherizing)"은 "가여운 폭식가에서 지적인 미식가"로 변화시켜 준다고 장담했다.

끝없는 씹기와 함께 플레처와 그의 지지자들은 또한 건강과 웰빙을 목적으로 하는 저단백질(low-protein) 식이요법을 주창하게 된다.

그러나 1919년에 플레처가 68세의 나이에 심장마비로 사망하면서, 그의 식이요법 플랜은 무산됐고 새로운 것으로 대체됐다. 바로 칼로리 계산법이다. 예일 대학의 두 교수인 어빙 피셔(Irving Fisher)와 유진 리먼 피스크(Eugene Lyman Fisk)는 칼로리 계산법의 대가였으며, 그들은 『어떻게 살 것인가(*How to Live*)』라는 베스트셀러를 썼다.

"지속적인 주의가 필요하다. 이런 주의는 비만의 위험성이나 불편함을 고려할 때 충분한 가치가 있다"고 피셔와 피스크는 독자들에게 충고한다.

더 최근에 적어도 암 예방을 위해서 선호되는 다이어트는 저지방 음식을 먹는 것이었다. 이것이 국가보건기구(The National Institutes of Health)의 재정지원으로 저지방 식사와 보통의 식사를 비교해 보는 여성보건사업 연구가 행해지도록 촉발하였다.

8년이 흘렀을 때 지방 섭취를 줄인 여성들에게서 그렇지 않은 여성들과 같은 비율의 직장암, 유방암, 심장병이 생겼다.

두 군의 당뇨병 비율은 같았으며, 인슐린 수치나 혈당 수치에서도 차이가 없었다.

여성보건사업의 연구책임자인 엘리자베스 네이벨(Elizabeth Nabel) 박사는 과거에 암 예방을 위해 저지방 식이요법을 시도하는 것은 합리적이었다고 말했다. 그리고 "1980년대 중반에서 후반까지 유방암과 대장암의 발생률에 식이요법이 영향을 미칠 것이라고 주장한 많은 문헌들이 있었습니다"라고 덧붙였다.

예를 들어, 여성들이 암 유병률이 낮고 지방 섭취가 낮은 나라에서 미국으로 옮겨오게 되면 그러한 암들의 위험 요인이 증가한다는 사실을 밝힌 연구가 있었다.

그리고 고지방 식습관은 동물의 유방암을 일으킨다고 밝힌 동물 실험도 있었다.

그러나 여러 관찰 결과들에서 흥미를 끄는 점은 여태껏 저지방 식사가 예방 효과를 갖는다는 것을 직접적이고 엄밀하게 증명해 주는 어떠한 증거도 없었다는 사실이다.

이 여성보건사업 연구는 이 점을 확인해 보려는 최초의 엄밀한 검사일 것이다. 연구자들은 심장병 발병률도 추적하기로 결정했다.

골다공증 전문가이며 여성보건사업의 중요 담당자(project officer)인 존 맥고완(Joan McGowan) 박사는 이 문제를 생각해 보자며 "단지 더 나은 식습관만으로 유방암을 예방할 수 있다는 가정이 있었습니다. 얼마나 흥미롭습니까?"라고 말했다.

그동안 과학자들이 조장하고 많은 대중들이 지지하면서, 지방이 나쁜 물질이며 저지방 식사를 하면 질병을 막을 수 있다는 있다는 주장이 받아들여져 왔다. 덕분에 저지방 식품 산업은 빠른 속도로 성장했다.

식품 트렌드를 선도하는 NPD 그룹에 따르면, 2005년에 75%의 미국인들이 일주일에 한 번 이상 고지방 음식 대신 저지방이나 무지방 음식을 먹었다고 밝혔다.

그래서 지난주 「미국 의사협회지(*The Journal of the American Medical Associa-*

tion)」에 저지방 식습관이 아무런 효과가 없다는 연구 결과가 발표되었을 때 연구자들은 여러 공격들을 견디어 내야 했다.

이 연구의 중요 참여자인 자크 루소(Jacques Rossouw) 박사는 실험군 여성들이 충분한 정도로까지 지방 섭취량을 줄이지 못했을 거라는 비평가들의 반론을 연구자들이 예상했다고 말했다. 어쩌면 더 낮은 저지방 식습관은 암에 대해 예방 효과가 있을지 모른다. 이에 대해 루소 박사는 연구에서 실험군 여성들이 성취한 수준의 저지방이 사람들이 실제로 성취할 수 있는 수준의 것이라고 말했다.

다른 비평가들은 지방을 전체 칼로리의 20%로 잡은 것이 연구상 실수였다고 말했다. 즉 지방을 전체 칼로리의 10% 정도로 더 낮췄어야 한다는 것이다.

루소 박사에 따르면 이런 비판은 비현실적인데 왜냐하면 사람들이 식습관을 그 정도까지 바꾸기는 힘들기 때문이라는 것이다.

그는 "당신은 할 수 없습니다… 잊어버리세요. 불가능합니다"라고 말한다.

비평가들은 이제 연구자들에게 이렇게 말한다. 그 연구는 다이어트를 할 때 콜레스테롤 수치를 상승시키는 포화 지방에 초점을 맞추기보다 총 지방량에 초점을 맞췄기 때문에 쓸모없는 연구라고 말이다. 그들은 여성들이 버터 등의 지방을 먹지 않도록 집중적으로 노력하고, 올리브 오일 등의 지방으로 대체했다면, 그리고 더 많은 과일이나 곡물을 먹게 했다면 적절한 식습관이 심장병 위험을 감소시킬 수 있다는 연구 결과를 얻을 수 있었을 거라고 주장한다.

미국 심장학회 회장인 로버트 H. 엑켈(Robert H. Eckel) 박사는 "생활습관에 따라 달라지는 포화 지방 섭취량은 작은 것이 아닙니다"라고 말했다.

루소 박사는 이에 대해 이렇게 답한다. "그들은 우리가 잘못된 종류의 지방을 선택했고 우리가 그것을 몰랐다고 얘기합니다." "그러나 우리는 바보가 아닙니다. 우리는 그와 관련된 일체의 사실을 모두 알고 있었습니다."

여성들에게 전체 지방을 줄일 것을 요구할 것인지 포화 지방만을 줄일 것을 요구할 것인지를 연구자들은 오랫동안 논의했다고 그는 말했다.

연구자들은 최종적으로 전체 지방에 대해 연구하기로 결정했는데 그것은 그 연구가 무엇보다 암에 대한 연구였고 암 데이터는 전체 지방에 대한 것이었기 때문이다.

만약 여성들에게 포화 지방 섭취만을 줄이게 했다면 섭취한 총 지방량은 아마도 더 많았을 것이다. 그리고 동물 연구 결과는 다가불포화지방산이 암 위험을 증가시킬 수 있음을 보여 주었다고 그는 덧붙였다.

"우리는 가능한 모든 시나리오를 살폈습니다"라고 루소 박사는 말했다. 그리고 연구 결과에 실망한 비평가들의 반응에 그다지 놀라지 않는다고 덧붙였다.

모든 사람들이 그 연구를 비난하거나 공격한 것은 아니다. 많은 과학자들이 연구 결과에 박수를 보냈고, 지금까지 소중하게 여겨져 왔던 몇 개의 식이요법 방법이 이제 엄밀하게 검증을 받아야 할 때가 됐다고 말한다. 일부 과학자가 아닌 사람들은 그 연구에 대한 비평가들의 공격적인 반응에 놀라기도 했다.

"근거 중심 치료에 대체 무슨 일이 벌어지고 있는가", "사실이 전통적인 지혜에 반하면 그것을 단지 하나의 일화 정도로 넘겨 버려야 한다는 것인가?"라고 뉴저지 주 에디슨에 사는 은퇴한 치과의사 아서 예거(Arthur Yeager)는 이메일에 썼다.

어떤 의과학자들에 따르면, 문제는 연구자들을 포함해서 많은 사람들이 식이요법과 질병에 대해 오랫동안 변치 않은 신념을 가지고 있었기 때문에 그 신념과 배치되는 증거가 확실한 것일 때도 이것을 받아들이려고 하지 않을 것이라는 점이다.

"이제는 거의 정치적인 종류의 일이 되었습니다"라고 록펠러 대학의 명예교수인 줄스 허시(Jules Hirsch)가 말했다. "우리는 모두 어떤 특정한 것들을 먹어야 합니다."

그는 건강한 식이요법에 대한 관념이 과학적인 탐구 대상이 되는 물음 이상의 것이 됐다고 말한다.

"건강한 식이요법에 대한 관념은 우리 자신과 우리의 행동에 대한 문화적인 관념들과 얽혀 있습니다." 그리고 그는 덧붙였다. "이것이 당신이 토론에 참가할 때 왜 부담감을 느끼게 되고, 왜 우리가 그런 증거에 그렇게 충격을 받았는지에 대한 이유가 됩니다."

메사추세츠 종합병원(Messachusetts General Hospital)의 내분비학자이며 유전학자인 데이비드 앨트슐러(David Altshuler)는 이메일에 다음과 같이 썼다. 서구식 식습관과 생활 습관이 명백하게 만성질환의 주요 위험 요소이나 지방을 조금 줄이고 몇 가지 채소를 더 먹는 정도로 식습관을 일부 바꾸는 것으로는 여성건강계획과 같은 연구들이 보여 주듯이 건강에 중요한 차이를 가져오지 않는다는 것이다. 그래서 그는 다음과 같이 덧붙인다. "강력한 권고는 무작위 임상실험에서 생활습관 개선에 따른 이익이 증명된 경우에 한정해야 합니다."

그러나 그는 여전히 식이요법 처방의 매력을 이해한다고 말했다.

임상실험 데이터에 대해 모든 것을 아는 과학자와 통계학자들조차 식이요법과 질병과 관련된 것에 대해서는 불신을 저만치 밀쳐 두려는 자신을 발견할 정도로 식이요법을 통해 더 나은 건강을 획득할 수 있다는 약속은 매우 유혹적이다.

스탠포드(Stanford) 대학의 통계학자 브래드 에프런(Brad Efron)은 말했다. "나는 정말로 저지방 식이요법 등에 대해 믿지 않지만 그럼에도 어쨌든 그 식이요법을 따르고 있습니다."

연관짓기 Making Connections

1. 대치되는 두 관점 중 하나를 잘 보여 주는 보건의료 기사를 찾아 보라. 가능한 한 그 논쟁과 관련된 많은 단체와 인터뷰를 해서 그 역사와 관련된 화제들에 대해 스스로 잘 이해하도록 하라. 그 후에 그 대립에 대해 이해할 수 있도록 해 주는 뉴스 분석을 써 보라.

2. 「뉴잉글랜드 의학 저널(*The New England Journal of Medicine*)」과 다른 학술지들은 종설(review article)이라고 부르는 종류의 논문을 정기 발간한다. 리뷰 논문은 여러 질병과 상태에 대한 진단과 치료법에 관해 여러 의견들을 정리하고 요약해 놓은 것이다. 종설을 출발점으로 그 대상이 되는 뉴스의 핵심을 찾아보라. 그리고 지역사회에서 전문가를 찾아 인터뷰하라. 그 다음 리뷰 논문에 있는 학술적인 정보를 독자들이 쉽게 이해할 수 있는 이야기로 바꾸면서 뉴스 분석을 써라.

3. 지나 콜라타의 뉴스 분석 "무엇을 먹느냐가 당신을 결정짓는 것이 아닐지 모른다"에 대해 다른 관점을 취해 보라. 대중의 신념과 의학적 사실이 충돌하는 또 다른 화제를 찾아라. 주제를 정한 다음 역사적 사실에 대해 조사하고 여러 해를 거치는 동안 그 주제에 대한 생각이 어떻게 변화되어 왔는지에 대한 정보를 모으라. 이 주제에 대해 이해할 수 있게 해 주는 900단어로 된 분석문을 작성하라.

제3장 뉴스 단신News Briefs

매주 의학 연구자들의 많은 연구 결과가 실린 과학 저널이 간행된다. 이 연구결과들은 작지만 의학 분야의 지식은 조금씩 진보한다. 그러나 과학이라는 맥락에서는 중요한 역할을 하는 연구들이지만, 그중 소수의 연구만이 대중의 흥미를 끌 수 있다. 언론은 이런 연구들을 단신으로만 다루는 경향이 있고, 이 단신들은 가장 흥미롭거나 영향력이 있을 것 같은 핵심 내용에 초점을 맞춘다. 오랜 시간이 걸리는 복잡한 연구에서 핵심 내용을 찾아내고, 짧은 이야기로 만들어 독자들이 이해하도록 돕는 것이 기자들의 역할이다.

의학, 과학 분야의 선도적 저널의 편집자들은 저널 출판 며칠 전 기자들이 잡지에 실릴 연구들을 미리 볼 수 있게 함으로써 그 연구 속에 담긴 발견들을 기자들이 정확하게 보도하도록 돕는다고 한다. 한편 사전에 저널 논문들에 접근하는 기자들은 저널이 공식적으로 공개될 때까지 또는 엠바고(embargo, 일정 시점까지 보도를 유보하는 것) 날짜가 지나기 전에는 보도하지 않겠다고 동의해야 한다. 이것은 기자들이 저널에 실린 연구 내용을 미리 읽을 수 있고 저자와 접촉할 수 있지만 엠바고 기간이 지나기 전까지 이에 대한 기사를 보도할 수 없다는 것을 의미한다. 전형적인 엠바고는 저널이 출판되기 전날 저녁에 끝난다. 엠바고되었던 저널 논문들은 'EurekAlert'라고 불리는 온라인 사이트에서 볼 수 있다. 이 사이트는 「미국 의사협회지(*JAMA*)」, 「영국 의학 저널(*The British Medical Journal*)」, 「란셋(*The Lancet*)」, 「셀(*Cell*)」 그리고 「사이언스(*Science*)」 등의 저널 논문들을 담고 있다.

엠바고는 의료, 건강과 관련한 보도의 질을 높이는 데 도움도 되고 피해를 입히기도 한다. 한편으로 엠바고는 기자들이 복잡한 연구내용을 읽고 연구 저자와 인터뷰하거나 다른 전문가로부터의 자문을 구하는 등의 그 연구를 이해하는 데 필요한 취재를 할 시간을 준다. 이런 일은 마감시간에 쫓기다 보면 하기 힘들어지는 것들이다. 반면에 엠바고는 전 세계 의학 기자들이 같은 시간에 같은 기사를 다루는 집단적 저널리즘을 발생시킨다. 가령 "만일 수요일 밤이라면 「뉴잉글랜드 의학 저널(*The New England Journal of Medicine*)」의 기사가 나올 것이다"라고 모두 생각하게 된다. 그 이유는 *NEJM*의 엠바고 조치가 공식적인 출판일 바로 전날인 수요일 밤에 끝나기 때문이다.

이와 같은 주기적인 뉴스 순환을 조장하는 저널들의 능력은 많은 기자들을 불안하게 한다. 물론 한 기자는 곧 나올 *NEJM*이 *JAMA* 논문을 보도하지 않는 쪽을 선택할 수 있지만 다른 경쟁자가 그 기사를 보도했다면 자기 결정을 정당화할 수 있어야 한다.

타임스지 과학 분야 편집자인 로라 창(Laura Chang)은 신문이 저널의 엠바고 시스템에 의하여 조정당하지 않게 노력한다고 말한다. "보도금지된 기사 중에는 저널이나 저자 또는 대학이 과하게 홍보하는 것들이 있습니다. 그러한 연구들 중에는 우리와 기자들이 읽고 사람들과 의견을 나누어 보면 그다지 중요한 것들이 아니라고 판단되는 것들도 있습니다. 물론 우리는 그것들이 매스컴의 주목을 크게 받을 것임을 알고 있습니다. 그래서 때때로 우리는 그 연구가 크게 의미 있지 않다는 것을 사람들에게 알리기 위해 그 연구를 거의 보도하지 않는 방식으로 그 연구를 다룹니다."

만일 어떤 논문이 뉴스로서 특별한 가치가 있다면 엠바고를 깨고 일찍 보도할 수 있다. 하지만 그 결과는 견디기 힘들다. 저널은 엠바고 날짜를 준수하지 않는 기자들에게 접근을 거부한다. 그래서 기자들은 보통 그 엠바고 시스템에 따라 움직인다. 더 새롭고, 전문가 검토를 마치고, 자유 열람될 수 있는 「플로스 메디신(*PLoS Medicine*)」과 같은 온라인 잡지가 결국에는 엠바고 시스템을 깨게 될 것이지만 현재로는 언론사가 준수하는 것 이외에는 선택할 수 있는 것이 없다고 창(Chang)은 말한다. "나는 엠바고 시스템이 영원히 지속될 것이라고 확신하지는 않습니다. 그리고 그것이 허물어지기를 기다릴 것입니다. 하지만 아직은 아닙니다. 그리고 그날이 올 때까지 우리는 그것을 준수할 것입니다."

매주 의학 기자들은 이 다루는 논문 중에는 주요 저널이 엠바고된 것들이 하나

이상 있다. 이 논문을 다루는 기사는 속보(Breaking News)로 보도된다. 평판이 좋아도 덜 읽히는 저널에 실린 많은 논문들은 흔히 일간 의학 기자들의 레이더에서 벗어난다. 그러나 진취적인 기자는 때로는 몇 주 늦더라도 뉴스 거리를 찾기 위해 덜 알려진 저널들을 뒤질 것이다. 그리고 거기서 찾은 뉴스 거리들은 뉴스 단신이나 뉴스 다이제스트로 다루어질 수 있다.

단신을 쓰기 위한 비결은 서두(lead)에 저널 논문의 핵심을 다루는 것이다. 그리고 다음 문단에서는 그 연구의 바탕을 이루는 과학적 내용을 설명할 수 있다. 이후에 논문 저자의 말을 짧게 인용하면서 그 논문의 의미를 강조한다. 만약 여유가 있다면 기자는 그 연구에 참여하지 않은 다른 전문가의 논평을 짧게 인용할 수 있다. 이 두 번째 인용은 연구의 중요성을 입증할 수 있고 기사에 신뢰성을 더할 것이다.

뉴욕타임스는 '사이언스타임스(Science Times)' 섹션의 '바이탈사인(Vital Signs)'라고 불리는 주간 특집에서 이러한 기사들을 다룬다. 독자들은 여기서 다른 언론사들이 놓치거나 일반 대중들에게 별로 의미가 없다고 하여(비록 그 연구가 전문적인 과학자 그룹이나 특정한 환자 그룹에게는 크게 흥미 있는 것일지라도) 싣지 않은 한 연구 성과들을 찾을 수 있을 것이다.

▶ Selection 3.1

이 다이어트 청량음료와 대사 증후군 사이의 관계를 다룬 2008년 기사는 '바이탈사인(Vital Sings)' 특집 기사의 전형적인 것이다. 그 기사는 단신이므로 기사를 작성한 니콜라스 바칼라(Nicholas Bakalar)는 오직 한 가지 자료만을 인용한다. 바칼라는 대부분의 독자들이 글이 실린 저널의 이름보다는 연구에 담긴 정보에 더 많은 관심을 가진다는 것을 안다. 더욱 많은 정보를 원하는 이들을 위해 바칼라는 다섯 번째 단락에 그 저널의 이름을 밝힌다. 그리고 더 많은 것을 원하는 이들을 위해 자기 기사의 온라인 판에서는 본래 연구와의 링크를 제공한다. 이 연구의 저자들은 다이어트 청량음료를 마시는 것과 대사 증후군 간의 인과적 연관성이 아닌 상관관계만을 발견했으므로 기자는 이러한 상관관계의 과학적 조사가 계속될 것임을 암시하는 연구자의 물음으로 짧은 이야기를 마친다.

VITAL SIGNS

3.1 증상: 대사 증후군은 다이어트 청량음료와 관련이 있다

- 2008년 2월 5일/니콜라스 바칼라

Symptoms: Metabolic Syndrome Is Tied to Diet Soda

February 5, 2008/By Nicholas Bakalar

연구자들은 다이어트 청량음료를 마시는 것과 복부 비만, 고콜레스테롤, 고혈당, 혈압 상승과 같은 심혈관질환과 당뇨의 위험 요인들이 한꺼번에 나타나는 대사 증후군 발생 간의 상관관계를 발견했다.

연구자들은 45~64세의 남성과 여성 9,500명의 식습관과 건강 상태를 9년 동안 추적하여 정보를 얻었다.

전반적으로 과일과 야채, 생선, 가금류 식품을 주로 섭취한 '현명한' 식습관이 대사 증후군의 위험을 낮추는 것과 연관된 반면에, 정제된 곡물과 튀김, 육류를 소비하는 서구식 식습관은 대사 증후군의 위험을 18% 증가시켰다.

그런데 튀긴 음식을 먹는 전체의 1/3에 해당하는 인구 집단이 튀긴 음식을 최소한으로 먹는 1/3 집단보다 25% 높은 대사 증후군 발생 위험을 보인 데 비해, 하루에 한 캔씩 다이어트 소다를 마시는 사람은 안 마시는 사람에 비해 발생 위험이 34%나 높았다.

"매우 흥미롭습니다." 미네소타 대학의 역학 조교수이자 1월 22일 자 「서큘레이션(*Circulation*)」지(誌)에 실렸던 이 연구의 공동 저자인 린 M. 스테판(Lyn M. Steffen)이 말했다. "왜일까요? 다이어트 청량음료의 어떤 성분 때문일까요, 아니면 마신 사람의 행동 때문일까요?"

▶ Selection 3.2

주요 저널들에 실린 모든 글들이 본격적인 연구에 대한 것은 아니다. 저널들은 종종 대중들의 선호에 영합하지 않는 모험적인 기자들에게 기사의 원천을 제공해 줄 만한 작은 아이템들을 싣는다. 데니스 그래디의 다음 기사는 「뉴잉글랜드 의학 저널(*The New England Journal of Medicine*)」의 한 페이지에 실렸던 '기침하는 사진'을 다루었다. 그 사진과 이야기는 뉴스로서 가치가 있다. 왜냐하면 의사들을 포함한 사람들 모두가 '기침이 퍼져나가는 모습'을 실제로 본 적이 없기 때문이다. 좋은 필자는 짧은 이야기에서조차 자부심을 느낄 만한 기교를 보인다는 것에 주의하라. 그래디는 서두(lede)에 사진에 찍힌 기침의 비유물로 어린이 책에 실린 '유리병 안의 꿈'의 이미지를 가져왔다. 그녀는 말로 묘사하기기 불가능한 것을 어떻게든 기술해 내기 위해 '가시적'과 '비가시적', '기발한'과 '일시적인'과 같은 개념들을 사용한다.

이 기사는 사진이 핵심적인 것이기 때문에 확장된 형태의 캡션(extended caption)처럼 읽힌다. 단신은 캡션처럼 간단한 설명을 요구한다. 몇 개의 문단으로 쓸 수도 있었던 과학적 과정들을 단 하나의 문장으로 기술하고 있는 그래디의 다섯 번째 단락에 주목하라. 그래디는 사진 작업의 과정은 세부적으로 기술하기보다 그 과정의 요소들을 나열하는 것으로 그친다. 뉴스 단신을 읽는 대부분의 독자들에게는 그 정도의 정보로 충분하다.

3.2 신비스러운 기침, 사진에 잡히다

– 2008년 10월 27일/데니스 그래디

The Mysterious Cough, Caught on Film *October 27, 2008/By Denise Grady*

로알드 달(Roald Dahl)의 소설 「비에프지(*The B.F.G.*)」에서 주인공인 친절한 거인은 유리병에 꿈을 잡아 넣는다. 펜실베이니아 대학의 한 공학 교수가 꿈보다 변덕스럽지 않지만 그만큼 순간적인 어떤 것, 바로 '기침'을 필름에 담았다.

지난 10월 9일 「뉴잉글랜드 의학 저널(*New England Journal of Medicine*)」 온라인상에 실린 이 이미지에 대하여 기체역학 실험실 책임자인 공학교수 게리 세틀레스(Gary Settles)는 "보이지 않는 현상을 보이는 그림으로 바꾸었다"라고 말했다.

'슐리렌(Schlieren)'은 독일어로 '얼룩'을 뜻하는데, 여기서는 특수 기술을 사용하

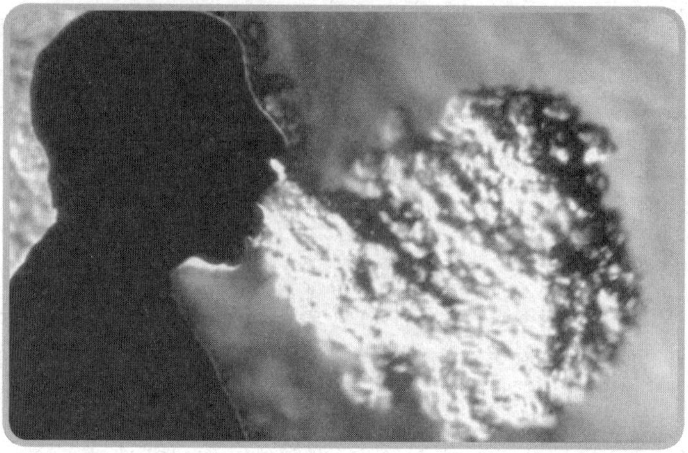

여 그림자 형태로 촬영되는 기체나 액체의 국소적 밀도 차이를 말한다.

세틀레스 박사는 "우리 실험실에서 이 기술을 많이 사용합니다"라면서, "이 기술은 종종 초고속 바람 터널 같은 곳에서 초고속 비행기 주변의 충격파를 보여 주는 데 사용됩니다"라고 말했다.

기체역학적으로 기침은 "밀도 변화를 동반한 공기의 제트 난류"이다. 기침은 결핵, 사스(SARS), 인플루엔자나 다른 호흡기성 질환을 퍼트리지만 놀랍게도 거의 알려진 것이 없다. 세틀레스 박사는 "우리는 공기 흐름에 대해선 잘 알고 있지 못합니다"라고 말했다.

그는 기침의 모습을 나타내기 위해 싱가포르의 바이러스 전문가인 줄리안 탱(Julian Tang)과 함께 팀을 만들었다. 건강한 학생이 기침을 제공했다. 뱉어 낸 기침은 좀 더 차가운 주변 공기와 섞이면서 시간당 18마일(29km)의 속도로 퍼져 갔고 '그 양의 차이에 따라 빛을 굴절시키는 온도 차'를 만들어 냈다.

"다음 단계는 서로 마주 보는 사람들이나 한 사람이 다른 사람에게 기침할 때 어떻게 기체가 흐르고, 어떻게 사람들이 다른 사람들을 감염시키는지 알아보는 것입니다. 또는 병원에서 어떻게 기침이 공기 감염을 확산시키는지 알아보는 것입니다. 기체를 연구하는 이 기술이 인간의 질병을 연구하는 데에 사용되고 있습니다."

슐리렌 이미지들은 총을 쏠 때 발산되는 공기와 충격파, 에어데일 강아지가 코를 킁킁거리며 꽃 냄새를 맡는 것, 그리고 산들바람에 흔들리며 타고 있는 촛불 주위에서 어른거리는 세계를 보여 준다.

실물 크기의 항공기 선실을 찍은 마지막 사진은, 짧은 순간에 항공기 좌석에 앉아 있는 마네킹 아래에서 일어난 폭발의 불꽃과 선실 안으로 전해진 충격파를 포착한다. 이 폭발은 1994년 필리핀 항공기를 나이트로글리세린 폭탄으로 붕괴시키려 했던 테러리스트들의 시도를 재연한 것이었다. 당시 항공기가 파괴되지는 않았지만, 폭발은 폭탄 위에 앉아 있던 승객의 생명을 앗아갔다. 이 시뮬레이션의 폭발은 실제 폭발보다 강도가 낮게 설계되었다.

"시뮬레이션은 기내에서 발생한 폭발의 에너지가 어떻게 선실 주위에 반향을 불러일으키는지를 이해하는 데 도움을 줍니다"라고 세틀레스 박사는 말했다. "또한 컴퓨터 폭발 시뮬레이션의 결과를 확인해 보는 것도 유용합니다."

연관짓기 Making Connections

1. 어떤 유형의 의학적 토픽이 단신으로 만들기에 가장 적합한가? 그 이유는 무엇인가?

2. 여러분이 작성한 짧은 기사와 이번 장에 실린 니콜라스 바칼라의 기사를 비교해 보라. 여러분의 기사는 어떻게 다른가? 단신에 내용을 너무 자세히 담으려 하지 않았는가? 독자들이 더 알기를 원한다면 무엇을 찾아봐야 하는지에 대한 충분한 정보를 제공했는가?

3. 웹사이트 eurekalert.org에서 저널의 의학, 과학 부문을 검색해서 잘 알려지지 않은 저널의 논문을 찾아라. 그 논문에 대한 보도자료를 찾아본 후, 저널의 원래 논문을 찾아 읽어라. 온라인 또는 도서관에서 그 논문을 구할 수 없다면, 보도기사에 나와 있는 연락처에 전화해 저널 논문 복사본 한 부를 보내 달라고 요청하라. 기사를 읽은 후에 연구 저자 및 주제에 대해 새로운 정보를 줄 것으로 생각되는 다른 사람과 접촉해 보라. 그리고 나서 250단어 내외로 기사를 써 보라.

제 4 장 탐사보도 Investigative Stories

탐사보도는 시간과 끈기를 필요로 한다. 예를 들면 타임스의 건강 담당 기자인 가디너 해리스는 두 동료 기자 및 편집자들과 함께 제약회사의 금전 지급과 의사들의 특정 항정신병약 처방 결정 사이에 존재하는 연관성을 밝히려고 미네소타 주 정부 기록을 4개월간 찾아 읽었다. 가디너는 이번 장의 뒷부분에 실린 2007년 5월 기사로 수사가 시작되고, 마침내 의료 개혁으로 이어졌다고 말한다. 해리스가 타임스 기사에서 언급한 바와 같이, "돈과 약의 교환, 그리고 환자의 안녕에 미치는 영향은 의료 서비스에서 가장 논쟁이 되는 이슈 중의 하나가 됐다."

대부분의 조사들은 항정신병 약물들이 어린이들에게 다수 처방되는 것과 같은 당혹스러운 상황에 기자들이 주목하고, 이에 대한 답을 찾기 시작하면서 시작된다. 답을 찾기 어려울수록 기자들에게는 더 많은 조사 기술이 요구된다. 대중이 정보에 실제로 접근 가능할 때도 있다. 그러나 (해리스와 그의 동료들이 보도한 미네소타 관련 경우에서와 같이) 정보가 아무도 찾아볼 생각을 하지 않는 데이터베이스나 정부 파일 또는 법정 기록에 묻혀 버릴 수도 있다. 어떤 때에는 정부와 민간 단체들이 문서들을 대중의 시야에서 감추기 때문에 내부 고발자만이 진실을 밝힐 수 있다. 검사에 의해 소환되지 않는 한 비공개 개인회사와 공공 기업체는 그들의 판단에 자신들에게 해로울 수 있는 정보를 공개할 이유가 없다. 심지어 합의하는 경우라도 그들은 잠재적으로 해가 될 문서들을 공중에게 공개할 수 없다는 규정을 둔다.

탐사 기자들은 정보공개법(Freedom of Information Act, FOIA)을 이용해 정부기록을 얻을 수 있다. 그러나 미 법무부는 정보공개법(FOIA)이 "연방기구에만 적용되며, 의회, 법원, 주정부 또는 지방정부 기관이 소유한 기록에 대한 접근권을 부여하지는 않는다"고 해석한다. 기자가 주 및 지방 정부 소유의 문서를 얻으려고 한다면 주의 공중 열람권 법률을 참고해야 하는데, 각 주마다 이름과 조문이 다르다.

그러나 문서검토는 조사 프로젝트의 시작에 불과하다. 기자는 여전히 전화하고 다양한 시각과 전문 지식을 가진 전문가들을 인터뷰해야 하며, 많은 경우 컴퓨터 지원 기술을 통해 문서들을 분석해야 한다. 이때가 겨우 기자들이 독자들을 끌어들일 하나의 주제와 이야기를 찾기 위해 정보의 산으로부터 멀찍이 물러설 준비가 된 것이다. 이러할 때 일화나 짧은 이야기를 통해 기사에 접근해 볼 필요도 있다. 수개월에 걸쳐 정보 축적의 과정에 몰두하다 보면 탐사기사가 중요한 것은 사람들의 삶에 영향을 끼치기 때문이라는 사실을 잊기 쉽다.

▶ Selection 4.1

다음 기사에서 의사의 강력한 항정신병약 처방으로 실제 피해를 입은 식이 장애를 가진 12세 소녀의 기사를 어떻게 시작하는지 주목하라. 인쇄물과 온라인 판 모두에서 소녀의 사진은 기사의 맨 위에 게재되어 있다.

여섯 번째 단락에서, 그들은 제약회사가 정신과 의사에게 자문료 및 강의료를 더 많이 지급하는 것이 "어린이에 대한 '비정형(atypical)' 항정신병 약물로 알려진 상대적으로 새로운 계열 약물의 사용 증가와 동시에 발생한다"고 언급하면서 기사를 전개해 나간다. 두 단락 후 그들은 논지를 전달한다. "뉴욕타임스가 모든 제약회사로 하여금 의사에게 지불한 마케팅 금액에 대한 공개 보고서를 제출하도록 요구하는 유일한 주인 미네소타 주의 기록을 분석한 결과, 어린이에게 사용이 증가하고 있는 '비정형성(atypicals)' 약물과 관련하여 의사들과 제약사 사이의 금전적 관계를 밝혀줄 수 있는 문서는 거의 없었다."

기자들에게 이 기사의 구조는 익숙하다. 실제 인물의 경험을 담은 서두(lead), 그 사람의 경험으로부터 더 넓은 문제로의 확장, 조직화된 방식으로 사실과 맥락의 전달, 그리고 일정 시점에서(종종 말미에) 서두에 나왔던 사람에게로 다시 돌아가는 구조이다. 이는 모든 기사에 적용할 수 있는 공식은 아니지만, 여러분이 기사를 작성할 때 수정하여 사용할 수 있는 구조이다.

4.1 정신과 의사, 어린이, 그리고 제약산업의 역할

– 2007년 년 5월 10일/가디너 해리스, 베네딕트 캐리, 재닛 로버츠

Psychiatrists, Children and Drug Industry's Role

May 10, 2007/By Gardiner Harris, Benedict Carey, Janet Roberts

아냐 베일리(Anya Bailey)는 12번째 생일을 맞은 후 섭식장애가 발생했다. 그녀의 어머니는 아냐를 미네소타 대학의 정신과 의사에게 진찰받게 했는데, 거기 의사는 리스페달(Risperdal)이라 불리는 강력한 항정신병약을 처방했다.

리스페달은 정신분열증 치료제로 개발되어 섭식장애 치료용으로는 허가받지 않았으나, 식욕 증가가 흔한 부작용이어서 의사들은 필요하다 판단하면 이 약을 처방하기도 한다. 아냐는 몸무게가 늘긴했지만 등에 고통스러운 근육경련이 2년간 발생했다. 그녀는 지금 등 근육경련을 막기 위해 정기적인 보톡스 주사를 맞고 있으며, 아파서 울면서 잠에서 깰 때가 많다.

아냐의 엄마인 이사벨라 베일리(Isabella Bailey)는 특히 리스페달의 부작용이 아이들에게 더 자주 나타날 수 있다는 것을 몰랐다고 말했다. 그녀는 리스페달과 유사한 의약품들이 아이들 치료용으로는 승인받지 않았다는 것을 알지 못했고, 또한 이러한 약물의 사용을 정당화하기 위해 인용되는 임상시험에서는 단지 8명의 어린이만이 약을 복용했다는 것을 알지 못했다.

놀랍게도 베일리는 아냐의 치료를 감독했던 대학병원 정신과 의사가 리스페달의 제조사인 존슨앤드존슨(Johnson & Johnson)으로부터 자사 약물 중의 하나를 강의한 대가로 2003년부터 2004년까지 7,000달러 이상을 받았다는 것을 알게 됐다.

아냐 베일리의 주치의도 포함하여 의사들은 제약사로부터 돈을 받는 것이 처방하는 약품에 영향을 주지 않는다고 주장한다.

그러나 금전과 의약품의 교환이 환자의 안녕에 미치는 영향은 의료 서비스 부문에서 가장 논쟁적 이슈 중의 하나가 되었다. 정신과에서는 의사에게 지급되는 금액이 많을수록 아이들에게 '비정형(atypical)' 항정신병약으로 알려진 상대적으로 새로운 계열의 약물들의 사용이 증가한다.

리스페달(Risperdal), 세로켈(Seroquel), 자이프렉사(Zyprexa), 어빌리파이(Abilify), 제오돈(Geodon)을 포함하는 이들 잘 팔리는 약품들은 심각한 위험성이나 미성년자에 대한 미승인에도 부모들이 자녀의 행동장애를 다루는 것을 돕는 데 현재 미국에서만 50만 이상의 아이들에게 처방되고 있다.

미네소타 주는 모든 제약회사에게 의사에게 제공한 마케팅 금액을 공공에 보고하도록 하고 있는데, 뉴욕타임스는 이 보고서를 분석하여 비정형 약물의 어린이 대상 사용 급증과, 제약사와 의사 간의 금전거래 관계를 밝히는 보고서를 작성했다.

2000년부터 2005년까지 제약회사로부터 미네소타 주의 정신과 의사들에게 지불된 금액은 160만 달러로 6배 이상 증가했고, 같은 기간 미네소타 메디케이드 프로그램(의료보호)에서 어린이들에게 처방한 항정신병약은 9배 이상 증가했다.

자료는 비정형 약의 제약사로부터 가장 많은 금액을 받은 의사집단이 어린이들에게 더 자주 그 약을 처방하는 경향을 보였음을 드러낸다. 평균적으로 2000년부터 2005년까지 비정형 약의 제약사로부터 5,000달러 이상을 받은 미네소타 주의 정신과 의사는 돈을 받지 않았거나 그보다 적게 받은 의사들보다 어린이에게 비정형 약 처방을 3배나 더 많이 한 것으로 나타났다.

타임스의 분석 보고서는 미네소타 메디케이드 대상자의 약 1/3에 대해 발행된 처방전에 초점을 맞추었다. 이들 대부분은 장애인이다. 어떤 의사들은 약사들이 잘못 확인했지만, 이 정보는 미네소타 주에서의 대략적인 처방양상을 알게 해 준다.

제약회사들은 치료의 모든 단계에서 의사 결정권자를 지원한다. 그들은 약을 처방하고 권장하는 의사들에게, 기저 질환에 대해 가르치는 의사들에게, 연구를 수행하고 다른 의사들이 따라야 하는 것으로 느끼는 지침을 작성하는 의사들에게 돈을 지불한다.

그러나 재정적 이해관계가 흔히 사람들이 이를 인지하지 못한 상태에서 결정에 영향을 줄 수 있다는 강한 증거들을 제시하는 연구들이 있다.

미네소타 주에서는 2000년부터 2005년까지 정신과 의사들이 다른 전문의들보다 더 많은 돈을 제약회사들로부터 받았다. 정신과 의사 개인에게 제공된 금액은 총액으로 51달러에서부터 68만 9,000달러까지이고, 평균 1,750달러이다. 기록이 불완전하기 때문에 이들 금액은 실제로 의사들이 받은 돈보다 적게 추산되었을 것이다.

이러한 금전은 정신과 의사들로 하여금 환자의 신체적 건강을 위험에 빠뜨리는 방식으로 약을 사용하도록 오도했을 수도 있다고 하버드 대학의 학장이자 국립정신건강협회(National Institute of Mental Health)의 전임 의장인 스티븐 E. 하이먼(Steven E. Hyman) 박사는 말했다. 아이들에 대한 비정형 약의 사용 증가는 가장 심각한 예라고 하이먼은 덧붙였다.

"정신과 의사가 환자에게 자기 내부를 성찰하도록 요구하는 것은 아이러니입니다. 우리는 돈이 우리의 직업에 어떤 영향을 미치는지, 우리의 환자들을 어떤 위험에 처하게 하는지에 대해 우리 자신의 삶을 들여다보고 있지 않습니다"라고 하이먼 박사는 말했다.

■ **영향력을 위한 처방**

용도 외 사용

2000년에서 2005년 사이 약품제조사로부터 다음 금액을 받은 미네소타 주 정신과 의사의 어린이 대상 비정형 항정신병 평균 약품처방

금액	처방*
5,000달러 이상	223
5,000달러 미만	67

* 미네소타 주 행위별 수가 형태 메디케이드 프로그램에 등록된 어린이.

출처: 미네소타 메디케이드 산하 약무국(Minnesota Board of Pharmacy).

■ 처방 The Prescription

15세 된 아냐 베일리는 미네소타 주 이스트 그랜드 포크(East Grand Forks) 고등학교 신입생이다. 그녀의 침실 벽에는 배우 채드 마이클 머레이(Chad Michael Murray)의 사진이 걸려 있다. 그녀는 목에 있는 지속적인 통증 때문에 새처럼 목을 뒤틀고는 한다. 작년에 어떤 소년이 교내 식당에서 그녀를 흉내 냈다. "처음에는 웃어넘기려 했어요." 아냐는 말했다. "저는 '재밌네. 너 참 웃기다'라고 말했어요. 하지만 그때부터 화가 나기 시작했고, 저는 숨기로 결심했어요. 놀림당하고 싶지 않았어요."

지금 그녀는 학교에서 앉아 있을 때 뭉친 근육을 압박해서 풀기 위해 주저앉는

다고 말했다.

이 모든 일이 아냐가 위험할 정도로 마르기 시작한 2003년에 시작됐다. "딸에게 맛있는 것은 아무것도 없었어요." 베일리 여사가 말했다.

미네소타 대학의 정신과 의사들은 게오르그 M. 리얼무토(George M. Realmuto) 박사의 감독 아래 있었다. 그들은 약물의 허가된 효과가 아니라 식욕 증가와 체중 증가라는 정상적으로는 달갑지 않은 부작용을 치료하기 위해 리스페달(Risperdal)을 처방했다고 베일리 여사는 말했다. 또한 아냐는 지난 5년에 걸쳐 '간헐적 분노발작' 및 '환청'과 같이 의사에게 리스페달을 권할 만한 다른 문제들을 갖게 됐다고 덧붙였다.

리얼무토 박사는 아냐의 사례를 기억하지 못한다고 말했지만 리스페달을 그 위험에도 불구하고 섭식장애를 다루기 위해 허가되지 않은 용도로 사용하는 것을 옹호했다. "위험할 때는 여러분은 비상한 노력을 취해야 합니다"라고 그는 말했다.

10년 전, 리얼무토 박사는 존슨앤드존슨에서 판매하는 주의력결핍 과잉행동장애 치료약인 콘서타(Concerta)의 임상시험을 자원했는데, 이 회사는 리스페달의 제조사이기도 하다. 콘서타가 허가됐을 때 회사는 그에게 이 약물에 대한 강의를 맡겼다.

그는 몇몇 이유로 마케팅을 위한 강의를 하였다고 말했다.

"약물이 유용한 범위까지는 나는 내 전공 분야에서 리더가 되고 과학적 연구에 관여하길 원합니다"라고 말했다.

그리고 "돈도 좋지요"라고 덧붙였다. 리얼무토 박사의 대학교수 연봉은 19만 6,310달러이다.

그는 "학계는 매우 좋은 대우를 해 주지는 않습니다. 만약 내가 기업가라면 나는 분명히 더 잘할 수 있을 거라 생각합니다"라고 말했다.

아냐가 그의 클리닉을 방문했던 2003년에 리얼무토 박사는 존슨앤드존슨으로부터 콘서타에 대한 세 번의 강의료로 5,000달러를 받았다. 리얼무토 박사는 콘서타에 대한 강의료가 그가 콘서타를 처방하는 데 영향을 줄지도 모른다는 사람들의 걱정은 이해할 수 있지만 리스페달처럼 동일한 회사의 다른 약에 대해서도 같은 걱정을 하는 것은 이해할 수 없다고 말했다. 그는 일반적으로 제약회사와의 관계가 약을 시도하게끔 유도할 수 있다는 것은 인정했다. 그러나 그가 약을 계속 사용하는 것은 전적으로 그 결과에 달려 있다고 했다.

인터뷰가 계속되면서 리얼무토 박사는 생각해 보니 제약회사로부터 받은 돈이 별 효과는 없었지만 영업 사원에게 그를 방문하는 기회를 주었을 수 있었겠다면서 앞으로는 강의 의뢰를 수락하지 않을 것이라 말했다.

존슨앤드존슨 사의 대변인인 카라 러셀(Kara Russell)은 환자에게 약을 사용해 보았고, 약에 관한 연구를 수행했거나 그 연구에 대해 알고 있는 사람을 회사는 강연자로 선정한다며, "리얼무토 박사는 이런 기준을 만족시켰습니다"라고 말했다.

이러한 금전 지급이 의사들의 처방 습관에 영향을 미치는지에 대한 질문에 대해서 러셀은 "강연은 의사들에게 교육의 기회를 제공합니다"라고 대답했다.

아무도 정신과 의사들이 제약회사로부터 돈을 받았기 때문에 어린이들에게 비정형 약을 처방한다는 것을 증명하지는 못했다. 어린이들에게 자주 이 약들을 처방하는 의사들 중에는 그 제약회사로부터 돈을 받은 적이 없는 의사도 있다. 그리고 돈을 받은 거의 모든 정신과 의사들은 그들이 제약회사에 대해 여전히 독립적이라고 말한다. 어떤 의사는 그가 다른 의사들에게 그 약에 대해 강의해 주고 돈을 받기 전에도 그 약들을 처방했고 그 효과를 칭찬했다고 말한다.

미네소타 주 에디나(Edina)의 정신과 의사이고, 약품 마케팅 강연료로 2002년부터 2005년까지 18만 8,000달러가 넘게 수수한 수잔 A. 알브레히트(Suzanne A. Albrecht) 박사는 이렇게 말했다. "누군가가 의사를 매수할 수 있다고 여긴다면 왜 다친 아이를 데리고 응급실에 가서 '도와주세요'라고 말합니까?"

■ 제약회사의 캠페인 The Industry Campaign

제약사들이 의사들에게 직접적으로 특정 제품 처방에 대해 대가를 지급하는 것은 불법이다. 또한 연방법은 제약사가 허가되지 않았거나 식약청의 승인을 받지 않은 용도로 약을 판촉하는 것을 금지한다.

그러나 의사들은 그들이 적합하다고 생각하는 약을 자유롭게 처방할 수 있으며, 제약사들은 의사들에게 승인되지 않은 용도로 약을 사용하는 것에 대해 강연하도록 보수를 지급하여 이 마케팅 규제를 피해갈 수 있다.

제약 산업과 많은 의사들은 이러한 판매촉진 강연이 가치 있는 교육을 제공한다고 말한다. 하지만 비평가들은 흔히 고급 레스토랑에서 시행되는 이러한 강의와 보수 지급이 잠재적으로 위험한 약의 사용을 장려하도록 만드는 위장된 뇌물이라고 말한다. 이 쟁점은 특히 정신의학에서 중요시되는데, 정신적 문제들은 잘 이해되지 않으며, 치료는 흔히 시험적이고 오류를 수반하며, 식약청에서 승인되지 않은 용도로의 약 처방이 일반적이기 때문이다.

미네소타 주 기록 분석은 최근의 8명의 회장들을 포함해서 3분의 1이 넘는 미네소타 주 정신의학협회 소속 정신의학자들이 제약업자로부터 1997년부터 2005년 사이에 돈을 받았음을 보여 준다.

제약회사로부터 가장 많은 보수를 받은 정신의학자는 아네트 M. 스미크(Annette M. Smick) 박사로 그녀는 미네소타 주의 로체스터(Rochester) 외곽에 살았던 1998년부터 2004년까지 제약업자들로부터 68만 9,000달러가 넘는 돈을 받았다. 언젠가부터 스미크 박사는 제약사 의뢰로 수많은 강연들을 하게 되었다. 그녀는 "진료실에서 환자들을 만날 시간을 내는 게 힘드네요"라면서 "저는 교육적인 혜택을 제공했고, 가르치는 것을 좋아합니다"라고 말했다.

미국 정신의학협회의 회장이었던 스티븐 S. 샤프스타인(Steven S. Sharfstein) 박사는 정신과의사들이 제약업자들과 너무도 가까워졌다고 말했다. 그는 한 예로 포리스트 연구소(Foreast Laboratories)에서 만들어진 렉사프로를 든다. 이 렉사프로는 프로작(Prozac)과 같이 더 저렴한 제품들이 있음에도 미국에서 가장 널리 사용되는 항우울제이다.

"프로작은 다른 약보다 더 좋거나 최소한 같은 정도로 좋습니다. 그런데도 우리는 이 약 대신 비싼 약으로 바꾸고 있습니다." 샤프스타인 박사는 말한다. "이것은 마케팅 때문이라고 생각합니다."

비정형 약은 더 흔한 처방이 되었다. 왜냐하면 그 약은 보통 몇 분 안에 극도로 심각한 행동들도 해결할 수 있었고 의사들은 절망하는 가족들에게 이 방법 외에 제시할 수 있는 다른 방안이 거의 없었기 때문이다.

어린이들에 대한 이 약의 사용 증가는 분노, 조증, 우울증, 공격적 돌발행동으로 특징지어지는 기분장애인 소아 우울증에 대한 진단증가에 대한 논쟁과 결부된다. 주요 진정제로 불리는 이 약들은 다행증과 정신이상적 환각들에 관련 있는 화학물질인 도파민이 뇌세포들에서 급증하게 한다.

미네소타 주 번스빌(Burnsville)의 수제트 셸레(Suzette Scheele)는 17세 된 그의 아들 매트(Matt)가 심각한 기분 변화 증상으로 인해 4년 전에 양극성 장애 진단을 받았고, 현재 상당한 체중 증가를 일으키는 세로켈(Seroquel)과 어빌리파이(Abilify)를 복용한다고 말했다.

"그러나 나는 그 애의 분노에 대해 걱정하지 않습니다. 그 분노는 적절합니다. 그리고 그 애는 주변의 것들에 대해 즐거워합니다." 셸레 부인은 말했다.

소아 조울증의 갑작스런 유행은 프로작 같은 항우울제에서 더욱 비싼 비정형적인 약물로의 전환과 동시에 발생했다. 2000년에 미네소타 주는 52만 1,000달러 이상의 돈을 항정신병 약을 구입하는 데 사용했는데, 대부분을 메디케이드의 보장을 받는 어린이들을 위한 비정형 약을 사들이는 데 사용했다. 2005년에 그 비용은 710만 달러 이상이 되었는데 이는 14배 증가한 것이다.

연간 1,000달러에서 8,000달러의 비용이 드는 이들 약품들은 세계적으로 매우 잘 팔리는 상품이다. 2006년에 일라이 릴리 사가 만든 자이프렉사(Zyprexa)는 43억 6,000만 달러, 리스페달(Risperdal)은 41억 8,000만 달러, 아스트라제네카(AstraZeneca) 사가 만든 세로켈(Seroquel)은 34억 2,000만 달러의 매출을 거두었다.

미네소타 주 정신의학협회 회장을 포함해서 많은 미네소타 주 의사들은 제약업자들과 그들의 중개인들이 조울증에 대해 발언하도록 자신들에게 거의 무조건적으로 돈을 지급하고 있다고 말했다.

■ 진단 The Diagnoses

소아기 양극성 장애는 논쟁의 대상이 되고 있는 질환이다. 심지어 그것을 믿는 의사들도 일반인 사이에 언급되는 증상들은 전반적으로 부정한다. 다른 이들은 이 진단이 일시적 유행이 아닌지 의구심을 갖는다. 그리고 비정형 약이 이러한 진단을 받은 아이들의 삶을 향상시키는지는 과학적인 증거가 부족하다.

이에 대한 처음이자 가장 영향력 있는 연구 중의 하나는 신시내티 대학의 성인 및 소아 정신과 의사인 멜리사 델벨로(Melissa DelBello) 박사가 아스트라제네카 사의 지원을 받아 수행한 연구일 것이다.

델벨로 박사는 조울증 진단을 받은 30명의 청소년을 6주 동안 추적하는 연구팀을 만들었다. 그중 절반은 어른들에서 간질과 조울증을 치료하는 데 쓰이는 항경련 약물인 데파코트(Depakote)를 복용했다. 그리고 나머지 절반은 세로켈과 데파코트를 함께 복용했다.

두 개의 실험 그룹은 마지막 며칠까지는 별 차이가 없었는데 그 이후 세로켈 그룹의 청소년들이 조증의 기준치보다 낮은 수치인 것으로 판정되었다. 그때까지 세로켈을 복용하던 10대들의 거의 절반이 중간에 그만두었는데 예약 시간을 놓치거나 약이 잘 듣지 않았기 때문이다. 그들 중 8명만이 시험을 끝낼 수 있었다.

인터뷰에서 델벨로 박사는 이 연구가 결정적이지 않다고 말했다. 하지만 2002년에 발표된 논문에서 그와 그의 공동저자는 데파코트와 세로켈을 함께 사용하는 것이 데파코트만 단독으로 사용하는 것보다 "청소년 조울증의 조증치료에 더욱 효과적"이라고 밝혔다.

2005년 미국의 저명한 전문가 위원회(committee of prominent)는 소아기 조울증치료에 대한 모든 연구를 검토한 다음 조울증 어린이들에 대해 비정형 약물 사용을 포함하는 연구로는 델벨로 박사의 연구가 과학적 엄격함에서 최고점을 받을 만한 유일한 연구라고 결정하였다. 이 패널들은 의사들이 일부 어린이들에게는 비정형적인 약들을 우선적 치료로 고려해야 한다고 결론을 내렸다. 이 지침들은 「미국 아동 및 청소년 정신의학 협회지(*The Journal of American Academy of Child and Adolescent Psychiatry*)」에 실렸다.

위원회에 참가한 의사들 중 4분의 3은 지침에 나타난 내용에 대한 강연자나 비정형적 약 생산자의 상담가 역할을 했다. 인터뷰에서 신시내티 어린이 병원(Cincinnati Children's Hospital)의 정신과 의사이며 지침의 대표 작성자인 로버트 A. 코워치(Robert A. Kowatch) 박사는 제약업자의 지원은 결론에 아무런 영향도 미치지 못한다고 말했다.

아스트라제네카 사는 후원 발언을 하도록 델벨로와 코워치 박사를 고용했다. 그들은 후에 조울증 어린이에 대한 세로켈과 데파코트의 약효를 비교하는 다른 연구를 시행했는데 그 결과는 이전 연구 때와 아무런 차이가 없었다. 신시내티 대학교에서 매년 18만 3,500달러를 받는 델벨로 박사는 아스트라제네카 사에서 얼마나 보수를 받는지에 대해 말하지 않았다.

그녀는 "절 믿으세요, 저 그렇게 많이 받지 않습니다"라고 말했다. 또한 제약회사의 보수는 자신의 연구나 발언에 영향을 미치지 않는다고 말했다. 그러나 델벨로 박사는 그녀가 5명의 비정형 약 제약업자들을 포함하여 8개의 제약회사에서 마케팅이나 컨설팅 비용을 받았다고 최근 밝혔다.

리얼무토 박사는 델벨로의 발언을 여러 번 들었고, 그녀의 말은 조울증 어린이들에게 데파코트와 비정형 약의 조합을 사용하도록 그를 설득하는 것이었다고 주장했다. "그녀는 조울증에 대한 연구에 있어 지도적 위치에 있습니다"라고 리얼무토 박사는 말한다.

어린이에게 비정형 약품을 사용할 것을 주장하는 어떤 정신과 의사들 중에도 이를 지지하는 증거가 빈약하다는 사실을 인정하는 일부가 있다. 그러나 그들은 임상의사들이 이미 알고 있는 것을 과학자들이 확인하는 데 실패했기 때문에 어린이들이 치료를 받지 않는 상태가 돼서는 안 된다고 말했다.

"우리가 맞다는 것을 그들이 증명해 주기까지 기다릴 시간이 없습니다"라고 말하는 켄트 G. 브로크만(Kent G. Brockmann)은 미네아폴리스 출신 정신과 의사인데, 그는 약품에 대한 발언과 일대일 판매 미팅으로 2003년에서 2005년까지 1만 6,000달러 이상을 벌었으며, 메디케이드 대상 어린이들에게 비정형 약을 처방해 준 대표적인 인물이었다.

■ 부작용 The Reaction

아냐 베일리는 치료로 비정형 약을 사용하고서 식욕이 다시 생겼고 체중이 늘어나긴 했지만, 진정제를 많이 투여받게 됐다고 그녀의 어머니가 말했다. 아냐는 2005년 근육긴장이상(dystonia)이라 불리는 신경 상태의 결과로 등에 경련이 발생했다.

이런 부작용이 드물긴 했지만 알려지지 않은 것은 아니었다. 비정형 약은 어떤 환자에게 발생할지 예측하기 쉽지 않은 부작용을 가지고 있다. 이 부작용에는 급격한 체중 증가와 혈당 문제가 포함되며, 이 두 가지는 당뇨병, 경련, 긴장이상증, 그리고 드물기는 하지만 심장마비와 노인의 갑작스런 사망을 야기하는 위험 요소들이다.

2006년 미국 식약청(FDA)이 받은 보고서에 따르면 최소 29명의 아이들이 죽어가고 있고 최소 165명이 심각한 부작용을 겪고 있는데 그 원인으로 '일차적으로 의심되는 것'이 항정신병 약물이다. 이는 2000년에 10명이 사망하고 85명이 심각한 부작용을 겪은 것에 비하면 상당히 급등한 숫자다. 약물 부작용의 보고가 거의 자율에 맡겨져 있으므로 이 숫자들은 전체의 일부만을 나타내고 있다.

아스트라제네카 사의 대변인인 짐 미니크(Jim Minnick)는 회사가 세로켈(Seroquel)에 대해 보고된 문제들을 주의 깊게 검토했다며 "아스트라제네카 사는 세로켈이 안전하다고 믿습니다"라고 말했다.

다른 정신과 의사들은 리스페달(Risperdal)을 아냐에게 처방하는 처방전을 재발급해 주었는데 이는 작년에 베일리 여사가 아냐를 메이요 클리닉에 데려갔을 때 의사로부터 아냐에게 그 약을 복용시키는 것을 멈추어야 한다는 말을 들을 때까지 계속되었다. 대부분의 대학이나 병원들과 달리 메이요 클리닉은 의사들이 약품 마케팅 강연을 하는 것을 제한하고 있다.

베일리 여사는 아냐에게 약을 먹도록 하기 전에 상담을 받는 것이 그녀에게 효과가 있는지 기다려 볼 걸 그랬다고 아쉬워했다. 아냐의 체중은 현재 약을 복용하지 않는데도 정상이며, 3월에 상담이 끝난다. 그녀의 어머니는 한 실험적 약이 최근 등의 결절로 인한 고통 완화에 도움이 됐다고 말했다.

▶ Selection 4.2

기자들은 원고 변호사와 정부 보고서들을 포함하여 다양한 정보원을 통해 탐사보도 아이디어를 얻는다. 다음의 기사에서 로니 캐린 라빈(Roni Caryn Rabin) 기자는 몇몇 여성들이 자신들의 삶을 비참하게 만들었다고 말하는 의료기구인 질 슬링(vaginal sling)이라는 의료기구의 이력을 추적하기 위해 이러한 자료원들에 의존한다. 이 사건에서는 그 장비가 비난받을 만하다는 것을 뒷받침해 주는 어떠한 증거품이나 확증이 없다. 이 사건은 여전히 소송 중에 있으나 라빈은 시장에서의 의료장비 판매에 대한 정부의 승인을 받을 때 제조회사는 그 장비가 안전하고 효과적임을 증명할 필요가 없다는 더 큰 이슈를 보도하는 데 이 사건을 이용한다. 제조업자는 단지 그들의 제품이 이미 사용되고 있는 제품과 "실제적으로 동등한" 것임을 증명하기 위해 식약청을 필요로 할 뿐이다. 최근 미국 회계감사원(Government Accountability Office)의 보고서는 이 정책을 비판했다. 이와 같은 기사에서 기자는 한쪽이나 다른 한쪽만을 지지하지 않게끔 균형 잡힌 시각을 보여 주어야 한다. 이 기사의 위험한 점은 고소인이 말하는 사건의 내용이 매우 강렬한 것이어서 제조업자의 변호사가 상당히 공을 들인 변론에 대해 독자들이 인지조차 못할 수 있다는 사실이다.

4.2 요실금 예방 도구에 대해 소송을 건 여성들

– 2009년 5월 4일/캐린 라빈

Women Sue Over Device to Stop Urine Leaks *May 4, 2009/By Caryn Rabin*

그것은 앰버 수리아니(Amber Suriani)에게 빠른 치료를 약속하는 것이었다.

그녀는 막 40세가 됐고, 가라테 유단자로 매우 건강했지만 달리기를 하거나 가라테를 할 때마다 조금씩 소변이 새어 나왔다.

스트레스성 요실금이라는 진단을 받았고, 외과의사는 그녀의 요도 아래에 질 슬링(vaginal sling)으로 불리는, 인조 그물 형태 소재의 조각으로 만들어진 해먹을 삽입하여 오줌이 새어 나오는 것을 막는 간단한 방법을 추천했다.

"그것은 마치 '하루만 신경 쓰면 되고 다음날부터는 신경쓰지 않아도 되는' 간단한 종류의 것으로 여겨졌습니다." 현재 43세이고 시러큐스(Syracuse)의 교외에 살고 있는 수리아니 부인이 말한다.

그리고 최소한 처음엔 그런 것 같았다. 수술은 원만하게 진행됐고, 요실금이 멈췄다. 그러나 몇 달 후부터 수리아니는 끊임없이 아팠고 피가 섞인 질 분비물이 자주 흘렀다.

그녀는 암이라고 확신했다. 인조 그물 조각이 질 벽을 통과하기 전까지는 슬링이 문제의 원인이라는 것은 알지 못했다.

그 이후로 그녀는 다섯 번의 수술을 받았는데 각 수술은 슬링의 조그만 조각들을 제거하는 것이었고, 이어서 다음 다른 수술을 잡아야 했다. 그녀는 아직도 만성적으로 분비물이 나오고, 남편과의 성생활에도 영향을 받는다고 말한다. 그녀는 하루하루 아편성 진통제에 의존하고, 밤을 나기 위해서는 수면 패드를 써야 한다.

수리아니는 "전 다시는 예전과 똑같이 될 수 없을 것 같은 느낌이 들어요"라고 말한다. "이것이 제 삶을 망치고 있다고 느끼기 시작했어요. 제 삶을 망치고 있을 뿐 아니라 '내 남은 생이 이것으로 진창에 빠져 버렸구나'라고 생각하게 됐어요. 긍정적이 되려고 노력하지만 그러기가 점점 더 힘들어져요."

수리아니의 변호사인 시애틀의 매튜 메츠(Matthew Metz)는 그녀가 옵테이프(ObTape)라 불리는 질 슬링의 제조자를 고소한 많은 여성들 가운데 한 명이라고 말했다.

최근에 존슨앤드존슨에 합병된 캘리포니아 산타바바라 소재의 멘토 주식회사(Mentor Corporation)라는 회사는 2006년 옵테이프의 판매를 중단했지만 식약청에서 허가받아 판매했던 이 제품에는 아무런 문제가 없다고 주장했다.

존스 데이(Jones Day)에 소속되어 있으며 멘토 회사를 대리하는 클리블랜드의 존 Q. 루이스(John Q. Lewis)변호사는 어떠한 외과수술에도 위험성이 존재하며 그 해당 의사들이 환자들에게 경고했어야 한다고 말했다. 그는 유럽인들을 대상으로 한 이전 연구에서 옵테이프로 인한 합병증의 비율은 낮은 것으로 밝혀졌다고 언급했다.

"누군가 합병증이 발생했다고 말할 때는 정말 유감스럽습니다."

루이스의 말이다.

"이것들은 잘 알려진 합병증으로 환자들에게 경고되었던 것이지만, (그 위험성은) 수천 명의 사람들이 더욱 나은 삶을 살도록 해 주는 외과 시술에 내재되어 있는 것입니다."

그리고 그는 덧붙인다.

"이 제품과 시술의 이익이 잠재적 위험보다 더 큽니다."

소송은 식약청이 새로운 의료기구를 심사하는 과정에 새로운 의문들을 제기했다. 의약품과는 달리 의료기구는 그것이 이미 사용 중인 기구들과 '실질적으로 동등'한 것으로 보이는지 간단하게 검사한 다음 승인해 준다는 것이다.

이런 승인 절차는 그 기관의 과학자들도 비판했고 최근에는 시장에 나와 있는 대부분의 기구들이 안전하고 효과적인 것으로 증명된 적이 없다고 결론 내린 회계 감사원(Government Accountability Office)의 보고서가 이를 비판했다.

옵테이프의 경우 많은 해악을 일으켜 시장에서 리콜된 이전 제품과 유사하다는 주장이 제기되었다. 이런 리콜이 있었음에도 불구하고 식약청은 결함 많았던 옛 기구와 유사하다는 점만을 그 안정성을 주장하는 근거로 내세우는 새로운 세대의 질 슬링을 승인해 주었다.

고소인의 변호사들과 비영리 소비자 단체인 시민건강연구회(Public Citizen's Health Research Group)의 연구자들이 함께 구성한 역 연대표(reverse chronology)는 이런 승인 절차의 위험성을 보여 준다.

2003년 멘토 주식회사는 그들의 제품과 이미 널리 쓰이고 있는 다른 두 질 슬링인 존슨앤드존슨의 '텐션 프리 질 테이프 시스템(Tension Free Vaginal Tape System)' 및 미국 의료 시스템(American Medical Systems)의 '스팍 슬링 시스템(Sparc Sling System) 간에 본질적인 차이가 없다면서 옵테이프를 미국 시장에 판매할 수 있도록 허가해 달라고 식약청에 요청했다.

이 두 슬링들은 역시 그 이전 제품들과 매우 비슷하다는 주장에 근거해 승인이 되었다. 가령 존슨앤드존슨 제품의 경우 보스턴 사이언티픽(Boston Scientific)이 만든 '프로테겐 슬링(Protegen Sling)'과 매우 비슷하다고 주장되었다. 그러나 프로테겐 슬링은 옵테이프가 나오기 4년 전인 1999년에 리콜됐다. 그때 식약청은 프로테겐 슬링을 '불량 및 부정 표시' 제품이라고 판정했다.

식약청 관계자들은 이메일을 통한 질의에 응답하고 인터뷰 요청은 거절했다. 왜 정부기관이 이전 리콜된 제품에 근거해서 세 제품을 승인했는지 질문한 데 대해 그들은 "합법적으로 시장에 출하된 기구는 시장 출하 승인의 근거가 될 수 있다"라고 답했다.

사실상 옵테이프와 이전의 슬링들 간에는 현저한 차이점이 있다. 멘토는 일단 옵테이프를 다른 기구들과의 공통점에 근거해 승인을 받은 후에는 그 독특한 점을 강조하는 판촉을 했다. 그 제품은 특허를 획득했고, 방광에 구멍을 내는 위험을 줄이고 외과적 접근을 가능케 하는, 우라테이프(Uratape)라 불리는 유럽 제품에 기반한 새로운 디자인을 적용한 제품임을 의사들에게 강조했다.

뉴저지 주 해컨색(Hackensack)의 비뇨기과 의사인 앤드류 L. 시걸(Andrew L.

Siegel)은 현재는 옵테이프를 고소한 고소인들의 전문가 증인 역할을 하고 있는데 이 기구를 쓰기 시작한 최초 외과의사들 가운데 한 명이었다.

"나는 무척 기뻤었습니다."

의사 시겔은 말했다.

"이건 굉장한 혁신이었죠."

그러나 옵테이프는 이전의 슬링들과는 방식이 달랐는데, 이 다른 점은 나중에 가서야 분명해졌으며 그것은 만든 재료의 유형과 관련이 있었다.

많은 전문가들은 슬링이 너무 밀도가 높다고 말했다. 즉 결합조직과 모세혈관이 그것을 통과하여 형성될 수 없도록 투과성이 좋지 않아 몸과 잘 결합되지 않는다는 것이다.

옵테이프에 대한 부작용 보고가 식약청에 마구 쏟아지기 시작했다. 2004년에 시작된 보고에서 266명의 보고는 수리아니의 불평과 비슷한 문제들을 기술한 것이었다.

시겔과 같은 외과의사들은 의료 저널들에 증례를 싣고 옵테이프에 대한 부정적인 경험들을 보고하기 시작했다. 많은 사람들은 수술 이후 '악취가 나는' 환자들을 기술했고, 옵테이프가 원래 시술 위치에서 탈락하기 시작했다고 말했다.

2006년 시애틀의 버지니아 메이슨 의료 센터(Virginia Mason Medical Center) 의사들은 「비뇨기과지(*The Journal of Urology*)」에 13.4%에 이르는 질내 돌출 현상을 관찰한 이후 옵테이프 사용을 중단했다고 썼다.

그러나 멘토의 변호사인 루이스(Lewis)는 광범위하게 이루어진 시장출하 전 과정에서 회사 엔지니어들이 이 재료를 검사했다고 말했다. 266건의 보고된 부정적 사건들은 미국에서 생산된 1만 6,000개의 옵테이프에 비할 때 작은 일부분일 뿐이라고 말했다. 덧붙여서 그는 다른 실링들에 대한 높은 불만 비율을 지적했다.

실제로는, 식약청은 작년 의료인들에게 요실금과 장기 탈출증에 쓰이는 기구들에 관하여 9명의 외과 그물망(mesh) 제조자들로부터 합병증에 대한 1,000건 이상의 보고들을 받았다고 경고했다. "의사들은 환자들에게 흉터와 성교행위 중의 고통을 포함해서 그 기구들이 삶의 질에 미치는 영향과 심각한 합병증의 가능성에 대해 충분히 알려야 한다"는 것이다.

루이스는 유럽으로부터의 임상 자료가 옵테이프의 안전성과 효율성을 뒷받침하고 있다면서 미국 외과의사들이 새로운 외과 기술에 익숙하지 않은 데 책임이 있다고 말했다. 그는 최근 캘리포니아에서 기구 장착 후 얼마 되지 않아 종양으로 병원 신세를 진 51세의 리사 앤 시노(Lisa Ann Seeno)가 멘토 사에 낸 과실 청구가 기각되었음을 언급했다(그녀는 새 재판을 청구하였다).

다른 고소인인 워싱턴 주에 사는 69세의 수잔 크류스(Suzanne Crews)는 그녀가 참고 살아 갔을 수도 있었던 문제인, 기침을 너무 세게 하거나 크게 웃을 때 소변이 조금씩 새는 증상을 고치려 한 시도가 갖는 위험을 널리 알리기 위해 멘토를 고소한다고 말했다.

크류스는 테이프의 부분들을 제거하기 위해 네 번의 수술을 감내해야 했다고 털어놓았다.

"도무지 내가 생각했던 상태가 아닙니다"라고 크류스는 말한다.

"만약 좀 더 많은 사람들이 이 문제에 대해 알고 단지 뒤로 물러나 앉아서 그저 '오, 이럴 수가, 무슨 일이 일어나고 있는지 몰랐어'라고 말하지만 않는다면 나는 좀 더 행복할 것입니다."

▶ Selection 4.3

때때로 최고의 탐사 의료 기사는 역학 조사에 업혀 간다. 다음 기사가 바로 이런 경우이다. 의학 기자 데니스 그래디(Denise Grady)는 미네소타의 돈육 가공 공장에 근무하는 종사자 세 명에게 특이한 증상들이 나타났다고 말했다. 기자는 세 명 모두의 흔치 않은 직업을 소개함으로써 무대장치를 설정하고 나서 이 의학적 미스터리를 시작한다. 이것은 작고한 「뉴요커(*New Yorker*)」 기자 버턴 로우체(Berton Roueché)에 의해 대중화된 고전적인 의학 탐정 이야기이다. 그는 탐정소설 자체가 "의학에 빚을 지고 있다"라고 주장하면서, 아서 코난 도일(Arthur Conan Doyle)은 에든버러의 진단전문의 조셉 볼(Joseph Ball) 박사로부터 셜록 홈스의 방법을 이끌어 냈다고 설명한 적이 있다. 그래디는 셜록 홈스 스타일로 "그리고 지난 가을 오스틴 의료 센터(Austin Medical Center)에서 그 질병을 진찰한 의사들은 정말로 이상하게 느꼈다"라고 썼다. 다른 탐정 이야기처럼 이 기사에서도 탐정이 있는데 그가 바로 역학자 아론 드브리스(Aaron DeVries)이다. 그는 희생자들 간의 연관관계를 조사하기 위해 의료 기록들을 조사했다. 타임스에서 찾을 수 있는 가장 구역질 나는 내용 중 하나를 써내려 가면서 그래디는 의사들이 믿기에 근로자들을 앓게 만든 무엇인가에 그들이 노출되는 과정에 대해 서술하고 있다. "나의 친애하는 왓슨, 그것은 에어로졸화된 돼지 뇌를 흡입했기 때문이라네." 이것이 이 의료 탐정 소설에 대한 과학의 교훈이다.

4.3 미네소타 육류 가공 공장에서 벌어진 의학 미스터리가 밝혀지다

– 2008년 2월 5일/데니스 그래디

A Medical Mystery Unfolds at Minnesota Meatpacking Plant

February 5, 2008/By Denise Grady

[미네소타 주, 오스틴] 만약에 당신이 이상한 질병에 걸린다면, 미네소타 주의 동남쪽에 위치한 출입 제한이 전혀 없는 2만 3,000명이 사는 마을일 가능성이 꽤 높다. 신종 질병을 진단하는 곳으로 유명한 메이요 클리닉(Mayo Clinic)은 지역 의료센터를 소유하고 있으며, 이를 관리하는 직원도 두고 있다. 메이요 본원은 로체스터(Rochester)에서 동쪽으로 40마일(64km) 거리에 위치해 있다. 만약 미스터리한 질병이 유행하여 조사가 필요하다면 미네소타 최고의 진료 부서와 최신의 장비를 갖춘 실험실을 이용할 수 있다.

오스틴 의학 센터에서 지난 가을 질병을 진찰한 의사들이 직면한 질병은 정말 이상한 것이었다. 세 명의 환자에게서 똑같이 피로, 통증, 무력감, 무감각 및 다리와 발저림을 보이는 매우 특이한 증후군이 나타났다.

환자들은 다른 공통점도 가지고 있었는데, 그들 모두가 지역 육류 가공 공장인 퀄리티 포크 프로세서스(Quality Pork Processors)에서 일하고 있었다.

이 질환들은 신경 손상도 포함하고 있는 것처럼 보였는데, 의사들은 무엇이 이것을 유발한 것인지 알지 못했다.

공장에서는 의무부서에서 근무하는 간호사들이 동일한 불길한 증상들을 알아차리기 시작했다. 세 명의 근로자들은 그들에게 "다리가 무겁다(heavy legs)"고 호소했고, 간호사들은 세 명의 근로자들에게 빨리 의사에게 진찰을 받아보도록 재촉했다. 간호사들은 네 번째 사례도 알고 있었고, 많은 근로자들이 병에 걸리고, 심각한 질병이 공장 전체에 퍼질 것을 걱정했다.

"우리는 서로 머리를 맞대고 말했습니다. 뭔가가 잘못됐어." 부서장인 캐롤 바우어(Carole Bower)의 말이다.

오스틴 지역의 최대 고용주인 호멜 푸드스(Hormel Foods)는 스팸과 베이컨, 그리고 다른 가공육을 만드는 회사이다(심지어 스팸 박물관도 가지고 있다). 호멜의 소유인 퀄리티 포크 프로세서스는 하루에 1만 9,000마리의 돼지를 도살했으며 대부분을 호멜로 보냈다. 연기와 독특한 냄새를 방출하는 단지를 찾는 것은 이 도시의 어디에 있든지 어려운 일이 아니었다.

퀄리티 포크는 1,300명을 고용하고 있는 오스틴 지역의 두 번째로 큰 고용주이다. 공장의 모든 작업은 8시간 교대근무로 컨베이어 벨트에서 이루어지며, 돼지의 몸통을 해체하는 작업을 하게 된다. 기본 급여로는 시간당 11~12달러를 지급한다. 작업은 힘들지만 공장이 깔끔하며 수입이 좋다고 지역의 노동조합장인 리처드 모건(Richard Morgan)은 말했다. 대부분의 노동자들은 히스패닉계 이민자들이다. 퀄리티 포크의 소유주는 기자를 공장 안으로 들어오지 못하게 했다.

의사들이 '지표증례(index case)'라고 부르는 첫 번째 환자는 2006년 12월 병에 걸렸고, 첫 번째 환자는 병원에 약 2주 정도 입원했다. 퀄리티 포크에서 그가 맡은 일은 돼지 머리에서 뇌를 꺼내는 것이었다.

"그는 매우 아팠고, 신경학적으로 심각한 영향을 받았습니다. 그의 다리는 심하게 약했으며, 몸의 일부는 그 기능을 잃었습니다"라고 메이요의 신경학자 다니엘 H. 라챈스(Daniel H. Lachance) 박사가 말했다.

검사 결과 환자의 척추에 심각한 염증이 발생한 것으로 나타났다. 발생 원인은 자가면역반응에 있는 것처럼 보였다. 환자의 면역체계는 몸 안에 세균이나 다른 조직체가 침입한 것으로 오인하고 그 환자의 신경을 공격했다. 의사들은 왜 이런 현상이 나타났는지 알지 못했으며, 일반적인 염증치료 — 스테로이드제제 — 가 효과가 있을 것으로 생각했다(환자와는 인터뷰가 불가능했다).

신경학적 질환은 때때로 이해를 허용하지 않으며 이 환자의 질환도 그런 범주에

속하는 것으로 보였다고 의사 라챈스는 말했다. 당시에는 그 질환이 직업과 관련되어 있을 것이라는 생각은 누구도 하지 않았다.

다음 해 봄에 환자는 직장으로 돌아갔다. 하지만 몇 주 만에 병이 재발했고, 몇 달 후 다시 회복하여 일터로 돌아갔다.

2007년 11월, 또 다른 사례들이 발생하기 시작했다. 최종적으로 남자 6명, 여자 6명으로 총 12명의 환자가 발생했으며, 나이는 21세부터 51세까지 다양했다. 의사들과 공장 소유주는 질병 확산에 대해 인지하기 시작했으며, 이미 미네소타 보건국(Minnesota Department of Health)의 도움을 받기도 하였고, 거꾸로 연방의 질병통제예방센터(Centers for Disease Control and Prevention)에 도움을 요청하기도 했다.

비록 질병 확산 규모가 작아보였지만 증상이 심각했기 때문에 조사는 신속하게 이루어졌다. 그리고 보건 당국 공무원들은 고기를 다루는 다른 근로자들에게까지 질병이 퍼질 수 있다는 새로운 위기 의식을 갖게 되었다.

"이 질병의 정체를 밝혀내는 것이 중요합니다. 왜냐하면 이 질병은 새로운 증상들을 보이고 있으며 미국 전역이나 세계적으로 얼마나 많은 사람들이 감염될지 알 수 없기 때문입니다"라고 제니퍼 맥퀴스턴(Jennifer McQuiston) 박사는 말했다.

11월 초, 보건국의 역학자인 아론 드브리스 박사가 공장을 방문해 진료기록들을 살펴보았다. 이 질병은 광우병 또는 날것이나 덜 익힌 돼지고기를 먹을 때 발생하는 악명 높은 기생충 감염인 선모충증과는 유사성이 없었다. 사람 간 전파는 없었고 — 근로자 가족들은 이상이 없었다 — 돼지고기를 먹은 사람에게 더 위험한 것이 아니었다.

근로자들에 대한 조사에서 공장의 간호사들이 의심했던 바대로 돼지 머리를 다루는 테이블(head table) 근처 근로자들에서 질병이 발생했다는 점이 확인되었다.

11월 28일 드브리스 박사의 상관인 주(州) 역학전문가 루스 린필드(Ruth Lynfield) 박사가 공장을 둘러보았다. 그녀와 회사 소유주인 켈리 와딩(Kelly Wadding)은 돼지 머리 고기가 처리되는 테이블에 특별한 관심을 보였다. 린필드 박사는 일명 '뇌 불어 내기(blowing brains)'라 불리는 절차에 주목했다.

각각의 돼지 머리가 테이블 끝에 도착하면 근로자는 금속 호스를 머리에 삽입하고 호스를 튼다. 그러면 고압의 압축된 공기가 뇌를 곤죽으로 만들어 두개골의 큰 구멍(foramen magnum)을 통해 뿜어낸다. 이런 과정에서 뇌 조직이 호스 작업자나 주위에 튀게 된다.

이렇게 곤죽이 되어 쌓인 뇌는 10파운드(4.5kg) 컨테이너에 보내지고 음식으로 팔리기 위해 선박에 선적된다. 그 대부분은 중국과 한국에 팔려 볶음 요리로 만들어지고, 일부는 계란과 뒤섞어 먹길 좋아하는 남미로 보내진다.

뇌를 불어 내는 일을 하는 작업자의 공간은 플렉시 유리 보호막으로 다른 작업자와 분리되어 있으나 유리 보호막 아랫부분은 돼지 머리를 콘베이어 벨트로 보내기 위해 여유공간이 있고, 뇌 조직이 근처의 근로자들에게 튀어 흩뿌려질 공간도 충분했다.

"뇌조직이 분무되는 것을 볼 수 있었어요"라고 린필드 박사는 말했다. 작업자들은 안전모, 장갑, 랩코트를 입었고 안전 안경을 착용했지만 대부분 맨팔이었고, 뇌조직 가루를 흡입하거나 삼키는 것을 예방하기 위한 마스크나 안면 보호구는 착용하지 않았다.

린필드 박사는 와딩에게 물었다. "켈리 씨, 무슨 일이 벌어지고 있다고 생각하세요?"

그 공장 소유자는 잠시 생각해 본 다음 말했다. "뇌를 추출하는 것을 멈추도록 합시다."

퀄리티 포크는 그날의 공정을 멈췄고, 테이블에 있는 작업자들에게 안면 보호구를 착용하라는 지시를 내렸다.

역학자들은 미국 내 돼지 도축장 25곳을 방문했는데, 단지 두 곳에서만 뇌를 추출할 때 압축된 공기를 사용하는 것으로 확인했다. 한 곳은 호멜(Hormel)이 소유한 네브래스카(Nebraska)의 공장인데 이 질환이 보고된 사례는 없었다. 하지만 다른 한 곳인 인디아나 주 델파이(Delphi)에 있는 인디아나 파커스(Indiana Packers)에서는 조사중인 의심 사례가 몇 건 있었다. 이 두 공장은 퀄리티 포크가 그랬던 것처럼 압축 공기 사용을 중단했다.

그러나 왜 돼지 뇌에 노출되는 것이 질병을 일으키는가? 또 미네소타에서는 이미 1998년부터 압축 공기를 사용했는데 왜 지금 질병이 나타나는가?

처음에 보건 당국 공무원은 아마도 돼지가 어떤 신종 감염에 걸렸고 이것이 돼지 뇌 조직에 의해 사람에게 전파되었을 것이라고 생각했다. 때로 감염은 작업자들이 보였던 것과 같이 통제되지 않는 면역반응을 사람에게 일으킨다. 그러나 지금까지 행해진 바이러스, 박테리아, 기생충 검사에서 어떤 감염의 징후도 찾지 못했다.

그 결과 조사자들은 외견상 기묘해 보이는 이론으로 향하게 되었다고 린필드는 말했다. 그 이론은 돼지 뇌에 노출되면 '통제불능'의 알레르기 반응과 같은 면역거부반응이 유발될 수 있다는 것이다. 일부 사람들은 다른 사람들보다 더 예민할 수도 있다. 그것은 아마도 유전적 요인이나 과거에 동물 조직에 노출된 적이 있기 때문일 것이다. 분무된 뇌 조직은 흡입되거나 삼켜졌을 수 있고, 혹은 눈, 코와 입의 점막이나 피부 보호막이 손상된 부위를 통해 들어갔을 수도 있다.

호멜과 퀄리티 포크의 자문을 맡아 일하는 역학자인 마이클 오스터홀름(Michael Osterholm)은 "이것은 누구도 예측하거나 생각해 본 적이 없는 현상입니다"라고 말했다. 미네소타 대학교의 공중보건학 교수이며, 이전에 주 역학전문가였던 오스터홀름 박사는 이런 종류의 작업장에서의 위험 노출에 대해 정부는 지금까지 어떤 지침도 만들지 않았다고 말했다.

하지만 현재까지도 왜 이러한 질병이 갑자기 발생했는지 여전히 설명하지 못하고 있다. 조사자들은 최근에 변화된 어떤 것 — 예를 들어, 공기 압력 강도의 변화 — 이 있는지와 과거에 이미 발생했지만 알려지지는 않은 사례가 있었는지 찾기 위해 노력하고 있다.

"분명히 지금까지는 분명한 답이 밝혀지지 않았습니다"라고 오스터홀름 박사는 말했다. "그러나 돼지의 뇌 조직 흡입으로 면역반응이 발생한다는 설명은 생물학적으로 가능한 것입니다." 돼지의 뇌 성분을 공격하기 위해 우리 몸에서 만들어 낸 항체가 외부 물질뿐만 아니라 우리 자신의 신경세포를 공격할 수 있는데, 이것은 우리 신경세포가 돼지 뇌의 어떤 분자들과 유사하기 때문이라는 것이다.

"면역체계는 미녀와 야수처럼 두 얼굴을 갖고 있습니다"라고 오스터홀름 박사는 말했다. "그것은 이물질을 퇴치하는 데 매우 효과적이지만, 언제든지 등을 돌려 우리를 공격할 수 있습니다."

해부학적으로 돼지는 인간과 비슷하다. 하지만 돼지의 뇌와 인간의 신경 조직이 생화학적으로 얼마나 근접한지는 분명하지 않다.

이를 밝히기 위해 미네소타 보건 당국은 신경학적 질환에서의 면역체계 역할에 대한 전문가인 컬럼비아 대학의 이안 리프킨(Ian Lipkin) 박사에게 도움을 요청했다. 리프킨 박사는 돼지 뇌 성분에 대한 면역반응 징후를 찾기 위해 미네소타 주 환자의 피에 대한 혈청검사를 실시했다. 또한 그는 미엘린(신경 섬유의 축색을 감싸는 피막)을 만들어 내는 돼지 유전자에 대한 연구를 기대하고 있는데 그 유전자가 인간의 것과 얼마나 유사한지 보기 위해서이다.

"이것은 흥미 있는 문제입니다"라고 리프킨 박사는 말했다. "나는 우리가 이 문제를 풀 수 있다고 생각합니다."

오스틴에 사는 수잔 크루즈(Susan Kruse)는 12월 초에 발생한 질환에 대한 뉴스를 보고 놀랐다. 크루즈는 37세로 15년 동안 퀄리티 포크에서 일했다. 그러나 그녀는 너무 아파서 더 이상 일을 할 수 없었다. 그녀는 공장에서 다른 누군가도 아플 것이라는 생각을 하지 못했다. 또한 그녀의 질병이 직업과 관련이 있을 것이라는 점을 알지 못했다.

그녀가 가장 최근 마지막으로 한 일은 척추뼈 사이의 고기를 긁어 내는 일이었다. 세 명이 교대 근무자와 함께 일했고, 8~9시간에 9,500마리를 처리했다. 크루즈는 뇌를 불어 내기 위해 압축 공기를 사용하는 사람 옆에 서 있었다. 특히 수습 직원이 공기 호스 작동법을 배울 때 종종 뇌 조직이 튀었다.

"내 팔들에는 항상 뇌 조각이 붙어 있었어요"라고 그녀는 말했다.

그녀는 2006년 11월, 다리에 통증이 나타나기 시작하기 전까지 건강에 문제가 전혀 없었다. 그러나 2007년 2월이 되었을 때 그녀는 일을 할 수 있을 만큼 충분히 오래 서 있을 수 없었다. 그녀는 돌아다니는 데 보행 보조기가 필요했고 메이요 클리닉에서 치료를 받아야 했다.

"내가 전에 했던 일을 할 수 있는 힘이 전혀 없었어요"라고 그녀는 말했다.

"내 몸에서 진이 다 빠져나간 것처럼 느껴졌어요."

그녀의 면역체계는 잘못 되기 시작했고 우선 두 곳의 신경을 공격했다. 척추로부터 나온 신경과 손발 끝에 있는 신경이었다. 정도는 다르지만 같은 일이 다른 환자에게도 일어났다. 크루즈와 지침증례 환자 — 뇌를 추출했던 사람 — 의 증상이 아마도 가장 심각할 것이라고 라챈스 박사는 말했다.

스테로이드제가 크루즈에게 듣지 않아서 의사들은 그녀에게 2주마다 항체를 포함하고 있는 혈액제제인 정맥용 면역 글로불린(IVIG)으로 치료하기 시작했다. 라챈스 박사는 "머리를 큰 망치로 내리치는 것과 같습니다"라고 말했다. "면역체계를 제압하고, 손상의 원인이 무엇이든지 간에 그것을 상쇄시키는 것이죠."

크루즈는 그 치료가 도움이 된 것 같다고 말했다. 그녀는 치료를 할 때마다 더 힘이 나는 것처럼 느꼈다. 그러나 시간이 지나며 그 효과는 떨어져 갔다. 그녀의 주치의는 그녀가 적어도 9월까지 치료가 필요할 것이라 예상했다.

다른 작업자 대부분은 회복되고 있으며, 일부는 직장으로 돌아갔지만 지표증례인 환자를 포함하여 여전히 일을 할 수 없는 상태의 사람도 있다. 지금까지 새로운 발병 사례는 나타나지 않고 있다.

"누구에 대해서도 완전히 나았다고 말할 수는 없습니다"라고 라챈스 박사는 말했다.

"그렇게 되려면 몇 개월 더 걸릴 것으로 예상합니다."

린필드 박사는 원인을 찾기 원한다. 하지만 그녀는 말했다. "우리가 명확한 답을 알 수 있을지는 모르겠어요. 무엇이 원인이 아니라고 배제할 수는 있을 것이고 아마도 자가면역반응이 원인일 것이라고 생각하는 정도이지 않을까라는 의심도 들어요. 우리가 많은 것을 배우게 될 것이라고 생각합니다. 하지만 시간도 많이 들겠죠. 이것은 훌륭한 탐정소설입니다."

▶ Selection 4.4

자기가 맡은 사건이 사람들의 주목을 받기를 원하는 동기에서 원고 측 변호사는 탐사보도를 기대하면서 기자에게 문건을 제공할 것이다. 때때로 그런 씨앗이 탐사보도의 뿌리가 된다. 다음 이야기에서 제약산업 담당 기자인 알렉스 베렌슨(Alex Berenson)은 정신질환 환자를 맡은 변호사로부터 약품 마케팅에 대한 내부 문서들을 받았다. 그 문서들은 베렌슨으로 하여금 본디 그 용도로는 사용 허가를 받지 않은 약으로 나이든 치매 환자를 치료하는 의사를 보여 주는 일라이 릴리(Eli Lilly)사의 다년에 걸친 홍보 캠페인에 대해 상세히 보도하는 기사를 쓰도록 이끌었다. 베렌슨이 개인적인 일화나 진술로 이 기사를 시작하지 않는다는 점에 주의하라. 대신에 그는 사실들과 그 사실들을 어떻게 알게 되었는지 간단하게 말한다. 다음

두 단락에서 그는 회사에 반론할 기회를 준다. 그 다음 다섯 번째 단락 기사에서 베렌슨은, 특히 의학 탐사기사에서 결정적으로 중요한 요소인 과학적 맥락을 제공한다. 만약 자이프렉사(Zyprexa)가 치매치료에 대한 허가를 FDA에서 받았다면 이 기사도 없었을 것이다. 사건이 발생한 후 거의 3년이 돼서야 릴리 사는 이 승인받지 않은 용도로의 마케팅 업무와 관련된 형사상, 민사상 조사를 조정하기 위해 14억 2,000만 달러를 지불했다.

4.4 제약사가 승인되지 않은 판촉을 했다는 것이 약품소개 자료로 드러나다

– 2006년 12월 18일/알렉스 베렌슨

Drug Files Show Maker Promoted Unapproved Use

December 18, 2006/By Alex Berenson

일라이 릴리 사의 내부 마케팅 자료에 의하면, 이 회사는 정신분열증과 조울증에 매우 효과적인 약물인 자이프렉사를 이 두 가지 질병이 아닌 다른 증상에 사용할 것을 1차 진료 의사들에게 권했다.

정신질환자들을 대리 중인 모 변호사가 2000년 말에 플로리다 주의 올랜도(Orlando)에서 시작된 릴리 사의 다년간의 판촉 행사에 대해 상세히 알 수 있는 마케팅 자료를 뉴욕타임스에 제공했다. '비바(Viva) 자이프렉사'라고 불리는 행사에서 릴리 사는 치매 증상이 있는 고령의 환자에게 자이프렉사를 처방할 것을 의사에게 권하라고 판매사원들에게 지시했다.

한 릴리 사 임원은 그 특수한 내용의 문건에 대해 자기가 코멘트할 수는 없지만 릴리 사는 인가되지 않은 범위 밖에서는 자이프렉사를 홍보한 적이 없으며 법에 따라 식품의약청에 마케팅 자료를 제출해 왔다고 말했다.

릴리 사의 부사장인 앤 노블레스(Anne Nobles)는 어제 인터뷰에서 "우리는 영업사원들에게 FDA 승인을 받은 범위 내의 처방 정보만을 의사에게 제공하라고 교육시키고 있다"라고 얘기했다.

자이프렉사는 치매나 치매 관련 정신증을 치료하는 데에는 승인되지 않았을 뿐만 아니라 치매 관련 정신증이 있는 고령 환자에게 사용하면 사망 위험이 증가할 수 있음을 FDA가 강력하게 경고한 약품이다. 연방법에 따르면 의사는 자신의 환자에게 생각한 대로 약을 처방할 수 있지만 제약회사가 승인되지 않은 증상에 약을 사용하도록 홍보하는 행위는 금지되어 있다.

1999년과 2000년에만 해도 릴리 사는 이 자이프렉사를 처방하도록 1차 진료 의사들을 설득하는 방법을 강구했다. 한 문건에는 익명의 한 릴리 사 마케팅 부문 경영진이 의사에게 쓴 "치매를 치료하라" 그러나 "조울증은 치료하지 말라. 정신분열증은 정신과 의사들이 다룬다"라는 내용이 나온다.

결과적으로 더 큰 마케팅 프레젠테이션의 부분처럼 보일뿐, 특별히 두드러져 보이지는 않는 이 문서에 따르면 1차 진료 의사들을 상대로 한 홍보에서 "치매는 첫 번째 메시지가 되어야 한다"고 볼 수 있다.

동일한 문서의 더 뒤쪽에는 어떤 1차 진료 의사들은 "라벨에 적힌 범위를 넘어서 처방할 수 있다"라고 적혀 있다.

노블레스는 릴리 사가 정신분열증과 조울증 외에는 자이프렉사를 사용하도록 권한 적이 없다고 말했다. 치매를 앓고 있는 것으로 보이는 고령의 환자들은 실제로 예전에 치료받지 않고 지나간 정신분열증을 갖고 있다는 것이다.

그 회사와 관계가 없는 몇몇 정신과 의사들은 정신분열증은 10대나 20대에 발병한다면 거의 항상 진단이 되는 심각한 정신질환이며, 정신분열증의 증상은 가벼운 치매가 있는 경우와 혼동될 수 없다고 어제 릴리 사의 주장을 강하게 반박했다.

자이프렉사는 그로 벌어들이는 수익이 릴리 사 전체 수익의 30%를 차지하고, 2005년에 42억 달러어치가 팔릴 정도로 릴리 사에서 가장 잘 팔리는 품목이다. 작년 기준으로 전 세계인 중 200만 명이 복용한 약이기도 하다. 인디애나폴리스에 위치하고 있는 릴리 사는 미국에서 여섯 번째로 큰 제약회사이다.

'승인되지 않은 용도로의 마케팅'은 제약산업 분야에서 논란이 많이 되고 있는 사안이다. 승인되지 않은 특정 질환이나 증상에 약물을 사용하도록 하는 것은 민사상 혹은 형사상 조사 대상이다.

릴리 사는 자이프렉사 마케팅 때문에 연방정부와 주정부의 조사를 받게 됐다. 2005년 연차 보고서에 따르면 릴리 사는 펜실베이니아에서 연방 검찰 수사에 직면했고, 플로리다 검찰청은 "자이프렉사 판매와 마케팅, 홍보활동과 관련된 문서의 제작 과정을 조사하기 위해" 회사 관계자를 소환했다.

릴리 사가 1996년에 자이프렉사를 판매한 이후 정신분열증 관련 환각과 망상, 심한 조증을 치료하기 위해 전 세계적으로 대략 2,000만 명의 환자들이 그 약을 복용했다. 그러나 자이프렉사는 많은 환자들에서 체중 증가를 일으켰다. 미국 당뇨병협회(The American Diabetes Association)는 2004년에 자이프렉사는 정신분열증에 사용되는 다른 약보다 더 쉽게 당뇨병을 일으킨다는 것을 알아냈다.

릴리 사는 자이프렉사와 당뇨병 발병 사이에는 관련성이 없다는 것이 입증됐다고 발표했다.

일라이 릴리 사는 '비바 자이프렉사' 캠페인의 일부로 영업사원에게 준 자료집에서 자이프렉사 복용이 적합한 사람들의 프로필을 제시했다. 판매사원들은 그 환자의 프로필을 가지고 의사와 의견을 나누어 보라는 말을 들었다 첫 번째 환자는 경미한 정신분열증 증상을 보인 20대 여성이고, 두 번째 환자는 조울증을 보이는 40대 남성이었다. 세 번째 환자는 성인 자녀가 있는 미망인인 마사(Martha)이다. 마사는 마음이 불안하고 수면장애를 보였으나, 정신분열증이나 조울증에서 전형적으로 나타나는 편집증이나 조증의 증세는 보이지 않았다.

노블레스는 마사가 정신분열증 환자처럼 보이도록 의도되었다고 말했다. 그러나 회사 관계자가 아닌 정신과 의사는 이 주장은 신뢰할 만하지 않으며, 특히 마사의 나이를 보면 그렇다고 말했다. 대신 마사는 경미한 치매로 보인다는 것이다.

"이런 환자가 정신분열증인 경우는 매우 드뭅니다"라고 듀크 대학(Duke University) 의료센터의 소아청소년 정신과 과장인 존 마치(John March)는 말했다. 또한 릴리 사의 과학 자문위원회에 "정신분열증은 10대와 젊은 성인에게 나타나는 질병이다"라는 의견을 전달했다.

정신분열증의 진단 기준이 되는 증상은 망상, 환각, 정합적이지 않은 말, 극도로 와해된 행동 등이다. 또한 사회적 고립, 목소리와 얼굴 표정의 단조로움과 같은 부정적 증상을 보인다.

또한 그 자료집은 환자가 실제로 정신분열증과 조울증으로 진단되지 않은 경우에도 치료를 위해 그 약을 쓰도록 제약회사가 권했다는 것을 보여 준다. 릴리 사는 시장 조사를 통해, 많은 1차 진료 의사들이 정신분열증이나 심한 조울증을 가진 환자를 치료하는 데 자신들이 능숙하다고 생각하지 않는다는 것을 알아냈다.

캠페인은 성공적이었음을 문서들은 보여 준다. 자이프렉사의 브랜드 매니저인 마이클 밴딕(Michael Bandick)은 댈러스에서 열린 릴리 사의 국제회의에서 '비바 자이프렉사'를 시작하고 석 달 이후인 2001년 3월까지 새롭게 처방된 건수는 4만 9,000건이라고 발표했다. 그러나 밴딕은 이 새로운 처방들 중에 치매를 가진 고령 환자들에게 처방된 건이 얼마나 됐는지는 밝히지 않았다.

자이프렉사의 판매량은 1999년에서 2002년 동안 미국에서만 15억 달러에서 30억 달러로 2배 뛰었다. 2002년에 회사는 캠페인 명을 '자이프렉사 제한 없이(Zyprexa Limitless)'로 바꾸었다. 그리고 자이프렉사는 우울증이 아닌 조울증 가운데 조증의 치료로만 승인을 받았음에도 불구하고, 전에 우울증으로 진단받은 적이 있고 경미한 조울증을 갖는 사람들을 겨냥하기 시작했다.

회사는 판매 사원을 위한 2002년 판 안내서에 도나(Donna)의 프로필을 실었다. 그녀는 30대 중반의 싱글맘으로 "주로 호소하는 것은 '최근에 매우 불안하고 쉽게 짜증을 낸다'는 것"이라고 안내서에 나와 있다. 전에 그녀를 진료했던 의사들은 "말하는 것을 좋아하고, 마냥 행복해하고, 수면을 별로 취하지 않았다"고 말했다.

1차 진료 의사들에게 자이프렉사를 홍보하는 이런 릴리 사의 행태는 일부 의사들을 화나게 했다. 2001년 8월 버지니아 주의 한 의사가 가상의 마사를 두고 자신과 이야기를 나누면서 릴리 사의 영업사원이 보여 준 자료에 항의하는 내용의 이메일을 릴리 사와 식약청에 보냈다.

"그 영업사원은 불면증과 불안 및 약간의 혼란 증상 때문에 가족이 의사에게 데려왔으나 그녀의 상태를 설명할 수 있는 신체 증상은 보이지 않는 고령의 여성 환자를 예로 들었습니다"라고 그 의사는 썼다. 영업사원은 이런 경우에 자이프렉사를 처방할 것을 권유했다는 것이다.

"나는 자이프렉사가 어떤 경우에 처방되는지를 물어봤습니다. 판매사원의 말에 의하면 이런 환자의 경우에 많은 의사들은 항정신병 약물을 처방한다고 했습니다. 난 그녀에게 가지고 있는 자료를 보여 달라고 요청했고, 그 약은 정신분열증과 양극성 조증이 적응증이라고 나와 있는 부분을 찾아서 그녀에게 읽어 주었습니다. 하지만 이 환자의 경우는 그 두 가지 가운데 어떤 것으로도 진단되지 않은 경우입니다"라고 의사는 썼다.

그는 또한 자신은 전에 FDA와 접촉한 적이 없으며, “이 강력한 약이 승인되거나 의도된 목적 이외의 용도로 나의 동료격인 1차 진료 의사들에게 홍보되는 것에 대해 순수하게 관심을 갖고 있을 뿐입니다”라고 덧붙였다.

릴리 사의 여성 대변인인 타라 라이커(Tara Ryker)는 더 이상 마케팅에 ‘마사’와 ‘도나’를 이용하지 않겠다고 발표했다. 또한 “우리는 계속해서 새로운 홍보물과 새로운 프로필을 개발하고 있습니다”라고 말했다.

자이프렉사에 관한 문서는 제임스 B. 고트스타인(James B. Gottstein)이 타임스지에 제공했다. 제임스 B. 고트스타인은 정신질환자를 대리하는 변호사로, 그는 환자들에게 그들의 의지와 관계없이 정신과 약물을 복용하도록 강제하는 것에 대해서 알래스카 주에 소송을 제기한 상태이다.

고트스타인은 이 문서에 있는 정보를 환자와 의사들이 이용할 수 있게 해야 하고, 정신과 약물을 강제로 복용하게 하기 전에 요구되는 청문회를 감독할 판사 역시 이용할 수 있게 해야 한다고 어제 말했다.

“법원은 원치 않는 사람들의 몸에 약물을 주입하라고 지시를 내리기 전에 이런 정보를 알고 있어야 합니다”라고 고트스타인은 말한다.

원래 릴리 사는 자이프렉사 복용으로 당뇨병이 생겼다고 회사에 소송을 제기한 사람들의 변호사에게 이 문서를 봉인된 상태로 제공했다. 작년에 릴리 사는 해당 소송 8,000건에 대해 7억 달러를 지불하기로 약속했다. 그러나 수천 달러 이상이 아직 미해결 상태로 남아 있다. 생산물 책임 소송에 적용되는 비밀 준수 동의에 구속되지 않는 고트스타인은 이 소송에 관계된 한 사람으로부터 이 문서를 확보했다.

‘비바 자이프렉사’ 문서는 자이프렉사 — 성분명이 올란자핀(olanzapine)인 — 를 1차 진료 의사들에게 판매하려는 릴리 사의 노력에 힘을 보탰다.

2001년 댈러스에서 열린 자이프렉사 판매사원들과의 모임에서 밴딕은 모임 전에 준비한 대로 16명의 영업사원들을 호명하여, 그들이 의사가 처방전을 쓰도록 유도한 건수에 대해 칭찬했다. 다른 100명 이상의 영업사원들도 의사들이 적어도 16개의 추가 처방전을 쓰도록 설득해 왔다. 그들은 “꽤 달콤한 인센티브를 최대로 지급하겠다”는 약속을 받았다.

이에 대해 밴딕은 “올란자핀은 계속해서 제공되어야 할 요소입니다”라고 얘기했다.

▶ Selection 4.5

때때로 기자들은 큰 기삿거리가 될 수 있는 핵심 단서를 놓치기도 한다. 다음 기사는 항염증 약물인 바이옥스(Vioxx)에 있는 중요한 문제점을 지적한 첫 번째 기사로 2001년에 뉴욕타임스에 실렸다. 이 기사는 관절염 치료에 처방되는 블록버스터 신약으로서 엄청난 처방 건수를 기록했던 두 가지 제품인 바이옥스와 세레브렉스가 이전에 생각되어 온 것처럼 안전하지는 않다고 보도했다. 7번째 단락에서 멜로디 피터슨(Melody Petersen) 기자는 바이옥스를 복용하는 환자는 "다른 진통제인 나프록센(naproxen)을 복용하는 환자에 비해 심근경색의 위험도가 4배 증가한다"라고 썼다.

다음 단락에서 그녀는 덧붙였다.

"머크사는 이 연구가 바이옥스의 문제점을 보여 주는 것이 아니라고 발표했다. 대신에 나프록센이 아스피린과 유사한 작용을 해서 심근경색을 줄이는 것이라고 말했다."

다시 말해, 머크 사는 바이옥스에는 문제가 없고, 바이옥스를 '심장보호제'인 나프록센과 비교한 것이 문제라고 이야기한 것이다. 그러나 밝혀진 바에 따르면, 나프록센은 심장보호제가 아니었다. 그리고 바이옥스가 심장 문제를 더 많이 발생시킨다는 점이 문제였다. 기사에서 피터슨은 머크 부회장의 말을 인용했다. "나프록센은 아스피린과 유사한 항혈소판 효과를 갖는다 …. 그리고 이들은 심근경색을 거의 일으키지 않는다."

그것은 회사가 내세운 교묘한 의견이었다. 그러나 관심 있는 의사들의 경고에도 불구하고, 이 기사가 보도된 한참 후까지도 타임스지나 다른 신문사들 모두 바이옥스의 위험한 부작용에 관심을 갖지 않았다. 사실 머크 사 부회장은 기사의 마지막 부분에서 이렇게 말했다. "이 약물로 인해 아직까지도 거대한 수익을 얻고 있다." 그러나 4년이 지난 후에 머크 사는 수억 달러의 법적 책임 발생 가능성 때문에 시장에서 약물을 거둬들여야 했다. 이 장의 마지막에 있는 인터뷰에서 보게 되는 것처럼 많은 기자들은 바이옥스가 주요한 심장 문제를 유발했음을 알리는 경보가 울렸음에도 불구하고 제조업자의 주장에 의문을 제기하기까지 너무 오래 지체한 자신들의 실수에 대해 후회하고 있다.

4.5 인기 있는 관절염 치료 약품 두 가지의 안전성에 의문이 제기되고 있다

– 2001년 5월 22일/멜로디 피터슨

Doubts Are Raised on the Safety of 2 Popular Arthritis Drugs

May 22, 2001/By Melody Petersen

의사들은 많이 사용되는 관절염 약인 바이옥스와 세레브렉스가 기존에 믿어 왔던 것처럼 안전하지 않을 수 있다고 걱정하기 시작했다.

올해 초 식약청(FDA)에 제출된 연구에 따르면, 머크 앤드 컴퍼니(Merck & Company)에서 생산되는 약품인 바이옥스를 복용하는 환자들은 역시 별로 높지는 않지만, 이전에 사용되던 통증 경감제를 복용하는 환자들에 비해 심근경색 위험도가 높다고 보고되었다. 이 연구는 발표된 당시 대중의 관심을 거의 받지 못했으나 식약청은 두 약의 라벨에 부작용으로 심혈관질환이 발생할 수 있다는 정보를 추가할지에 대해 고려 중이다.

이제 월스트리트는 가능한 문제들을 인식하기 시작했다. 적어도 한 명의 애널리스트는 이 문제가 머크 사에 특히 영향을 미칠 수 있다고 경고하고 있다.

이 두 개의 약품은 전 세계적으로 가장 잘 팔리는 것으로서, 관절염이나 통증 치료에 처방되는 다른 통증 경감제보다 소화기계 궤양이나 위장관에서의 출혈이 적은 것이 강점이다.

아이엠에스 헬스(IMS Health, 제약 정보 제공 회사임 — 역자 주)의 약품 통계 자료에 의하면, 세레브렉스는 제조사인 파마시아(Pharmacia)의 판매 약품 중에서 가장 비중이 큰 것으로 3월 기준으로 지난 12개월 동안 23억 달러에 달하는 양이 판매됐다. 화이자(Pfizer)와 파마시아는 세레브렉스 판매를 공동 마케팅으로 진행했다. 한편 머크 사는 같은 기간에 바이옥스를 17억 달러어치 판매했다. 바이옥스는 콜레스테롤 저하제인 조코(Zocor)에 이어 머크 사에서 두 번째로 많이 판매되는 약품이다.

수백만 명의 미국인들이 바이옥스나 세레브렉스를 복용한 경험이 있다. 그중 많은 사람들은 두 개 회사의 텔레비전 광고를 본 후에 의사들에게 처방을 요청하였다.

현재까지의 자료에 의하면, 지난해에 머크 사가 후원한 대규모 연구에 따르면, 바이옥스를 복용한 환자는 다른 통증경감제인 나프록센을 복용한 환자에 비해 심근경색의 위험이 4배 더 높은 것으로 밝혀졌다. 나프록센은 일반의약품으로 판매되기도 하고 나프로신(Naprosyn) 혹은 알리브(Aleve)라는 브랜드 이름으로 판매되기도 하는 약품이다. 바이옥스의 위험도는 시간이 가면 증가할 것으로 보이나 1,000명 중 네 명에서 심근경색이 나타나는 정도로 아직까지는 낮다.

머크 사는 이 연구가 바이옥스로 인한 문제를 보여 주는 것이 아니라고 발표했다. 대신에 나프록센이 아스피린과 유사한 작용을 해서 심근경색을 줄이는 것이라고 말했다.

바이옥스와 세레브렉스가 다른 통증 경감제보다 궤양을 더 적게 유발한다는 내용을 약물 라벨에 넣기 위해 머크 사는 연구 내용을 지난 2월 FDA에 제출했다.

안홀드 앤드 S. 블라이흐뢰더 사(Arnhold & S. Bleichroeder Inc.)의 약물 산업 애널리스트인 리처드 R. 스토버(Richard R. Stover)는 4월 27일 기사에서 머크 사의 연구에 담긴, 그의 표현으로는 '혼란스런 자료'를 분석했다. 한 인터뷰에서 스토버는 머크 사 주식을 보유하고 있는 기관 투자자들인 자신의 의뢰인들에게 경고했다. 회사의 주식 가격에 악영향이 올 수 있기 때문에 이 문제를 조심스럽게 지켜봐야 한다는 것이었다.

두 약에 대해 걱정하고 있다고 더 분명하게 말하는 의사들이 있다. 보스턴 의대의 소화기내과 책임자이자 식약청(FDA) 자문위원회 위원인 M. 마이클 울프 박사(M. Michael Wolfe)는 "거기에는 분명히 경고가 담겨 있다"라며 올해 초 이 문제에 대해 논평했다.

또한 그는 "이 약품들의 마케팅은 믿기 어려울 정도이다", "복용하면 안 되는데도 이 약품들을 복용하는 사람이 많을 것이라고 나는 확신한다"라는 말도 추가했다.

많은 의사들은 심근경색의 가능성을 걱정한다. 관절염 약을 복용하는 사람들 중에는 심혈관질환 위험이 더 높은 노인이 많기 때문이다.

현재 논쟁의 쟁점은 바이옥스를 복용하는 환자에게서 심근경색 위험이 높게 나타나는 것은 그 약이 유발해서인가 아니면 나프록센을 복용할 때 나타나는 심장 보호 효과가 없어서인가이다.

머크 사의 과학자들은 나프록센은 트롬복산(thomboxane)이라고 부르는 물질의 생산을 중단시키거나 느리게 해서 심장마비를 줄이는 데 도움을 주는 것으로 보인다고 말했다. 트롬복산은 혈액을 서로 뭉치게 하여 혈액을 응고시키는 혈소판을 야기하는 것으로 생각된다.

"나프록센은 아스피린과 같이 항혈소판 효과를 갖고 있습니다" 머크연구소의 대외 정책 부사장인 닥터 슬래터(Dr. Eve E. Slater)는 말했다. "또한 나프록센을 복용하는 사람들은 심근경색 가능성이 낮습니다."

반면 바이옥스나 세레브렉스는 이 같은 심장 보호의 효과를 보이지 않았다.

닥터 슬래터는 스토버의 보고서에 결함이 있었고 파마시아(Pharmacia) 사에 유리한 쪽으로 치우친 보고를 했다고 말했다.

그러나 규제 당국과 일부 의사들은 아직도 바이옥스는 한 가지 이상의 문제점을 가지고 있다고 우려하고 있다.

그리고 바이옥스나 세레브렉스가 심장에 미치는 위험이 없다고 하더라도, 이들이 아스피린이 가진 심장 보호라는 이점을 가지지 못했다는 사실은 이들 두 약품을 다른 통증 완화제보다 안전한 것으로 마케팅할 수 있는 근거를 약화시킨다.

바이옥스 임상시험에 포함된 의사들에게 작년에 보낸 편지에서 머크 사는 바이옥스를 복용하는 환자들 가운데 심근경색의 위험이 높은 환자들에게 낮은 용량의 아스피린 처방을 추천하였다. 그러나 낮은 용량의 아스피린은 궤양의 위험을 증가시키는데, 바이옥스와 세레브렉스는 바로 이 부작용을 피하기 위해 개발된 것이다.

이 두 약품은 COX-2 저해제로 알려져 있으며, 아스피린과 이부프로펜 같은 진통제에 비해 위궤양을 줄이는 것으로 제시되어 왔다. 드물지만 심각한 궤양은 사망에 이르게 할 수 있다. 현재까지는 바이옥스나 세레브렉스와 저용량 아스피린을 같이 복용할 때에도 궤양 위험이 낮게 나타나는지에 대한 연구 보고는 없다.

2월에 열린 미국 식약청(FDA) 자문회의에서 식약청의 의학부서 공무원(medical officer)인 마리아 로워더스 빌랄바(Maria Lourdes Villalba) 박사는 머크 사의 연구 분석들을 검토한 결과, 일반적으로 로페콕시브(rofecoxib)로 알려진 바이옥스는 나프록센보다 심각한 궤양을 적게 발생시켰다고 요약했다. 그러나 그녀는 자신의 견해로는 이러한 안전성의 장점이 더 높은 심장질환의 위험 때문에 상쇄되어 버린다고 말했다.

"전체적으로 로페콕시브가 나프록센보다 안전성 측면에서 더 우수하다고 할 수는 없습니다." "이것은 심각한 심혈관계 문제 발생 때문입니다"라고 그녀는 결론지었다.

빌랄바는 나프록센이 아스피린처럼 심근경색 감소 효과가 있다는 머크 사의 주장을 입증한 연구는 없었기 때문에, 식약청(FDA)은 바이옥스 사용자에서 나타난 더 높은 심근경색 발생률이 이 약품에 의해 생길 수 있는 혈전 덩어리(blood clots) 때문은 아닌지 우려하고 있다고 말했다.

머크 사와 파마시아 사는 모두 바이옥스나 세레브렉스와 아스피린을 같이 복용한 환자들이 이부프로펜과 아스피린을 같이 복용한 경우에 비해 궤양 위험이 낮다고 말하고 있다.

파마시아 사의 관절염 및 심혈관계 임상연구 부사장인 G. 스티븐 게이즈(G. Steven Geis)는 "우리는 환자가 저용량 아스피린을 복용하고 있는데 추가로 관절염 치료제를 필요로 하고 있다면, 세레코시브가 좋은 선택이라고 믿습니다"라고 말한다.

세레코스브는 세레브렉스의 성분명이다.

머크 사의 슬레이터 박사는 "이러한 약품들은 아직 엄청난 장점을 가지고 있다"고 말했다.

▶ Selection 4.6

뉴욕타임스는 바이옥스의 위험성에 대한 최초 보도 3년 후에도 머크 사가 이 약품의 리콜을 지연시키게 된 과정을 심층 보도했다. 이 기사는 알렉스 베렌슨, 가드너 해리스, 배리 마이어, 그리고 앤드류 폴락으로 구성된 기자팀의 성과이다. 이 심층 기사는 상당 부분 머크 사 직원들과 소송의 원고들이 제공한 머크 사 내부 문건에 근거했다. 월스트리트 저널도 이 기사 이전에 이런 기록들의 일부를 보도한 바 있다. 다른 주요 탐사보도에서와 마찬가지로, 기자들은 머크 사의 연구자들, 머크 사와 독립적인 연구자들, 식약청 직원들, 양측 변호사, 고소인 측, 그리고 재무 분석가들과의 인터뷰를 포함하여 엄청난 양의 자료를 수집했다. 또한 바이옥스가 심장에 미치는 위험성과 관련된 최소한 6개의 연구를 재검토했다. 탐사보도는 모든 측면(대부분의 이야기들은 여러 측면을 가지고 있기 때문에 우리가 '양 측면'이라고 말하지 않는다는 점에 주의하라)에서 보도되어야 하며, 들추어내는 진실의 근거가 확실해야 한다. 기자들은 균형 있게 보도해야 하지만 사실이 한 방향으로 명백해진다면 기사는 그 진실을 반영해야 한다. 이 기사에서 타임스지 기자들은 그들의 메시지를 일곱 번째와 여덟 번째 단락에 제시하고 있는데, 글의 나머지 부분은 이러한 주장을 뒷받침하는 근거를 제시하는 데 할애하고 있다. 이 이야기는 충분하게 조사한 후 잘 정리하여 작성한 기사의 좋은 예이다. 문장은 주제의 복잡성에도 불구하고 단순함을 유지하고 있다. 유일하게 실망스러운 부분은 타임스지와 다른 뉴스 기자들이 이러한 이슈를 몇 년 더 일찍, 좀 더 자세히 들여다보지 못했다는 것이다.

DANGEROUS DATA

4.6 경고에도 불구하고 바이옥스 리콜까지 오랜 시간이 필요했다

– 2004년 11월 14일/뉴욕타임스

Despite Warnings, Drug Giant Took Long Path to Vioxx Recall

November 14, 2004/By The New York Times

2000년 5월, 거대 제약회사 머크 사의 최고경영진은 매년 수십억 달러 매출을 올리는 성공적인 신약인 바이옥스에 관해 운명적인 결정을 내렸다.

그 회사의 연구 분야와 마케팅 분야 최고경영진은 불길한 가능성을 확인하기 위해 직접적으로 임상시험을 시행해야 할지를 결정해야 했다. 그 가능성이란 진통제인 바이옥스가 심장에 위험할 수 있다는 것이다. 두 달 전, 다른 가설을 검증하기 위해 시행된 임상시험 결과에서 심장에 미치는 이러한 위험성이 제기되었다.

그러나 경영진은 바이옥스가 심혈관계에 위험성을 가지고 있는지를 검증하기 위한 연구 진행을 거부했다. 회사 문서에 따르면, 연구자들은 5만 명 정도의 환자를 모집해야 하는 이러한 대규모 연구가 가능하기나 한지 회의적인 태도를 보였다. 또한 머크 사의 마케팅 팀은 이러한 연구가 회사 스스로 바이옥스의 안전성을 신뢰하지 못하고 있다는 잘못된 신호를 보내게 되는 것이 아닌지 불안해했다. 라이벌 제품인 세레브렉스와의 경쟁만으로도 이미 두려움에 직면해 있던 터였다.

"마케팅상 현재 시점에서 이러한 연구를 시행해야 할 필요는 없다"라고 회의를 위해 준비된 슬라이드는 말하고 있다. "데이터는 그 중요한 기간 동안 사용할 수 없을 겁니다. 데이터가 시사하는 메시지가 우리에게 호의적이지 않습니다."

머크 사는 바이옥스가 심근경색과 뇌졸중을 일으키는지 여부를 확인하는 데 집중한 연구계획을 — 외부 연구자들이 거듭 임상시험을 요청해 왔지만 — 승인하지 않았다. 대신 다른 목적으로 시행되고 있는 임상시험 결과에서 심혈관계 문제가 나타나는지를 머크 사 직원들이 모니터하기로 결정했다.

다음 몇 년간, '반대사실이 증명되지 않는 한 바이옥스는 안전하다'는 주장이 머크 사에서 되풀이됐다. 지난 금요일, 머크 사는 바이옥스가 위험성을 파악한 후 즉각 '신속하고 단호한 조치'를 했다고 신문 광고를 내보냈다.

그러나 인터뷰와 내부 문서를 기반으로 머크 사의 바이옥스 관련 행위를 주의 깊게 재구성해 보면, 과연 머크 사가 바이옥스의 안전성을 파악한 즉시 이러한 조치를 취했는지 의문을 갖게 된다.

더 나아가 상대적으로 새로운 진통제인 COX-2 억제제라는 약물 계열 전체에 대해 약이 어떻게 검사되었는지, 식약청(FDA)은 시판 후 약품에 대해 얼마나 적극적으로 그 안전성을 모니터링했는지와 같은 의문을 제기하게 한다.

바이옥스의 안정성 시험방법에 대한 결정은 연구자들의 격렬한 논쟁 속에서 내려졌다. 이 질문을 추적하는 방식뿐 아니라 일부는 회수 여부까지도 질문에 붙였다. 그것은 또한 바이옥스와 세레브렉스 간의 맹렬한 전투 가운데 일어났다. 연방규제당국은 이 전투에서 마케팅상의 주장이 과학에 앞서 간다고 지적한 바 있다.

현재 머크 사는 의회와 사법부의 조사에 직면하고 있으며 수천 건의 인명 관련 사고 소송도 직면하게 될 수 있다. 이 소송은 몇 년의 기간이 걸리고 수십억 달러의 비용을 발생시킬 것이다.

2000년 5월 회의 후 4년이 지난 9월 말, 머크 사는 장기적 임상시험에서 몇몇 환자들이 약을 18개월 동안 복용한 뒤 심각한 심혈관 문제들을 겪는 것을 발견했으며 시장에서 약을 회수하겠다고 공표했다. 3년에 걸친 그 데이터는 플라시보(위약)를 복용한 환자들에게서 연간 평균 1,000명당 7.5건의 심근경색, 뇌졸중 혹은 혈전증이 발생한 데 비해 이 약을 복용한 사람에게서는 같은 증상이 1,000명당 15건이 발생한다는 것을 보여 주어 이 약이 회수되어야 한다는 것을 증명했다.

그러나 회사는 2000년에는 임상시험의 우려스러운 결과들을 설명해 주는 이론이 옳은지를 직접적으로 실험한 적이 없었다. 머크 사는 약의 위험성을 축소했다는 점에서 비난받았다. 또 머크 사는 '잠재적으로 심각한 심혈관 결과들'을 과소평가했다고 하여 식약청(FDA)으로부터 경고 서한을 받은 바 있다. 외부 과학자들이 바이옥스의 위험성을 보일 수 있는 증거를 발견했을 때 그들은 데이터를 부정했다.

2001년, 클리블랜드 병원의 심장병 전문의 디팍 L. 바트(Deepak L. Bhatt)는 머크 사에 심각한 흉통을 가지고 있는 환자들과 관련해서 바이옥스에 대한 연구를 할 것을 제안했다. 머크 사는 그 연구가 대상으로 하는 환자들이 전형적인 바이옥스 사용자들을 대표하지 못한다는 이유로 거절했다. 닥터 바트의 관점으로는 회사가 매년 250억 달러가 판매되는 머크 사에서 가장 비중이 큰 제품들 중 하나인 바이옥스의 위험성을 직접적으로 조사하여 발견하는 것을 두려워한 것이다.

닥터 바트는 "그들은 이와 같은 조사를 했어야 합니다"라고 말했다. "만약 그들이 내부적으로 이 약이 심장병에 관한 한 환자들에게 안전하다고 보았다면 조사를 하지 않을 이유가 없습니다."

머크 사 간부들은 지난주에 회사가 약이 해롭다는 명백한 증거를 획득하자마자 바이옥스 판매 철회로 대응했다고 말했다. 그리고 만약 자신들이 2000년도에 내부적으로 논의에 붙였으나 포기한 유형의 연구를 시행했다 하더라도 바이옥스의 위험들을 더 빨리 감지하지 못했을 것이라고 말했다.

"머크 사는 질질 끌고 있는 것이 아니었어요." 회사의 법무 자문위원 케네스 C. 프레이저(Kenneth C. Frazier)가 말했다. "우리의 대처보다 더 빠른 방법이 있었다고 상상하기 힘듭니다." 머크 사가 자문을 구했던 식약청 또한 바이옥스의 심혈관 위험들을 구체적으로 평가하기 위한 실험을 설계하는 것은 어려웠을 것이며, 환자들이 약의 혜택을 누리게 만들지 않는 것도 비윤리적이기는 마찬가지라고 동의했다.

그러나 식약청(FDA)은 현재 바이옥스의 취급과 관련하여 조사 중에 있다. 의회의 조사자들은 미국인들을 의학의 위험으로부터 보호할 책임이 있는 기관들이 머크 사의 약에 반대되는 증거들이 늘어나고 있었음에도 이것을 모니터링하는 데 너무 느슨했던 것은 아닌지 살펴보고 있다.

지금까지는 바이옥스 다음으로 잘 팔리는 세레브렉스가 심혈관 위험들과 관련이 있다는 증거는 발견되지 않았다. 그러나 세레브렉스 제조사인 화이자 사는 그들의 다른 COX-2 약인 벡스트라(Bextra)가 심장 수술 이후 환자들에게 위험을 가하는 것으로 보인다고 인정했다. 이에 대해 회사 외부의 과학자들은 벡스트라의 문제점들이 더 넓은 범위의 환자들에게 영향을 미칠 것이라는 증거가 있다고 말했다.

그러나 머크 사가 비난의 표적이 되고 있다. 공화당 상원 재정위원회 의장인 찰스 E. 그래슬리(Charles E. Grassley)는 이번 주에 머크 사의 최고 간부인 레이몬드 V. 길마틴(Raymond V. Gilmartin)을 그 문제들에 대한 위원회 조사에 소환했다. 사법부는 최근 회사의 범죄 혐의에 대한 조사를 시작했으며, 증권거래위원회도 비공식적인 조사를 시작했다.

머크 사와 회사 관계자들에 대항하는 소송과 관계된 몇몇 사람들은 뉴욕타임스에 머크 사 내부 문서들을 제공했다. 월스트리트 저널은 이전에 이러한 기록들 중 일부를 공개한 바 있다.

논쟁은 1999년 바이옥스가 소개된 이래 계속돼 왔다. 그 약은 아스피린 및 다른 처방전 없이 살 수 있는 약들에 의해 생기는 위장 궤양의 위험성 등 부작용 없이 고통과 염증을 줄이도록 개발된 최초의 COX-2 억제제였다. 오래된 약물로 인한 위장관 출혈로 매년 수천 명의 미국인들이 사망했다.

1998년과 1999년에 바이옥스와 세레브렉스에 관한 연구가 이용 가능해졌을 때 많은 의사들이 실망했다. 이 약물들은 오래된 약물들보다 진통 효과가 월등하지 않았기 때문이다. 게다가 한 알에 약 3달러나 한다. 처방전 없이 살 수 있지만 1회분의 값이 꽤 나간다.

분석가들은 바이옥스의 성공 여부가 머크 사에게 중요했다고 한다. 머크 사의 몇 가지 인기 있는 약품 특허권이 2000년과 2001년에 만기가 되어 회사는 경쟁으로 내몰렸기 때문이다. 판매 손실을 대체하기 위해 머크 사는 바이옥스를 간절히 필요로 했다고 투자 은행 레이먼드 앤드 어소시에이츠(Raymond James & Associates)의 산업 분석가 마이클 크렌새비지(Michael Krensavage)는 말한다. "바이옥스는 머크 사의 구세주였어요, 그 이상 더 간단명료하게 말할 수는 없죠."

■ 비판가들: 외부 과학자들이 경고 신호를 울렸다

The Critics: Outside Scientists Sounded an Alarm

머크 사가 바이옥스의 심혈관계 위험성을 처음 접한 데이터는 1999년 1월 시작된 8,100명의 류머티스 관절염 환자들에 대한 연구로 2000년 3월에 나왔다. 비거(Vigor)라 불리는 그 연구에서 환자들은 바이옥스가 아니면 오래 사용된 진통제인 나프록센으로 치료를 받았다. 바이옥스는 장출혈의 위험을 감소시킨 반면에 심장에 문제를 발생시키는 것으로 나타났다. 나프록센을 복용한 사람들보다 바이옥스를 복용한 사람들에게서 심근경색이 5배 더 많이 발생했다.

머크 사는 비거 데이터를 즉시 공개했고 그 차이가 바이옥스의 문제가 아니라 나프록센의 강한 심장 보호 효과 때문으로 생각된다고 말했다. 회사 외부의 많은 과학자들은 그 이론이 타당하지 않다고 생각했고, 바이옥스와 세레브렉스에 대한 조사에 착수했다.

2001년, 그 약들에 대한 첫 주요 연구 비평이 「미국 의학협회지(*JAMA*)」에 등장했다. 클리블랜드 병원의 심장병 전문의인 에릭 J. 토폴(Eric J. Topol) 박사가 바이옥스와 세레브렉스의 몇몇 임상시험들로부터의 데이터를 재분석해 보았다. 그 결과 두 약이 모두 심근경색의 위험을 높이는 것으로 나타났지만 그중에서도 바이옥스의 위험이 더 높게 나타났다고 밝혔다.

그 병원의 심혈관 진료센터장인 토폴 박사는 즉시 그 약들이 심혈관 위험을 증가시키는 것이 맞는지 아닌지 판단할 수 있게 하는 연구들을 요청했다. 머크 사와 화이자 사 모두 그 요구를 거절했으며, 클리블랜드 병원 보고서가 다른 연구들로부터의 데이터를 포함하지 않아 실패했기 때문에 결점이 있다고 말했다.

토폴 박사는 두 약품의 혹평가가 되었고, 그의 분노는 특히 머크 사의 바이옥스에 초점을 맞추었다. 그는 최근 인터뷰에서 2001년 그의 보고서가 등장하기도 전에 회사 과학자들이 클리블랜드로 와서 그것을 게재하지 않도록 회유했다고 말했다. 하지만 머크 사 관계자들은 그러한 사실을 부정한다.

1년 후 2002년 10월, 밴더빌트(Vanderbilt) 대학의 역학자인 웨인 레이(Wayne Ray) 박사는 하루 권장량 25mg보다 바이옥스를 많이 복용했던 테네시 주의 저소득층 환자들에게서 유사한 환자들보다 더 많은 심근경색과 뇌졸중이 생겼다는 것을 발견했다.

닥터 레이는 인터뷰에서 비거 데이터가 공개되자마자 바이옥스의 안정성에 대해 걱정하기 시작했다고 말했다. 그러다 테네시 주의 연구로 그의 의혹이 사실임을 확인하게 되었다고 한다.

"심장마비와 궤양을 맞바꾸는 것은 형편없는 치료입니다." 현재 머크 사를 고소한 변호사들을 자문하는 레이 박사의 말이다.

그러나 머크 사는 여전히 레이 박사와 다른 연구자들의 연구가 바이옥스의 안정성에 대한 신뢰를 흔들어 놓지 못했다고 주장한다. 레이 박사는 바이옥스 복용과 심장 문제 발생 간의 상관관계를 조사하기 위해 환자 기록들을 검토했다. 그러나 이런 방식의 역학 연구들은 의학 연구자들이 실험의 골드 스탠더드라 부르는 무작위 비교연구를 사용한 임상시험보다 신뢰성이 낮은 것으로 간주된다. 임상시험에서 과학자들은 환자들의 약물 복용을 주의하여 통제하고 그들의 반응을 모니터링하여 약물의 위험성과 효용성이 구분될 수 있도록 한다.

바이옥스를 둘러싸고 논쟁 중에 있는 머크 사와 다른 이들이 직면하고 있는 문제는 약이 관련된 환자들에게 유익한 효과를 주는 동안에 그 약에 의한 위험들을 빨리 규명할 수 있는 실험을 어떻게 설계하느냐는 것이었다.

옥스퍼드 대학의 역학자인 로리 콜린스(Rory Collins) 박사는 환자 기록만을 검토하는 것은 흡연에 의한 위험과 같이 매우 큰 차이를 보이는 위험들을 찾아낼 때만 유용하다고 말했다. 레이 박사의 연구는 바이옥스와 심근경색 간의 연관성을 보였으나, 다른 연구들은 그렇지 않았다고 머크 사로부터 재정 지원을 받아 연구해 온 콜린스 박사가 말했다.

그러나 다른 연구자들도 걱정스러운 신호들을 발견했다. 2002년 매사추세츠에 있는 엘루시다(Elucida) 연구소에서 바이옥스와 다른 항염증성 약들이 지질 혹은 혈액에서 발견되는 지방 화합물들과 상호작용하는 것에 대해 조사했다. 그 연구의 책임자인 프레스턴 메이슨은 바이옥스가 그 지질들을 혈액응고에 더욱 감수성이 높게끔 만드는 방식으로 손상시킨다는 것을 발견했다고 말했다.

한편, 더욱 많은 역학 연구가 레이 박사의 결과를 뒷받침했다. 2004년 4월 「순환기 저널(*Circulation journal*)」에 따르면 하버드 의과대학 연구자들이 바이옥스가 심장마비의 위험을 증가시켰다는 것을 발견했다. 또한 두 달 후, 동일 연구자들

중 몇 명이 바이옥스가 고혈압의 위험을 높였다는 것을 다른 저널에서 발표했다.

그러고 나서 2004년 8월에는 식약청 연구자들이 카이저 퍼머넌트(Kaiser Permanente)의 건강관리 시스템에서 받은 환자 1,400만 명의 데이터에 근거해서 행한 역학 연구 또한 바이옥스가 심혈관 위험을 높였다는 것을 보여 주었다.

■ 머크 사: 위험을 평가하기 위한 간접적인 길

The Company: An Indirect Road to Assessing Risk

머크 사에게 바이옥스 에피소드는 쓰라린 경험이었다.

회사 간부들과 연구자들은 2000년 3월에 비거 실험의 선행적 결과에 대해 들었던 순간부터 심혈관 위험 증가 신호에 대한 모든 가능한 설명을 찾았다고 말한다. 그리고 그들은 바이옥스에 결점이 있을 가능성을 열어 놓고 있었다고 한다.

결과를 보았을 때 "우리는 망연자실했어요"라고 비거 연구를 진행했던 머크 사의 연구자 앨리스 S. 라이신(Alise S. Reicin)은 말했다. "우리 모두가 걱정했다고 말하는 것이 공평합니다."

그녀와 다른 머크 사의 관계자들은 지난주 인터뷰에서 1998년 11월 승인을 획득하기 위해 회사에서 제출한 것들을 포함해 바이옥스의 모든 이전 실험들에서도 약에 심근경색이나 뇌졸중을 증가시키는 위험이 있다는 것을 보여 주는 내용은 없었다고 말했다. 라이신 박사는 비거 결과를 알고 난 수일 이내에 그녀와 동료들, 그리고 머크 사의 학문적 자문관들은 함께 왜 심장에서의 문제 발생률이 그토록 높았는지 문제의 원인을 추적했다고 말했다.

한 가지 가능성은 그것이 우연의 결과라는 것이다. 다른 하나는 그 문제들이 바이옥스에 의해 야기됐다는 것이다. 그리고 세 번째는 나프록센에 심장 보호 효과가 있어서 결과들이 왜곡됐다는 것이다.

머크 사 연구원들은 나프록센과 동일 계열이며 사용 정도는 작은 두 진통제가 심장 보호 효과를 보였다는 점에 주의하며 다른 연구들의 데이터들을 조사했다.

2000년 봄, 머크 사 연구원들은 또한 진통제가 병의 진행을 늦춘다는 이론을 실험하기 위해 알츠하이머병을 가진 환자들에게 바이옥스를 사용하고 있는 지속적인 연구로부터 나온 안정성 데이터를 검토했다. 라이신 박사는 1998년에 시작된 그 연구에서 바이옥스가 위험을 유발한다는 어떠한 증거도 발견하지 못했다고 말했다.

머크 사 연구원들은 곧 나프록센에 심장을 보호하는 특성이 있다고 결론을 내렸다. 머크 사를 위해 자문했던 몇몇 사람들을 포함한 학문적 연구자들 또한 이러한 이론을 지지했다.

그들 중 한 명인 보스턴의 뉴잉글랜드 의학 센터장인 마빈 A. 콘스탐(Dr. Marvin A. Konstam) 박사는 데이터를 검토해 보니 바이옥스가 안전했다고 말했다.

"이들 데이터에 근거할 때 바이옥스가 심혈관 사건들을 증가시킨다고 증명한 것은 아무것도 없습니다"라고 콘스탐 박사는 최근 인터뷰에서 말했다.

그러나 머크 사는 나프록센의 심장 보호 특성을 과학적으로 증명하거나 그 효과가 얼마나 강력한지 수량화하기 위한 어떠한 임상시험도 진행하지 않았다. 최근의 인터뷰에서 회사 관계자들은 중요한 이슈는 나프록센의 유익성 증명이 아니라 바이옥스의 위험성 여부를 결정하는 것이었기 때문에 그러한 실험들을 시행해야 할 이유가 있다고 믿지 않았다고 한다.

한편, 회사 과학자들은 약물의 심혈관에 대한 위험을 직접적으로 조사하기 위한 실험 설계의 가능성을 논의하기 시작했다. 이를 머크 사의 문서들이 보여 준다.

2000년 5월 회의에서 최고 정책 결정 그룹은 바이옥스에 위험성이 있다는 경쟁 제약회사의 고발에 방어하는 방법을 논의하였다. 그들이 고려한 이슈들 중의 하나는 회의 문서가 보여 주듯이 그 위험성에 대한 실험과 연구에 재정 지원을 할 것인지 여부였다.

그 문서들은 머크 사의 연구자들이 실험이 수행될 수 있는가에 대해서조차도 합의를 보지 못했다는 것을 보여 준다. 또한 마케팅 간부들이 실험에 반대했다는 것도 명백히 보여 준다.

머크 사의 최고 변호사인 프레이저(Frazier)는 심혈관 위험에 대한 연구를 포기하는 결정이 회의에서 내려졌다는 것을 인정했지만, 그 결정이 시장의 우려를 걱정했기 때문은 아니었다고 말했다. 그는 그러한 연구가 시행됐을지라도 결과를 도출하는 데는 몇 년이 걸렸을 것이며 더 빨리 답을 주지는 못했을 것이라고 덧붙였다.

머크 사 간부들은 각자 다른 길을 택했다. 2000년 초반, 회사는 바이옥스가 대장 용종의 재발을 예방할 수 있는지를 알기 위해 임상시험을 시작했다. 머크 사는 승인 시험이라고 알려진 이 시험과 그 이후의 연구들에서 환자들의 심혈관 상황을 집중적으로 모니터하기로 결정했다. 라이신 박사는 자신과 머크 사의 다른 사람들이 지난 9월에 대장 용종 시험에서 나온 결과를 알았을 때 절망감을 느꼈다고 말했다. 그러나 그녀는 회사가 했던 것과 같이 실험을 진행하는 것이 약에 문제가 있는지 없는지 알 수 있는 최선책이라고 믿었다고 한다.

"우리는 할 수 있는 가장 종합적인 연구를 생각해 내기 위해 최선을 다했어요"라고 그녀는 말했다. "현재 제가 알고 있는 것을 4년 전에는 몰랐다는 것이 유감이지만, 4년 전 데이터는 우리를 이쪽으로 인도하지 않았어요."

■ 규제당국: 윤리와 의구심 사이를 저울질하다

The Regulator: Balancing Ethics Against Suspicions

식약청(FDA)은 최근 이미 소아용 항우울제의 취급과 관련하여 비난받고 있었는데 이번 주에는 바이옥스에 부정적인 증거들이 증가하고 있음에도 불구하고 그토록 오랫동안 그 약을 판매되도록 허가한 것에 대해 의회의 힐난에 직면했다.

수년간 식약청의 약물 리뷰어들은 바이옥스가 심장에 해로울 수 있다는 가능성을 제기해 왔으나 의문에 대한 답을 제시하지 못하고 있으며 답을 얻기 위한 최선책이 무엇인지에 대해서도 합의하지 못하고 있었다.

심지어 바이옥스의 승인 이전에 식약청의 약물 리뷰어들은 바이옥스가 심장을 손상시킬 수도 있다고 기술했다. 하지만 그 시점에서 그 약에 대한 연구들은 위험성을 추정하는 이외에 더 이상을 보여 주진 못했다.

그러한 추정은 머크 사가 2000년 3월에 비거 연구의 선행적 결과를 식약청에 제출했을 때 더 강력해졌다. 그 연구에서 나프록센보다 바이옥스가 명백히 위험성을 높인다는 것이 알려졌다. 머크 사 관계자들은 나프록센의 심혈관 보호 효과의 결과로 그런 차이가 나타났다고 주장했다.

"우리는 단지 바이옥스 구매를 중단하기만 했습니다"라고 산드라 퀘더(Sandra Kweder) 박사가 말했다. 그는 미국 식약청 신약 허가부서의 부책임자이다. 2000년 중반까지 나온 다른 임상시험으로부터의 자료들은 여전히 그 약의 심장 위험성을 보여 주지 않았다. 당황스러운 점은 식약청이 그 연구들을 유심히 관찰할 심장

전문가를 고용했고 데이터에 대해 공적으로 논의할 독립적인 전문가들을 동원했다는 사실이다.

2001년 2월의 패널 회의에서 여러 참가자들이 심장에 대한 위험성에 관심을 보였지만 그 누구도 약물 승인이 철회되어야 한다고 주장하지는 않았다. 패널 중에 궤양을 치료한 의사들은 바이옥스의 보호 효과가 심장에 미칠 수 있는 가능한 해악을 압도한다고 주장했다. 반면 심장병 전문가들은 그 가능한 해악이 진정한 문제임을 주장했다. 이들 모두가 추가적인 연구가 시행되어야 한다는 점에서는 동의했다.

정부 기관은 머크 사와의 자문을 통해 심장 위험성에 대한 해답을 찾기 위한 독자적인 연구 설계에 대해 논의했다. 2000년 5월에 머크 사 관련자들이 그랬던 것처럼 정부 기관은 그러한 연구를 실시하기가 어렵다고 결론을 내렸다. 그 이유는 단지 부작용을 비교하기 위한 목적으로 환자들에게 위약이나 바이옥스를 복용하게 하는 것은 비윤리적이기 때문이라고 퀘더 박사는 말했다.

게다가 머크 사는 대장 용종에 대한 바이옥스의 효과를 알아보기 위한 위약 대조군 임상시험을 이미 시작한 상태였다.

그러나 식약청(FDA)은 머크 사에 심장질환 경력이 있는 환자는 주의를 요한다는 표시를 바이옥스의 라벨에 추가하도록 요구했다.

그리고 정부 기관은 대규모 건강관리 기관인 카이저 퍼머넌트에서 바이옥스를 투여한 환자에게서 심장과 연관된 질병 발생률이 높아지는지 알아보기 위해 행하는 연구를 후원했다.

한편 바이옥스와 세레브렉스 간의 시장 싸움은 격렬해졌다. FDA는 두 약물 제조사 모두 자기 약을 과장하여 주장한다고 경고했다. 2001년 9월에 정부는 비거(Vigor)에서 "잠재적인 심각한 심혈관 위험성을 최소화해 준다"는 바이옥스에 대한 머크 사의 홍보 캠페인에 대해 경고장을 발송했다. 정부는 "정보에 혼돈을 초래한 잘못을 바로잡기 위해" 머크 사가 지역의 의사들에게 문서를 발송하도록 요구했다.

식약청의 약물안전국의 사무관인 그레이엄 박사에 따르면, 올해 8월 카이저 퍼머넌트의 연구 결과가 보고되었는데 그 내용은 비관적이었다. 그레이엄 박사는 바이옥스를 많이 복용할 때 심장질환이 3.7배 증가한다고 결론지었다.

그레이엄 박사는 그 연구를 출판하려는 노력을 상사들이 지연시켰고 일련의 실험 관련 이메일 메시지에서 그의 연구 결과들을 비하했다고 주장한다. 한 상사는 메시지에서 그의 성과를 "과학 분야의 루머에 지나지 않는다"라고 폄하했다.

그레이엄 박사는 어떤 환자들이 아스피린을 복용했는지, 바이옥스를 복용한 환자들이 연구 시작 전부터 심장질환의 위험성이 이미 높은 상태는 아니었는지 말할 수 없었다고 퀘더 박사는 지적했다. 그녀는 결국 그레이엄의 연구는 바이옥스가 심장에 해로울 수 있다고 제시하는 데 지나지 않는다고 말했다.

"그런 주장은 새로운 것이 아닙니다." 퀘더 박사가 말했다. "우리는 그 점을 비거 때부터 알고 있었습니다."

한 달 뒤, 퀘더 박사는 머크 사가 대장 용종 연구 결과에 근거해서 바이옥스를 회수할 것임을 정부 기관에 알렸을 때 정부 관계자들은 망연자실했다고 말했다.

어떤 전문가는 바이옥스가 심장이 약하지 않고 궤양의 위험성은 높은 환자에게는 도움이 된다고 여전히 주장하고 있다. 만약 정부 기관이 약물의 회수를 요구하는데 머크 사는 이와 다른 결정을 내려 달라고 요구한다면 정부 기관은 용종 연구를 면밀히 관찰해서 "위험성을 능가하는 이득이 있지는 않은지 결론을 내려야 한다"고 퀘더 박사는 말했다.

"우리는 그렇게 하지 않았어요." 그녀는 말했다. "우리가 그렇게 할 기회를 가졌더라면 하고 생각한답니다."

어떤 비판가들은 이 에피소드가 더 구조적인 문제, 즉 식약청이 약의 시장 판매를 승인한 다음 안정성 문제에 대해 적절하게 후속적인 모니터링을 하지 않는다는 것을 보여 준다고 말한다.

그러나 퀘더 박사는 바이옥스와 관련된 행동에 대해 어떤 후회도 하지 않는다고 말했다. "바이옥스의 경우는, 정부가 필요한 모든 노력을 다한 경우예요."

■ 원고들: 소송의 파도가 곧 밀어닥친다

The Plaintiffs: Coming Soon, a Flood of Litigation

텍사스 주 케이티(Katy)에 사는 건설노동자 제이미 그레그(Jamie Gregg)는 32세이고 세 아이의 아버지이다. 그는 지난 5월 28일 휴스턴의 하비 공항에서 일하던 중 실신했는데, 분명히 심장마비에 의한 것이었다.

그는 즉시 병원으로 이송됐고 병원의 의료진이 그의 생명을 구했다. 그러나 그의 뇌에는 오랫동안 산소가 공급되지 못했다. 현재 그는 텍사스 루프킨(Lufkin)에 있는 요양원에 있는데 급식관으로 영양공급을 받고 머리 이외의 다른 신체는 움직일 수 없으며 몇몇 음절밖에 말할 수 없는 상황이다.

"우리는 그가 어떤 생각을 하고 있는지 정말 알 수가 없어요."

아내인 리사 그레그(Lisa Gregg)가 말했다. 그녀는 그가 가족들을 알아보는지 확신할 수 없다고 했다.

몇 차례 허리 수술을 받은 적이 있는 그레그는 허리통증을 조절하기 위해 하루에 50mg이나 되는 고용량의 바이옥스를 복용했다. 그레그 부인은 바이옥스가 시장에서 회수되기 시작했다는 소식을 들었고 휴스턴에 있는 법률 회사인 고포스 루이스 샌포드(Goforth Lewis Sanford)를 찾아갔다. 이 회사는 휴스턴의 유명한 원고 측 변호사인 W. 마크 래노어(W. Mark Lanoer)와 함께 현재 머크 사에 대항하여 소송을 준비 중에 있다.

남편에게 발생한 사고에 대해 "바이옥스가 원인일 수 있습니다"라고 그녀가 말했다. "만약 그렇다면 그들은 반드시 보상해야 합니다. 이 약은 사람들의 생명을 위협할 수 있습니다. 나는 그 위협을 받은 사람들 중에 한 명입니다"라고 그녀는 말한다.

머크 회사의 3분기 정리 파일에 따르면 지금까지 1,000명에 이르는 원고들이 375건의 민사소송을 머크 사에 제기했다. 몇몇의 소송은 바이옥스가 회수되기 전에 이미 제기되었다. 그러나 그레그와 같은 사람들이 이 문제에 대해 알게 되면 소송 건수는 현저히 증가할 것이라고 변호사들은 예상한다.

플로리다 걸프 브리즈(Gulf Breez)에 있는 신체적 상해 관련 변호사인 저스틴 G. 위킨(Jsutin G. Witkin)은 "얼마나 많은 사람들에게 영향을 주었느냐는 관점에서 볼 때 이것은 그동안 제약계에서 발생한 그 어떤 것보다도 큰 사건"이라고 말한다.

바이옥스 대상 소송자들을 모으는 또 다른 원고 변호사는 알라배마 몽고메리(Montgomery)에 있는 앤디 D. 버치필드(Andy D. Birchfield)이다. 그는 심장판막 문제와 관련 있는 다이어트 혼합 약물 펜펜(fen-phen)을 600만 명의 사람들이 사용한 점에 주목했다. 그는 "2,000만 명의 미국인들이 바이옥스를 접했습니다"라고 말했다. 와이어스(Wyeth) 사는 바이옥스와 펜펜, 이 두 약을 제조했는데 이 두 약 중 어떤 것과 제3의 약을 결합하여 펜펜 혼합물을 만들었다. 제3의 것과 결합된 두 약들을 제조한 와이어스 사는 법적 책임을 지는 데 충당하고, 신뢰성을 회복하기 위해 166억 달러를 별도로 남겨 두었다.

바이옥스와 관련된 최초의 몇몇 케이스들은 내년에 재판이 이루어질 것으로 예상된다. 법정과 변호사는 소송들을 합병할 것인지 정리하기 위해 노력하고 있다.

지난 화요일, 약 300명의 민사소송 변호사들이 바이옥스 소송에서의 연합 전략 모색을 위해 캘리포니아 패서디나(Pasadena)에 있는 리츠-칼튼 헌팅턴 호텔 앤드 스파(Ritz-Carlton Huntington Hotel & Spa)에 모였다.

그러나 원고 측 변호사들은 심근경색과 뇌졸중이 본래 여러 가지 원인에서 발생하는 것이기 때문에, 의뢰인들의 경우는 바이옥스 때문이라는 것을 배심원들에게 설득하는 데 어려움을 겪고 있다.

머크 사는 자세한 방어 전략에 대해서 함구했다. 하지만 바이옥스가 위험하다는 증거가 분명해지자마자 시장에서 약을 회수했다는 주장 외에도 많은 사례들에서 병의 다른 원인이 있었다는 점을 주장하려고 하는 듯했다. 예를 들어 그레그의 아내는 그가 하루에 담배 반 갑을 피웠다고 말한 바 있다. 그리고 2002년 4월부터 바이옥스의 라벨에는 확장된 기간에는 그레그처럼 50mg을 복용해서는 안 된다는 경고 문구가 들어갔다.

이 사건의 머크 사는 아니지만 제약회사들의 이러한 문제들을 대변하는 로스앤젤레스의 변호사 토머스 B. 무어(Thomas B. Moore)는 식약청의 그레이엄 박사가 이 약물로 2만 7,000명 이상의 죽음과 심장마비가 발생했다고 평가했지만, 이런 평가가 원고들의 승소에 도움이 되지 않을 것이라 예측했다. 무어는 "데이비드 그레이엄이 그들의 이름을 댈 수 없다는 것이 문제입니다"라고 말했다. "그는 2만 7,000명 중 한 사람의 이름도 들 수 없습니다."

그는 머크 사가 데이터를 숨기려는 것처럼 보이지는 않았으며, 오히려 판정에 불복하는 대신 약물 판매를 자발적으로 철회했다고 말했다. "배심원들에게 자발적인 판매 철회는 식약청에 의한 시장에서의 퇴출보다 훨씬 좋은 인상을 줍니다"라고 그는 말했다.

■ 미래: 머크 사가 치러야 할 비용은 아직도 남아 있다

The Future: Merck's Cots Still Lie Ahead

법정 변호사나 연방 검찰, 의회 위원회가 충분히 머크 사를 추궁하지 못했는데 머크 사도 바이옥스 이래로 신약을 소개하는 데 거의 성공을 거두지 못했다. 머크 사의 실험실은 한때 제약산업에서 가장 생산성 있는 공장이었으나 부도로 인해 고통받고 있으며 회사의 신약 생산 라인은 거의 찾아보기 힘들다.

머크 사의 주가는 바이옥스의 리콜이 발표된 9월에 40%로 떨어졌고, 시장 가치는 대략 500억 달러 감소했다. 머크 사의 주식은 금요일 26.45달러로 30센트 오른 채 마감됐다.

머크 사는 바이옥스와 관련된 소송들을 해결하기 위한 전략을 공개하지 않을 것이다. 그러나 이 이슈와 관련된 연구를 시행해 왔던 분석가들은 머크 사가 바이콜(Bayecol)이라는 콜레스테롤 약 때문에 심각한 근골격질환이라는 피해를 입었다고 주장하는 수천 건의 소송에 직면했던 바이엘(Bayer) 사의 행보를 따를 것이라고 전망하고 있다.

바이엘 사는 원고들이 지나치다고 느껴지게 재판을 몰고 가서 대부분의 힘든 소송을 해결하려고 노력했다. 바이엘 사는 작년에 텍사스의 중요한 소송에서 승소했고, 이 회사의 주가는 법적 채무에 대한 우려가 정점에 달했던 2003년 봄 이래로 거의 세 배나 높게 상승했다.

월스트리트 분석가들에 의한 두 연구에 따르면 여전히 머크 사의 법적 채무는 최고 100억 달러에 이른다. 메릴린치(Merrill Lynch)는 바이옥스를 복용하는 동안 심장마비를 겪은 사람들의 숫자와 회사가 이들에게 얼마를 지급해야 하느냐에 따라 머크 사가 법적으로 책임질 액수가 40억 달러에서 180억 달러에 이를 것이라고 평가한다. 더구나 이 평가액은 벌금형과 같은 형벌로 발생할 손실은 포함하지 않은 액수이다.

지난달 한 평가에서 샌포드 C. 베른스타인 앤드 컴퍼니(Sanford C. Bernstein & Company)는 머크 사가 약 판매 철수 이후 120억 달러를 지출했을 것이라고 추정했다. 그러나 베른스타인의 분석가인 리처드 에반스(Richard Evans)는 머크 사가 정확한 계산이 불가능한 너무도 많은 불확실성에 직면해 있기 때문에 추정을 철회했다고 말했다. 그는 그래도 이 회사가 파산이라는 심각한 위험에 직면할 것이라는 생각은 하지 않는다고 말했다.

머크 사는 내년에 바이옥스로 드는 비용을 제외할 때 매출 200억 달러와 수익 60억 달러를 얻을 것으로 전망되었다. 그러나 회사의 법적 책임액과 신약에 대한 낙관적이지 않은 전망들은 머크 사를 다른 큰 제약회사들의 인수 대상자로 생각되게 만듦으로써 실제적으로 보호 효과를 제공하게 되었을 것이다.

지금 머크 사는 혼자서 절뚝거리며 가는 모양새라고 분석가들은 말한다.

[이 기사는 알렉스 베렌슨, 가디너 해리스, 배리 마이어, 앤드류 폴락이 쓰고 보도한 것이다.]

가디너 해리스와의 대화

– 공중보건 리포터

가디너 해리스는 2003년 뉴욕타임스에 입사했으며, 원래는 비지니스 분야 기자로서 제약업계를 다뤘다. 전에는 월스트리트 저널의 제약업계 기자였다. 그는 1986년 역사 전공으로 예일대 학부를 졸업했다. 그와의 다음 인터뷰는 전화로 진행됐고, 출판을 위해 편집됐다.

당신 직업의 어떤 점을 가장 좋아합니까?

저는 많은 시간을 긴 프로젝트와 조사에 들입니다. 또한 건강 관련 주제에 대해서는 거의 제한이 없이 흥미를 가지고 있습니다. 내가 쓰는 기사나 보도하고 싶어하는 대부분 기사는 신문에 실을 수 있을 것입니다. 하지만 다른 분야 주제들이 항상 실릴 수 있지만 그렇지는 않습니다. 내 주된 관심은 정책과 삶과 죽음에 대한 이슈들입니다.

당신의 주된 관심거리는 정확히 무엇입니까?

공중보건입니다. 이것이 특히 내가 관심을 가진 주제입니다. 이 주제를 제대로 다루기 위해서는 정말 기술적인 것들을 많이 알고 있어야 합니다. 제가 쓴 기사 중 70%에서 80%는 스스로 제기한 주제이고, 의뢰된 주제를 맡아서 쓴 경우는 드뭅니다.

그 분야에 어떻게 관심을 갖게 됐습니까?

우연히요. 저는 몇 개의 보도 부문 수상 후 「월스트리트 저널」에 입사했습니다. 여러 신문사에서 제의를 받았는데, 월스트리트 저널이 저를 끌었던 것은 제약업계에 대한 관심 때문입니다. 당시(1999년) 제약산업은 세계 최고였고, 월스트리트 저널에서 제가 생각하기에 가장 흥미 있는 분야였습니다.

대학에서 상당한 수준의 수학과 생물학을 배웠습니다. 그러나 노바티스(Novartis) 제약회사가 주최하고 많은 분석가들이 모인 과학 분야 모임에 처음 갔던 일이 기억납니다. 독일어 투를 쓰는 어떤 분이 그들의 파이프라인과 과학 프로그램을 이야기했는데 나는 무슨 말인지 몰라 당황했습니다. 다른 분석가들을 보니 모두 바쁘게 노트에 적으며 무슨 일이 일어나는지 잘 알고 있는 것 같아 보였지만 나는 전혀 모르고 있었습니다. 제 기억에 편집국으로 돌아가니 제 상관이 "뭐 새롭거나 흥미 있는 것 있었나?"라고 물어서 저는 "아니요, 모두 전에 들었던 이야기네요"라고 대답했습니다. 물론 실제로는 전혀 몰랐고 이런 모르는 것에 대해 기사를 써야 한다고 생각하니 겁이 덜컥 났습니다. 다행히 제게 시간적 여유를 주었고, 몇 달 후 제가 이해할 수 있었던 몇 가지로부터 요점을 뽑아낼 수 있었습니다.

공중보건이나 의학, 과학에 대한 배경을 갖고 있나요?

아니요.

관심을 두며 배운 건가요?

네.

당신이 쓴 뉴욕타임스 기사 중에서 가장 좋아하는 기사는 무엇이고, 왜 그렇습니까?

미네소타의 약품제조사가 의사에게 지불한 금전에 대한 자료를 분석한 것입니다(4.1절 참조). 이것이 제가 제일 좋아하는 기사인데, 다른 기사들을 작성할 때보다 더 많은 노력을 들였기 때문입니다. 8개월간의 자료 분석 기간이 소요되었습니다. 완전히 원본에서 시작했습니다. 우리는 의사들이 받은 돈과 그들이 메디케이드에서 처방한 기록을 어렵게 비교할 수 있었습니다. 그 글의 한 문단은 넉 달 동안의 작업 끝에 쓴 것입니다. 그 문단에 따르면, 제약사로부터 5,000달러 이상 받은 의사는 아이들에게 항정신병 약물을 세 번 이상 처방한 경우가 많았고, 5,000달러 이하를 받은 의사는 처방 건수가 그보다 적었습니다. 이것은 논란이 될 만한 처방과 제조사의 마케팅 노력을 연관시킨 최초이며 유일한 사례라고 저는 믿고 있습니다. 그 기사는 찰스 그레슬리(Charles Grassley) 상원의원의 보좌관이 약과 관련한 이해 갈등을 조사하도록 이끌었고, 약에 대한 다른 시리즈 기사로 이어졌습니다.

당신은 첫 면에 크게 보도된 2004년 바이옥스 기사에 이름을 올린 기자들 가운데 한 명이었습니다.

그렇습니다. 저는 월스트리트 저널에 오래 있었고, 제약 분야의 선임기자였습니다. 머크 사는 제가 다룬 회사들 중 하나라서 잘 압니다. 그래서 저는 머크 사의 역사에 대해 많은 정보를 제공할 수 있었습니다. 우리는 회사 내부자도 알고 있어서 내부 사항들에 대해서도 많이 알 수 있었습니다.

월스트리트 저널은 머크 사 내부 상황을 크게 보도하여 바이옥스에 대한 소송이 이루어지게 한 첫 번째 매체입니다. 우리 이전에 나온 월스트리트 저널의 기사는 정말 훌륭하였다고 생각합니다. 그리고 우리가 이어 또 다른 새로운 지평을 열었다고 생각합니다.

놀라웠던 것은 머크 사 측이 바이옥스가 심장에 위험한 것이 아니라 나프록센이 심장을 보호해 준다는 식으로 설명하려 한다는 점을 당신들이 명확히 밝혔다는 점입니다.

그 내용이 기사의 강점 중 하나입니다. 나는 바이옥스와 세레브렉스가 출시될 때 많은 기사를 썼습니다. 그리고 머크와 화이자는 이들 약들의 효과에 대해 나를 설득시키려 하였습니다. 머크로부터 그 기간 동안 나프록센의 심장 보호 역할에 대해 들었습니다. 뒤돌아볼 때 놀라운 점은 그들에게 "잠시만요. 나프록센에 심장 보호 효과가 있다고 말하는 거라면, 왜 사람들이 나프록센 대신 바이옥스를 선택해야 할까요?"라고 말하지 못한 점입니다. 정상적으로 사고하는 사람이라면 누가 심장마비와 궤양을 바꾸겠는가? 왜 고통을 해소해 줄 뿐 아니라 심장마비를 보호할 수 있는 경쟁약이 있음에도 새 약을 출시했나? 물론 머크 사의 경영자가 나프록센은 위장 부작용이 크다고 말했을 때 많은 사람들이 나프록센을 선택하지 않았습니다. 하지만 내가 보기에 위장 장애는 심장마비의 위험보다는 상대적으로 작은 문제입니다.

당신은 기자로서 2004년 기사를 뒤돌아보기 괴롭다는 것인가요?

그렇습니다. 그것은 나와 동료들의 엄청난 실패였습니다. 설령 머크 사의 데이터에 대한 설명을 우리가 받아들였다 해도, 왜 우리는 더 비판적으로 약 전반에 대해 쓰지 않았을까요? 우린 그렇게 하지 않았습니다. 만약 당신이 월스트리트 저널의 내 동료들에게 물어보고, 제약회사 경영진에게 물어본다면 그들 대부분은 나를 가장 의심 많은 기자라고 평가할 것이라고 생각하고 있습니다. 나는 많은 부정적인 이야기들을 썼습니다. 그러나 나는 내가 써야만 했던 것을 쓰지 못했습니다.

당신의 직업에서 가장 어려운 점은 무엇인가요?

다른 기자들의 보도에서 어떤 내용을 얻어 와야 할 때가 제일 힘듭니다. 이것은 일상적으로 일어나는 일입니다. 또한 상관으로부터 무언가 노하우를 배우려면 한없이 비굴해져야 합니다. 그리고 제가 제일 우울해지는 건 사실과는 다른 내용을 받아들였을 때입니다. 이것은 자주는 아니지만 이따금 일어나는 일입니다. 이때 우리는 잘못된 내용을 고쳐야 합니다. 종종 다른 사람이 이메일을 보내와서 내용을 수정해야 하는 데, 그때는 정말 내가 한심하게 느껴집니다. 그때가 스스로가 가장 형편없게 보일 때입니다.

기사를 옳게 작성했는지 확인하기 위해 그 원천과 다시 견주어 봅니까?

때로는 그렇게 하지만 경우에 따라 다릅니다. 매일의 기사에서는, 특히 마감시간이 임박했을 때는 그렇게 하기 매우 힘듭니다. 그때는 매우 빠른 속도로 기사를 작성할 수밖에 없습니다. 나는 다른 기자들처럼 과장 보도하는 경향이 있습니다. 나는 너무 많은 시간을 그 분야에 대한 정보를 얻는 데 쓰고 있습니다. 나는 결코 이야기를 쓰는 데 적절한 시간을 할애하지 않습니다. 그래서 쓰는 과정이 빨라야 합니다. 빨리 쓰도록 훈련되어 왔습니다. 그럼에도 아직 어렵습니다. 임박한 마감시간 때문에 나는 원래 얻었던 정보를 다시 보면서 그것에 맞게 기사가 작성되었는지 확인해 보는 시간을 갖지 못합니다.

마감시간이 급하지 않는 기사라면 나는 기본으로 돌아갑니다. 기술적인 부분을 다시 읽고, 내가 실수하지 않도록 확인합니다. 그러나 모든 것이 맞는지 확인하는 것은 끝이 없는 작업입니다.

취재원의 말을 인용하고 그것이 옳다고 확인할 때, 당신은 그 취재원이 그가 말한 것을 바꾸려고 하거나 철회하려고 하지 않는다고 어떻게 알 수 있습니까?

기사에서 인용의 사용은 어떻게 기자들이 자기의 일을 해 나가는지를 볼 수 있는 흥미로운 방법 중 하나입니다. 만약 어떤 사람이 공적으로 말을 할 때 당신은 소스(source)로 돌아가서 확인하려고 하지 않습니다. 왜냐하면 그런 경우 흔히 녹음을 해 두었기 때문입니다. 그들이 말한 내용이 신문에 실려 있는 내용입니다. 하지만 나의 많은 기사들은 직접 만남이나 전화를 통한 인터뷰에서 따옵니다. 그것들은 흔히 내가 묻는 질문에 답변한 것입니다. 대체로 나는 내가 인용한 것이 그 사람들의 의견을 제대로 드러내지 못하는 경우 그들이 인용을 변경하는 것을 허락합니다. 인용에 그들의 의견과 결정, 생각이 최선의 형태로 담겨지길 원합니다 하지만 다른 방식을 쓰는 기자들도 있습니다. 인용된 누군가가 곤란해 해도 그들을 곤란한 그대로 둡니다. 당신은 어떤 사람이 바보처럼 느끼게 할 수도 있습니다. 하지만 나는 그것이 독자를 위한 길이라고 보지 않습니다. 사람들을 취재하는 데도 도움이 되지 않습니다. 그들은 다시는 당신과 이야기하지 않으려 할 것입니다.

나는 열정을 가진 기자입니다. 나는 또 다른 기사들을 쓰기 위해 이 사람들에게 반복하고, 반복하고 반복해서 돌아가야 합니다. 내가 그들을 가장 잘 표현해 내었다고 그들이 느끼도록 하고 싶습니다. 그래서 나는 말을 인용할 때 그들의 생각이 정확하게 반영되도록 그들이 인용을 수정하도록 허락합니다.

마지막 질문입니다. 이 직업에서 가장 재미있는 점은 무엇입니까?

지금의 이 일이 내가 경찰기자로 루이스빌(Louisville)에 있을 때만큼은 재미있다고 생각하지 않습니다. 그때는 범죄 현장에 다녔는데 매일매일이 이전 날들과 완전히 달랐습니다. 그때는 매일 어떤 황당한 상황에 접하게 될지 알 수 없었습니다. 나는 아이디어를 얻기 위해 고민하는 게 좋고, 변화의 최전선에서 일하는 것이 좋고, 무엇이 옳은지 알아 가는 것이 좋습니다. 그것은 시험 중에 있는 신약에 대한 것이고, 새로운 공중보건 방법에 대한 것입니다. 그것들이 좋은 기사로 잘 작동할지 나는 모릅니다. 그래서 탐험이라고 말할 수 있습니다.

나의 일에는 두 가지 기본적인 과정이 있습니다. 하나는 보도하는(reporting) 것이고 다른 하나는 쓰는(writing) 것입니다. 나는 항상 호기심을 갖고 경찰의 수사팀 앞에 서서 무슨 일이 일어나는지 묻는 사람들 중 하나였습니다. 또한 퍼즐 같은 사건에 대해 쓰는 것을 좋아합니다. 글 쓰는 작업은 조각들을 한데 모아 독자들에게 놀라움과 즐거운 한때와 경이로움을 제공하는 것입니다. 미국역사 전공이기 때문에 나는 의회나 백악관에 큰 관심을 갖고 때때로 백악관을 어슬렁거립니다. 아직도 그곳에 갈 때는 날카롭게 관찰합니다. 고맙게도 내 일을 좋아한다고 내 아내와 상관에게 이야기합니다. 재미있는 직업입니다. 매일은 아니지만 대부분 그렇습니다.

연관짓기 Making Connections

1. 이 장에서 고른 기사들에서 핵심이 되는 질문과 답변을 정리해 보라.

2. 깊이 있는 탐사에 적합한 다섯 가지 이야기의 리스트를 만들어 보라. 당신은 왜 그 기사에 흥미를 갖는가? 각각의 기사에 대해 대답하고 싶은 한두 가지 중요 질문을 만들어 보라.

3. 깊이 있는 기사를 작성해 보기 위해 당신이 선호하는 관념을 하나 골라 보라. 당신이 인터뷰하기 원하는 취재원들의 리스트와 앞으로 필요하게 될 진술들을 만들어 보라.

제 5 장 부고 기사 Obituaries

부고 기사는 죽은 이의 축약된 약력이자 역사의 한 장면이라고 생각하라. 부고 기사 작성자는 죽은 사람의 사망 원인 등과 함께 그 사람이 어떤 사람이었는지 느낄 수 있도록 글을 쓴다. 뉴욕타임스 의학 기자 로렌스 K. 알트만(Lawrence K. Altman)은 부고 기사를 작성할 때 그의 일은 "그들이 무엇을 했고, 왜 했고, 어떻게 했고, 그들이 그 일을 무엇에 끌려서 했는지 탐험하는 것"이라고 말한다.

가장 단순한 형태의 부고 기사는 누가 언제 죽었고, 어떤 상황에서 죽었는지 독자에게 알린다. 그리고 보통 죽은 사람의 프로필이 덧붙여진다. 하지만 기억에 남을 만한 부고 기사의 작성자는 프로필 쓰기에 많은 기교들을 결합시킨다. 이런 기교에는 독자가 죽은 이의 성격을 엿볼 수 있게 짧은 설명이나 일화를 덧붙이는 것 등이 포함되어 있다.

일반적인 부고 기사는 단신으로 나가지만 매우 저명한 사람들의 경우 신문 첫 면에 긴 부고 기사가 실리기도 한다. 아주 저명한 사람들에 대한 부고 기사는 몇 천 단어 이상 될 수도 있다. 그보다 지명도가 낮은 사람들의 부고 기사는 800단어에서 1,500단어 정도가 일반적이다.

보통 한 장이나 그 이상의 사진이 부고 기사와 함께 실린다. 죽은 사람의 삶을 재조명할 때 사진은 이야기에 생기를 부여한다. 기자는 부고 기사 마지막 부분에서 죽은 자의 유가족 등을 나열하고 그들과 고인과의 관계를 밝혀 준다.

대부분의 주요 언론사는 아주 저명한 사람의 경우 사망 전에 미리 부고 기사를 작성해 둔다. 그렇게 함으로써 기자는 마감시간의 압박을 받지 않고 고인의 가족과 친구와의 인터뷰에 시간을 할애할 수 있고, 고인이 세상을 뜨기 전에 그와 인터뷰할 수 있는 경우도 있다.

기자들은 훌륭한 연구자나 의사의 부고 기사에는 그들의 과학 업적을 일반인들도 이해할 수 있도록 간단하게 설명한다. 이런 설명은 흔히 기자로 하여금 고인의 주요 업적의 배후에 있는 과학에 대해 독자들에게 일종의 강의를 하게 만든다.

▶ Selection 5.1

다음 이야기는 전형적인 형태로 쓰여진 도널드 F. 글리슨(Donald F. Gleason) 박사의 부고 기사이다. 첫 문장(lede)에서는 누가 죽고 왜 그 사람이 잘 알려졌는지 말해 준다. 두 번째나 세 번째 문단에서는 그 죽음의 원인을 알 수 있다. 기사의 중심을 이루는 내용은 전립선암의 악성도(aggressiveness)를 추적하는 방법에 대한 글리슨의 과학적 기여이다. 이 과학적 설명의 상세함 정도는 흔히 고인의 기여가 얼마나 큰 것이었는가에 따라 달라진다. 이 기사에서 글리슨 점수(Gleason score)에 대한 설명은 다섯 개의 단락을 차지한다. 만약 이 기사가 소아마비 백신을 처음 개발한 조나스 솔크(Jonas Salk) 박사에 대한 것이라면 과학적 설명은 더 길어졌을 것이다.

5.1 전립선암 검사법을 고안한 글리슨 박사, 88세로 타계하다

– 2009년 1월 10일/로렌스 K. 알트만

Donald F. Gleason, 88, Dies; Devised Prostate Test

January 10, 2009/By Lawrence K. Altman

글리슨 점수를 개발하여 수백만 남성의 전립선암 악성도 진단에 기여했던 글리슨 박사가 향년 88세를 일기로 미네소타 에디나(Edina)에서 12월 28일 세상을 떠났다.

그가 재직했던 미네소타 대학에 따르면 심장마비가 원인이었다. 그는 대학부속 미네아폴리스 의료원(Minneapolis VA Medical Center)에서 재직한 병리학의 선구자였다. 여기서 그는 글리슨 점수 개발로 이끈 대부분의 연구를 수행했다.

글리슨 박사는 정액을 만드는 샘인 전립선의 세포구조를 관찰하여 1960년대에 점수 체계를 고안했다. 그 점수는 전립선암의 성장과 확산의 잠재성을 나타내는 가장 믿을 수 있는 척도로 여겨진다. 그 점수는 진단과 치료 제공을 돕고 새로운 치료법을 시험하는 임상시험에서 기준이 된다.

"모든 전립선암 환자는 자신의 글리슨 점수를 압니다." 미국 임상종양학회(American Society of Clinical Oncology)의 임원이자 밴더빌트(Vanderbilt) 대학의 비뇨기과학 교수인 브루스 로스(Bruce Roth) 박사는 말했다. "이를 대치할 수 있는 분자 검사법을 개발하기 위해 수백만 달러를 들였음에도 불구하고 글리슨 점수는 여전히 사용되고 있는데, 이는 놀랄 만한 일입니다."

글리슨 점수는 생검(biopsy)을 통해 얻은 조직에 화학염색을 하고, 현미경적 검사를 하여 병리학자가 부여한다. 표준적인 현미경으로 그 세포들의 다양한 패턴을 관찰할 수 있다.

글리슨 점수를 결정하기 위해서 병리학자는 암세포들에서 가장 우세하게 나타나는 구조적 패턴 두 가지를 찾아낸다. 그리고 그 패턴에 등급(grade)을 부여하는데 그 등급은 세포들이 일반적 모습으로부터 얼마나 거리가 먼가에 따라 결정된다. 그 범위는 1(세포가 거의 정상적으로 보임)부터 5(세포가 가장 암적인 모습을 나타냄)까지이다.

부여된 두 등급을 합한 것이 글리슨 점수이다. 가장 낮은 글리슨 점수는 2점인데 이는 암이 거의 발생하지 않았음을 나타낸다. 가장 높은 점수는 10점이다. 2점부터 4점까지는 낮은 등급으로 분류하고, 5점부터 7점까지는 중간 등급, 그리고 8점부터 10점까지는 높은 등급으로 분류한다.

비정상적이고 점수가 높은 세포는 정상적인 모습을 가진 세포보다 대개 증식이 빠르기 때문에 높은 점수는 낮은 점수보다 더 좋지 않은 상태로 진단된 것으로 인식된다.

예후 측정을 위해 세분화된 글리슨 점수에 의존한다. 예를 들어 7점은 '4+3'이나 '3+4'라는 두 가지 방법으로 가능하다. '4+3'은 가장 우세하게 나타나는 구조의 세포들이 다음으로 우세하게 나타나는 구조의 세포들보다 더 심각한 상태라는 뜻이므로 '3+4'의 경우보다 더 위협적이다. '3+4'의 경우 가장 우세하게 나타나는 구조의 세포들이 다음으로 우세하게 나타나는 구조의 세포들보다 덜 심각한 상태이다.

도널드 플로이드 글리슨(Donald Floyd Gleson)은 아이오와 주의 스펜서(Spencer)에서 1920년 11월 20일에 출생했고, 미네소타 주 리치필드(Litchfield)에서 성장했다. 그곳에서 그의 아버지 프레드(Fred)는 철물점을 운영했고, 그의 어머니 에델(Ethel)은 교사였다.

글리슨 박사는 미네소타 대학에서 학사와 의학박사 학위를 취득했다. 육군 의무단(Army Medical Corps)의 중위로서 볼티모어의 메릴랜드 대학에서 인턴 수련 후에 미네아폴리스 VA 병원에서 병리학자로 훈련받았다. 그는 해부병리학 교실의 수장이 됐고 1986년에 은퇴했다.

글리슨 박사는 아내 낸시(Nancy)와 세 딸, 버지니아 주 애넌데일(Annandale)의 도나 오닐(Donna O' Neill), 미네소타 주 번스빌(Burnsville)의 수 앤더슨(Sue Anderson), 미네소타 주 에덴 프레리(Eden Prairie)의 징어 배너블(Ginger Vanable)을 슬하에 남겼고, 세인트 폴(St. Paul)에 여동생 바바라 잘(Barbara Jarl)과 아홉 명의 손자들을 두었다.

1962년 비뇨기과 과장으로 14개 병원을 포함하는 다기관 협력 비뇨기과 연구 프로젝트를 이끌었던 조지 멜링거(George Mellinger) 박사는 전립선암에 대한 표준화된 병리학 검사 시스템을 개발하기 위해 글리슨 박사에게 도움을 요청했다.

글리슨 박사는 한 개인적 기록에 전립선암이 전이되는 속도를 좌우하는 다양한 변수들과 현미경으로 관찰되는 전립선암의 건축학적 패턴 모두를 자신이 잘 알고 있다고 쓰고 있다. 당시 많은 현미경적 분류가 존재했으나 미국의 병리학자들은 그것들을 적용하는 데 어려움을 겪고 있었고 흔히 자기만의 분류법을 사용해서 진단과 새로운 치료법의 평가에서 혼란을 일으켰다.

분명한 비교를 위해서 글리슨 박사는 암세포의 건축학적 배열에서 볼 수 있는 작은 수의 변화들을 분류하는 것에 근거를 두었다.

글리슨 박사는 그 패턴들과 처음 조사한 270명 환자의 생존율이 밀접하게 관련되어 있었다는 점을 1966년「암 화학요법 레포트(Cancer Chemotherapy)」저널에 발표하였다. 나중에는 4,000명을 대상으로 한 확장 연구가 그 결과를 재확인하였다.

종양학과 병리학의 주요 전문가 7명이 전립선암에 대한 모든 과학 출판에 단일하게 이 점수만을 사용할 것을 추천한 1987년까지 의사들은 이 글리슨 점수를 느린 속도로 받아들였다.

글리슨 점수는 스크리닝을 위한 혈액검사나 PSA(Prostate Specific Antigen, 전립선 특화 항원) 검사가 일반화되어 전립선암 진단이 급속히 늘어남에 따라 더 유용하게 사용되었다. 더 많은 암이 진단됨에 따라 그 점수를 적용할 이유가 더 많아졌다.

미국 암협회(American Cancer Society)에 따르면 작년에 미국에서 18만 6,320명이 전립선암에 걸렸고, 2만 8,860명이 그로 인해 사망했다.

뇌 속을 들여다보면

H.M.으로 알려진 기억상실증 환자의 뇌 양쪽 반구에서, 측두엽 안쪽 해마의 대부분과 그 옆 조직들이 제거되었다.

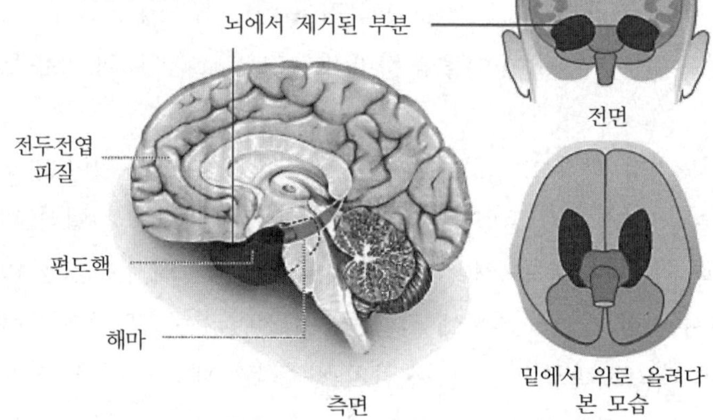

▶ Selection 5.2

부고 기사는 대개 가장 정형화된 형식을 취하고 있다. 그러나 다음의 기사는 대부분의 규칙을 깬 것이어서 당신이 읽은 것 중에서 가장 기억에 남는 의학적 부고 기사일 것이다. 이 부고 기사를 쓴 타임스 기자인 베네딕트 캐리(Benedict Carey)는 이 기사 다음에 나온 Q&A에서 어떻게 마지막 순간에 고인과 관련된 의미 있는 코멘트를 싣기 위해 어떻게 노벨상 수상자를 추적하는지와 고인이 세상을 떠난 날

바로 부고 기사를 쓰기 위해 어떻게 준비하는지에 대해 말하고 있다. 고인이 그러했듯 이 부고 기사도 처음부터 끝 문장까지 특이하다. 당신을 이야기 속으로 끌어당길 간단하지만 우아한 처음 두 문장에 주목하라. 일곱 번째 단락 이전에(고인의 이름을 알기 전에) 우리는 그가 "뇌 과학의 역사에서 가장 중요한 환자"라는 사실을 알게 된다. 이 기사를 통해서 캐리 기자는 기억의 본성과 이 환자의 특이한 조건을 연구하기 위해 연구자가 기울인 노력에 대해 매력적인 강의를 해 준다. 이 부고 기사를 두드러지게 만드는 것은 고인을 한 사람으로서, 또 중요한 과학 연구의 대상으로서 시적으로 묘사하고 있는 점이다. 캐리 기자는 능숙한 글쓰기로 고인과 과학 모두를 인간답게 만든다.

5.2 잊을 수 없는 기억상실증 환자 H.M., 82세로 사망하다

– 2008년 12월 4일/베네딕트 캐리

H.M., an Unforgettable Amnesiac, Dies at 82

December 4, 2008/By Benedict Carey

그는 그의 이름을 알았다. 그 정도가 그는 기억하는 것이었다.

그는 부친의 가족이 루이지애나 주 티보도(Thibodaux) 출신이고, 어머니는 아일랜드 출신이며, 1929년에 주식 시장이 붕괴했고, 1940년대에 세계 제2차 대전이 있었다는 것을 알았다.

그러나 그 이상은 거의 기억하지 못했다.

그는 1953년에 심각한 간질 치료를 위해 하트퍼드(Hartford)에서 실험적인 뇌 수술을 받았는데 실패했고, 근본적이고 회복할 수 없는 변화만이 남았다. 신경학자들의 명칭에 의하면 심각한 기억상실증이 발병했다. 그는 새로운 기억을 형성하는 능력을 잃게 됐다.

수술 후 55년 동안 그에게는 만났던 모든 친구들, 먹었던 음식들, 숲을 걸었던 시간들이 기억나지 않았고 언제나 처음인 것처럼 느껴졌다.

그 50여 년 동안 그는 뇌 과학의 역사 중 가장 중요한 환자로 받아들여졌다. 그는 수백 건의 연구에 참여했고 과학자들이 인간 본질의 약함뿐만 아니라 학습의 생물학, 기억과 신체적 민첩성을 이해하는 데 도움을 주었다.

화요일 저녁 5시 5분에 개인정보 보호를 위해 H.M.으로만 알려졌던 헨리 구스타브 몰레이슨(Henry Gustav Molaison)이 코네티컷 주 윈저 록(Windsor Lock)에 있는 요양원에서 호흡 곤란으로 사망했다. 몇십 년 동안 가까이서 함께 일해 온 매사추세츠 공과대학의 신경과학자 수잔 코킨(Suzanne Corkin)이 사망선고를 내렸다. 사망 당시 헨리는 82세였다.

그는 연구의 중요한 대상으로서의 삶을 시작한 27세부터 부모와 친척과 함께 살았고 나중에는 연구기관에서 살았다. 그의 기억상실증은 성격의 근본적인 변화나 지성의 손상을 가져오지는 않았다. 그러나 그는 직업을 구할 수 없었고 어떤 신비주의자보다 더 순간 속에 살았다.

어빈(Irvine)에 있는 캘리포니아 대학 신경과학자이자 뇌과학협회(Society for Neuroscience) 회장인 토머스 커루(Thomas Carew) 박사가 말했다. "H.M.이 잃었던 것은, 그의 정체성을 이루는 한 중요한 부분이었음을 이제 우리가 알게 되었다.

신경과학이 기하급수적으로 성장하는 오늘날, 학생들과 자금이 세계 각지의 실험실로 유입되고 연구자들이 강력한 뇌 영상 기법으로 대규모 연구를 진행하는 때에는 20세기 중반에 기본적인 신경과학이 어떻게 존재했었는지에 대해 잊어버리기 쉽다.

몰레이슨이 아홉 살 때 하트퍼드(Hartford) 근방에서 이웃 사람의 자전거에 친 다음 머리를 땅에 세게 부딪혔는데 그때 과학자들은 그의 뇌 속을 볼 방법이 없었다. 그들은 기억이나 학습 같은 복잡한 기능들이 생물학적으로 어떻게 작동하는지 면밀히 이해할 수 없었다. 과학자들은 소년이 사고 후에 왜 심한 발작을 했는지 그리고 머리에 가해진 충격이 이 기능적인 문제와 어떤 연관이 있는지도 설명할 수 없었다.

그 자전거 사고 후 18세가 되던 해에 몰레이슨은 하트퍼드 병원의 신경외과 의사인 윌리암 비처 스코빌(William Beecher Scoville)을 방문했다. 당시 그는 자주 의식을 잃었고, 격렬한 발작을 했으며, 더 이상 생업인 전동기 수리를 할 수 없었다.

다양한 치료가 실패한 후 스코빌은 몰레이슨의 뇌에서 손가락 모양의 조직 두 조각을 제거하기로 결정했다. 수술 이후 발작은 약해졌지만, 귀가 위치한 높이 정도에 뇌 속 깊숙이에 있던 해마를 잘라 낸 수술 방법은 환자에게 급격한 변화를 남겼다.

깜짝 놀란 스코빌 박사는 몬트리올에 있는 외과의사에게 문의했다. 그는 맥길(McGill) 대학의 와일더 펜필드(Wilder Penfield) 박사였는데 그는 다시 다른 두 환자의 기억 장애에 대해 보고한 적이 있는 심리학자 브렌다 밀너(Brenda Milner) 박사에게 문의했다.

밀너 박사는 곧 하트퍼드에 있는 몰레이슨을 만나기 위해 캐나다에서 밤 기차를 탔다. 도착 후 밀러 박사는 그에게 다양한 검사를 시행했다. 이것은 학습과 기억에 대한 과학자들의 이해를 영원히 바꾼 공동 작업이었다.

몬트리올 신경학연구소(Montreal Neurological Institute)와 맥길 대학의 인지신경과학 교수인 밀너 박사는 최근 인터뷰에서 이렇게 말했다. "그는 매우 품위 있고 인내심이 있는 사람이었으며, 기꺼이 내가 주었던 과제들을 수행하였습니다. 그러나 내가 연구실로 걸어들어 갈 때마다 우리는 결코 이전에 만난 적이 없었던 것 같았습니다."

당시 많은 과학자들은 기억이 뇌 전역에 넓게 퍼져 있어 어떤 한 신경조직이나 부분에 의존하고 있지는 않다고 믿었다. 수술이나 사고로 인한 뇌 손상이 사람의 기억을 어떻게 바꿀지는 예측하기 어려웠다. 밀너 박사가 연구 결과에서 밝힌 것처럼 많은 연구자들은 H.M.의 증상을 발작으로 인한 뇌의 일반적인 손상이나 인식되지 않은 손상과 같은 다른 요소들 때문이라고 생각했다.

"사람들은 수술 때문에 모든 증상이 나타났다고 믿기 어려웠습니다." 수술 때의 해마를 절제한 것에 대해 밀너 박사가 말했다.

1962년에 밀너 박사가 H.M.의 기억 중 어떤 부분은 전혀 다치지 않았다는 것을 입증하는 획기적인 연구를 발표하면서 이러한 이해는 변하기 시작했다. 그녀는 한 별 속에 다른 별이 들어가 있는 그림에서 두 별의 테두리 사이 공간으로 선을 그려 나가는 일을, 거울에 비춰진 그림과 자기 손을 보면서 하도록 몰레이슨에게 여러 번 시켰다. 누구나 이 과제를 첫 번째 시도에서 성공하기는 어렵다.

H.M.은 매번 과제를 수행할 때마다 전적으로 새로운 경험인 것처럼 느꼈다. 그는 이 과제를 이미 해 보았다는 기억이 없었다. 하지만 그는 연습을 통해 능숙해졌다. "많은 시도를 해 본 후에 그가 나에게 말했던 한 가지는 '휴, 이것은 내가 생각했던 것보다 쉽네요'라는 것이었습니다"라고 밀너 박사는 말했다.

이 실험이 함축하고 있는 의미는 매우 크다. 과학자들은 뇌에는 새로운 기억을 만드는 시스템이 두 가지 이상 있다는 것을 알았다. 서술적 기억으로 알려진 하나는 이름, 얼굴, 새로운 경험을 기록하고 그것들을 의식적으로 꺼낼 때까지 저장해 둔다. 이 시스템은 요즘 집중적인 연구 대상으로서 해마라고 불리는 조직인 내측 측두엽의 기능에 특히 의존한다.

보통 동작 학습(motor learning)으로 알려진 또 다른 시스템은 잠재의식적이며 다른 뇌 시스템에 의존한다. 이것은 사람들이 수년이 지난 후에도 자전거를 탈 수 있고 수년 동안 치지 않았던 기타를 연주할 수 있는 이유를 설명해 준다.

곧 "모든 사람이 기억상실증을 연구하기를 원했습니다"라고 밀너 박사는 말했다. 연구자들은 기억의 다른 차원에 대해서도 지도를 그리기 시작했다. 그들은 H.M.의 단기기억은 좋은 편이고, 약 20초 동안 그의 머릿속에 생각을 담고 있을 수 있다는 것을 보았다. 그는 그것들을 해마 없이도 머릿속에 파지하고 있었다.

"브렌다 밀너의 H.M. 연구는 현대 신경과학의 역사에서 위대한 이정표의 하나로 여겨집니다."

컬럼비아 대학의 신경과학자인 에릭 캔들(Eric Kandel) 박사가 말했다.

"하나는 분명하고 또 하나는 함축적인 뇌의 두 가지 기억 시스템에 대해 연구할 수 있게 길을 열어 놓았고, 인간 기억과 기억장애에 대한 이후의 모든 연구의 기초를 제공했습니다."

몰레이슨은 1970년대에 부모 집에서 살다가 나중에는 친척들과 지내면서 쇼핑하는 것을 돕고 잔디를 깎고, 낙엽을 모으고, TV 앞에서 휴식을 취했다. H.M.은 27세까지의 기억에 의지해 점심을 준비하고 잠자리를 마련하는 등의 일상적인 일을 수행하면서 하루를 보냈다.

코킨 박사는 비록 세부적인 것은 확실하지 않았으나, 그는 자기를 만나고 간 수많은 과학자, 연구자, 학생들을 통해 자기가 과학에 큰 공헌을 하고 있다는 것을 어떤 식으로든 느꼈다고 말했다. 코킨 박사는 밀너 박사의 실험실에서 연구하는 동안 몰레이슨을 만났으며, 그가 죽을 때까지 작업을 함께했다.

1980년에 54세의 나이로 요양원으로 들어갈 때까지, 그는 코킨 박사의 M.I.T 팀에게 자신의 삶 전체가 아닌 사진첩의 폴라로이드 스냅 사진 같은 장면을 알려주었다.

H.M.은 모호크(Mohawk) 등산로 오르기, 부모님과 여행 가기, 그의 집 주변의

숲에서 표적 맞히기 등 유년기 때의 장면을 떠올릴 수 있었다.

"우리는 그것들을 '요점 기억(gist memories)'이라고 부릅니다."

코킨 박사는 말했다.

"그는 기억을 가지고 있지만 정확히 언제 일어난 일인지 기억하지 못합니다. 그래서 설명할 수가 없어요."

그럼에도 그는 상황을 분명히 자각하고 있었고 농담을 던질 정도로 개방적이었으며 방 안의 누구보다도 섬세했다.

한때 밀너 박사와 함께 방문한 연구자는 그녀에게 H.M.이 얼마나 흥미로운 케이스인지 언급했다.

밀너 박사가 말했다. "H.M.은 바로 저기 서 있었어요." "그는 얼굴이 조금 빨개졌고 자신이 흥미로운 사람이 아니라고 중얼거리며 사라졌어요."

그의 인생의 마지막 시기에도 몰레이슨은 늘 그랬듯이 연구자의 방문을 환영했다. 그리고 코킨 박사는 그의 건강을 매주 체크했다고 말했다. 그녀는 또한 마지막 연구 프로그램을 준비하기도 했다. 화요일, 몰레이슨이 죽은 후 몇 시간 뒤에 과학자들은 밤새 그의 측두엽의 어느 부분은 여전히 온전하고 어떤 부분은 손상되었는지, 그리고 어떻게 이러한 패턴이 그의 기억력과 관련되어 있는지에 대한 실타래를 풀기 위해 MRI를 철저히 스캔했다.

코킨 박사는 또한 미래의 연구를 위해 과학 역사에서 대체할 수 없는 것으로 그의 뇌를 보존할 수 있게 준비했다.

'기억이 없는 인생(A Life Time Without Memory)'이라는 제목으로 H.M.에 대한 책을 쓰고 있는 코킨 박사가 말했다.

"그는 제게 가족이었습니다." "여러분은 당신을 알아보지 못하는 사람과는 관계를 유지할 수 없다고 생각하겠지요, 그러나 전 그렇게 했습니다."

그는 몰레이슨이 그만의 방법으로 빈번한 방문자를 알아보았다고 덧붙였다

"몰레이슨은 나를 고등학교 때부터 알고 있다고 생각했어요."

1926년 2월 26일에 태어난 헨리 구스타브 몰레이슨은 가족을 남기지 않았다. 그는 과학에서 지워질 수 없는 유산으로 남았다.

베네딕트 캐리와의 대화
– 현장 리포터

베네딕트 캐리는 2004년에 뉴욕타임스의 과학 기자로 합류했다. 그 이전에 그는 프리랜서였다가 「로스앤젤레스 타임스(*Los Angeles Times*)」의 건강 분야 기자가 되었다. 그는 저널리즘 경력을 뉴욕에 있는 한 선박 해운 잡지에서 시작했으며 1987년에 샌프란시스코에 기반을 둔 소비자 의료 잡지인 「히포크라테스」의 정규 기자로 들어갔다. 그는 1983년에 콜로라도 대학에서 수학으로 학사학위를 받고 졸업했다. 그리고 나중에 노스웨스턴 대학에서 저널리즘으로 석사학위를 획득했다. 다음의 인터뷰는 전화로 진행되었고 출판을 위해 편집되었다.

H.M.의 죽음에 대한 기사에서 당신은 어떤 점이 가장 맘에 드나요?

아, 글쎄요. 난 그 기사를 매우 좋아합니다. 아마도 내가 썼던 기사 가운데 가장 좋아하는 기사일 것입니다. 나는 그 기사를 내가 썼다는 점을 가장 좋아합니다. 이 말은 이기주의적으로 들릴 수 있을 것입니다. 나는 H.M.에 대해 생각했었고 그에 대한 많은 자료를 읽어 보았습니다. 나는 뇌에 대한 연구에서 그가 굉장히 중요하면서도 과학적 관심을 받지 못한 유령같은 존재라고 느꼈습니다. 그는 데뷔 파티를 갖지 못했습니다. 돈도 받지 못했어요. 그는 자신이 한 큰 공헌에 대한 인식도 갖지 못했습니다.

나는 누구도 그를 알아볼 수 없을지도 모르며 그의 정체성이 과학자들 사이에서 사라질 수도 있다고 생각했습니다. 실패한 수술로 그는 어떤 면에서 정체성을 빼앗겼거나 최소한 손상당했습니다. 그 후에 H.M.이라는 이니셜 뒤로 그는 사라졌습니다. 그가 죽음으로써 그의 모든 것이 끝이 나게 될 위험이 있다고 생각했습니다.

나는 그가 나이 든 사람인 걸 알고 있었습니다. 실제로 그를 방문하길 원해서 계획도 세웠지만 그 전에 그 분은 돌아가셨습니다. 나는 발품을 팔아 이미 조사해 둔 것이 있었습니다. 그를 아는 몇몇 연구자와 얘기했고 자료도 얻어 두었습니다. 나는 준비가 되어 있었고 내가 자랑스러워하는 그 기사를 썼습니다. 또한 신문은 그것을 1면에 실어 주었죠. 그러한 기회를 얻을 수 있었다는 것이 참 좋습니다.

어떻게 "그는 그의 이름을 알았다. 그 정도가 그가 기억하는 것이었다"로 시작되는 리드(전문)를 생각할 수 있었죠?

나는 리드로 여러 가지를 생각했었어요. 당신도 알다시피 여러 대안들이 휙휙 지나갔죠. 솔직히 말한다면 뛰어난 편집자인 빌 맥도널드(Bill McDonald)가 그 첫 부분을 썼다고 생각합니다. 그는 부고 기사 편집자입니다. 우리는 미친 듯이 생각을 주고받았죠. 하지만 기사의 앞부분이나 적어도 저 두 문장은 그가 썼다고 생각합니다. 그러니 그건 그의 것입니다. 그러나 난 그것을 나의 공으로 차지하게 되어서 기쁩니다.

편집자가 첫부분(lede)이나 그중 중요한 대목을 다시 쓰는 상황이 얼마나 자주 발생하나요?

내 경우에 그런 일은 거의 발생하지 않았습니다. H.M.의 경우 처음에 편집자는 "우리는 사망 기사를 써야 한다. 그러니 부고 기사를 써라"고 말했는데 부고 기사에는 스타일이 있어요. 그것은 윌리엄 F. 버클리(William F. Buckley)가 누군지에 대해 간단히 묘사한 다음 "82세의 나이에 코네티컷 주 스탬퍼드의 집에서 오늘 죽다"와 같이 쓰는 것입니다. 부고 기사들을 보면 그 형식을 알 수 있습니다. 많은 좋은 기사들이 저러한 형식에 따라 쓰여지고 있으며 매우 훌륭한 부고 기사들이 다수 있습니다.

그래서 나도 처음에는 그 형식에 맞춰 쓰기 시작했습니다. 그것이 일반적으로 원하는 방식이지요. 그런데 빌은 "이것처럼 해 보는 게 어떨까?"라면서 전혀 전통적이지 않은 첫 부분을 제시했고 나는 "훌륭해요 그렇게 해 보죠"라고 맞장구를 쳤어요. 전말은 그렇게 된 것이죠.

그의 죽음 이전에 이 기사를 얼마나 많이 써 놓으셨나요?

전혀요.

당신은 단지 정보만 가지고 있었군요. 그러면 이것을 다 쓰는 데 얼마만큼의 시간이 걸렸나요?

하루 정도 걸렸습니다. 아침에 시작해서 4시인가 5시인가에 끝났습니다.

사망 이전 주에 당신은 대부분의 인터뷰를 마쳤다고 말했습니다. 당신은 그가 죽어 가고 있다는 것을 알았습니까? 그것이 그때 인터뷰한 이유인가요?

아뇨, 몰랐습니다. 내가 하려고 했던 것은 기사를 구성하는 것이었습니다. 그건 지금 제가 지금도 하고 있는 작업의 한 부분이었죠. 난 그가 죽기 전에 그를 만나 보고 싶었습니다. 그리고 어떤 신경과학 학회에 참석했는데, 아마 그가 사망하기 전 주일 겁니다. 강연하는 사람 중 한 명이 브렌다 밀너였는데 밀너는 그와 가장 가까이서 일했던 한 명이었어요. 밀너는 진짜 중대한 일을 했는데 바로 가장 중요한 연구를 그와 함께한 것이죠.

그래서 난 브렌다와 약속을 잡아서 H.M.의 건강상태가 어떤지 모르는 상태에서 신경과학회의 모임에서 그녀와 긴 대화를 했습니다. 그리고 그 모임에서 그녀가 발표한 내용도 기록했습니다. 그리고 래리 스콰이어(Larry Squire)와도 약간 얘기했습니다.

나는 또 다른 기억 연구가인 신경과학협회(Society for Neuroscience) 회장인 토머스 커루와도 얘기했습니다. 그래서 내 수첩에는 이렇게 모은 약간의 내용만 있었습니다. 나는 H.M.이 죽던 그날 브렌다 밀너에게 바로 다시 전화를 했습니다. 그래서 H.M.과 수년 동안 같이 일했던 밀너의 학생인 수잔 코킨과 오랫동안 얘기하며 H.M.을 돌본 내용과 그의 기억에 대한 연구 내용을 얻어 냈습니다.

전체 스토리를 짜는 데 가장 큰 어려움은 무엇이었습니까?

가장 큰 어려움은 이 사람의 중요성이 얼마나 큰지 말해 줄 명망있는 인사를 찾는 일이었습니다. 그런 사람들을 만나기는 굉장히 힘듭니다. 나는 두세 명의 연구자들에게 연락을 취하기 위해 하루의 대부분을 보냈습니다. 나는 컬럼비아 대학의 노벨상 수상자인 신경과학자 에릭 캔들 박사에게 전화를 했고 그날 밤 마침내 전화가 왔습니다.

그런 명망 있는 사람들은 기사의 틀을 짜고 구성하는 데 도움이 됩니다. 그들의 말을 인용하는 것은 기사의 신뢰성을 높여 줍니다. 그 기사의 나머지는 그 이전 주에 이미 다른 연구자들과 함께 마쳤던 인터뷰 내용으로 채워졌습니다. 또한 나는 H.M.에 대해 많은 것을 알고 있었습니다. 나는 그에게 실행된 과학 연구의 모든 과정에 대해 읽어 보았습니다. 나는 보통 때의 나의 방식에서 벗어나서 내가 알고 있던 것에 대해 썼습니다. 그것이 내가 했던 일입니다.

[주: 베네딕트 캐리와의 대화는 제7장의 마지막 부분에서 계속된다.]

연관짓기 Making Connections

1. 어떻게 다양한 인터뷰 내용이 베네딕트 캐리의 H.M.에 대한 부고 기사에 덧붙여졌는가?

2. 저명한 의학 연구자나 과학자에 대한 부고 기사 두 가지를 nytimes.com에서 찾아서 읽고 당신이 중요한 과학적 설명이라고 여기는 것을 찾아보라.

3. 언론사가 중요한 사람이 사망하기 전에 미리 부고 기사를 써 두는 것은 일반적인 관행이다. 그러니 당신이 속한 지역사회에서 저명한 과학자를 찾은 다음 그가 과학에 특별히 기여한 점에 대해 알아보기 위해 그에 대해 알고 있는 사람과 대화해보라. 그 사람의 동료나 친구와 인터뷰한 다음에는 그의 업적에 대해 개인적 시각을 가지고 있는 것으로 확인된 과학자들과 대화를 나누어라. 그런 다음 1,000단어 내외 분량의 부고 기사를 작성하라(물론 죽음에 대한 세부 묘사는 제외하고).

제 Ⅱ 부

특집 기사

(Feature Stories)

건강 분야와 대부분의 다른 분야에서 저널리스트들은 이전에 그랬던 것만큼 '특집(feature)'이란 말을 많이 쓰지 않는다. 인쇄 신문이 사람들의 주요한 뉴스 공급처였던 시절로 돌아가 보았을 때 뉴스와 특집의 차이는 명백했다. 뉴스는 "X가 어제 발생했다"이고 특집은 그 이외의 모든 것이었다. 그러나 오늘날 신문을 집어든 사람들은 그리고 웹사이트를 방문한 많은 사람들은 어제 또는 오늘 아침, 심지어는 5분 전에 무슨 일이 일어났는지 이미 알고 있다. 그들은 저널리스트들에게서 더 많은 것, 즉 더 많은 자료와 더 다양한 시각과 뉴스가 그들의 삶에 미치는 영향에 대한 더 예민한 감각을 원한다. 그러므로 이제 뉴스는 사건을 처음으로 알림이라는 역할을 넘어서서 종종 이전 특집 기사에서만 확인할 수 있었던 요소들을 포함한다.

그렇다면 이제 특집을 뉴스와 구분하는 데 남아 있는 것은 무엇인가? 하나는 시점이다. 뉴스는 빠르게 지난 일이 되어 버린다. 반면 특집은 며칠 또는 몇 주의 생명력을 가진다. 어떤 특집 기사는 시간에 제약받지 않아서 기자실에서 '늘 푸른 나무(evergreens)'라고도 불린다.

특집은 전통적인 딱딱한 뉴스 기사의 역 피라미드 형태를 따르지 않는다. 뉴스는 핵심에 바로 접근하는 직접적인 내용의 서두를 가지고 있는 반면에 특집은 장면이나 일화로 독자의 관심을 사로잡을 수 있는 부드러운(delayed라 알려진) 서두를 사용한다. 물론 모든 특집에 사용되는 보편적인 구조라는 것은 없다. 대신 필자가 할 일은 내용에 알맞은 형태를 발견하는 것이다. 특집은 종종 묘사나 대화와 같은 요소들을 담고 있고 몇몇은 명확한 시작과 중간과 끝을 가진 소설과도 같이(하지만 사실을 고수하며) 진행된다.

뉴스와 특집의 구분이 누구에게나 분명한 것이 아닌 것처럼 이번 섹션에서 살펴볼 '인물, 해설, 시각, 역사, 연재, 내러티브'과 같은 특집의 카테고리들을 모든 저널리스트들이 사용하는 것은 아니다. 어떤 글쓴이도 앉아서 "좋아, 난 이제 시각 기사를 쓰겠어"라고 말하지 않는다. 그는 단순히 글이 가는 대로 따르고 있을 뿐이다. 그러나 카테고리는 (이런) 책을 구성하는 데, 기사를 깊이 공부하는 데, 당신에게 선택에 대한 감각을 주는 데 유용하다. 비록 카테고리들이 서로 겹친다 해도 말이다.

인물 기사(제6장의 심장외과 의사 마이클 E. 디베이키에 대한 것과 같은)는 서사적 또는 해설적 요소로 사람을 나타낸다. 해설 기사는(어떻게 감기 바이러스 유전자가 진화하는지에 대한 제7장에 있는 이야기와 같이) 어떻게 어떤 과정이 진행되는지 말해준다. 관점 있는 기사는(제8장의 자폐증과 어린이 백신이 관련성이 없다는 기사처럼) 큰 그림을 제공한다. 역사적 관점으로 쓴 기사는(제9장에 나와 있는 방사선학이나 의학 지상 토론의 역사에 관한 기사처럼) 배경과 견해를 알려 준다. 연속 기사는 주제를 깊이 있게 다루며, 다양한 단편들로 이루어져 있다. 내러티브는(암 진단을 받기도 전에 양쪽 가슴 제거를 고려했던 여성에 대한 제11장의 기사와 같이) 종종 감성에 호소하기도 하며 거의 영화와 같은 스토리라인을 사용한다. 이런 모든 특집 기사에 공통적으로 필요한 요소는 상세한 보도와 인터뷰, 그리고 힘 있고 창조적인 글쓰기이다. 사람들은 뉴스 기사에서 정보를 얻기를 원하기 때문에 그 글이 상투적일지라도 뉴스 기사는 볼 것이다. 그러나 건강 분야나 다른 분야에서 특집은 꼭 읽을 필요가 없다. 독자들은 특집 기사가 그들의 관심을 계속 끄는 경우에만 읽는다. 다음의 여섯 장에서 당신은 뉴욕타임스가 제공하는 최고의 의학 특집 기사들을 읽게 될 것이다.

제6장 인물 기사 Profiles

인물 기사란은 독자들에게 그 주제의 인격적 특성을 알려 주는 창과 같다. 의학 인물 기사가 정치, 상업, 스포츠 인물과 구분되는 것은 의학적 과정이나 절차를 설명해 주는 과학적 레슨이나 중요한 이슈를 전달하기 위해 어떤 사람의 약력에 대해 언급한다는 점이다.

다음에 나오는 것들이 그 예이다. 민완 기자인 베네딕트 캐리와 의학 기자인 로렌스 K. 알트만(Lawrence K. Altman)은 매우 다른 두 사람을 독자에게 소개한다. 하나는 환자이고 다른 하나는 저명한 의사이다. 이 두 기사는 대상자의 이야기를 통해 살아 있는 중요한 과학적인 개념에 대하여 알려 준다.

인물 기사와 내러티브(제11장을 보라) 간의 구분은 모호해질 수 있는데 그것은 인물 기사가 흔히 서사적 스타일로 쓰여진 섹션들을 포함하고 있기 때문이다. 때때로 기사의 형식들은 중첩되는데 당신은 유명한 심장 전문의인 마이클 E. 디베이키 박사의 기사에서 이것을 보게 될 것이다. 기자는 독자들을 끌어들이기 위해 97세인 디베이키의 생명을 구한 수술을 이야기하면서 행위 위주로 연대기적 서사를 사용한다.

반면 이 장의 다른 인물 기사에서는 기자가 엄격한 연대기적 서사를 따르지 않고 있다. 대신에 그는 현재에서 순식간에 시간을 거슬러 올라간다. 그러면서 "방갈로 자갈길 아래 두 개의 좁은 방"과 같이 조심스럽게 선택된 세부 묘사를 통해 뇌 손상을 당한 사람의 삶에 대한 느낌을 독자에게 전달하고자 한다.

이런 종류의 기술은 어떤 사람을 드러내는 데 도움을 준다. 물론 그 사람 자신의 말도 중요하다. 그러나 대부분의 인물 기사는 실제로는 당신이 생각하는 것만큼 많이 인용하지 않는다. 예를 들어 뇌 손상을 입은 사람의 인물 기사에서 독자는 그의 말을 거의 들을 수 없다. 이것은 부분적으로는 테리 월리스(Terry Wallis)가 말을 하는 데 어려움이 있기 때문이기도 하지만 또한 기자가 자신의 관찰이나 월리스를 잘 아는 사람을 통하여 그에 대해 조명하려고 하기 때문이다.

인물소개에서 전 생애를 다 다룰 수 없음이 명백하기에 기자는 충분한 조사를 통해 가장 중요한 순간을 선택해야 한다. 당신 자신의 삶을 돌이켜보면 무엇인가가 변했던 시점을 확인할 수 있을 것이다. 당신이 인물 기사를 읽을 때에도 그런 순간들을 발견하게 된다. 예를 들어 월리스 씨가 말을 못하고 반응이 없는 상태에서 빠져나오는 순간이나 딸을 처음으로 볼 때와 같은 순간이다. 당신이 필자라면 독자에게 그 순간이 얼마나 중요한지 직접 말해서는 안 된다. 단지 독자에게 무슨 일이 일어났는지 보여 주기만 하면 된다. 그러면 독자들은 스스로 중요성을 깨닫게 될 것이다.

디베이키에 대한 기사는 일화를 이용하여 그의 삶에서 중요한 순간들을 표현했다. 예를 들어 디베이키는 자신의 생명이 위험한 상태를 스스로 진단한다. 그러고는 부인과 함께 지내면서 입원은 피하려고 한다. 그 후 의사들이 그의 뇌동맥류를 치료할 때 그는 자는 척 하면서 의사의 대화를 들을 수 있었다. 그리고 나쁜 몸 상태인데도 불구하고 자기를 치료하는 의사들에게 가르칠 기회를 가졌다. 이런 이야기들은 인물 기사에 인용만으로는 전달할 수 없는 진실성을 부여한다. 왜냐하면 우리는 말만큼이나 행동을 통해서도 우리 자신을 드러내기 때문이다.

행동, 묘사, 대화, 그리고 일화는 독자에게 인물의 동기를 알려 주는 창과 같은 역할을 한다. 97세의 의사는 무엇 때문에 그의 담당 의사들을 놀라게 한 것인가? 19년 동안 의식이 없었던 사람이 어떻게 삶에 대한 열정을 가지고 있을까? 이 기사들은 당신에게 그 해답에 대한 깨달음을 줄 것이다.

마지막으로 좋은 인물 기사는 그것을 읽어야 할 이유와 정당성을 가지고 있다. 독자들이 왜 주의를 기울여야 하는가? 두 이야기를 읽어 가면서 어디에서 필자가 그 물음에 대한 답을 주고 있는지 그리고 당신이 시간을 투자해야 하는 이유를 제시하고 있는지 찾아보기 바란다.

▶ Selection 6.1

첫 번째 기사는 19년 동안 병원에 있다 회복된 42세의 테리 윌리스에 대한 것이다. 읽어 가면서 베네딕트 캐리 기자가 어떤 방식으로 윌리스의 인격과 새로운 두 번째 삶의 생생한 모습을 드러내는지 살펴보라. 서사와 신경학을 오가며 기자는 이 기사를 기억에 남고 몰입시키도록 만들고 있다.

6.1 19년 동안의 무의식, 그는 뇌의 신비로움을 밝혀 주고 있다

– 2006년 7월 4일/베네딕트 캐리

Mute 19 Years, He Helps Reveal Brain's Mysteries

July 4, 2006/By Benedict Carey

7월 2일, 테리 윌리스는 263번 고속도로에서 떨어져 있는 자갈길 아래 두 개의 좁은 방이 딸린 작은 집 안 침대에서 깨어 있는 시간 대부분을 웨스턴 음악을 들으면서 보냈다.

42세의 윌리스는 환영과 호기심에 찬 표정으로 불명확하지만 알아들을 수 있는 목소리로 말했다. 그는 방문자들에게 "만나서 반가워요"라면서 더듬거리며 가까이 사는 형제들과 바비큐 파티를 할 계획이라고 말했다.

가족들에게 그가 말을 한다는 것은 기적이었다. 갑작스런 교통사고로 인한 머리 부상으로 2003년 6월 11일이 되기까지 19년 동안, 그는 말 없이 누워 있었고 사실상 무의식 상태였다. 갑자기 깨어난 그가 어머니에게 던진 첫 단어는 "엄마"였다. 그는 점차 회복되었고 더 많이 말하기 시작했고 더 많은 것을 기억해 내기 시작했다.

그러나 과학자들에게 윌리스 씨가 세상 속으로 돌아왔다는 것, 그리고 점점 나아졌다는 것은 기적이었다. 그는 인간의 뇌가 발달된 뇌스캔 기술을 이용하여 오랫동안 지속된 심한 손상으로부터 어떻게 갑자기 회복되는지 연구할 수 있는 기회를 제공했다.

월요일에 출간된 논문에서 연구자들은 윌리스의 뇌가 2003년 이후로 새로운 신경 연결체를 스스로 형성함으로써 회복됐다는 강력한 증거를 발견했다고 보고했다.

「임상 조사(*The Journal of Clinical Investigation*)」지에 실린 해당 논문에는 윌리스의 뇌를 연속 촬영한 영상을 실었는데, 그러한 영상은 과거에는 회복된 사람들로부터는 볼 수 없는 것이었다.

이 새로운 발견은 의사가 심한 뇌 손상을 당한 환자들 중 회복의 행운을 가질 수 있는 사람을 판단하는 능력을 갖게 될 것이라는 희망을 높여 준다. 또한 이 사건은 테리 시아보(Terri Schiavo)와 같은 경우를 둘러싼 논쟁을 해결하는 데 도움을 줄 것이다. 테리 시아보는 플로리다 주에 사는 여성으로 환자의 권리에 대해 전국적으로 격한 논쟁 끝에 인공호흡기가 제거되어 작년에 죽었다. 그녀를 검사한 신경학자들에 의하면 시아보는 윌리스보다 심한 뇌 손상을 겪었고 의식적 반응의 증거를 보여 주지 않았다고 말했다.

"우리는 몇 년만에 이렇게 기적적으로 회복한 경우들을 찾아보았는데 그들 가운데 지금까지 이렇게 과학적으로 추적 관찰된 경우는 어느 누구도 없었습니다." 맨해튼의 웨일 코넬대(Weill Cornell Medical College)의 신경학자인 니콜라스 쉬프(Nicholas Schiff) 박사의 말이다.

대략 10만 명에서 20만 명으로 추정되는 미국인들이 주변인들과 단절된 채 부분적이거나 최소한의 의식 상태로 지내고 있다.

토요일에 윌리스는 상태가 좋다고 말했으나 연구를 기억한다고 아무런 증거도 보이지 않았다. 어머니가 기억을 일깨웠을 때에야 그는 뉴욕에 있는 연구자의 실험실에서 돌아오는 길임을 기억했다.

비행기가 연료 공급을 위해 멈춘 것을 가리키며 그는 "휘발유"라고 말했다. "우리는 휘발유를 넣으려고 멈췄어."

그의 어머니 앤질리 윌리스(Angilee Wallis)는 "내 아들은 현재 무엇인가를 배우기 시작했는데, 그에게는 새로운 것입니다"라고 말했다.

그녀는 윌리스가 처음에는 회복이 불가능한 조건이었음을 넌지시 비치면서 최근 몇 주 동안 그가 자의식의 단서를 보여 주기 시작했다고 말했다.

58세인 윌리스의 어머니와 62세의 아버지 제리는 나무판으로 둘러친 작은 콘크리트 현관이 딸린 하얀 목조가옥에서 아들을 돌보며 살아가고 있다. 해리엇(Harriet)

과 빅 플랫(Big flat) 사이에 위치한 집은 두 개의 술집과 닿아 있는 교차로가 있는 고속도로로부터 수 킬로미터 떨어져 있어 주택가와도 멀다. 가장 가까운 식료품점은 30분 정도 떨어져 있는 아칸소 주 마운틴 뷰(Mountain View)에 있다.

윌리스가 오랫동안 의식이 없다가 갑자기 회복되었을 때 가족들은 언론의 관심이 마치 홍수처럼 일었다가 금방 증발해 버리는 경험을 했다.

1984년에 그는 장난기 많고, 자동차 일에는 천부적 재능을 지닌 성마른 19세 청년이었다. 그는 다른 두 친구와 함께 픽업 트럭의 짐칸에서 마른 강바닥으로 떨어졌다. 가족들은 무슨 일이 일어났는지 정확하게 이해할 수 없었다. 윌리스의 아버지는 그 사고로 아들이 반응이 없이 숨은 쉬지만 움직이지 않는, 거기 있으면서도 거기에 없는 상태로 남겨졌다고 말했다.

첫 해에 테리 윌리스는 어떤 호전도 보이지 않았고, 의사들은 그가 지속적인 식물인간 상태로 회복 가능성이 전혀 없다는 진단을 내렸다.

연구에 따르면 대개 자동차 사고로 머리에 외상을 입은 사람들 중 52%가 첫 해에 의식을 조금 회복한다. 하지만 그들 중 아주 소수만이 그 후에 더 많이 회복한다고 한다. 산소 부족으로 뇌 손상을 겪은 사람들 중에서는 15%의 사람들만이 일시적으로 심장이 멎었던 테리 시아보의 경우처럼 초기 석 달 안에 의식을 어느 정도 회복한다. 700명이 넘는 식물인간 상태에 빠진 사람들을 대상으로 1994년에 이루어진 조사에 따르면 2년이 지난 다음에는 의식을 회복하는 경우가 전혀 없었다.

그러나 사고 후 아마도 몇 달이 지나지 않은 어떤 시점에서 윌리스는 소위 '최소한의 의식 상태'에 들어갔다고 쉬프 박사는 말했다. 그 진단명은 2002년에 확립된 것으로 심하게 뇌 손상을 입었으나 때때로 반응을 하는 사람들에게 내려진다. 이들은 상태가 좋으면 눈으로 대상을 따라갈 수 있고, 눈을 깜빡여 반응할 수 있으며, 작은 소리를 내거나 조금 움직일 수 있다는 것이다. 그들은 그런 상태로 남은 날들을 보낼 수도 있다. 그러나 신경학자들은 이러한 상태는 환자가 예전의 기억을 회복하려 한다면 그 중간 단계로서 반드시 거쳐야 한다고 말한다.

윌리스 씨는 그의 삶에서 두 번째 19년을 마운틴 뷰에 있는 요양원에서 보냈는데 방문한 가족들은 그에게 의식이 있음을 보여 주는 많은 단서들을 목격했다고 한다. 그는 가족들이 자신의 방에서 왔다갔다할 때 표정이 밝아 보였다. 때때로 짜증이 나거나 시장기를 느낄 때 그의 안색은 좋지 않았다.

이런 점들이 있었지만 그가 "엄마"라고 부른 날은 가족 모두에게 생각도 못한 일이 벌어진 하루였다. 월리스 어머니는 흥분해서 급히 그 사실을 가족에게 알렸다.

이후에 그 환자는 머리칼이 금발인 매력적인 여성 방문객을 맞는다. 바로 그의 19세 된, 그가 사고가 났을 때는 생후 6주가 된 아기였던 딸이다. "나는 운전해 가면서 너무 불안했어요." "백미러로 머리와 옷차림을 가다듬었어요. 나는 혼자 욕을 하기도 했어요, 아버지가 날 알아 보지 못하면 어쩌나 정말 걱정했어요."

"아버지가 마침내 입을 뗀 첫 마디는 '너는 아름답구나'였고, 또 나를 사랑한다고 말했어요"라고 그녀는 말했다.

그는 갑자기 말했고 그것은 큰 변화였다. 그는 여전히 불구였고 움직이거나 거의 말할 수는 없었지만 테리처럼 인식할 수는 있었다.

그 이후의 몇 달 동안 그는 다른 많은 감정도 느낄 수 있게 되었다. 월리스는 현재 임상적으로 회복된 것으로 간주되고 있으나 아직도 매 시간 도움이 필요한 상태로 부모의 집에서 지내고 있으며, 치료에 드는 많은 비용 부담이 메디케이드에서 부모의 몫이 되었다.

세상이 그를 주목하기 시작했다. 일본에서 온 기자들이 도착해서 2주간 그의 일상을 인터뷰하고 촬영했다. 또 다른 기자들은 영국에서 왔다. 토크쇼와 다큐멘터리 제작자 등을 상대하느라 바쁜 남편을 돕기 위해 셔츠 공장을 다니던 어머니는 일을 그만두기까지 했다.

그러나 관심은 곧 사라졌고 가족은 월리스를 돕기 위해 재단 — '테리 월리스 지원 기금(Terry Wallis Special Needs Trust)' — 을 설립하기도 했으나 실질적으로 기부자들의 관심은 거의 끌지 못했다고 말했다.

월리스는 여전히 먹고 씻고 운동하고 침대에서 몸을 돌리는 데 매 2시간마다 도움을 필요로 한다. 그의 딸은 이동 시간으로만 하루에 2시간씩을 들였고, 가족 외에 다른 간병인이 일하게 되었다.

그러나 어떤 점에서 그것은 절대 성장하지 않아 독립할 수 없는 아이와 삶 같았다. 나무들 뒤쪽에는 1984년 이후로 방치되어 있는 그의 오래된 포드(Ford) 밴이 있었고 앞쪽으로는 예전에 아버지가 사 주었던 알루미늄 보트가 뒤집혀진 채로 놓여 있었다.

2004년, 쉬프 박사가 아들을 연구할 수 있는지 문의하려 가족에게 연락했다.

쉬프 박사는 그해 4월과 그로부터 18개월 후에 뉴욕으로 윌리스를 데려가서 뇌 스캔을 받을 수 있게 준비했다. 뉴욕, 뉴저지, 뉴질랜드에서 온 연구팀은 그 결과를 건강한 뇌의 이미지 및 회복되지 못한 채 최소 의식 상태에 있는 다른 환자의 뇌 이미지 등과 비교하면서 분석하는 데 1년 이상의 시간을 보냈다.

새로운 기술을 이용해서 그들은 윌리스의 수족에 힘이 생긴 것처럼, 운동을 관장하는 영역인 소뇌의 중간 부분에서 '새로운 자라남'의 증거를 보았다. 새로운 뇌세포가 확인된 또 다른 영역은 뇌의 뒷부분을 따라 위치하고 있는데 어떤 전문가들은 이곳을 의식적 자각을 조절하는 중심 센터라고 믿고 있다.

날마다 하는 운동, 부모와의 상호작용, 주기적인 항우울제 투여 중 일부나 또는 전부가 뇌세포가 자라 더 많은 연결을 이루도록 해 주는 것이라고 연구자들은 추정했다.

"우리가 놓친 가장 큰 기회는 이 사람이 자연적으로 회복될 것이라는 것을 몰랐고, 그래서 그 이전부터 모니터를 하지 않아" 무엇이 진행되었는지 발견할 수 없었던 점이라고 쉬프 박사는 말했다.

체계적으로 이런 종류의 질문에 답하기 위해서는 최소한의 의식을 가진 환자들을 오랜 기간 동안 관찰하는 것이 필요할 것이라고 전문가들은 말한다. 그러나 그런 환자들을 추적할 국가적 체계가 없고, 다른 질병에 있는 것과 같은 집적된 데이터베이스가 없다고 그들은 말한다.

"우리는 그 사람들을 볼 수 없습니다. 그들은 우리 시선 밖에 존재합니다. 심지어 우리는 그들이 어디 사는지도 모릅니다." 뉴욕 장로교 병원-와일 코넬 의료센터(New York Presbyterian Hospital-Weill Cornell Medical Center)의 의료 윤리 부서의 수장인 조셉 핀스(Joseph Fins) 박사가 말했다.

윌리스 씨는 살아 있는 바로 그 하루하루를 위해 살아가고 있다. 그는 이제 딸 앰버(Amber)가 낳은 두 살 된 손녀 빅토리아(Victoria)를 두고 있다. 이 아이에게는 검은 콧수염에 안쪽으로 팔이 비틀린 채로 누워 있는 안색이 창백한 이 사람이 귀찮아 보이지 않는 것 같다. 윌리스는 어떤 신체적인 고통도 느끼고 있지 않다고 부모에게 말했다. 그리고 그는 시간에 대한 감각이 없다. 그럼에도 그는 또한 최근에 살아 있는 것이 "자랑스럽다"라고 말했다.

그의 아버지는 토요일 저녁, 현관에 앉아서 "이런 모든 것을 아는 것이 참 좋습니다"고 말했다. "아들이 그렇게 말하는 것을 들으니 참 좋아요. 아들이 그렇게 말하지 않았다면 알 수 있는 길이 없으니까요."

▶ Selection 6.2

2005년의 어느 날, 집에 있던 마이클 디베이키(Michael Debakey) 박사는 가슴과 등을 찌르는 듯한 통증을 경험했는데, 그는 그 통증이 대동맥류 파열(dissecting aortic aneurysm)로 인한 것이라고 진단했다. 그것은 심장을 따라 나오는 주요한 동맥인 대동맥이 부풀어 있음을 의미한다. 수술을 하지 않으면 사망할 수도 있었다. 아이러니한 것은 그의 생명을 구하는 데 필요한 그 수술을 고안한 것이 바로 디

■ 외과의에게 시행된 외과술

외과의사들은 2월에 마이클 E. 디베이키(Michael E. DeBakey) 박사의 동맥류에 대해 수술을 실시했는데 그 수술 방법은 바로 디베이키 박사가 개발한 것이다.

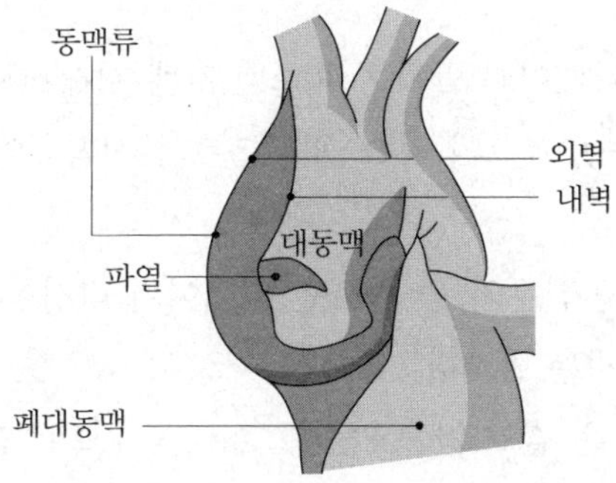

[문제]

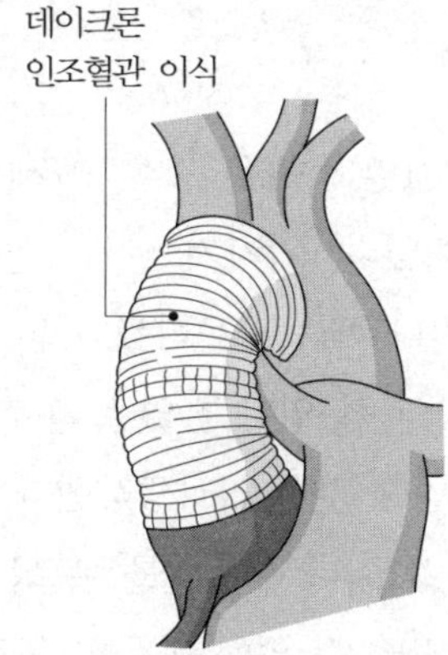

[치료]

- **문제:** 디베이키 박사의 동맥류는 심장에서 뻗어 나온 대동맥에서 점차 커지고 있었다. 대동맥의 혈관벽은 약해지고 찢어졌으며, 혈액이 대동맥 혈관의 내부 층에 고이게 됐고 이는 돌연사의 원인이 될 수 있었다.
- **치료:** 6~8인치 정도 길이의 데이크론 인조혈관으로 손상된 대동맥 부위를 대체하여 이식하였다.

베이키였다는 점이다. 이 기사에서 의학 기자인 로렌스 K. 알트만은 그의 수술로 이어진 의학적, 윤리적 미로에 우리를 데려다 놓는다. 이 기사에서 기자는 그의 절반 나이인 사람에게도 치명적일 수 있는 수술을 97세 노인에게 할 것인가를 결정해야 하는 의사들의 고뇌와 함께, 어떤 식으로 수술이 진행되는지에 대한 의학적인 지식을 전해 준다. 가장 인상적인 것은 처음에는 "그를 죽인 의사로 알려지는 것이 아닐까" 염려하여 수술에 참여하기를 거절했던 마취과 의사들을 결국 수술에 참여하도록 마음을 돌리게 한 바로 그 디베이키 박사에 대한 생생한 묘사 부분이다.

THE DOCTOR'S WORLD

6.2 수술법을 창안한 사람이 바로 그 수술대에 오르다

– 2006년 12월 25일/로렌스 K. 알트만

The Man on the Table Devised the Surgery

December 25, 2006/By Lawrence K. Altman

12월 31일의 늦은 오후, 97세의 디베이키 박사는 휴스턴 자택 서재에서 강의를 준비 중이었다. 갑자기 날카로운 통증이 그의 가슴 윗부분부터 시작되어 어깨뼈 사이를 지나 목으로 올라왔다.

역사상 가장 영향력 있는 흉부외과 전문의 중 하나인 디베이키 박사는 그의 심장이 곧 멈출 것이라고 생각했다. 박사는 말했다.

"내가 911이나 주치의를 부르는 일은 결코 없을 거야." "어리석게도 어떤 의미로는 너는 견딜 수 없는 통증의 포로이지. 너는 이 통증으로부터 벗어나려면 어떻게 해야 하냐고 생각할 거야. 통증이 충분히 심해지면 너는 분명히 고통을 없애기 위해 심장마비를 기꺼이 받아들이겠지."

그러나 그의 심장이 뛰기를 계속했을 때 박사는 그가 심장마비는 아니라고 생각했다. 혼자서 앉게 되었을 때 그는 동맥류가 심장에서 뻗어 나온 대동맥의 혈관 벽을 약하게 만들고 내벽이 갈라져 박리성 대동맥류가 발생했다고 진단했다.

박사 자신보다 그런 진단을 더 정확하게 할 수 있는 사람은 세상에 없었다. 젊은 시절 박사는 그와 같이 치명적인 상태로 파열된 대동맥을 수술하는 법을 창안해 내었던 것이다. 그 수술은 전 세계에서 지금까지 적어도 만 번 이상 실시된 의사나 환자 모두 가장 많이 요구하는 수술법 중 하나였다.

지난 60여 년, 박사는 심장 수술의 방식을 새롭게 바꿔 왔다. 그는 최초로 심장 동맥 우회술을 시행한 사람이다. 그는 베일러 의과대학(Baylor College of Medicine)에서 수많은 의사들을 훈련시켰고, 6만 회 이상의 수술을 집도했으며, 1996년에는 당시 러시아의 대통령이었던 보리스 옐친의 부탁으로 모스크바로 가서 심장동맥 우회(quintuple bypass operation)을 집도했다.

지금 박사는 의사가 아닌 환자라는 다른 방식으로 역사를 만들고 있다. 그는 9월, 휴스턴의 침례교(Methodist) 병원에서 퇴원하여 일터로 돌아왔다. 98세의 그는 자신이 고안한 수술을 받은 최고령 생존자였으며, 그 연령에서라도 건강한 환자는 이 수술을 견뎌 낼 수 있음을 입증한 것이다.

힘든 수술이 끝난 후에 담당 의사 중 한 명인 제임스 L. 풀(James L. Pool) 박사는 "그는 아마도 앞으로 생존할 90대 노인들 중에서 경계선을 넓힌 사람으로 뚜렷하게 남을 것입니다"라고 말했다.

그러나 디베이키 박사의 이 이야기는 의학적 진보를 보여 줄 뿐만 아니라 흔히 삶의 마지막에서의 치료와 관련되어 있는 어려움을 전형적으로 보여 준다. 이 이야기는 그렇게 나이든 환자를 어디까지 치료해야 하는가를 두고 벌이는 논쟁에 대한 이야기이고, 그런 환자가 원하는 것이 무엇인가에 대해 전문의들이 밤늦도록 펼치는 논의에 대한 이야기이며, 아직도 논쟁거리가 되고 있는 박사의 삶을 구해 준 위험한 결정에 대한 이야기이다.

그것은 또한 디베이키 박사 자신의 이야기이기도 하다. 그는 어떤 시점에 이르렀다고 생각했을 때 기꺼이 죽기로 한 강한 의지를 가진 개척자이며, 다시 최대한의 노력과 열정을 가지고 자신의 삶으로 힘든 발걸음을 내디뎠던 사람의 이야기이다.

그러나 박사의 회복은 일어나지 않을 뻔했다.

박사는 1월 말까지 병원에 입원하는 것을 거절했다. 그의 건강이 악화되고 병원에 있는 것에 거의 무감각해지게 된 2월 초에, 박사의 40년간의 수술 동료였던 게오르그 P. 눈(George P. Noon) 박사는 수술만이 박사를 살릴 유일한 방법이라는 결정을 내렸다. 그러나 병원의 마취의들은 디베이키 박사를 마취하는 데 반대했다. 왜냐하면 지금까지 한 번도 박사와 같은 연령대의 심각한 상태에 있는 환자에게 그런 수술을 행해 본 적이 없기 때문이었다. 또한 그들은 박사가 자신의 수술을 거부하는 사전의료의향서에 서명을 했다고 말했다.

병원윤리위원회가 12층에서 긴급하게 심야회의를 열어 논쟁하는 동안, 디베이키 박사의 아내인 카틴(Kartin) 여사가 불쑥 들어와 수술을 즉시 시작해 달라고 요청했다.

결국 위원회는 수술을 승인했고, 현재는 다른 병원에서 일하고 있는 디베이키 박사의 동료 마취의가 박사를 마취시키는 데에 동의했다. 2월 9일 정오가 되기 전에 수술은 시작됐다.

최근에 디베이키 박사는 휴스턴의 한 레스토랑에서 저녁을 먹으면서 말했다. "기적이었죠. 나는 정말 이 자리에 없었을지도 몰라요."

박사의 치료비용은 쉽게 100만 달러를 넘어섰다. 침례교 병원과 의료진은 디베이키 박사에게 비용을 청구하지 않았다고 말했다. 그의 입원은 사생활 보호를 위해 실명이 아닌 가명으로 이루어졌는데 이것은 보험금을 받는 것을 더 어렵게 만들 수 있었다. 병원 측은 치료비용이 얼마였는가에 대해, 또 그 사항에 대해 추가적으로 언급하는 것을 피했다. 디베이키 박사는 병원 측이 자신의 병에 대해 그렇게 숨기려 할 필요는 없었다고 생각한다.

의사들은 디베이키 박사가 특별히 높은 수준의 수준의 치료를 받았다는 것을 인정한다. 그러나 그들은 환자 가족의 바람을 언제나 지켜 주려고 노력한다고 말했다. 그리고 환자의 건강 상태가 이상 부위를 제외하고 전체적으로 좋다면 나이에 상관없이 어떤 환자에게도 수술을 시행할 것이라고 말했다.

디베이키 박사는 이 일들에 대해 이야기하는 것에 동의했고, 의사들도 자기 이야기를 할 수 있게 동의했다. 그것은 기자와의 10년이 넘는 직업적 관계 때문이었고 박사가 대중들에게 과연 어떤 일들이 일어났느냐에 대한 기록을 남기고 싶어했기 때문이다. 또한 그는 어떻게 100세 가까이 되는 사람이 수술에서 살아남을 수 있었는지 설명하고 싶어했다.

■ 예비 진단 A Preliminary Diagnosis

지난해 세밑, 디베이키 박사는 심장마비는 아닐 것이라고 판단했다. 왜냐하면 그동안 주기적으로 받아 온 검진에서는 한 번도 그런 위험성이 보이지 않았기 때문이다. 통증으로 미루어 볼 때 비록 몇 주 전에 한 정기 심장초음파 검사에서 어떤 징후도 나타나지 않기는 했지만 대동맥 박리 쪽에 더 가까워 보였다.

디베이키 박사의 아내와 딸 올가(Olga)는 갈베스톤(Galveston)에 있는 해변으로 떠났지만 교통 체증 때문에 돌아와야 했다. 그들은 집으로 돌아와서 침상에 누워 있는 박사를 발견했다. 가족들을 두렵지 않게 하기 위해서 박사는 잠이 들었는데 근육이 뭉쳐서 잠깐 깬 것이라고 말했다.

박사는 "나는 아내에게 스스로의 진단한 것을 말해 주고 싶지 않았어요. 왜냐하면 어떤 의미로는 내가 곧 죽을 것이라고 말하는 것이었으니까요"라고 말했다.

박사의 아내는 불안해서 남편의 두 동료이자 오랫동안 박사의 주치의인 모하메드 아타(Mohammed Attar) 박사와, 눈(Noon) 박사의 대진의인 마티아스 로브(Matthias Loebe) 박사를 불렀다. 그들은 즉시 집으로 왔으며, 곧 예후를 주시하기 시작했다. 디베이키 박사로부터 통증에 대해 보다 솔직한 말을 들은 후에, 그들은 대동맥 박리 같다는 박사의 진단을 논의하기 시작했다.

디베이키 박사와 의사들은 박사가 CT 촬영 및 다른 영상 검사들을 받아야 한다는 데에 합의하였지만, 디베이키 박사는 검사 날짜를 1월 3일까지 늦추었다.

검사 결과, 몇 년 전에 박사가 스스로 창안했던 표준 분류체계에 의하면, 그는 2형 박리성 대동맥류라는 것이 판명됐다. 수술 없이 생존 확률은 거의 없다.

그러나 디베이키 박사는 침례교 병원에 입원하는 것을 거절했는데 이것은 부분적으로는 갇혀 있기를 원치 않았고 또 한편으로는 "내가 스스로 처음 진단했던 것만큼 상태가 나쁘지 않을 것이라는 희망" 때문이었다고 그는 말한다. 그는 자신의 나이를 생각했을 때, 병을 치료하기 위해서 자신이 개발한 수술을 받는 것이 오히려 그를 신체적으로나 정신적으로나 불구로 만들 수 있을지도 모른다고 두려워했다. 그래서 "차라리 죽겠어"라고 말했다.

여러 해 동안 그는 해부학적으로 완벽한 수술을 수행해 왔지만 그중에는 사망한 사람도, 주요 합병증이 발생한 사람도 있었다. 디베이키 박사는 "나는 그 모든 것들을 피하려고 노력했었지요"라고 말했다.

대신에 그는 그의 손상된 대동맥이 스스로 치료될 가능성에 도박을 걸었다. 그는 집에서 치료하는 방법을 선택했다. 3주가 넘도록 의사들은 주기적으로 전화 통화를 하여 대동맥이 파열되지 않을 만큼 그의 혈압이 충분히 낮은지 체크했다. 간호사들은 그가 먹고 마시는 것을 모니터링했다. 그는 주기적으로 침례교 병원에 가서 동맥류의 크기를 재기 위한 영상검사를 받았다.

그가 새해 전날 밤 준비했던 강의는 그가 창립 멤버이기도 한 텍사스 의학·공학·과학 아카데미(Academy of Medicine, Engineering and Science of Texas)에서 하기로 되어 있었다. 1월 6일, 그는 그 강의를 하겠다고 주장했다. 휴스턴의 청중들 중에서는 노벨상 수상자들과 케이 베일리 허치슨(Kay Bailey Hutchison) 상원의원도 포함되어 있었다.

디베이키 박사 부인은 사람들을 강단 주위에 있게 했다. 남편이 강의 도중 쓰러지기라도 하면 부축하려는 목적이었다. 박사는 창백해 보였고 말에 힘이 없었지만 아무런 사고 없이 강의를 끝냈다. 그리고 이후에 그는 다른 강연을 들었는데 그것은 우연하게도 박리 동맥류의 치명적인 위험성에 대한 것이었다.

노련한 정치인이기도 했던 디베이키 박사는 상원의원과 꼭 이야기를 나누고 싶다고 했다. 그는 오찬까지 참석한 후에 집으로 돌아왔다.

디베이키 박사에게 특별한 가정치료를 제공하면서 의사들은 박사의 뜻을 존중했다. 의사들의 이런 행동은 박사의 힘에 대한 경외 때문이었다.

작년 마지막 날에 디베이키 박사의 집에 왔던 로브 박사는 다음과 같이 말했다. "사람들은 박사님 주변에 있는 것을 어려워했어요. 그는 권위 그 자체였어요. 그에게 해야 할 일을 말하는 것은 매우 힘들었습니다."

그러나 시간이 감에 따라서 의사들은 박사의 혈압을 적절하게 조절할 수가 없었다. 그의 영양 상태는 좋지 않았고 숨도 가빠지기 시작했으며 신부전증이 오기 시작했다. 체액이 그의 심막 안에 차기 시작했고, 이는 동맥류에서 혈액이 새어 나온다는 것을 암시했다.

여전히 박사는 상태가 더 나빠지고 있다는 것을 인정하지 않았다. 결국 1월 23일, 그는 병원에 입원하기로 했다.

검사 결과는 동맥류가 위험할 정도로 커지고 있다는 것이 확인되었다. 1월 3일

5.2cm였던 지름이 1월 28일에는 6.6cm까지 증가했다. 눈 박사는 자신과 다른 의사들이 디베이키 박사에게 CT 결과를 보여 주고 수술을 권했을 때, 디베이키 박사는 며칠 내로 다시 검사해 보자고 말했다고 했다.

동맥류는 2월 9일이 되자 7.5cm까지 커졌고 박사는 의식을 잃고 죽음에 이르렀다. 무언가 결정을 내려야 했다.

눈 박사는 "우리가 만약 그때 수술을 하지 않았더라면 디베이키 박사는 분명히 사망했을 것입니다"라고 말했다.

그 시점에서 박사는 스스로 말을 할 수 없었다. 의사들이 모였고 그들은 위험을 무릅쓰더라도 수술을 진행해야 한다는 결정을 내렸다. 눈 박사는 "우리는 우리가 옳다고 생각하는 일을 했습니다. 97세라는 나이를 제외하고는 수술을 하는 데에 아무런 문제가 없었습니다"라고 말했다.

디베이키 박사의 주치의 중 한 명으로 베일러(Baylor) 의과대학의 차기 학장이었던 바비 R. 알포드(Bobby R. Alford) 박사는 의사들이 불안해했다고 말했다. "우리는 그냥 떠나 버렸을 수도 있었죠."

그와 눈 박사는 수술 결정에 대해서 몇 번이고 의논했다. "우리는 혹시 발생할 수도 있는 비난에 대해서도 알고 있었습니다. 수술 현장에 없었던 사람들에게는 정말 멍청한 짓으로 받아들여질 수도 있었던 일이므로 전 세계의 외과의학계가 우리에게 돌을 던졌을 수도 있었죠"라고 알포드 박사는 말했다.

눈 박사와 그의 동료들은 디베이키 박사의 부인과 딸 올가, 첫 번째 결혼에서 낳은 아들들, 디베이키의 누이들인 루이스(Lois)와 셀마(Selma)에게 수술은 엄청나게 위험할 것이며 완전한 회복과 사망 둘 중 어느 한쪽으로 확실하게 결과가 나타나지 못할 수 있다고 말했다. 의사들은 박사가 합병증에 걸릴 수도 있고 신장투석이나 호흡을 돕기 위한 절개술이 필요할 수도 있으며, 가족들의 결정이 앞으로의 오랜 고통의 원인이 될 수도 있다고 말했다.

독일에서 온 박사의 부인은 말했다. "올가와 저는 많이 기도했어요." "유럽에서 우리는 그가 꼭 회복할 것이라고 위로해 준 치유자를 만났습니다. 그것이 많은 힘이 된 것 같아요."

그러고 나서 일은 더욱 복잡해졌다.

■ 치료 거부 A Refusal to Treat

그 시점에서 침례교 병원의 마취의들은 박사를 환자로 받는 것을 단호하게 거절했다. 그들은 박사가 심장이 멈추면 심폐소생술을 받지 않을 것이라고 직접 서명한 표준 양식의 문서와 차트 속에 그가 박리 동맥류에 대한 수술을 원치 않는다고 쓰여 있다는 것을 언급했다. 마취의들은 박사의 나이와 불안정한 신체 상태를 걱정했다.

72세의 학장 앨포드(Alford)에게 그와 같은 거절은 충격적이었다. 그의 의사 생활 동안 그와 같은 행동은 듣지도 보지도 못한 일이었다.

눈 박사는 마취의 중 누구도 그때까지 디베이키 박사의 치료에 관여한 적이 없으며 진료기록을 읽어 보지 않고 단지 소문만으로 결정을 내렸다고 말했다. 그래서 그는 마취의들이 반대 의사를 디베이키 박사의 가족들에게 직접 전달하라고 강력히 요청했다.

디베이키 박사 부인은 마취의들이 박사가 수술대에서 사망할까 봐 두려워했고 그를 사망하게 한 의사의 명단에 오르기를 원하지 않았다고 말했다. 병원의 마취과장이었던 조셉 J. 네이플스(Joseph J. Naples)는 사무실에 거듭 걸려온 전화를 받지 않았다.

오후 7시경에 디베이키 박사 부인은 샐워 A. 쉐나크(Salwa A. Shenaq) 박사를 불렀다. 그녀는 마취과 의사로서 22년 동안 침례교 병원에서 디베이키 박사와 일했고, 현재는 근처의 마이클 E. 디베이키 베테랑스 어페어(Michael E. Debakey Veterans Affair) 의료 센터에서 일하고 있었다.

쉐나크 박사는 집에서 급히 달려 왔다. 그녀가 도착했을 때 닥터 네이플스는 그와 그의 스태프들이 디베이키 박사에게 마취를 하지 않을 것이라고 말했다고 한다. 그녀는 이름은 밝히지 않고, 한 스태프가 자신에게 디베이키 박사를 마취하면 엄청난 비난을 받을 것이라고 경고했다고 했다. 그리고 그 스태프는 쉐나크 박사가 침례교 병원에서 아무런 권한도 없으므로 디베이키 박사에게 마취를 시행할 수 없다고도 말했다. 그러나 그럼에도 불구하고 쉐나크 박사는 마취를 시행하겠다고 분명히 말했다고 한다.

행정가, 변호사, 의사들은 이 상황에 대해, 특히 디베이키 박사가 바라는 것의 애매모호함에 대해서 토론을 했다. 닥터 풀이 그의 차트에 디베이키 박사는 박리 동맥류에 대한 수술을 원치 않는다고 썼긴 했다. 그러나 눈 박사와 가족들은 그 언급은 더 이상 적용될 수 없다고 말했다. 왜냐하면 박사의 상태가 너무 안 좋아서 그의 유일한 희망은 수술밖에 없었기 때문이다.

쉐나크 박사는 말했다. "그들은 오락가락했어요. 수술을 진행시켜야 한다고 했다가, 또 말을 바꾸어 할 수 없다고 말했죠." 침례교 병원은 법적 책임을 완료하기 위해 윤리위원회를 소집했고, 모든 위원들은 한 시간도 안 되어서 모두 도착했다. 그들은 디베이키 박사의 병실에 가까운 식당 내실에서 박사의 주치의들과 만났다고 그 자리에 참석했던 의사들 다섯 명이 말했다.

그들의 환자인 디베이키 박사는 항상 그들에게 명령을 내렸던 존재이지만, 현재 박사는 그 자신의 운명에 대한 결정권을 가지지 못했다.

윤리위원회 대표단은 텍사스(Texas) 주법을 따르기를 원했다. 해당 법은 의사들이 환자와 가족의 바람을 존중한다는 것에 대한 보장을 요구했다.

디베이키 박사의 의사들은 모두 그와 함께 20년 이상 일해 왔다. 그중의 한 명인 닥터 풀은 자신들이 윤리위원회가 제기한 또 다른 중대한 질문에 답할 수 있을 만큼 디베이키 박사를 잘 알고 있다고 느꼈다고 말했다. 그 질문은 바로 디베이키 박사의 주치의로서, 그가 만약 결정을 내릴 수 있다면 그와 같은 심각한 상황에서 그 자신을 위해서 어떠한 선택을 할 것이라고 믿는가라는 것이었다.

눈 박사는 디베이키 박사가 그에게 "이제는 자연스럽게 보내야 할 때"라고 말했지만 또한 그에게 의사들은 "해야 할 일을 해야 한다"고 말했다고 했다. 디베이키 박사 진료팀의 멤버들은 그 말을 다르게 해석했다고 말했다. 어떤 사람들은 그들이 잘 지켜보면서 기다리고 있다가 조건이 갖춰졌을 때에만 행동을 해야 한다는 의미로 박사가 말했을 것이라고 생각했다. 반면 다른 어떤 사람들은 그가 죽음을 원한다는 것을 의미하는 말이라고 생각했다.

문제는 수술이 디베이키 박사가 "심폐소생술을 하지 말라"고 사인한 문서에 나타난 그의 바람을 충족시킬 수 있는가 하는 점이었다. 몇몇 사람들은 디베이키 박사가 한 모든 일은 그의 가족들을 위한 것이라고 언급했다. 그런데 그의 가족들은 수술을 원했다.

위원회 위원들이 1시간 동안 회의를 하고 있자, 디베이키 부인은 더 이상 참지 못하고 회의장 안으로 들어왔다.

"우리가 손 놓고 있는 사이에 내 남편은 죽어 가고 있어요. 이제 할 일을 하러 갑시다." 그녀는 이렇게 그들에게 말했다고 한다.

회의는 끝났다. 형식적 투표 없이 다수의 의견으로 합의에 이르렀다. 회의록도 작성하지 않았다고 의사들은 말했다.

"회의가 끝났을 때 초점은 하나였습니다. 최고의 수술, 최고의 수술 후 케어, 최고의 회복을 우리는 그에게 제공할 수 있다는 것이었습니다." 닥터 풀의 말이다.

■ 수술 The Operation

2월 9일 오후 11시쯤 윤리위원회 회의가 끝난 직후, 의사들은 디베이키 박사의 마취에 들어갔다.

수술은 7시간 동안 진행됐다.

그동안 디베이키 박사의 몸은 그의 뇌와 다른 기관들을 보호하기 위해 체온보다 낮은 온도로 유지되었다. 심폐 체외순환기가 충분한 산소를 혈액에 공급해 주는 동안 그의 심장은 잠시 멈췄다. 의사들은 셔츠에 사용되는 재료와 유사한 데이크론(Dacron)으로 만든 15~20cm 길이의 이식조직을 디베이키의 손상된 대동맥에 덧대었다. 이식 기술은 디베이키가 1950년대에 고안해 낸 것이었다.

그 후에 디베이키 박사는 중환자실에서 수술 후 집중 관리를 받았다.

몇몇 의사들은 디베이키 박사가 수술하는 도중이나 아니면 그 후에 곧장 사망할 것으로 예상했다. "그러나 그는 나아졌습니다"라고 눈 박사는 말했다.

그러나 걱정대로 그는 쉽게 회복되지는 못했다.

외과의사들은 그가 숨을 쉬고 음식을 섭취할 수 있도록 목의 기도(숨길)와 배의 위 속으로 각각 구멍을 내야 했다. 박사는 신부전으로 인해 신장투석도 필요로 했다. 스스로 쉬는 숨은 너무 미약해서 약 6주간 인공호흡기를 통해 숨을 쉬어야 했다. 감염도 일어났으며 앉은 자세로 일으키려 하면 혈압이 너무 낮아지기도 했다. 근력이 떨어져 서 있을 수도 없었다.

한 달 동안 디베이키 박사는 창문도 없는 집중치료 병동에 누워 있어야 했으며, 그에게 투여되는 약의 효력에 따라 의식이 혼미해져 헛소리를 하기도 하고 묵묵부

답인 상태로 있기도 했다. 의사들은 그가 영구적 뇌 손상을 입지 않을까 걱정했다. 병원 측은 그가 밤낮으로 말을 해서 의식을 좀 더 활성화시킬 수 있도록 중환자실 안에 개인적인 공간을 마련했다.

기대하지 않았던 곳에서 도움을 받기도 했다. 4월 2일의 어느 일요일, 팀의 호흡기 전문의인 윌리엄 W. 룬(Willian W. Lunn) 박사는 그의 여덟 살 된 첫째 딸인 엘리자베스와 병원을 한 바퀴 돌며 환자가 현재 우울한 어떤 환자가 있다고 알려 주었다. 아버지를 기다리는 동안 엘리자베스는 무지개, 나비, 나무, 그리고 초록 들판 등의 알록달록한 그림을 그려서는 이 그림을 환자에게 주는 게 어떻겠냐고 물었고 그녀의 아버지는 곧 그렇게 하도록 했다.

"아가야, 박사님의 눈이 밝아지는 것을 네가 봤어야 하는데"라고 닥터 룬은 말했다. 디베이키 박사는 엘리자베스를 보고 싶어했으며 그녀와 악수를 하면서 감사를 표시했다.

"그때 나는 그가 점점 회복될 거라는 걸 알았죠." 룬 박사의 말이다.

디베이키 박사는 5월 16일에 퇴원했으나 6월 2일 다시 입원해야 했다.

"실상 박사는 우리를 무서워했어요. 왜냐하면 그의 혈압과 심장박동이 너무 높았고 숨을 너무 가쁘게 내쉬었기 때문이죠." 그리고 그의 폐에는 유동물질이 있었다고 룬 박사는 말했다.

하지만 혈압이 약으로 조절되어 다시 제자리를 찾자 디베이키 박사는 호전되기 시작했다.

■ 그 이후 The Aftermath

디베이키 박사는 당시 의료진들이 대화하는 동안 자는 척 하면서 그것을 들었다고 회상한다.

8월 21일, 로브 박사가 디베이키 박사에게 일어나라고 했을 때 그는 아무 움직임이 없었다. 그러자 로브 박사는 1930년대에 디베이키 박사가 수혈에 사용하려고 고안해 낸 낡은 롤러 펌프를 찾았다고 말했다. 그러자 박사는 바로 눈을 떴다. 그리고 어떻게 그가 이전의 펌프를 개선시켜 이것을 고안해 냈는지 짧은 강의를 했다.

그가 회복되어서 무슨 일이 일어났는지 들었을 때 그의 의사들이 자신을 수술해 주어 행복하다고 말했다. 의사들은 행여나 박사가 자신들의 결정을 유감으로 생각하지 않을까 걱정했는데 그렇지 않아 안도의 한숨을 내쉬었다.

"만약 그들이 나를 위해 수술을 해 주지 않았더라면 난 벌써 죽었을 거요."

박사가 말했다.

의사들과 그의 가족은 도박에서 운 좋게도 승리했던 것이다.

디베이키 박사는 자기가 심폐소생술을 하지 말라고 사인했는지 기억하지 못했고, 의사들이 올바른 일을 했다고 생각한다. 의사들은 그러한 상황에서 위원회 없이도 결정을 내릴 수 있어야 한다고 박사는 말했다.

디베이키 박사의 정신적 회복은 육체적 반응을 훨씬 앞섰다.

디베이키 박사가 수술 후 처음으로 그의 수술 후 상태에 대해 알았을 때 "팔다리가 넝마처럼 느껴졌다"고 말했다. 그리고 사지 마비가 된 것이 아닌지 두려워했다. 케네스 밀러(Kenneth Miller)와 다른 물리치료사들이 디베이키 박사의 약해진 근육을 강하게 만들어 주기 위해 계속 도와주었다.

"박사가 물리치료에 참여하게 하기 위해서는 많은 격려가 필요했던 시간도 있었습니다"라고 밀러는 말했다. "하지만 그가 일단 그 과정을 한 번 보게 되자 우리가 하는 물리치료에 적극 동참했습니다."

현재 그는 어떤 도움도 없이 점점 더 먼 거리를 걸어 다닌다.

그러나 그의 가장 주요한 이동수단은 모터스쿠터이다. 회랑을 따라가기도 하고, 때로는 모든 연령대의 발걸음이 빠른 의사들을 따라잡기도 한다.

디베이키 박사는 옛날만큼은 아니더라도 여행할 만큼의 힘을 되찾기를 희망한다고 말했다.

디베이키 박사 의료진 가운데 한 명인 심장병 전문의 윌리엄 L. 윈터스(William L. Winters) 박사는 이렇게 언급했다. "나는 몸과 마음이 함께할 때 무엇을 할 수 있는지를 보고 감명을 받았습니다. 그는 예전 상태로 돌아가기를 간절히 원합니다. 제 생각에 그는 가까이까지 갈 것입니다."

이미 디베이키 박사는 거의 하루 종일 일을 하고 있다.

"매우 좋습니다."

금요일에 박사는 말했다.

"나는 일상으로 다시 돌아가고 있습니다."

연관짓기 Making Connections

1. 심장외과 의사 마이클 E. 디베이키 박사에 대해 쓴 로렌스 K. 알트만 기자의 인물 기사에 들어 있는 다양한 서사적 요소들에 대해 서술하라.('내러티브의 요소'에 대해서는 제11장 참조)

2. 베네딕트 캐리가 작성한 테리 월리스의 인물 기사에서 그가 어떤 사람인지 느낌을 불러일으키는 구절을 모두 찾아보라. 또한 그러한 장면을 만들기 위해 캐리 기자는 단어들을 어떻게 사용하고 있는가?

3. 당신이 속한 공동체에서 저명한 의사나 과학자를 찾아 인물 기사를 800단어 내외로 작성하라. 기억에 남을 수 있는 인물 기사는 활동, 일화, 묘사와 인용구의 선택적 사용에 의존한다는 것을 기억할 것.

제 7 장 해설 기사 Explanatory Stories

사람들은 건강을 증진하고 질병을 예방하기 위해, 또 과학과 의학에 대해 더 많은 지식을 얻기 위해 의학기사를 읽는다. 의학 전문기자는 독자들이 이해할 수 있는 형태로 정보를 전달하려고 노력한다. 그들은 복잡한 정보를 간단한 용어로 바꾸어 소비자를 의학자 및 과학자들과 연결시키는 다리 역할을 한다. 기자들은 일들이 작동하는 방법을 설명한다. 이 장에서 당신은 다음과 같이 복잡한 과정을 명료하고 단순하게 설명해 주는 뉴욕타임스 기사들을 읽게 될 것이다.

- 만능 독감 백신을 개발하기 위해 독감 바이러스를 표적으로 삼는 방법은?
- 바이러스가 진화하고 증식하는 방법은?
- 시험관 수정 방법과 쌍둥이가 탄생하는 이유는?
- 맹인이 그의 길 앞에 놓인 대상을 지각할 수 있도록 두뇌가 시각 정보를 처리하게 하는 방법은?
- 빈정거리는 말은 두뇌의 어디에서 해석되는가?
- 당신의 개인적 이야기가 정신 건강을 결정하는 방식은?
- 칼로리를 제한하면 생명이 연장되는 이유는?

당신은 또한 다음의 질문들에 대한 답을 발견할 수 있을 것이다.

- 뜨거운 음료는 감기나 독감 증상을 완화시킬 수 있는가?
- 초콜릿이 당신의 잠을 방해하는가?

이 모든 기사에서 기자들은 재미있고 이해할 수 있는 방식으로 독자를 교육한다.

서론에서 이야기했듯 기자가 기사 속의 "어떻게"를 독자들에게 이해시키기 위해서는 기자가 먼저 어떻게 과학이 작동하는지 이해해야 한다. 다음에 나오는 기사들에 담긴 과학은 때로는 단순하고 때로는 복잡하다. 훌륭한 의학 전문기자는 과학의 암호들을 독자들을 위해 해독함으로써 복잡한 것을 단순하게 보이게 만든다.

▶ Selection 7.1

뉴욕타임스의 생명공학산업부 기자 앤드류 폴락(Andrew Pollack)은 다음 기사에서 다양하게 변형하는 독감을 예방하기 위한 독감 백신 개발에 초점을 맞추고 있다. 폴락이 설명하듯이 만능 독감 백신은 독감 바이러스가 너무 빠르게 돌연변이를 일으켜 특정한 변형에 대한 백신은 어떠한 것도 효력을 길게 유지하지 못하기 때문에 필요하다. 결론적으로 당신이 가을에 개발한 독감 백신은 다음 해에 생긴 새로운 변종으로부터 당신을 반드시 보호해 줄지 알 수 없다. 좋은 해설 기사는 과학의 내용을 정확하고 또한 이해하기 쉽게 써야 한다. 과학 기사는 독자들에게 어떻게 어떤 과정이나 절차가 작동하는지에 대해 자세하게 설명해 주어야 한다. 흔히 기자들은 여기서 폴락이 그렇듯이 새로운 것을 친숙한 어떤 것과 비교하면서 시작한다. 그 다음에는 두 가지 점을 설명해 주고 있다. 그중 하나는 어떻게 하나의 특별한 단백질이 전 세계적으로 활용 가능한 단일 백신 개발을 어렵게 하는지 설명한다. 또 하나는 만능 백신 개발을 가능하게 할 수 있는 특정 단백질에 대해 서술하고 있다.

7.1 만능 독감 백신 개발을 위한 기나긴 연구

- 2009년 5월 19일/앤드류 폴락

A Long Search for a Universal Flu Vaccine *May 19, 2009/By Andrew Pollack*

어린 시절에 맞는 홍역 백신 두 번으로 우리는 생명을 지킬 수 있다. 소아마비 백신 네 번도 그렇다. 그러나 독감 백신은 매년 맞아야 한다. 그렇게 해도 독감을 완전히 예방해 주지 못한다.

그 이유는 독감 바이러스는 다른 그 어떤 바이러스보다도 더욱 빠르게 변하고 있기 때문이다. 한 종류의 독감 바이러스의 대해 면역력을 갖고 있는 사람도 변형된 바이러스에는 그렇지 않다.

돼지독감의 새로운 변종에 의해 이번 가을에 발생할지 모르는 대유행에 전 세계가 대비하는 과정에서 이 문제가 중요하게 부각되었다. 새 변종에 맞설 백신이 생산되기 전까지 얼마나 많은 사람들이 죽을지 모르는 상황이다.

그러나 과학자들과 백신 제조업자들이 모든 종의 독감에 맞서 싸울 소위 '만능 독감 백신' 연구에 몰두하기는 어렵다. 결국 목표는 홍역이나 소아마비 예방접종과 비슷한 독감 예방 접종법을 만들어 평생은 아니더라도 몇 년 이상은 모든 계절성, 유행성 독감 변형들에 대해 보호를 해 주는 것이다.

옥스퍼드 대학의 백신 전문가인 새라 C. 길버트(Sarah C. Gilbert)는 "만능 백신 개발은 독감 백신의 작동 방식을 완전히 변화시킬 것입니다"라고 말했다. "우리가 만능 백신을 더 빨리 가질수록 더 좋습니다. 그렇게 되면 다음 대유행은 무엇이 될까 하는 걱정을 멈출 수 있기 때문입니다."

그런 '한 번 접종으로 모든 경우에 대비하는(one-shot-fits-all)' 백신으로 겨울 대비용 계절 백신에 포함할 변종을 과학자들이 매해 초에 결정하는 도박을 끝낼 수 있을 것이다. 과학자들의 추측이 틀릴 경우 그 백신은 효과가 떨어진다.

또한 만능 백신은 매해 독감 예방에 투자할 여건이 되지 않은 국가들에게도 독감을 예방할 수 있게 할 것이다. 계절성 독감은 미국에서만 매해 평균 3만 6,000명을 죽음으로 몰아가고 있으며 전 세계적으로는 50만 명을 사망하게 한다고 평가되고 있다.

불행하게도 만능 백신은 이미 수천 명을 감염시킨 신종 돼지독감의 대유행을 막을 수 있을 정도로 빨리 개발되지는 못할 것이다. 현재 가장 많이 개발된 백신도 단지 소규모 임상시험에서만 테스트됐으며 실제 효과가 있는지 알아보려면 몇 해 더 연구해야 한다.

사실 현재까지 개발된 만능 백신은 각 변형에 맞추어 생산한 개별 백신만큼 효과가 나타나지 않는다. 그런 개별 백신들도 질병의 심각성과 확산을 제한해 주고는 있다. 그래서 어떤 전문가들은 그런 백신들로 충분하다고 말한다. 반면 다른 전문가들은 그렇지 않을 것으로 추측한다.

세인트루이스 대학의 백신 개발 센터소장 로버트 벨쉬(Robert Belshe) 박사는 "만능 백신은 기존의 계절별 독감 백신을 대체할 수 없을 것"이라면서 "만능 백신에 대한 보완책을 고려해야 할 것입니다"라고 말했다.

어떤 전문가들은 10년마다 백신 추가접종(booster injection)이 필요할 것이라고 말한다. 그리고 만능 백신이 돼지 인플루엔자 같은 동물유래 바이러스를 포함하는 모든 변이형들을 예방할 수 있을지도 확실치 않다. 현재 개발 중인 거의 모든 만능 백신들은 B형 인플루엔자 예방은 시도하지 않고 있으며, 더 많은 심각한 질병과 세계적 유행을 일으킬 수 있는 A형에 집중하고 있다.

백신을 맞거나 바이러스에 감염되면, 사람의 체계는 면역 바이러스 표면에 있는 헤마글루티닌이라는 단백질을 공격하는 항체를 생산한다. 그러나 그러한 단백질이 바이러스에서 가장 빨리 변화하는 부분이고 그래서 기존 항체는 새로운 단백질을 인지하지 못한다.

만능 백신은 면역체계가 서로 다른 바이러스 변종들의 공통된 부위를 공격하여 자극하도록 만들어야 할 것이다.

회의론자들은 이러한 일이 쉽다면, 면역 체계가 이미 이러한 공격 지점을 찾아냈을 것이고 사람들이 오랫동안 지속되는 면역력을 이미 얻었을 것이라 말한다. 백신 연구가들은 어떤 사람들은 적어도 몇 년간 면역력을 유지한다고 반박한다. 또한 백신은 면역 체계가 혼자서는 할 수 없는 것들을 할 수 있도록 훈련시킬 수 있다.

식약청의 수잔 엡스타인(Suzanne Epstein) 연구원은 말한다. "불가능하다고 생각할 이유를 저는 발견하지 못했습니다." "동물실험에서는 매우 잘 작동했습니다."

큰 문제는 독감 바이러스에서 변종에 상관없이 존재하는 단백질의 대부분이 항체가 접근하기 어려운 바이러스 안쪽에 위치하고 있다는 점이다. 그러나 M2라 불리는 내부 단백질이 바이러스 표면으로 약간 튀어나와 있다. 이 돌출된 부분은 항체들의 표적이 되지 않았다. 그러나 만능 백신 연구에서 이 부위가 중요한 초점이 되고 있다.

"많지 않은 이 자그마한 단백질에 강력한 면역반응을 일으키도록 면역체계를 유도해야 하지요." M2의 외부에 노출된 단백질을 면역체계를 자극하는 박테리아 단백질과 결합시켜 만능 백신을 개발하고 있는 소규모 벤처기업 박스인네이트(VaxInnate)의 회장 알랜 쇼(Alan shaw)는 말했다.

박스인네이트, 사노피 아벤티스(Sanofi-aventis)가 소유하고 있는 머크(Merck)와 앤드 아캄비스(Acambis)는 각각 건강한 지원자들에게 M2 백신을 테스트해 왔다. 백신을 맞은 사람들은 M2에 대한 항체를 갖게 된다. 하지만 이 항체가 감염을 완전히 예방시키지 않았다. 백신이 실제 유행기간 동안 효과 있을지를 알아보는 데 훨씬 더 많은 시험이 필요할 것이다.

또 다른 쟁점은 동물 독감(인플루엔자) 바이러스에 있는 M2 단백질이 인간 바이러스에 있는 것과는 다소 다를 수 있다는 것이다. 이는 M2 백신이 H1N1으로 공식적으로 알려져 있는 새로운 돼지독감에 얼마나 효과가 있을지에 대한 의문을 유발한다.

"이 새로운 H1N1 바이러스 때문에 계획에 차질이 생길 수도 있습니다." 존스 홉킨스 대학의 분자 생물학과 면역학 교수인 앤드류 페코츠(Andrew Pekosz)의 말이다.

올해 초에 두 연구팀은 H1N1 바이러스의 바깥쪽에 변하지 않는 부분이 더 있을

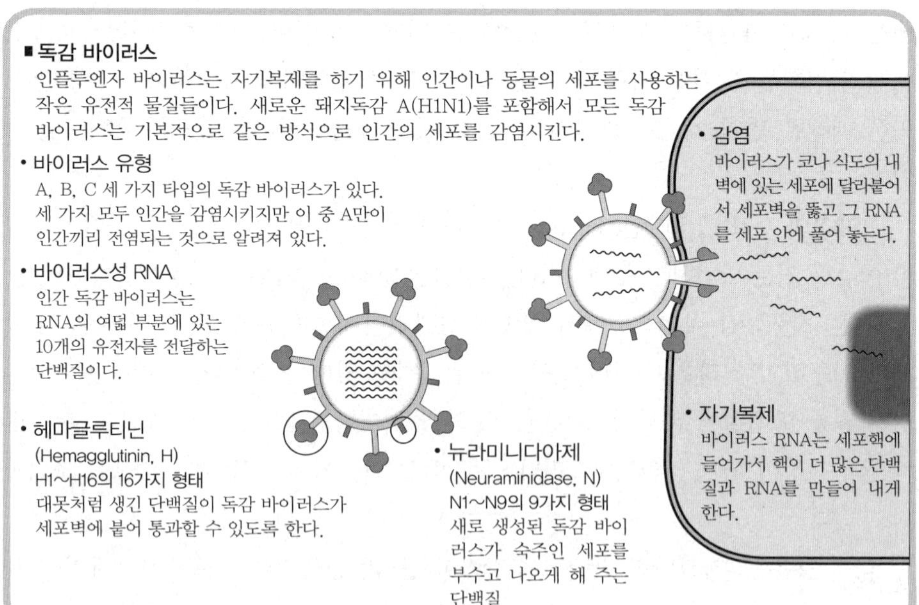

것이라고 각기 발표했다. 이 부분은 지속적으로 바뀌는 머리 부분이 아니라 막대 사탕 모양의 헤마글루티닌(hemagglutinin) 단백질의 '막대기' 안에 있다.

한 팀은 인간 혈액에서 분리된 항체 중에서 막대기의 이 부분과 결합하는 항체가 1918년의 스페인 독감이나 H5N1 조류독감을 포함한 여러 변형 독감으로부터 쥐들을 보호했다는 것을 보여 주었다.

그러나 전문가들은 백신에 사용하기 위해서 바이러스로부터 이 단백질의 부분을 분리하거나 유전공학을 사용하여 이 부분을 제조하는 것이 매우 어려울 것이라고 말한다.

필라델피아의 위스타 인스티튜드(Wistar Institute)에서 만능 백신을 연구해 온 하일데군드 C. J. 어틀(Hildegund C. J. Ertl) 박사가 말했다. "내 처음 생각은 '네가 백신을 만들어야 해'였어요." "하지만 그 과정을 지켜보니 결코 곧바로 진척이 될 일이 아니었어요."

또 다른 대안은 생산하는 데 비용이 많이 들고, 주사에 시간이 오래 걸리지만 항체 자체를 환자에게 약으로 투여하는 것이다.

바이러스 바깥쪽의 변하지 않는 부위를 찾기가 힘들기 때문에, 핵단백질과 같이

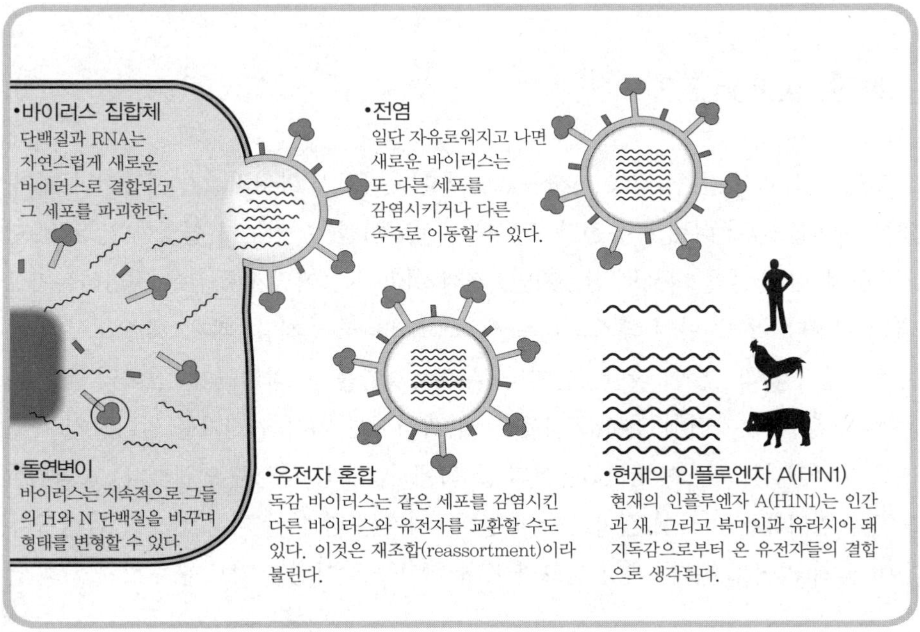

바이러스 안쪽에 있으나 변하지 않는 단백질에 초점을 맞추려는 시도도 이루어지고 있다. 항체는 이 단백질들에 도달해서 예방하지 못한다. 그래서 사람의 감염된 세포가 새로운 바이러스를 만들어 내기 전에 이 감염된 세포를 죽이도록, 면역체계의 또 다른 구성원인 림프구를 자극하려는 아이디어도 있다. 성공한다면 병의 심각성을 어느 정도 제한할 수 있을 것이다.

식약청의 엡스타인 박사는 인간 H1N1 바이러스의 핵단백질에 기초한 백신은 몇 년 전 전국을 강타했던 H5N1 조류 독감의 치명적인 공격으로부터 동물들을 보호할 수 있었을 것이라고 말했다. 옥스퍼드 대학은 28명의 건강한 성인들을 대상으로 림프구 백신을 실험한 결과 백신이 림프구 반응을 증가시킨다는 것을 발견했다.

궁극적으로 최상의 결과를 이 기술들의 결합을 통해 얻게 될 것이다. 캘리포니아의 생명공학 회사인 다이나백스(Dynavax)는 M2에 대항하는 항체와 핵단백질에 대항하는 림프구를 자극하도록 고안된 백신에 대한 임상시험을 내년에 시작하기를 희망하고 있다.

엡스타인 박사는 만능 백신에 대한 기대는 현실적이야 한다고 말한다. "백신이 완전히 감염을 막아 줄 수 있다고는 생각하지 않습니다. 하지만 병의 확산을 저지하고 증상을 완화하는 데에는 도움이 될 것입니다."

▶ Selection 7.2

다음 기사에서 칼 짐머(Carl Zimmer) 기자는 어떻게 바이러스가 사람이나 돼지, 조류 사이를 옮겨 다니며 유전자 코드를 재조합시킬 수 있는지 설명한다. 2009년의 돼지독감 발생을 화제로 삼았지만, 진짜 이야기는 어떻게 독감은 진화하는가에 대한 것이다. 2009년의 돼지독감은 세 종(種 species; 사람, 돼지, 새)으로부터 온 유전자들이 과학자들이 삼단결합이라 부르는 결합을 한 결과였다. 짐머의 글은 너무 술술 읽혀서 가볍게 읽는 독자들은 이 광범위한 기사의 진가를 알아보지 못할지도 모르겠다. 그는 이 1,300단어의 글 속에서 7개의 자료를 언급했다. 광범위한 보도와 인터뷰는 기사에 깊이를 더해 준다. 기자는 더 이상 기사를 쓰기 위해 구두창이 닳지 않아도 된다. 대신 최고의 과학 기자들은 다양한 자료를 구하기 위해 전화를 하고 이메일을 보내며 과학 연구서를 읽고 마감시간이 허락될 때까지 많은 역사적 연구를 병행한다. 그리고 독자들이 정보를 얻기 위해 그가 했던 방식으로 뛰어다니지 않도록 가능한 한 쉽게 이야기를 써내려 간다. 설명 기사는 단순할 때 가장 효과적이다. 예를 들어 다음 문장이 갖는 힘을 느껴 보라. "바이러스는 그 수만으로 우리 상상을 뛰어 넘는다."

7.2 맹렬하게 진화하는 10가지 유전자

– 2009년 5월 5일/칼 짐머

10 Genes, Furiously Evolving *May 5, 2009/By Carl Zimmer*

진화생물학은 때로 불가사의한 학문적 추구로 보일 때도 있다. 하지만 홍콩 대학의 생물학자인 개빈 스미스(Gavin Smith)에게 그렇게 말해 보라. 지난주에 스미스 박사와 인플루엔자 전문가 6명은 홍콩, 애리조나, 캘리포니아, 영국에서 새로운 돼지독감이 언제 어떻게 진화하는지 알아내려 열정적으로 데이터를 분석했다.

유행 당시 최초로 얻은 바이러스들은 지난달 말에 분리했다. 하지만 스미스 박사와 그의 동료들은 새로운 바이러스들의 가장 가까운 공통 조상은 6~11개월 동안 존재했다고 웹사이트에 발표했다. 스미스 박사는 "그것은 단지 포착되지 않고 있었을 뿐이다"라고 말했다.

현재의 독감 유행은 바이러스의 진화가 얼마나 복잡하고 미스터리한지를 보여준다. 그 복잡성과 신비로움은 바이러스가 생명의 필수적인 요소만으로 구성된 생명체라는 점을 생각할 때 더욱 주목할 만한 것이다. 예를 들어 인간 독감 바이러스는 대략 200만 분의 1센티미터의 폭 안에 10개의 유전자를 가진(인간은 대략 2만 개의 유전자를 가지고 있다) 단백질 껍질이다.

어떤 바이러스들은 사람처럼 DNA를 사용해 유전자를 암호화한다. 인플루엔자 바이러스 같은 또 다른 바이러스들은 한 가닥의 RNA를 사용한다. 하지만 모든 바이러스에는 한 가지 공통점이 있다. 샌디에이고 주립대학 분자 바이러스 학자인 로랜드 볼코비치(Roland Wolkowicz)에 따르면 그것은 그 바이러스들이 모두 해체되고 형태를 바꿈으로서 재생산된다는 점이다.

예를 들면 인간 독감 바이러스는 코나 목구멍의 상피 세포에 부착한 뒤 세포의 수용체를 조작하여 그 속에 들어간다. 그 다음 바이러스의 유전자들이 그 단백질 껍질로부터 방출된다. 그러면 숙주세포는 자동적으로 새로운 바이러스로 결합될 유전자와 단백질들을 만들어 내기 시작한다. "다른 어떤 존재도 이렇게 할 수 없습니다." "나에게는 이것이 바이러스를 정의해 주는 것입니다." 볼코비치 박사의 말이다.

바이러스는 그 수만으로도 우리 상상을 뛰어넘는다. 볼코비치 박사는 "작은 한 방울의 물에 10조 개의 바이러스가 있습니다"라고 말했다. 바이러스 학자들은 세계의 바다에는 1백만×1조×1조(개)의 바이러스가 있을 것이라고 추정하고 있다.

또한 바이러스는 놀랄 만큼 다양한 것으로 알려져 있다. 메릴랜드 주 로크빌(Rockville)에 있는 J. 크레이그 벤터 인스티튜트(J. Craig Venter Institute)의 새넌 윌리엄슨(Shanon Williamson)은 바다에 있는 바이러스의 유전자들을 분석해 오고 있다. 그들은 한 탱크 안의 100~200리터의 해수에는 유전적으로 10만 종의 구별되는 바이러스들이 있다고 본다. "우리는 단지 바이러스의 다양함에 대해 겉핥기만을 하고 있습니다." 윌리엄슨은 말했다. "우리는 계속해서 놀라게 될 것입니다."

바이러스는 매우 빠르게 일어나는 돌연변이를 통해 유전자를 혼합할 수 있기 때문에 다양하다. 그들은 때때로 숙주에서 유전자를 뽑아내기도 하고 다른 바이러스와 유전자를 교환하기도 한다. 독감 바이러스를 포함한 어떤 바이러스들은 재조합이라 알려진 일종의 산물을 만든다. 만일 두 개의 다른 독감 바이러스가 같은 세포를 감염시킨다면, 복제된 유전자들이 뒤섞이면서 새로운 바이러스가 조립된다.

바이러스들은 가장 초기의 원생생물도 감염시켰을지 모른다. 볼코비치 박사는 "나는 바이러스가 영원히 살아 있을 것이라고 생각합니다"라고 말했다.

숙주가 진화하면 어떤 바이러스들은 그 숙주에 적응한다. 예를 들면, 새는 인플루엔자 바이러스의 주요한 숙주가 됐다. 독감 바이러스에 감염된 많은 새들은 질환을 앓지 않는다. 바이러스들은 장 내에서 복제되고, 새의 배설물과 함께 밖으로 나오게 된다.

조류의 4분의 1이 전형적으로 둘이나 더 많은 수의 독감 바이러스 변형들을 동시에 가지고 있어서 그 유전자들이 섞일 수 있게 한다. J. 크레이그 벤터 인스티튜트의 데이비드 스피로(David Spiro)는 "새들은 지속적으로 이 바이러스 무리들을 쉬습니다"라고 말했다.

독감 바이러스들은 새로부터 돼지, 말, 인간을 포함한 동물들로 옮겨 갔다. HIV나 SARS 같은 다른 바이러스들이 인간 종으로 옮겨 왔지만 다수의 다른 종류는 실패했다. 코넬 대학의 콜린 패리시(Colin Parrish)는 "바이러스가 다른 종에서 새로운 유행을 발생시키는 일은 굉장히 희귀한 사건입니다"라고 말했다. 예를 들어 동남아시아에서 조류독감이 최근 몇 년 안에 수백 명의 사람들을 사망하게 했지만 그것이 쉽게 사람에서 사람으로 전염되는 것으로 보이지 않는다.

지난 세기에 인플루엔자 변종 가운데 단지 소수만이 진정한 인간 바이러스가 됐다. 이런 전환을 위해 바이러스들은 그들의 새로운 숙주에 적응해야만 한다. 예를 들어 그 바이러스들의 유전자 형성 효소는 최고로 빠른 속도로 새들의 체온보다 약간 낮은 인간의 체온에 맞게 진화를 했다.

인플루엔자 바이러스들은 또한 새의 내장에서 인간의 기도로 이동해야 했다. 이런 이동은 독감 바이러스들에게 퍼져 나가는 새로운 방식, 즉 우리가 기침과 재채기할 때의 물방울을 이용하는 등의 새로운 방식을 필요로 한다.

마운트 사이나이 의과대학(Mount Sinai School of Medical)의 미생물학과 과장 피터 팔레스(Peter Palese)는 "바이러스는 바닥에 떨어지면 죽습니다"라고 말했다. 미국에서는 겨울이 독감 시기인데, 그건 아마도 마른 공기가 바이러스를 담고 있는 물방울들을 공중에 더 오래 떠 있게 하기 때문일 것이다.

독감 유행이 있을 때마다 미국인의 5분의 1이 감염되고 3만 6,000명이 죽는다. 그 시기에 독감 바이러스는 계속 진화한다. 표면 단백질이 형태를 바꾸어 바이러스가 면역체계를 극복하고 항바이러스 약품들에 저항할 수 있게 해 준다.

스피로 박사와 그의 동료들은 또한 인간 독감 바이러스가 매 유행마다 많은 재조합을 한다는 사실을 발견했다. "재조합은 아마도 새로운 계절 바이러스들을 만들어 내는데 중요한 역할을 할 것입니다." 스피로 박사의 말이다.

새로운 종류의 독감들이 나타날 때는 전형적인 계절 바이러스들보다 훨씬 더 많은 고통을 야기한다. 예를 들어, 1918년 소위 스페인 독감(Spanish flu)은 대략 5,000만 명의 생명을 앗아 갔다. 그 후 몇 년 동안 그 유형의 바이러스들의 후손들이 조류독감 바이러스로부터 유전자를 얻어 냈다.

때때로 재조합은 전 세계적으로 새로운 감염병들을 초래한다. 재조합은 독감 바이러스들이 면역체계를 회피할 수 있게 도와서 사람들을 더 아프게 만들고 새로운 숙주로 더 빨리 확산되게 한다.

재조합은 또한 돼지독감의 출현에도 중요한 역할을 했다. 그 유전자는 여러 조상, 즉 현재 주로 감염된 돼지에게서 왔다.

과학자들은 1930년에 돼지로부터 독감 바이러스를 분리하였는데 그 유전자 배열은 그 바이러스가 1918년의 스페인 독감으로부터 내려온 것임을 암시한다. 돼지들이 사람으로부터 독감 바이러스에 감염됐고, 그 소위 고전적인 변종이 수십 년 동안 돼지에서만 발견됐다. 그러나 1970년대 유럽에서 조류독감 변종에서 어떤 유전자를 얻은 변종 돼지독감이 나타났다. 또한 돼지와 조류독감의 유전자가 혼합된 다른 변형 바이러스가 미국에서 나타나기 시작했다.

1990년대 후반에 미국 과학자들은 고전적인 돼지독감과 조류독감, 그리고 인간 독감 바이러스의 유전자들이 혼합된 삼중 재조합 바이러스를 발견했다. 이 세 종류의 바이러스, 즉 삼중 재조합 바이러스, 미국의 돼지 조류 혼합 바이러스, 유럽의 돼지 조류 바이러스 모두가 최종 변형 바이러스에 유전자를 전해 주었다.

돼지가 가진 특별한 생물학적 특징이 이런 종류의 유전자 혼합을 도왔을 가능성이 있다. 조류독감과 인간 독감 바이러스들은 돼지의 세포로 이동할 수 있었고 각각은 접근을 하기 위해 다른 수용기를 사용했다. "돼지가 조류와 포유류의 인플루엔자 바이러스를 둘 다 동시에 복제할 수 있기 때문에 우리는 돼지를 혼합기라고 부릅니다." 캔자스 주립대학의 유르겐 리취(Juergen Richt)는 말했다. "이러한 유전자들의 혼합은 어떤 다른 종보다도 돼지에서 훨씬 쉽게 발생할 수 있습니다"

다행스럽게도 그 심각함을 볼 때 새로운 돼지 바이러스는 1918년의 스페인 독감이 아니라 계절적 독감처럼 활동하는 것으로 보인다. "현재 그것은 치명적인 바이러스가 되는 데 필요한 것을 가지고 있지 않습니다." 팔레스 박사가 말했다. 그러나 그렇게 될 수도 있지 않을까? 팔레스에 따르면 그것은 거의 그렇지 않을 것 같다.

만약 다음 몇 주 동안 돼지독감이 사그라진다면 바이러스를 쫓는 사람들은 그 후 몇 달 동안 계속해서 관심을 기울여야 할 것이다. 독감 시즌이 북반구에서 끝나게 되면, 바이러스는 아마도 남반구의 겨울이나 열대 기후에서 오래 머물 수도 있고 그런 다음 결국 다음 가을에 북반구로 돌아올 것이다. 그때 유전자 돌연변이나 새로운 유전자 획득으로 그 바이러스가 변형되었을 것이라는 것은 의심의 여지가 없다.

과학자들은 그 진화의 여행을 걱정 반, 경탄 반의 마음으로 지켜보고 있을 것이다. "바이러스들은 믿을 수 없을만큼 적응력이 뛰어납니다." 스피로 박사는 말했다. "그것들은 우리의 현대 문명을 이용해서 전 세계로 확산되어 갑니다."

▶ Selection 7.3

2009년 남 캘리포니아에서 태어난 여덟 쌍둥이는 인공수정에 관심을 불러일으켰다. 인공수정 과정 중에는 어머니의 난자가 채취되어서 실험실에서 정자와 수정된 다음 어머니의 자궁에 이식된다. 이 경우에서 논쟁은 배아의 수였다. 스테파니 사울(Stephanie Saul) 기자는 나디아 슐먼(Nadya Suleman)의 주치의가 여섯 개의 배아를 이식했고, 그중 두 개가 다시 두 개씩 분리되어 결과적으로 이미 여섯 아이를 가진 여성이 여덟 아이를 가지게 되었다고 보도했다. 이 기사에서 기자의 임무는 어떻게 인공수정이 일어나며(과학 교육, science lesson) 왜 어떤 어머니들은 의

■불임치료 증가 현황

미국 질병관리본부가 426개 클리닉을 조사한 결과에 의하면, 2006년 체외수정을 한 여성 중 39%가 35세 이하였다.

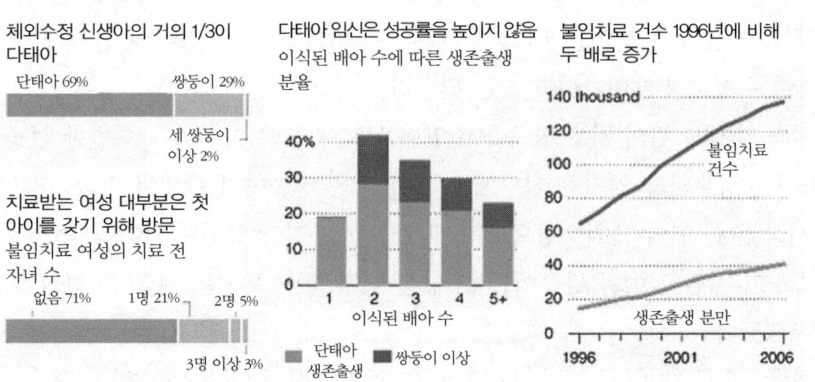

자료 출처: 여성 본인의 냉동이 아닌 난자를 이용한 시술에 대한 자료임. '2006년 불임 클리닉 보고서, 불임 치료 성공률', 미국질병관리본부.

사들에게 많은 태아를 이식하라고 압력을 가하는지 설명하는 것이다. 이 기사를 제대로 쓰려면 기자는 다수 태아의 이식이 갖는 의학적, 윤리적, 사회적, 경제적 함의를 다루어야 한다. 이 기사와 다른 많은 의학 기사들이 전문가 단체[이 기사에서는 미국 불임학회(American Society for Reproductive Medicine)]를 그 취재원으로 이용한다는 것에 주의하라. 협회들은 배경정보를 제공해 줄 수 있고, 기꺼이 인터뷰에 응할 의사를 찾는 데 도움을 줄 수 있기 때문에 취재를 시작할 때 안성맞춤이다. 하지만 이 기사에서 보듯이 전문가 협회는 규제 권한을 가지고 있지 못하며, 그 구성원이 협회의 지침을 충실히 따르도록 강요할 수도 없다. 그러므로 협회에서 추천하는 것과 협회 구성원들이 실제로 행하는 시술 간에는 차이가 있을 수 있다.

7.3 여덟 쌍둥이의 탄생이 불임 클리닉에 대한 관심을 불러일으키다

– 2009년 2월 12일/스테파니 사울

Birth of Octuplets Puts Focus on Fertility Clinics

February 12, 2009/By Stephanie Saul

[캘리포니아 주 몬테벨로] 아이들의 사진과 그가 받은 트로피들이 티엔 C. 치우(Tien C. Chiu) 박사의 사무실을 꾸미고 있다.

세 명의 웃고 있는 일본계 미국인 형제자매들이 클리닉에서 임신된 첫 번째 세 쌍둥이이고, 활달해 보이는 네 쌍둥이는 주삿바늘로 그들 엄마의 난자에 정자를 주입하여 수정시켜 태어났다고 그는 말했다.

아이를 가지기 위해 치우 박사를 찾았던 부부에게 그 아이들은 특별한 선물이었다. 하지만 정부와 불임치료 산업에는 그런 많은 쌍둥이의 탄생이 멈춤 신호로 보이기 시작했다. 이미 체외수정으로 여섯 아이를 가지고 있었던 나디아 슐만(Nadya Suleman)이 지난달 여덟 쌍둥이를 더 낳은 이후로 이 문제는 더 많은 관심을 가지고 재조명됐다.

체외수정으로 태어나는 아이의 거의 3분의 1 이상이 두 쌍둥이이다. 혹은 그 이상의 다 출산이다. 정부는 전문가 단체와 함께 불임치료 의사들에게 이식 배아의 숫자를 줄이라고 요구했다. 그 이유로 쌍둥이 출산이 초래하는 여러 부정적인 결과들, 즉 영아사망, 저체중, 장기적인 장애, 수천 달러에 달하는 의료비용 등을 제시했다.

불임치료 의사들로 구성된 미국 불임치료협회는 2008년 특별한 상황이 아닌 한 35세 이하의 여성들에게는 한 개의 배아만 이식하도록 권고하는 가이드라인을 채택했다. 이 가이드라인은 35세 이상의 여성들에게는 최대 다섯 개에 이르는 더 많은 수의 배아를 이식하는 것을 허용했다.

하지만 미국은 다른 나라들과는 다르게 이러한 가이드라인을 강제하는 법률이 없다. 질병관리본부(The Center for Disease Control and Prevention)는 인공수정 병원들로부터 데이터를 수집하는 체계를 갖추고 있지만 병원의 보고는 자율에 맡겨져 있으며 보고하지 않은 데 대한 처벌도 없다.

그 결과 많은 의사들이 임신율을 높이기 위해 너무 많은 배아를 이식하고 있다고 전문가들은 말한다. 질병관리본부의 2006년 데이터에 따르면 미국에서 행해지는 인공수정 중 한 개의 배아만 이식되는 경우는 11%에 불과하다.

하지만 2008년의 가이드라인은 쌍둥이 출산의 위험 때문에, 설혹 인공수정 과정을 반복하더라도 한 명의 배아만 이식하는 것이 많은 경우들에서 더 건강에 도움이 된다고 말한다. 슐먼 부인의 경우 캘리포니아 의료위원회(California Medical Board)는 그녀의 의사 마이클 M. 캠라바(Michael. M. Kamrava)가 합의된 표준의료지침(accepted standards of medical practice)을 침해하지 않았는지 조사했다고 말했다. NBC 뉴스와의 인터뷰에서 33세의 슐먼은 캠라바 의사가 여섯 배아를 이식했고 그중 둘은 쌍둥이로 나뉘어서 결국 여덟 아이를 낳게 됐다고 말했다.

"그녀는 되는 대로 더 많은 아이들을 낳기 원했어요"라고 치우 박사는 말했다. 또 그는 이전에 그녀를 진료한 바 있다고도 했지만 상세한 내용을 말하는 것은 거절했다. 다태아 출산율을 낮추려는 노력이 보조생식술 분야 의료산업에 긴장감을 높이고 있다.

체외수정 한 번에 약 1만 2,000달러가 소요된다. 많은 사람들이 첫 시도에 실패하고 다시 시도하기 때문에 아이를 가지기까지 10만 달러 이상의 비용이 들기도 한다. 비용을 보험에서 지불해 주지 못하는 경우가 많으므로 환자들이 더 많은 배아를 이식해 달라고 요청한다고 말한다. 한 번의 체외수정만을 지불할 수 있었던 어떤 간호사는 치우 박사에게 여덟 개의 배아를 이식해 달라고 요청했다. "나는 한 가지

조건을 말했죠"라고 치우 박사는 회상했다. "그녀가 선택적 제거에 동의한다는 서명을 하게 했어요." 태아 감소술에 동의한다는 조건이었죠." 이식된 배아들이 산다면 그중 어떤 것들을 제거한다는 이 동의는 강요될 수 없어 보였다. 하지만 결국 일이 잘 풀렸다. 한 명의 배아만 살아남았고 그녀는 건강한 아이를 분만할 수 있었다.

치우 박사는 여덟 명의 배아를 이식해야 하는 이런 상황은 흔치 않다고 말한 다음 덧붙였다. "나는 어떤 의사도 쌍둥이가 임신되도록 하기 위해 노력한다고는 생각하지 않습니다."

슐먼 부인은 지금까지 체외수정으로 14명의 아이를 낳았다. NBC와의 인터뷰에서 그녀는 닥터 캄라바가 운영하는 병원에서 시술받았는데, 바로 캘리포니아 주 비벌리힐즈(Beverly Hills)에 있는 웨스트 코스트 IVF 클리닉(West Coast IVF Clinic, IVF: In Vitro Fertilization, 체외수정, 시험관아기 시술을 의미함 — 역자 주)이라고 밝혔다. 닥터 캄라바는 입장을 밝히도록 요청한 전화에 응답하지 않았다.

인터뷰에서 슐먼 부인은 자신이 다태아 임신의 위험을 알고 있었지만 배아를 모두 이식하길 원했다고 말했다.

체외수정법은 여성의 난소에서 난자를 추출하여(어떤 경우에는 기증자의 난자를 쓰기도 한다) 수태조절실 클리닉에서 정자와 결합시킨 후 생성된 배아를 여성의 자궁에 이식하는 과정으로 구성된다. 이식될 배아의 수는 흔히 개인적 판단에 따라 결정이 되며 그 수에 따라 임신 결과에 큰 차이가 나타나기도 한다.

남부 캘리포니아에 위치한 불임치료 클리닉인 퍼틸러티 인스티튜드(Fertility Institute)의 제프리 M. 스타인버그(Jeffrey M. Steinberg) 박사는 말했다. "배아 이식에서 우리가 내려야 하는 모든 개별적 결정들은 어려운 것입니다. 왜냐하면 우리는 점을 치는 수정 구슬을 가지고 있진 않거든요."

1996년 CDC가 데이터를 수집해 온 10년 동안 해당 산업은 두 배로 확대되었다. 1996년, 330개의 병원에서 6만 4,681건의 시술이 시행됐고, 2006년에는 전국적으로 483개 이상의 병원에서 13만 4,260건의 시술이 시행됐다. 매년 미국에서만 5만 명 이상의 아이들이 체외수정으로 태어난다. 전국적으로 10억 달러가 넘는 산업이다.

세 쌍둥이 이상의 출산비율은 1996년에서 2006년 사이 7%에서 2%로 감소했다. 미국 불임의학회는 이런 감소를 자신들이 거둔 성공 사례로 꼽는다.

남부 캘리포니아에 자리한 헌팅턴 불임센터(Huntington Reproductive Center)의 의료책임자 다니엘 A. 포터(Daniel A. Potter) 박사는 환자가 선호와 무관하게 의사에게 책임이 있다고 말했다.

"만약 누군가가 찾아와서 우리가 얘기하는 것과 비슷한 상황에서 여섯 배아를 이식받길 원한다고 한다면, 우리에겐 그 환자를 보호하여 환자가 비합리적인 일을 하지 않도록 막을 의무가 있습니다."

비벌리힐스의 불임 병원 아트 리프러덕티브 센터(ART Reproductive Center)의 수태조절실 책임자인 발생학자 데이비드 힐(David Hill) 박사는 미국은 다른 나라들이 체외수정 과정을 규제하는 것과는 달리 자유방임적인 입장을 유지해 왔다고 말했다.

하지만 미국의 산업을 유럽의 산업과 비교하거나 예를 든다면 불공정할 것이다. 왜냐하면 유럽 국가 중에는 체외수정 비용을 일정 한도 내로 제한하거나 건강 프로그램에서 비용을 부담함으로써 여성들이 어떻게든 첫 번째 시술에서 임신이 되려고 하는 경제적 동기를 갖지 않아도 되도록 했기 때문이다.

"중요한 점은 미국 병원은 한 번에 출산에 성공해야 한다는 압박을 더 많이 받는다는 점입니다." 힐 박사의 말이다. "그래서 병원들은 많은 배아를 이식한 다음 그중에서 하나라도 출산까지 이어지기를 희망합니다."

최근에 배아 생산과 선택의 방법이 개선되어 많은 수의 배아를 이식해야 할 필요성이 줄었다. 둘 또는 그 이상 다수의 배아를 이식했을 때 임신 성공률은 더 높다. 그러나 최근의 통계는 이식 배아의 수가 둘일 경우와 셋일 경우를 비교하면 둘일 때 임신 가능성이 더 크다는 것을 보여 준다.

그럼에도 불구하고 환자에게 장단점을 알려 준 후 의견을 물으면 흔히 더 많은 수의 배아를 이식해 달라고 요구한다. 힐 박사는 말한다. "얼마나 많은 환자가 앞으로도 병원에 들어올지 불확실합니다. 그리고 우리가 쌍둥이의 위험성을 설명하면 그들은 '상관없어요'라고 말합니다. 그들은 가족을 갖는 것에 필사적이에요."

의사들이 환자의 소망대로 묵인해야 하는 이유 중에는 불임치료 산업에서의 극심한 경쟁도 있다. 캘리포니아 주는 다른 주보다도 체외수정을 하는 의사들이 많으며 그중 다수가 LA에 집중되어 있다.

그러한 경쟁은 영업활동이 보통의 경우와는 다르게 전개될 것임을 시사한다.

헌팅턴 불임 센터(Huntington Reproductive Center)는 환불을 제안하기도 한다. 임신이 되지 않으면? 당신은 낸 돈의 90%를 돌려받게 된다.

아기의 성별을 알기 원하는가? 99.99% 확실하게 알려 준다.

슐먼의 주치의인 캠라바 박사는 SEED(Subendometrial Embryo Delivery: 자궁 내막 아래 배아 이동)라 불리는 시술을 지지함으로써 그 산업에 몸담고 있는 사람들을 놀라게 했다. 그는 플라스틱 튜브를 사용하여 배아를 자궁이 아닌 자궁 내벽 아래 삽입함으로써 임신 성공률을 높일 수 있다고 말했다. 포터(Pottor) 박사에 따르면 이런 시술의 가치는 과학적으로 전혀 증명되지 않았다.

CDC 데이터에 따르면 여러 남부 캘리포니아 의사들은 국가적 기준보다 눈에 띄게 더 높은 배아 이식률을 보였다. 예를 들어 2006년 캠라바 박사의 통계는 위험 신호를 보내고 있다고 할 수 있다.

캠라바 박사의 병원은 젊은 여성들에 대한 배아 이식률에서 미국 내에서도 가장 높은 수치를 보이는 그룹에 속한다. 매국 내 평균이 2.3개인 데 비해 그 병원은 3.5개임이 드러났다. 이러한 높은 배아 이식률은 의사가 임신율을 높이기 위해 너무 공격적으로 시술한다는 것을 보여 주는 것일 수 있다. 그러나 캠라바 병원의 임신 성공률은 전국에서 가장 낮은 수치에 속한다. 2006년 그 병원에서 실시된 56번의 시술 중에 두 번만 아이를 낳는 데 성공했다. 그중 한 번은 한 명의 아기가 탄생하였고 다른 한 번은 쌍둥이가 탄생하였다.

그 쌍둥이는 아마도 슐먼이 그 해 낳은 여덟 쌍둥이였을 것이다.

기사 검토 *StoryScan*

▶ Selection 7.4

만약 당신이 기사의 주제거리를 찾는다면 과학 저널을 찾아보라. 전 세계적으로 매주 수백 편의 논문이 실린다. 그들의 연구를 홍보하는 저널도 있고 그렇지 않은 저널도 있다. EurekAlert.org나 Newswise.com 같은 사이트는 기자들이 특정 연구에 대해 찾아볼 수 있도록 탐색 엔진을 제공하기도 한다. 하지만 그 연구가 좋은 기삿감인지를 알아보는 일은 베네딕트 캐리(Benedict Carey)와 같은 명석한 기자들의 몫이다. 이 이야기는 대뇌피질 하부 시스템을 이용하여 장애물 코스를 탐색하는 시각 장애인에 대한 「현대 생물학(*Current Biology*)」 저널에 실린 두 페이지의 논문에서 시작한다.

캐리 기자는 이 놀라운 사건이 독자들의 큰 관심을 끌 것이라고 이해했기 때문에 그 논문에 주목했다. "매우 흥미롭고 특이한 일입니다. 게다가 뇌에서 아직도 명확하지 않은 무언가를 드러내기도 합니다." 이 책에 실린 인터뷰에서 그가 한 말이다. 이 기사에서 그는 시각 장애인이 소위 맹시(盲視, 광원이나 시각적 자극을 정확히 느끼는 맹인의 능력 — 역자 주)를 통해 장애물을 인지하는 현상의 해부학과 생리학에 대해 설명한다. 캐리의 과학 레슨은 그가 복잡한 생리학적 과정을 이해하고 단순화시켰다는 점에서 주목할 만하다.

7.4 눈이 멀었지만 볼 수 있다: 뇌의 잠재의식적 시각 감각

– 2008년 12월 23일/베네딕트 캐리

Blind, Yet Seeing: The Brain's Subconscious Visual Sense

December 23, 2008/By Benedict Carey

연이은 두 번의 뇌졸중으로 맹인이 된 어떤 의사는 실험 참가를 거절했다. 그는 아무것도 볼 수 없고 과학 발전을 위해 장애물들로 채워진 복도 — 장애물 코스 — 를 탐색하는 일에 흥미가 없다고 말했다. 왜 괴롭히는가?

마침내 그가 시험에 참여했을 때 놀라운 사건이 발생했다. 그는 복도를 지그재그로 움직이며 마치 모든 것을 보는 것처럼 휴지통과 삼각대와 종이 더

☞ 이 기사의 서두(lede)는 두 단락에 걸쳐 있다. 특집의 서두는 무대를 마련하고, 독자들의 호기심을 이끌고, 주요 인물에 대해 소개한다. 이 기사의 서두는 이 세 가지를 모두 하고 있다.

캐리는 연구자가 그 의사에게 참여를 권유하는 이야기를 대하소설의 처음처럼 시작하고 있지 않다는 것에 주목하라. 대신에 그는 바로 중간으로 뛰어든 다음 대화체를 사용해서 독자들이 그 눈먼 사람의 입장에 서 보게 한다.

독자를 위해 장면을 설정하고 있는 두 번째 단락의 상세함의 정도에 주목하라.

미와 여러 박스들을 피해 지나갔다. 연구자는 그가 발이 걸려 넘어질 것에 대비하여 그를 따라다녔다.

"직접 보셔야 믿을 수 있습니다." 네덜란드의 하버드 앤드 틸버그(Harvard and Tilburg) 대학 신경과학자인 베아트리체 드 겔더(Beatrice de Gelder)가 말했다. 그는 국제 뇌 연구팀과 함께 월요일 「현대 생물학」 저널에 그 환자에 대한 증례보고를 게재했다. 비디오 영상은 www.beatricedegelder.com/books.html에서 볼 수 있다.

뇌의 광범위한 영상화를 포함하는 그 연구는 두뇌 피질 하부의 원시적이고 잠재적인 시각체계(visual system)를 사용하여 사물을 감각하는 타고난 능력인, 소위 맹시에 대한 가장 드라마틱한 증명이다.

과학자들은 이전에 시엽(visual lobe)에 부분적 손상을 입은 사람들 가운데 맹시 사례들에 대해 보고해 왔다. 하지만 이 새로운 보고는 처음으로 — 머리 뒤편에 있는 두개골 아래 뇌의 반구들에 각각 있는 — 시엽이 완전히 손상된 사람들 중에서의 맹시를 보여 주었다. 이 발견은 비슷한 손상을 입은 사람들이 연습으로 대강의 시각을 회복하는 것이 가능할 수도 있다는 것을 암시한다.

"이것은 굉장히 엄격하게 쓰인 보고서이며 시각이 처리되는 영역인 줄무늬피질이 완전히 결여된 사람에서의 맹시에 대한 첫 번째 증명입니다." 메사추세츠 공과대학(Massachusetts Institute of Technology)의 인식과 뇌 과학 명예교수인 리처드 헬드(Richard Held)는 말했다. 그는 에른스트 푀퍼

☞ 서두를 읽고 난 후 보게 된 이 인용 문장이 당신의 마음속 생각에 어떤 역할을 하는지 주의하라. 당신은 "그건 불가능해"라고 생각한다. 그리고 연구자들 중 한 명이 대답한다. "직접 보셔야 믿을 수 있습니다." 이건 마치 그 연구자가 당신 개인에게(과학적 언어가 아니라) 일상적 용어로 말하는 것과 같다. 그것이 전하는 메시지는 이렇다. '이것은 정말 놀라운 이야기이고 기자는 당신이 이해하도록 도울 것이다.'

☞ 이 기사를 기억에 남도록 만들기 위해서 캐리는 장애물 코스를 걷는 맹인에 대한 영상을 온라인 링크로 걸어 놓았다. 캐리에 따르면 이 영상은 중요하다. 왜냐하면 당신이 원하는 첫 번째는 그 장면을 직접 보는 일일 것이기 때문이다.

☞ 기자는 새로운 개념이나 단어를('맹시'와 같은) 소개할 때마다 즉시 그 단어에 대한 정의를 내린다.

☞ 의학 기사에서는 당신의 독자들이 해부학을 모른다고 언제나 가정해야 한다. 캐리는 우리에게 어디에 시엽이 있는지 그리고 왜 이런 사람에게 나타나는 맹시가 그렇게 큰 과학적 중요성이 있는지를 보여 준다. 이것이 캐리가 그의 독자들에게 주는 첫 번째 과학 레슨이다.

☞ 뛰어난 발품을 판 저널리즘이 1973년 두 명의 동료와 함께 맹시에 대해 처음으로 보고한 과학자를 추적해 냈다.

(Ernst Pöpper), 더글러스 프로스트(Douglas Frost)와 함께 1973년에 처음으로 맹시에 대해 설명하는 글을 쓴 사람이다.

새로운 연구에 등장하는 그 남자는 당시 스위스에 사는 아프리카인이었는데 50대에 몇 주 간격으로 두 차례 뇌졸중을 경험했고, 어떠한 일반적인 측정법에서도 확인된 완전한 맹인이 되었다. 하지만 눈 부상을 겪은 사람이나 시각체계가 비정상적으로 발전한 선천적인 맹인과는 달리 그의 뇌는 건강했고 그의 눈 역시 건강했다. 그래서 그는 잠재적 시각을 처리해 낼 수 있는 필수적인 도구를 가지고 있었다. 그가 가지고 있지 않았던 것은 명확하고 의식적인 이미지를 만들어 낼 수 있는 회로였다.

☞ 복잡한 생리학적 과정에 대한 간단한 설명. 이것이 캐리의 두 번째 과학레슨이다.

연구팀은 손상을 알아보기 위해 뇌 스캔을 하고 MRI를 찍었지만 대뇌피질에서 시각적 활동에 대한 어떠한 증거도 찾아내지 못했다. 그들은 또한 그 환자가(박쥐가 하는 방식인) 반향 위치 측정에 의해 길을 탐색한다는 증거도 찾기 못했다. 환자 T.N.과 그를 뒤따르는 연구자는 조용히 코스를 걸었다.

☞ 캐리는 그 사람이 청각 신호에 의해 길을 탐색했을 수도 있다는 독자들로부터의 반론을 예상했다. 하지만 그 사람은 명백히 청각 신호에 의존하지 않았다.

그는 스스로 장애물 코스를 탐색할 수 있다는 것에 누구보다 놀라워했다. 드 겔더(de Gelder) 박사가 말했다 "저의 경험에 의하면 사람은 배우면 배울수록 그들이 깨닫지 못한 장애물을 피할 수 있는 능력을 가지고 있다는 것을 안 믿으려는 경향이 있습니다. 이 사람은 굉장히 교육을 많이 받은 사람입니다."

과학자들은 오랫동안 두뇌가 두 세트의 회로를 사용하여 눈으로부터 온 정보를 받아들인다고 알고 있었다. 망막에 있는 세포는 (이 남자에서는 완전히 파괴된 영역인) 시각피질뿐 아니라 (T.N.에서 온전했던) 피질 하부 부분에도 투사된다. 이것들은 상구(superior colliculus, 눈 운동 조절에 중요한 뇌의 기저부에 있는 구조 — 역자 주)를 포함하는데, 이것은 눈의 움직임에도 중요한 역할을 하지만 다른 감각 기능도 한다. 그리고 아마도 감정을 통제하는 편도체(amygdala)를 통해 작동하는 회로일 것으로 생각된다.

☞ 기자는 복잡한 생리적 과정을 간단하게 설명하고 있다. 새로운 해부학 영역을 소개할 때마다 — 예를 들면 상구와 같은 — 캐리 기자는 그것을 정의해 준다. 그는 편도체에 대한 언급할 때 그 기능도 말해 준다. 이것은 좋은 설명적 저널리즘이다. 이것은 또한 캐리의 세 번째이고 가장 중요한 과학 레슨으로 어떻게 맹인이 자기 앞에 놓인 물체를 인지할 수 있는가를 설명해 준다.

이전의 실험에서 새로운 논문의 저자들 중 한 명인 제네바 대학 병원의 알랜 페나(Alan Pegna) 박사는 앞서 언급한 아프리카인 의사가 감정적(emotional) 맹시라는 것을 알아냈다. 무서운 얼굴 그림을 내밀었을 때 그는 그림을 보지 못함에도 불구하고, 다른 거의 모든 사람들과 마찬가지로 무의식적으로 움츠러들었다. 대뇌피질 하부의 원초적인 시각체계가 물체뿐 아니라 강한 사회적 기호도 인지하는 것이었다.

☞ 매우 흥미 있는 세부 내용이다.

MIT의 신경과학자인 헬드(Held) 박사는 하등 포유류들 사이에서는 이러한 중뇌계가 인지에 훨씬 더 중요한 역할을 수행하는 것으로 보인다고 말했다. 지난 금요일 출간된 「사이언스」지에 게재된 쥐에 대한 연구에서 과학자들은 뇌 깊숙이 있는 세포가 외부 환경 특성을 인지하게 전문화되어 있다는 것을 보여 주었다.

☞ 여러 단락을 지나오면서 잊혀졌을 수 있는 사람이 다시 나왔을 때는 그 인물에 대해 다시 간단히 소개해 줄 필요가 있다.

그것들은 동물이 어떤 지표물을 지나갈 때 활발히 반응하는 장소 세포와 얼굴이 향하고 있는 방향을 추적하는 안면 방향 세포를 포함한다. 하지만 이

☞ 캐리는 새로운 과학적 용어를 소개하고 다시 즉시 그것들을 정의 내리거나 우리에게 그것의 기능을 말해 준다.

새 연구는 또한 트론하임(Trondheim)의 노르웨이 과학기술대학(Norwegian Univ. of Science and Technology) 과학자들이 동물이 벽이나 어떤 종류의 경계에 가까워질 때 발화되는 '더 넓은 세포(border cells)'라고 부르는 것에 대한 강한 증거를 발견했다.

사람 안에 어떤 형식으로든 존재하는 이들 모든 형태의 뉴런들이 T.N.이 장애물을 피해 갈 수 있도록 도와주었을 것이다.

뇌 손상을 입은 사람들은 시간과 연습을 통해 그런 잠재의식적이거나 반의식적인 시스템에 더 강하게 기대는 것을 배우는 것 같으며, 아마도 그것들로부터 어떤 의식적인 시각까지 구축하기 시작하는 것으로 보인다. "그 시각이 얼마나 예민한지는 분명하지 않습니다"라고 헬드 박사가 말했다. "아마도 모호하고 낮은 해상도의 공간 감각일 겁니다. 그러나 그것은 사람들이 더욱 독립적으로 움직일 수 있게 해 주었습니다."

☞ 어떤 새로운 과학적 발견에 대해서 과학 기자는 그 발견의 의미를 찾아내고 보도하여야 한다.

▶ Selection 7.5

설명하는 글은 충분한 정보를 줄 뿐만 아니라 또한 즐거움도 제공한다. 만약 당신이 다음 기사에서 재미를 느끼지 못한다면, 당신은 두뇌 오른쪽 해마 옆 이랑(para-hippocampal gyous)의 MRI를 찍어 봐야 할지 모른다. 댄 헐리(Dan Hurley)는 많은 신경과학 정보를 재미있는 서두와 역시 똑같이 재미있는 인용구(tag) 사이에 끼워서 제시한다. 헐리가 어떻게 상투성을 피하고 말과 독자의 마음을 자유자재로 다루는지 주의 깊게 살펴보라.

7.5 빈정댐의 과학

– 2008년 6월 3일/댄 헐리

The Science of Sarcasm (Not That You Care) *June 3, 2008/By Dan Hurley*

캐서린 P. 랜킨(Katherine P. Rankin)의 빈정댐에 대한 연구에는 흥미로운 점이 별로 없다. 적어도 당신의 중요한 시간을 쏟을 만큼의 가치는 없다. 그녀가 한 일은 빈정댐을 감지하는 뇌의 부위를 발견하기 위해 MRI를 사용했다는 것뿐이다. 그러나 당신은 그것이 오른쪽 해마 옆 이랑에 있다는 것을 이미 알고 있을 것이다.

가시 돋친 말로 적대감을 표시하여 사람을 비하하는 냉소를 인식하기 위해서는 정신적 기술이 있어야 하는데, 이것은 다른 사람이 어떻게 생각하는지를 파악하는 사회관계의 중요한 부분이다. 랜킨 박사는 머리 부상이나 전측두엽 치매로 이러한 능력을 잃은 사람들을 연구하는데 그들은 허리케인이 닥쳤을 때 "여기 날씨가 좋네"라고 말하는 속뜻을 이해하지 못한다.

"많은 사회적 인지와 어떤 사람의 역설, 냉소 혹은 화냄에 대해 이해하는 능력인 사회적 인지(social cognition)는 우리가 어렸을 때부터 배워 왔고 당연시하는 것인데 그 많은 양을 전측두엽 치매 과정의 매우 초기에 잃게 됩니다"라고 미네소타 주 로체스터(Rochester)에 있는 메이요 클리닉(Mayo Clinic)의 행동신경학자 브래들리 F. 보브(Bradley F. Boeve)는 말했다.

"이것은 가족들에게 매우 힘든 일이지만 신경학자들은 이를 측정할 좋은 도구를 아직 가지고 있지 못합니다." 그는 계속 말했다. "그 점이 내가 랜킨 박사팀의 연구를 매우 흥미롭게 생각하는 이유입니다."

샌프란시스코 주 캘리포니아 대학의 기억력과 노화 센터(Memory and Aging Center)의 조교수이자 신경심리학자인 랜킨 박사는 2002년에 개발된 태시트(Tasit)라고도 불리는 '사회적 간섭 인지 테스트(Awareness of Social Inference Test)'라는 혁신적인 검사법을 사용했다. 이것은 문장에서는 직설적으로 보이는 사람의 말이 시트콤에서와 같이 매우 빈정대는 것으로 표현되는 비디오 사례들을 활용하는 것이다.

"나는 표현 방법으로서 비언어적 신호만을 기반으로 한 빈정댐을 인지하는 사람의 능력을 테스트하고 있었습니다"라고 랜킨 박사가 설명했다.

동영상의 한 예를 들면, 어떤 남학생이 친구인 루스(Ruth)의 방에 들어가서 말하기를 그녀 대신 들어가기로 약속한 수업에 들어가지 못한다고 말한다. 그러자 그녀는 "괜찮아, 미안해할 것 없어"라고 말하는데, 마치 유아에게 말하듯이 높고 낮은 톤을 써 가면서 이야기한다. "네가 바쁘다는 거 알아. 시간을 내서 거기에 참석하기를 기대하면 안 되겠지"라고 말하지만 그녀의 입술은 조롱하듯이 삐죽거린다.

가벼운 알츠하이머에 걸린 사람들은 다른 사람들처럼 빈정댐을 이해할 수 있다고 하더라도, 말과 의미를 잊어버리는 점진적 뇌질환인 의미론적 치매(semantic dementia) 환자 중 다수는 빈정댐을 더 이상 이해할 수 없다.

"그들은 언어를 잊어버리기 때문에 비언어적 요소의 커뮤니케이션에 더 신경을 쓴다고 생각하기 쉬울 것입니다"라고 랜킨 박사는 말했다.

그러나 놀랍게도 MRI(자기공명영상)에서는 다음과 같이 밝혀졌다. 빈정댐을 인지 못하는 사람들에서 손상된 뇌의 부위는 언어와 사회관계를 맡고 있는 좌반구가 아니라 시각적인 테스트에서 상황적 배경을 감지하는 부분으로 우반구에 위치해 있었다.

"우측 해마 옆 이랑은 시각적 상황 이상의 것에 대한 감지 능력과 관련되어 있습니다. 이 부분은 사회적 맥락 또한 인지합니다."

펜실베이니아 대학의 인지신경과학 센터의 부교수인 앤잔 채터지(Anjan Chatterjee) 박사는 이 발견이 우반구의 역할 증가라는 관점과 일치한다고 말한다.

"뇌의 좌반구는 개별 단어와 문장의 이해와 같이 좁은 의미의 언어 기능을 담당합니다." 채터지 박사는 말했다. "그러나 지금은 문자 그대로의 뜻이 아닌 말장난이나 농담, 유머를 이해하는 데는 우반구가 필요하다고 생각되고 있습니다."

메이요 클리닉의 보브 박사는 이 연구는 뇌 주름의 각 부위가 어떤 인지적 기능을 하는지 위치를 규명하는(mapping) 것을 넘어, 태시트(Tasit)와 같은 검사법이 두정엽-측두엽 치매 진단을 도울 수 있으리라는 희망을 준다고 말한다.

"이들은 치매 초기에는 전통적인 신경심리학 테스트를 거의 완벽하게 잘 수행합니다"라고 보브 박사는 말했다. "가족들은 그가 아주 많이 달라졌다고 말할 것입니다. 그러나 신경학과 전문의조차도 가족들이 느끼는 이러한 성격의 변화를 '중년의 위기' 같은 것으로 간주하여 종종 경시하곤 합니다."

이렇게 치매 진단 테스트에 한계가 있으므로 이런 문제를 진단하는 가장 좋은 방법은 가족들과 그 사람이 어떻게 변화했는지 대화를 통해 알아보는 것이다.

4월 미국 신경과학회에서 이 발견에 대한 발표를 마친 후, 랜킨 박사는 뇌 기능이 정상인 사람들도 빈정댐을 잘 파악하는 능력을 설명해 주는 뇌 부위에 다양성이 있을 수 있는지 질문을 받았다.

"우리는 사회적 신호를 감지하는 능력을 포함해서 인지능력에서 강점과 약점을 보유하고 있다고 말했습니다." 랜킨 박사의 말이다. "모든 종류의 인지능력의 차이들을 설명해 주는 특정 뇌 영역에 양적 차이가 있을 것입니다."

그러므로 「더 데일리 쇼(*The Daily Show*)」에서 날카롭게 빈정대는 존 스튜어트(Jon Stewart)는 특별히 큰 우측 해마 옆 이랑을 가졌다고 생각해 볼 수도 있지 않을까?

"그의 그 부분은 아마 보통 크기일 것입니다" 랜킨 박사는 말했다. "우측 해마 옆 이랑은 빈정댐을 감지하는 것과 관련 있지 빈정거림과 관련 있지는 않습니다."

그녀는 즉시 추가 설명을 덧붙였다. "나는 스튜어트가 MRI에서 발견된 유머 감각이 위치한 곳인 우측 전두엽이 매우 클 거라고 확신합니다."

그에 대해 존 스튜어트의 대변인은 스튜어트가 이에 대해 아무런 언급도 하지 않을 것이라면서 스튜어트 같은 유명 TV 스타는 자신의 신경해부학적 사이즈에 관해서는 신경을 쓰지 않는다고 말했다.

▶ Selection 7.6

심리학 분야의 주제를 다루는 해설 기사를 쓰는 것은 특히 어렵다. 왜냐하면 정신 과정은 이야기로 쉽게 구성되지 않기 때문이다. 베네딕트 캐리의 다음 기사는 자기지각과 심리적 변화의 복잡한 관계를 설명하고 있다. 캐리 기자는 어떤 사람의 개인적 내러티브가 어떻게 개인적 성장을 결정하고 암시하는지에 대한 연구자들의 배움을 기술하고 있다. 이 과정을 설명하기 위해서 캐리는 영화의 은유(metaphor)를 이용했다. 은유와 직유는 추상적인 개념들을 구체화시키는 것을 도울 수 있는 유용한 장치이다. 그리고 어떻게 캐리가 요점을 드러내기 위해 여러 자료들(전문가와의 인터뷰, 학회 발표, 저널 기사, 기존 실험 등)을 종합하는지에도 주목하라. 이 기사를 읽은 다음 자기 자신의 이야기에 대해서도 재평가해 보라.

7.6 이것이 당신의 삶이다(그리고 당신이 삶에 대해 말하는 것이다)

– 2007년 5월 22일/베네딕트 캐리

This Is Your Life (and How You Tell It) *May 22, 2007/By Benedict Carey*

한 세기 이상 연구자들은 인격을 설명해 주는 요소들을, 즉 애나(Anna)를 애나로 만드는 상냥함과 노이로제를, 앤드류(Andrew)를 앤드류로 만드는 게으름과 감수성을 밝히려고 노력해 왔다. 그런데 연구자들은 일인칭 설명, 즉 사람들이 자신이 누구이며 왜 그러한지 스스로 말하는 인생 이야기는 무시해 왔다.

결국 이야기는 이야기일 뿐이다. 공항 바의 매력적인 승객은 한 버전을 듣고 가석방 심사관(parole officer)은 다른 버전을 듣고 학부모회(P.T.A board)는 또 전혀 다른 버전의 이야기를 듣는다. 더욱이 인생 이야기의 톤이나 교훈, 심지어 사실들까지 개인의 기분 변화에 따라 달라질 수 있으며, 이야기의 중요한 점이 사소해지거나 그 깊이가 얕아질 수 있다.

그러나 지난 10년 동안에 소수의 심리학자들이 사적 내러티브의 예측할 수 없는 요소들이 입체를 구성한다고 주장했다. 이제 새로이 등장하는 많은 발견들이 인격이라는 그 주장의 정당성을 입증하는 데 도움이 되고 있다. 연구에 따르면 관대하고 시민 의식을 가진 성인이라면 다양한 배경을 가졌다 해도 매우 유사한 요소들로 구성된 인생 이야기를 들려 준다는 것을 연구는 발견했다.

모든 미국인들은 한 가지 시나리오를 쓰기 위해 노력하고 있다고 말할 수 있을 것이다. 그러나 새로운 연구에 따르면 우리는 우리 자신의 인생을 다루는 방식, 즉 우리가 자기 자신에 대해 생각하고 행동하는 방식을 업데이트하려고 하는 것이다. 어떻게 인생 이야기들이 만들어지는가를 더 잘 이해함으로써 사람들은 그들 자신의 내러티브를 크고 작게 바꿀 수 있다.

"우리가 처음으로 인생 이야기들에 대해 연구하기 시작했을 때 사람들은 이것을 단지 느슨한 호기심 정도로 생각했어요." 노스웨스턴(Northwestern)의 심리학 교수이며 2006년의 책 『구원하는 자기(*The Redemptive Self*)』의 작가이기도 한 댄 P. 맥아담스(Dan P. McAdams)는 말했다. "우리는 이들 내러티브들이 모든 순간에 행동들을 이끌고, 우리가 과거를 어떻게 보는 방식뿐 아니라 미래의 자기를 어떻게 보는 방식도 틀 지운다는 것을 발견했어요."

연구자들은 인간 두뇌가 내러티브 형태에 자연적으로 끌린다는 것을 발견했다. 사람들은 어떤 사실들을 목록보다 이야기를 통해 접했을 때 더 정확하게 기억하는 경향이 있다. 그리고 법적 논변도 판례보다 이야기 속에서 더 설득력이 있다고 생각한다.

대부분의 사람들은 10대가 되기까지는 자기 자신을 시작과 중간과 끝을 가진 이야기 속에서 보지 못한다. "어린아이들은 자신들을 변함없는 특성들에 바탕하여 바라봅니다. 예를 들어 '나는 야구는 좋아하지만 축구는 좋아하지 않아'라고 하는 것이죠." 미시소거(Mississauga)에 있는 토론토 대학의 심리학자 케이트 맥린(Kate McLean)은 말했다. "이 의미를 만드는 능력, 즉 성장에 관해 이야기하고 자신에 관해 설명하는 능력은 사춘기를 거치면서 개발됩니다."

심리학자들은 적어도 보통의 미국인들에 관한 한 그들이 독립할만큼 성숙했을 때 어떤 인생 이야기를 말할지 알고 있다. 오랫동안 맥아담스 박사와 다른 연구자들은 30대와 그 이상의 연령대의 수백 명의 남녀를 인터뷰해 왔다.

표준적인 인생 이야기에 관한 인터뷰에서 대상들은 삶의 단계를 뛰어놀던 시절부터 사춘기와 중년을 지나기까지 개요를 작성하듯 묘사한다. 또한 고양된 때(졸업 연설 등)와 낮게 가라앉은 때(대학 진학 실패 등), 그리고 전환점과 같은 몇 개의 결정적인 장면은 세부적으로 기술한다. 인터뷰는 두 시간에 걸쳐 이루어지고 녹음되고 기록된다.

내용을 분석하면서 연구자들은 현재 삶과 그들이 말하는 이야기 사이에 강한 상호 연관성을 발견했다. 정서에 문제가 있는 사람들은 좋은 기억들이 많이 있음에도 그 장면들에서 항상 어떤 어두운 세부 내용으로 얼룩지게 만들었다. 대학 졸업의 자랑스러움은 친구의 비수같은 말 때문에 훼손이 된다. 결혼 파티는 그 주인공이 술에 취해 넘어질 때까지는 훌륭했다. 이렇게 어떤 실망스러운 점으로 각 단계의 내러티브를 끝내는 것 같다.

대조적으로 시민 의식에서 높은 점수를 획득하고, 에너지가 넘치며 참여적인, 소위 말하는 '생산적 어른들(generative adults)'은 그들 삶의 많은 사건들을 보는 순서가 반대인 경향이 있다. 그들은 6학년 때 낙제했으나 훌륭한 상담자를 만나 7학년 때는 우등생이 되었다. 그들은 이혼으로 비참해졌으나 훌륭한 새 파트너를 만난다. 또한 흔히 그들은 매우 어렸을 때부터 자신이 선택되었으며 주변의 사람들은 고통을 받아도 자기는 보호받고 있다는 느낌을 가진다고 말한다.

대강 말해서 연구자들은 그 이야기들이 해방이나 속죄, 자수성가, 신을 만나는 것과 두 번째 기회 등 미국 문화적 특징을 표현하고 있다고 보고한다. 사람에 따라서 이야기는 미묘한 뉘앙스를 가지거나 단순하고, 힘차고 생동감이 넘치거나 지나치게 경건하다. 그렇지만 핵심은 그 내러티브의 주제가 어떤 다른 특성 못지않게 사람들의 행동을 이끌어 간다는 것이라고 연구자들은 말한다.

"'이 사람과 결혼할 것인가?' '이 직업을 선택할 것인가?' '나라 반대편으로 이사갈 것인가?'와 같은 큰 선택을 하게 될 때 사람들은 이런 이야기에 암묵적으로 의존합니다"라고 맥아담스 박사는 말했다.

모든 인생 이야기는 '회고적인 복원'이라고 정의할 수 있다. 하지만 현재까지의 연구에 의하면, 사람들의 인생 회고는 불변하는 것도 아니고 그렇다고 수시로 달라지는 것도 아니다. 뜻 깊은 인생 사건들과 나란히 시간에 따라 점진적으로 변화할 뿐이다.

노스웨스턴 대학의 연구자인 조나단 애들러(Jonathan Adler)에 따르면, 심리치료에서 자기 경험을 말하는 과정을 통해 사람들은 회복의 단초를 찾을 수 있다. 1월에 열린 '인격 및 사회 심리학회(Society for Personality and Social Psychology)' 연례 학술대회에서 애들러는 최근에 대화 치료(Talk therapy) 과정을 마친 시카고 지역의 성인 환자 180명에 대해서 보고했다. 그들은 우울증, 불안증, 결혼생활의 문제점, 그리고 비행공포증 같은 어려움을 극복하기 위해 몇 달에서 몇 년까지의 시간을 투자하면서 치료를 받았다.

대화 치료는 언제나 환자들의 독특한 과거를 재현하고 재해석하는 과정이다. 하지만 환자들 중에서 행복(well-being) 지수가 가장 높았던 사람들은 — 그들은 표준적인 치료로 회복되었다 — 과거 사건들에 대해 항상 비슷하게 이야기하고는 한다는 것을 애들러는 발견했다.

이 환자들은 우울증이든 거식증이든 자신들의 문제점을 갑자기 어디 바깥에서 나타난 것처럼 설명했다. 이들은 자신의 어려움을 외부의 적인 것처럼 묘사했고, 가끔 '검은 개'나 '치욕의 방문' 같은 이름을 지어 주기도 했다. 그리고 결국 자신의 어려움들을 이겨 내고 극복했다.

"이 이야기는 승리한 전투에 대한 것입니다. '나는 스스로 극복할 수 있어 치료를 끝낸다'는 것이지요"라고 애들러가 말했다. 행복 점수가 가장 낮았던 환자들은 자신의 정서나 행동상의 문제가 싸워야 할 외부의 적이 아니라 자신의 성격의 한 부분이라고 여겼던 이들이었다. 그들에게 이 치료는 연속적인 적응의 일부이지 결단력 있는 투쟁은 아니었다.

애들러에 따르면, 효과적인 심리치료는 무기력을 느끼는 환자들에게 자신의 힘을 자각하게 해 준다. 그래서 스스로 악령을 무장 해제시키고, 자기 인생 이야기를 바꾸도록 영향을 미친다.

정신적인 회복력은 인생의 순간순간의 아픔과 슬픔을 다룰 때, 이러한 자서전적인 이야기에 의지한다. 그래서 연구자들은 이야기들이 실시간적으로 어떻게 재구성되는지를 더 잘 이해하기 위해, 사람들이 어떻게 최근 기억들의 선명한 장면들을 다시 떠올리는지를 조사했다. 그 결과 가장 중요한 요인 중의 하나는 일인칭이든 아니면 마치 자신을 영화 속의 인물처럼 보는 관점인 삼인칭이든 그 사람이 어떤 장면을 다시 떠올렸을 때 그들이 취하는 관점이었다.

「심리과학 저널(*Journal of psychological science*)」에 실린 2005년도 연구에서, 컬럼비아 대학 연구팀은 학생 참가자들에게 싸움했던 일이나 잘못 본 시험 같은 안 좋은 기억을 삼인칭으로 다시 되살리게 하고 어떠한 반응을 보이는지 측정했다. 연구자들은 표준화된 설문지와 학생들의 글을 통하여, 환자들의 기억에 대한 거부감을 의식적, 무의식적 수준에서 측정했다. 이들이 알아낸 것은 일인칭 시점에서 안 좋은 기억을 떠올렸을 때보다 제삼자의 입장에서 바라보았을 때에 슬픔과 동요가 덜 느껴졌다는 것이다.

연구 책임자인 이던 크로스(Ethan Kross)는 이렇게 말한다. "우리 연구 결과가 보여 주는 것은 자신한테 거리감을 두는 관점의 변화가(일인칭 대신 삼인칭으로 자신을 바라보는 것) 슬픔과 아픔을 경감시켜 준다는 것입니다." 그는 말하기를 기억의 정서적인 내용은 계속 느껴지지만 우리 뇌가 이야기의 의미를 구조화하고 내용의 틀을 만들어 가는 과정에서 그 아픔이 저절로 무뎌지게 된다는 것이다.

종합했을 때 이 연구 결과들이 알려 주는 것은 한 사람의 인생 이야기 전체와 기억, 그리고 삶의 큰 그림과 개별 사건 하나하나는 주고받는 관계라는 것이다. 매일매일 자신의 기억을 재현하고 재구성하면서 사람들은 그들의 큰 인생 이야기를 더 깊이 있고, 새롭게 고쳐 나간다. 그리고 이 큰 그림이 진화해 감에 따라 이 큰 그림이 거꾸로 각 장면들의 색을 새롭게 해 주는 것이다.

토론토에 사는 대학생 닉 웨스트레이트(Nic Westrate, 23세)는 자신이 동성애자라는 것을 인정하고 커밍아웃을 한 후에 과거의 고통스러운 기억들을 되살리고, 스스로 동정심를 갖고 이것을 재해석할 수 있었다고 한다. 예를 들어 그는 20세 때 이성애자로 판명된 어떤 친구와의 관계를 잘못 판단해 스스로에게 매우 가혹했던 적이 있었다.

그는 이제 그 관계가 끝난 것은 고통스러운 배움인 동시에 더 큰 이야기의 한 부분이라고 생각한다. "그때 저의 삶에는 특별히 의미 있는 이야기가 없었어요"라고 그는 말했다. "그리고 만약 제가 동성애자인 것을 인정하지 않았으면 그런 상황에 나를 놓을 수 없었고 제 친구도 그랬을 거예요."

커밍아웃을 한 후 그는 이렇게 말했다. "다른 기회들이 보이기 시작했어요. 저는 제 자신을 저와 같은 게이인 사람들에게 솔직하게 터놓았고, 내가 누구인가에 대한 일관된 이야기를 가지게 되었다는 것만이라도 저에게는 커다란 차이가 생겼어요. 그것은 과거를 보는 눈에도 영향을 끼쳤지만 미래를 보는 눈도 달라지게 했죠."

심리학자들은 기억에 대한 재해석이 미래의 행동들을 어떻게 바꿀 수 있는지 알아보았다. 2005년도에 발표된 실험에서는 고등학교 때 사회성이 약했다고 말한 대상자들에게 학교를 다니면서 가장 굴욕적이었던 순간을 기억해 보라고 했다. 연구 대상 중 반은 자신의 창피했던 기억을 일인칭으로, 나머지 반은 삼인칭으로 다시 기억해 바라보았다.

두 가지 명백히 다른 점이 드러났다. 제삼자로서 자신들의 과거를 바라보았던 학생들은 일인칭으로 그 상황을 생각했던 사람들보다 더 자신들이 고등학교 때보다 상당히 변화된 사람이라고 인식했다. 제삼자의 시점에서 자신을 바라보면 자신의 과거 실수를 더 또렷하게 바라볼 수가 있어서 심리적인 성장을 일으킬 수 있다는 것이 연구팀의 설명이었다.

또한 그들의 행동에도 변화가 있었다. 심리 설문지를 끝낸 후에 각 실험 참가자들은 다른 참가자로 생각되는 다른 사람과 대기실에서 같이 시간을 보냈다. 하지만 그 다른 사람은 실은 연구팀이 보낸 사람이었다. 그는 실험 참가자와 대화를 나누게 되면 비밀로 녹음을 했지만 그 실험 참가자가 기억을 되살릴 때 일인칭 관점을 취하는지 삼인칭 관점을 취하는지 등에 대해서는 모르고 있었다.

이 실험에서 녹음된 기록들은 삼인칭 시점 그룹이 일인칭 시점 그룹보다 사교성이 더 높았다는 결과를 보여 주었다. "자신들이 변했다는 것을 인지했기 때문에 그 삼인칭 그룹 사람들은 대화를 먼저 시작하는 경우가 더 많았습니다"라고 오하이오 주립대학교의 심리학자인 리사 리비(Lisa Libby)는 말했다. "당신이 변했다는 느낌은 행동에서 당신을 자유롭게 합니다. 당신은 '와, 내가 정말 발전하고 있구나'라고 생각하게 되고 이것은 정말로 어떤 전환점을 만들어 줍니다."

리비 박사와 다른 사람들은 삼인칭 시점에서 미래를 바라보는 것은 미래에 실제로 그들이 하게 될 일들에 영향을 끼친다는 것을 발견했다. 또 다른 연구에서는 2004년도 대통령 선거에 참여할 대상들을 나누었다. 일인칭으로 자신이 투표하는 모습을 떠올렸던 실험 대상자들보다는 삼인칭 시점으로 상상했던 대상들이 실제로 선거에 참여할 가능성이 더 높았다.

이러한 결과들이 다이어트를 지속하거나 소설이나 학위 과정을 끝내는 것 같은 자기 개선에 갖는 함축은 아직까지는 알려지지 않았다. 마찬가지로 전문가들은 삼인칭으로 상상하는 것이 어떤 사람에게 또는 어떤 기억에 더 효과적인지도 불확실하다고 말한다. 그리고 신경질과 외향성 같은 근본적인 성격 요인들이 어떻게 인생 이야기의 내용과 그것을 구성하는 장면들을 형성하는지 아무도 잘 알지 못한다.

하지만 이 새로운 연구는 내러티브 심리학자들에게 예전에는 없었던 것을 갖게 해 주었다. 그것은 바로 일관성 있는 설명을 제공할 수 있다는 것이다. 한 사람이 자기 자신을 영화나 연극에서 연기하는 것으로 바라보는 것은 단지 환상이나 생길 수 없는 이야기에 빠져드는 것은 아니다. 이러한 상상은 사람들이 자기 자신이 무엇이고 어떤 사람이 될 것인지 이해하는 데 근본적인 역할을 한다.

"무대에 나타나는 사람이 누구든 간에 나를 연기하는 것이 아니라 등장인물을 연기한다는 생각은 어떻게 내러티브를 만드는가에 있어 핵심적인 것입니다. 나는 외부에서 나를 바라볼 필요가 있습니다"라고 작가 조앤 디디온(Joan Didion)은 죽은 남편과 딸을 애도하는 그녀의 자서전적인 연극 「마술 같은 생각의 해(*The Year of Magical Thinking*)」에 대해 말한다. "내가 나라고 생각했던 사람과 다른 사람들이 보았던 사람 사이에 부조화가 일어나게 하는 것이 나에게는 필요합니다."

▶ Selection 7.7

영원한 생명을 찾기 위한 노력은 수많은 옛 이야기와 공상과학소설에 등장한다. 현대 과학자들은 생물체들이 노화되는 과정을 연구 중 칼로리 제한 등을 포함해서 노화 과정을 늦출 수 있는 방법을 찾아 노력하고 있다. 다음 기사에서 마이클 메이슨(Michael Mason)은 인터뷰와 이 분야의 간단한 역사 조망을 통해 노화 방지에 대해 조사한다. 그는 나이든 붉은털원숭이 두 마리로 기사를 시작한다. 그중 한 마리는 칼로리 제한으로 품위 있게, 다른 한 마리는 평범한 식습관으로 보통의 모습으로 나이가 들었다. 메이슨은 이 두 마리를 인간처럼 묘사했다. 일화와 간단히 정리된 과학 실험 레슨을 통해 메이슨은 독자들에게 미래를 볼 수 있는 창문을 열어준다. 이 기사는 일반 회충보다 6배 더 오래 살 수 있는 회충을 소개하고 그것이 인간의 생명연장과 어떻게 관련되는지 알 수 있다. 그리고 우리는 칼로리 제한이 어떻게 효모균이나 생쥐의 경우 장기간 생존과 관계가 있는 유전자를 활성화시키는지 알 수 있다. 이와 비슷한 유전자가 인간에서도 발견되었다. 마지막으로, 우리는 키가 6피트(약 183cm)이고 체중은 135파운드(약 61kg)인데 자기는 이렇게 건강해 본 적이 없다고 말하는 사람을 만나게 된다. 너무나 많은 작가들이 이야기를 이렇게 인용으로 마무리하므로, 인용할 때 그 문장이 이야기의 마지막 문장으로 최적인지 다시 한 번 확인하라.

7.7 장수를 위한 한 가지: 생명을 연장할 수 있는 처방전

– 2006년 10월 31일/마이클 메이슨

One for the Ages: A Prescription That May Extend Life

October 31, 2006/By Michael Mason

만약 당신이 친구 중에 제일 품위 없게 늙어 간다면 얼마나 우울하고 슬플까?

위스콘신 국가 영장류 센터(Wisconsin National Primate Research Center)의 한 실험실에서 마티아스(Matthias)는 시간의 갑작스러운 변화를 고생스럽게 배우게 됐다. 28세의 붉은털원숭이 마티아스는 이미 머리카락이 많이 빠진 상태에 배도 나오고 얼굴은 수많은 주름으로 덮혀 있었다.

바로 옆 철장에는 마티아스의 실험실 친구 루디(Rudy)가 있었다. 루디는 지나가는 낯선 사람들에게도 아주 신나게 소리를 지른다. 마티아스보다 나이가 많은데도 활력이 넘친다. 루디는 자기에게 과일 하나만 주어져도 털을 손질하며 피루엣(빙빙 도는 동작)을 할 정도로 생기 있다.

똑같이 과일로 유혹해 보아도 마티아스는 지친 듯이 노쇠한 자신의 손을 내민다. "정말 큰 차이를 볼 수 있습니다"라고 센터에서 동물들을 돌보는 과학자 리키 콜먼(Ricki Colman) 박사는 말했다.

방문자가 볼 수 없는 것이 더 흥미로울 수 있다. 간단한 생활습관의 변화로 루디와 그와 같은 영장류들은 아주 길고 활력 있는 삶을 살 수 있다.

이 방법은 '칼로리 제한'이라고 불리는 것으로 충분한 양의 비타민과 미네랄, 영양분을 섭취하되 칼로리는 보통 때보다 30% 적게 섭취하는 것이다. 직접적인 유전자 조작 외에는 오로지 칼로리 제한법만이 다양한 동물종들에게 지속적인 생명 연장을 도와줄 수 있는 전략으로 알려져 있다.

이 급진적인 식습관이 몸에 영향을 끼치는지 이유는 아직도 연구 중이다. 최근에 그 노력은 결실을 거두기 시작했다. 여러 연구들에 따르면 노화의 속도는 정해져 있지 않고, 유연성이 있으며 조정될 수 있다는 것이다.

지난해에는 칼로리 제한 식습관이 다양한 동물들의 알츠하이머병, 당뇨병, 심장병, 파킨슨병 또는 암 같은 질병의 진행과 관련된 분자 경로에 영향을 끼친다는 연구가 있었다. 올해 초 식습관이 인간에게 끼치는 영향을 조사한 결과에서 노화 관련 질병들에는 운동보다 칼로리 제한법이 더욱 효과적이라고 보고되었다.

루비 같은 원숭이는 이런 주장이 실제로 옳다는 것을 증명하는 것처럼 보인다. 최근 연구 결과는 영장류 탐구 센터의 또 다른 붉은색원숭이인 칸토(Canto)와 에이어(Eeyore)를 포함하여 제한된 식습관을 따르는 동물들은 부인할 수 없이 마티아스와 다른 보통으로 살찐 오웬(Owen)과 조한(Johann) 같은 비슷한 나이의 원숭이들보다 더욱 건강하다는 것을 보여 주었다. 실험실 원숭이들의 평균 수명은 27세이다.

이런 발견들은 신체적 노화의 불가피성에 대해 오랫동안 유지된 과학적, 문화적 신념들에 의심을 불러일으킨다. 그 발견들은 또한 식습관 그 자체는 인간에게 효과가 없다고 하더라도 신약을 포함하여 다른 간섭은 나이 먹는 것을 지체시킬 수 있지 않을까 제안한다. 중요한 후보자인 레스베라트롤(resveratrol) — 레드 와인에 있는 항산화제 — 의 새로운 합성물 형태는 이미 임상시험 중이다. 머지않아 이것이 노화 방지를 돕는 최초의 새로운 의약품이 될 수도 있다. 최근 동물실험 결과로부터 미시간 대학 병리학자 리처드 A. 밀러(Richard A. Miller) 박사는 칼로리 제한법을 알약으로 모방한 약품이 실제로 인간의 평균수명 기간을 112년까지 연장시킬 수 있으며 일부 성인들은 140세까지도 살 수도 있다고 평가했다. 물론 이런 견해에 대해 지나치게 낙관적이라고 보는 전문가도 있다.

랜드 사(Rand Corporation)의 보고서에 따르면 이런 약은 비용효과 면에서 의약품들 중에서 가장 뛰어난 약들 중 하나가 될 것이다. 그래서 이런 약은 새로운 암 백신 또는 뇌졸중 치료비보다 더 낮은 비용으로(대략 일 년에 8,800달러) 미국인들에게 수년에서 수십 년의 더 건강한 시간을 제공할 것이다.

"그 효과들은 신체에 전반적으로 영향을 미치고 그래서 칼로리 제한법은 우리가 몸 전체에 있어 노화 방지에 기여하는 기전을 찾는 것을 도와줄 가능성이 있습니다"라고 위스콘신 대학에서 영장류 연구를 진행하는 노년학자(gerontologist)인 리처드 와인드러크(Richard Weindruch)는 말한다.

현재 많은 과학자들은 예전에 공상과학소설 속 내용에 불과했던 생명연장에 대한 연구를 국가적 우선성을 가진 것으로 생각한다. 정부 인구조사에 따르면 25년 이내에 65세 이상의 미국인들은 7,200만 명으로 증가할 것이다. 그리고 그때쯤이면 인구의 20%는 노인들로 이는 2003년도에 비해 13% 늘어난 비율이다.

올해 초에 밀러 박사를 포함하여 유명한 네 명의 노년학자들이 논문을 출판했다. 그 논문을 통해 학자들은 정부에 매년 30억 달러를 사용하여 노화와 관련 있는 질병들을 7년 정도 늦추는 목표를 추구해 나가자고 건의했다.

그들은 이렇게 하면 더 건강하고 부유한 나라의 기초를 놓을 수 있다고 주장했다.

"60대에 들어서는 인구는 엄청난 규모이며, 이는 당뇨병이나 심장병 같은 질환을 크게 증가시킬 수 있습니다." 시카고 주 일리노이 대학 역학자이며 논문의 공저자이기도 한 S. 제이 올쉬안스키(S. Jay. Olshansky) 박사의 말이다. "그것들 모두에 긍정적인 영향을 미치는 가장 간단한 방법은 노화를 늦추는 것입니다."

하지만 과학이 이를 실현하기에는 아직 갈 길이 멀다. 노화는 아주 복잡한 현상이다. 유전과 생활양식에 진화까지 영향을 미쳐 벌어지는 생물학적인 과정이다.

여전히 전 세계에 걸쳐 실험실의 과학자들은 동물 므두셀라(Methuselahs, 성서에 나오는 인물로 969년을 살았다고 한다 — 역자 주)들인 기이하게 오래 사는 건강한 지렁이나 물고기, 생쥐, 파리를 키우는 데 능숙해져 있다.

1935년도에 코넬 대학의 영양학자 클라이브 맥케이(Clive McCay) 박사는 칼로리를 30% 적게 섭취한 생쥐가 자유로운 식습관을 가진 생쥐들보다 40% 더 오래 산다는 것을 발견했다. 또한 칼로리 제한 식습관을 따른 생쥐는 다른 생쥐들보다 신체적으로 더 건강했고, 노화 때문에 걸리는 병에 훨씬 더 강했다.

맥케이 박사의 실험은 다른 동물의 종들에서도 성공적으로 반복되었다. 거의 매 실험에서 칼로리 제한 식습관을 따른 대상자들은 더 오래 살 뿐만 아니라 나이와 관련돼 있는 질환에 대한 면역력이 높았다.

"생쥐들에게는 칼로리 제한법이 수명만 연장시키는 것이 아닙니다"라고 매사추세츠 공과대학의 생물학 교수 레너드 P. 구아렌트(Leonard P. Guaerente)는 말했다. "이 제한법은 암, 심장 혈관계 질병, 그리고 신경 퇴행성 같은 노화와 관련성 있는 질병들을 완화시켜 줍니다. 여기서 얻는 이득은 엄청난 것입니다."

몇 년 동안 국가 노화연구소의 지원을 받은 과학자들은 칼로리 제한 식습관을 따르는 원숭이와 일반적인 식습관을 따르는 붉은털원숭이들을 가까이 관찰했다. 위스콘신 대학에서는 원래의 76마리 중에서 50마리가 살아남았는데 그 차이가 이제 나이 든 동물들에게서 분명하게 나타났다.

마티아스처럼 평범한 식습관을 따르는 원숭이들은 인간들에게 흔히 나타나는 것과 똑같은 노화의 특징들을 보여 주기 시작했다. 예를 들어 그들 중 세 마리의 원숭이들은 당뇨병 판정을 받았고, 네 번째 원숭이는 이 병으로 죽었다. 그리고 다섯 마리 원숭이가 암으로 죽었다.

하지만 루디와, 루디처럼 칼로리 제한 식습관을 따른 원숭이들은 훨씬 잘 지내고 있다. 한 마리도 당뇨병에 걸리지 않고, 오로지 암으로 죽은 것도 세 마리에 불과하다. 아직까지 이들이 평범한 식습관을 따른 원숭이들보다 더 오래 살 것인지는 확실치 않다. 하지만 칼로리 제한으로 인해 이 원숭이들은 혈압, 위험한 지방, 포도당, 그리고 인슐린의 수치가 낮았다.

"이 수치들은 우리가 제한된 동물들 중에서 아주 분명한 생명연장의 모습을 보고 있음을 알려 줍니다"라고 와인드러크 박사는 말했다.

현재 이 주제와 관련하여 확산되는 과학적인 열광에도 불구하고, 칼로리 제한법이 인간에게도 충분한 성과를 거둘 것인지에 대한 증거는 잘 해야 간접적인 것이다. 이 방법의 실천은 캘리포니아 대학의 병리학자 로이 월포드(Roy Walford) 박사가 쓴 다이어트 책에 의해 대중화되었다. 그는 30년 동안 칼로리 제한 식습관을 따랐지만 2004년도에 루게릭병으로 79세를 일기로 사망했다.

칼로리 제한협회(Calorie Restiction Society) 회장인 브레인 M. 델라니(Brian M. Delaney)의 홍보에 힘입어 미국에서 수천 명이 칼로리를 제한한 식사를 시작했다.

샌프란시스코 비영리 단체의 기술담당 최고책임자인 36세의 마이크 린스베이어(Mike Linksvayer)는 6년 전부터 식이조절을 시작했다. 보통 그는 아침에 사과나 시리얼을 먹고 점심에는 채식 위주의 식사를 한다. 저녁에는 아내가 빵, 쌀, 설탕, 그 밖에 건강에 해롭다고 여겨지는 식품들을 제외한 재료로 요리를 해 준다. 주말에는 가끔 금식을 한다.

린스베이어의 키는 183cm, 몸무게는 61kg이고 하루 평균 2,000~2,100칼로리를 섭취했다. 이는 그의 나이와 활동수준에 비해 낮은 양이며, 혈압은 112/63으로 현저히 낮았다. 그는 이렇게 건강해 본 적이 없다고 말한다.

그는 "나는 좀처럼 병에 걸리지 않습니다"라고 말한다. "무엇보다 나는 건강해지기 위해 식이조절을 했습니다. 그런데 식이요법으로 더 오래도 살 수 있다면 식이요법을 해야 할 이유가 하나 더 생기는 것이죠.”

세인트루이스(St. Louis)에 있는 워싱턴 대학 연구자들은 건강하고, 칼로리 제한 식사를 하는 작은 집단을 관찰했다. 올해 초 연구자들은 이 집단에 속한 사람들이 일반적인 식사를 하는 군보다 심장 기능이 더 좋고, 혈관을 막히게 하는 전구증상인 염증반응이 적었다고 보고했다.

이전 연구들에 따르면 칼로리를 제한하는 그룹은 나쁜 콜레스테롤이라 불리는 LDL과 트리글리세이드의 수치가 더 낮았다. 그들은 또한 좋은 콜레스테롤이라 불리는 HDL이 더 높았고, 동맥혈전도 없었으며, 린스바이어처럼 혈압이 현저히 낮았다.

“칼로리 제한은 강력하게 노화와 질병에 저항하는 예방적 효과가 있습니다”라고 존 O. 홀로스지(John O. Halloszy) 워싱턴 의대 교수는 말한다. “이들 개개인이 얼마나 오래 살지는 모르지만 칼로리 제한을 실천한 이들은 분명 평균보다 긴 수명을 살게 됩니다.”

「미국 의사협회지(*The Journal of the American Medical Association*)」 4월호에 실린 루이지애나 주립대학 연구진의 보고에 따르면 저칼로리식을 한 환자들이 실험에서 장수를 예측하는 지표인 낮은 인슐린 수준과 체온을 보였고, 노화와 관련된 특정 염색체의 손상이 보다 적게 나타났다.

이 연구와 다른 연구들을 통해 많은 과학자들은 소식이 자연 생명연장의 핵심 결정요인이 된다고 믿게 되었다. 제한된 음식을 먹는 동물은 특히 산화, 열, 방사선과 같은 환경적 스트레스에 저항력을 갖고 있는 것으로 보인다. “이것은 매우 근본적이고 중요한 기능입니다”라고 밀러 박사는 말한다. 에너지에 대한 이런 제한적 접근은 몸게 경고를 보내게 된다고, 즉 각 세포로 하여금 에너지를 재생산 기능 대신에 보수와 유지 쪽으로 향하게 하는 많은 생화학적 신호들을 활성화시킨다고 전문가들은 이론화하였다. 이 가설에 따르면 식이 제한은 생물체를 더 강하게 한다. 왜냐하면 식이 제한은 각 세포로 하여금 더욱 효과적으로 돌연변이를 막아 내고 에너지를 사용하고 그들 자신을 방어하고, 프리 라디칼(free radicals, 활성 산화물질)과 같은 해로운 부산물을 제거하기 때문이다.

“스트레스를 받은 세포는 자신을 보호하기 위해 모든 노력을 다합니다.” 샌프란시스코 캘리포니아 대학의 분자생물학자 신시아 캐년(Cynthia Kenyon) 박사의 말이다. “이 시스템은 환경이 여의치 않을 때 동물들로 하여금 생식기능을 멈추게 하는 방법의 하나로 진화될 수 있습니다.”

미국인들이 더 오래 살 수 있다는 희망으로 가혹한 다이어트를 받아들이고 있지만 많은 전문가들이 그런 전망에 대해 아직 확신을 갖지 못한다. 현재 역학적 자료는 저칼로리식을 하는 이들의 수명이 가장 길다는 것을 일관성 있게 보여 주지 않는다는 점에 그들은 주목한다. 수십 년간의 국가 사망률 통계를 분석한 연방 연구진은 칼로리 제한의 논리적 결과라고 할 수 있는 ‘빼빼 마름’이 사망 위험의 증가와 연계되어 있다고 작년에 보고했다. 이 연구는 그들이 섭취한 칼로리의 정확한 양이나 사망률에 영향을 줄 수 있는 섭취 식품의 질에 대해서 조사하지는 못했다.

영장류 연구로부터 얻는 초기의 유망한 결과에도 불구하고, 일부 과학자들은 칼로리 제한이 인간에게도 효과적일 수 있다는 주장을 의심한다. 로스앤젤레스의 캘리포니아 대학과 캘리포니아 대학 어바인(Irvine) 캠퍼스 연구진들은 작년에 수학적 모델을 발표하면서 칼로리 제한에 의한 인간 수명연장의 최대치는 단지 7%라고 발표했다. 그리고 보다 가능성 있는 수치는 2%라고 말했다.

“칼로리 제한은 실패하기 마련이고 사람들은 그 시도 과정에서 매우 힘들어할 것입니다.” 발표된 연구 논문의 공동저자이고 로스앤젤레스의 캘리포니아 대학 진화생물학자인 제이 펠란(Jay Phelan) 박사는 말했다. “우리는 이득이 된다는 것은 확인했습니다. 그러나 생명을 연장시키는 것은 아닙니다.”

2년간 음식 부족을 견뎌야 하는 쥐는 자연 선택이라는 면에서 20년의 기근에서 살아남아야 하는 사람에 비유될 수 있다고 펠란(Phelan) 박사는 말했다. 하지만 자연은 인간에게 그러한 조건을 견딜 것을 거의 요구하지 않는다.

게다가 사실상 미국인들은 그러한 강도 높은 메뉴 계획을 받아들일 기회가 없다고 박사는 덧붙였다.

“당신은 하루라도 음식 없이 살아 본 일이 있나요?”라고 펠란 박사는 묻는다. “나는 한 번 시도한 적이 있습니다. 왜냐하면 내 실험실에 있는 쥐가 경험하는 것이 궁금했기 때문입니다. 그날 저는 끝까지 제대로 일을 할 수 없었습니다.”

칼로리 제한이 인간의 생명을 연장할 수 있다고 말하는 연구자들조차 오랜 기간 동안 이러한 절제된 식생활을 유지할 수 있는 미국인이 없을 것이라고 생각한다. 신체의 노화는 세포의 노화라고 연구자들은 말하곤 한다. 세포 사망은 생명체의

DNA에 내장된 것이지만 나이 듦에 따른 질환은 분자적 손상의 축적 때문이며, 이는 어느 정도 예방 가능하고 심지어 되돌릴 수도 있다고 전문가들은 주장한다.

"목표는 단지 사람들을 더 오래 살게 만드는 것이 아닙니다." 하버드의 분자생물학자 대빅 A. 싱클레어(Davic A. Sinclar) 박사의 말이다. "80세의 사람이 오늘날의 50세와 같은 느낌으로 사는 것을 보는 것입니다."

샌프란시스코에 있는 캘리포니아 대학의 캐년 박사는 일련의 연구에서 daf-2라는 단일 유전자의 돌연변이로 보통의 회충보다 6배나 오래 사는 회충을 만들어 냈다. 그 유전자는 두 가지 중요한 호르몬인 인슐린과 인슐린 유사 성장인자-1(IGF-1)에 반응하는 인간 세포에 있는 수용체와 유사한 세포 표면 수용체를 암호화한 것이다.

인슐린은 신체가 자신의 작업에 연료를 공급하기 위해 세포들 안으로 포도당을 수송하는 데 필수적이다. 캐년 박사와 다른 연구자들은 돌연변이 수용체를 가진 회충 세포는 영양소가 있을 때도 영양소가 없는 것처럼 '속이는' 것이라고 추측했다. 기능 유지가 높은 수준으로 되면서 각 회충 세포들은 더 오래 살게 되고 그래서 그 회충도 더 오래 살게 된다는 것이다.

많은 전문가들은 인슐린과 IGF-1을 포함하고 있는 에너지 신호 통로가 개체의 수명을 결정하는 데 밀접하게 관련되어 있다고 본다. 일부 연구자들은 심지어 인슐린에 대한 민감성이 떨어지는 것이 특징인 제2형 당뇨병을 단순히 노화의 가속 형태로 설명해 왔다.

과학자들은 효모에서 daf-2와 유사한 SIR2라는 유전자를 발견했는데, 그것 또한 칼로리 제한이나 다른 외부 스트레스에 의해 활성화되면 세포의 방어 반응을 조정하는 데 도움을 준다. 이 유전자는 동식물 모두에서 발견되는 시르투인(sirtuins)이라는 단백질을 암호화하고 있다.

포유류에서 SIR2에 해당하는 유전자는 SIRT1이라고 불리는 것인데 이 유전자는 칼로리 제한 생쥐가 오랫동안 생존하는 데 필요한 많은 수의 과정들을 규율하는 점이 확인되었다.

과학자들은 이제 유전자 daf-2와 SIRT1에 영향을 주는 합성 화합물을 개발하기 위해 노력하고 있다.

나이와 관련된 질병들과 특히 당뇨병을 예방하도록 설계된 여러 후보 의약품들이 생명공학 회사에서 개발 중에 있다. 보스턴의 서트리스 제약회사(Sirtris Pharmaceuticals)는 세포의 에너지 공장인 미토콘드리아 기능을 향상시키기 위해 SIRT1에 작용하는 새로운 제2형 당뇨병 약에 대한 임상시험을 이미 시작했다.

노화방지 약은 다음 번의 대형 블록버스터가 되겠지만 몇몇 윤리학자들은 모든 것을 걸고 생명을 연장하겠다는 결정은 오만이라고 믿는다. 전 대통령 직속 윤리위원장이었던 레온 R. 카스(Leon R. Kass) 박사는 이는 죽음의 약속이 지연되는 것이며, 인생은 보다 무성의하고, 의미 없으며, 아름답지 않게 될 것이라고 말한다.

"죽을 운명이라는 것은 삶을 중요한 것으로 만든다"라고 카스 박사는 최근 글에서 썼다. "불멸은 죽음 그 자체처럼 잊혀짐의 한 종류이다."

지상에서 사람에게 주어진 시간은 제한되어 있으며 이런 제한은 마땅하다는 것이 사람들의 내면 깊숙이에 있는 문화적 믿음이다. 그러나 수명연장이 더 많은 의미를 발견하고 추구를 할 수 있는 큰 기회를 주든지 그렇지 않든지, 그런 생명연장의 전망은 최소한 과학자들에게는 거부하기 어려운 유혹이다.

"사람이 60대나 70대에 죽는다는 것은 그 재능과 지혜의 큰 낭비입니다"라고 하버드 대학의 싱클레어(Sinclair) 박사는 말했다.

▶ Selection 7.8

의학이나 건강 개념을 설명하기 위해 긴 논문을 써야만 하는 것은 아니다. 아나하드 오코너(Anahad O'Conner)는 '화요일 과학 시간(Tuesday's Science Times)'코너에서, 건강에 대한 어떤 주장에 대해 진실이 무엇인지를 밝히는 과학자들의 견해를 250단어가 안 되는 글로 전하고 있다. 오코너는 뜨거운 액체가 감기증상을 완화시키는지에서 한 문장으로 압축시켜 설명했다. "치킨 스프는 또한 추위를 이겨 내는 화합물을 포함하고 있어 폐의 점액을 용해시키고 염증을 억제하는 데 도움을 준다." 두 번째 기사는 왜 초콜릿을 먹으면 잠이 오지 않는지에 대한 간단한 설명이다. 독자는 단순함을 좋아하며, 특히 '마지막 줄'에 주요 사항을 요약해서 마무리하는 것을 선호한다.

7.8 정말일까? 뜨거운 액체가 감기나 독감 증상을 완화시킨다는 것이

– 2009년 1월 27일/아나하드 오코너

Really? The Claim: Hot Liquids Can Ease Symptoms of a Cold or Flu

January 27, 2009/By Anahad O'Connor

■ 사실 The Facts

화상 부위에 대는 얼음, 기침에 먹는 목캔디처럼 뜨거운 차 한 잔은 훌쩍거림과 재채기와 코 막힌 증상을 줄여 주는 예로부터 내려온 처방이다.

뜨거운 음료는 흉부와 부비강의 분비물이 더 쉽게 배출되도록 하며 그 분비물을 줄이는 데 도움이 되는 것이라고 설명되어 왔다.

뜨거운 음료는 또한 탈수를 막을 수 있다.

최근 과학자들은 그런 효과가 정말 있는지 실험했다. 영국 카디프(Cardiff) 대학의 '감기 센터(Common Cold Center)' 연구자들은 12월에 독감이나 일반적인 감기에 걸린 30명을 대상으로 상온의 음료보다 뜨거운 음료를 마시는 것이 증상을 완화시키는지 관찰했다.

"뜨거운 음료는 즉각적이고 지속적으로 콧물, 기침, 재채기, 인후염, 한기, 피곤감과 같은 증상을 완화시켰다"고 그들은 보고했다. "반면 상온의 음료는 단지 콧물, 기침, 재채기의 증상만을 완화시켰다"고 보고했다.

이것은 감기와 독감에 뜨거운 음료가 명확한 효과가 있다고 밝힌 첫 연구이다. 치킨 스프와 같은 뜨거운 음식도 비슷한 결과를 보였다.

치킨 스프는 또한 추위를 이겨 내는 화합물을 포함하고 있어 폐의 점액을 용해시키고 염증을 억제하는 데 도움을 준다.

■ 요점 The Bottom Line

뜨거운 음료는 점액에 의한 막힘과 감기나 독감의 다른 증상들을 감소시킬 수 있다는 것이 연구를 통해 확인되었다.

▶ Selection 7.9

7.9 정말일까? 초콜릿이 수면에 지장을 줄 수 있다는 것이

– 2009년 1월 13일/아나하드 오코너

Really? The Claim: Chocolate Can Be Disruptive to Sleep

January 13, 2009/By Anahad O'Connor

■ 사실

초콜릿은 감흥과 미각을 일깨우지만, 어떤 사람들은 초콜릿이 불면증이라는 부작용을 갖고 있지 않은지 염려하는 사람들도 있다.

초콜릿은 많은 사람들이 알고 있듯이 카페인을 포함하고 있는데 초콜릿의 종류에 따라 그 양이 다르다. 예를 들어 40g의 허쉬 밀크 초콜릿 바는 9mg의 카페인을 함유하고 있다. 이는 디카페인 커피 세 잔에 해당하는 양이다. 허쉬 다크 초콜릿 캔디 바는 훨씬 더 많은 약 30mg을 포함하고 있다. 이것은 인스턴트 차 한 잔의 양과 같고 일반적인 끓인 차 한 잔에 있는 40mg에는 못 미치는 양이다.

달리 말한다면 다크 초콜릿을 늦은 시간에 많이 먹게 되면 잠이 올 때까지 엄청난 수의 양(sheep)을 세어야 한다는 것이다.

또한 초콜릿은 다른 각성제들도 포함하고 있다. 그 하나는 테오브로민(theobromine)으로 개와 고양이는 이것을 매우 느리게 분해시킨다. 그래서 초콜릿은 개와 고양이에게 위험한 혼합물이다. 테오브로민은 심박동을 증가시키고 불면증을 유발하는데 초콜릿에서, 특히 다크 초콜릿에서 소량 발견된다. 국립수면재단(National Sleep Foundation)에서는 자기 전에 초콜릿, 커피, 청량음료를 피하도록 권고하고 있다.

하지만 대안도 있다. 화이트 초콜릿에는 테오브로민이 없으며, 카페인도 거의 포함하고 있지 않다.

■ 요약

저녁에 초콜릿을 먹으면 잠이 오지 않을 가능성이 있다.

베네딕트 캐리와의 대화

– 현장 리포터(제5장에서 이어짐)

보도 분야에서 당신의 배경은 무엇입니까?

현재 나의 배경을 이루고 있는 것은 전적으로 기자와 저널리스트입니다. 나는 콜로라도 대학에서 물리학과 수학을 전공했지만 이후 일반적인 의료를 수년간 담당했습니다.

나는 심장병학, 유전학, 심리학, 정신의학과 같이 온갖 분야에 대한 기사들을 썼습니다. 8년 전 「LA 타임스」의 건강 기자였을 때부터 정신건강 문제들을 전문적으로 다루기 시작했습니다.

당신이 다루는 분야(beat)를 어떻게 정의하겠습니까?

나의 분야에는 세 영역이 있습니다. 그 하나는 정신의학이고 다른 하나는 사회심리학과 통상적인 심리학입니다. 그리고 세 번째는 뇌 과학입니다.

정신의학은 약물치료와 약물 임상시험, 정신분열증 치료나 아이들의 양극성 질환 진단을 둘러싼 논란들, 정신질환에 대한 가이드북으로 매우 영향력 있는 DSM(진단 및 통계 편람)에서 논란이 되는 영역들 등을 다룹니다.

사회 심리학과 심리학은 일상생활에서 비정상적이거나 병적인 행동이 아닌 정상적인 행동의 패턴을 규명하려고 노력하는 실험실 실험의 세계입니다. 이것은 우리가 어떻게 비밀, 복수의 역할, 부정과 배신에 대해 말하는가에 대한 매우 흥미 있는 세계이며 또한 특정 문제에 대한 사회학적 탐구들, 인류학, 민족지학(民族誌學), 정상적이고 일상적인 행동들을 규명하는 데 도움이 되는 모든 사회과학들을 포함합니다.

뇌 과학은 쥐를 모델로 사용한 발견들, 영장류, 매우 엄밀한 신경과학, 기억과 관련이 있는 분자적 발견 등에 대한 모든 것이며, 병리학과 지금도 보고되고 있는 실험실의 발견들과 관련되어 있습니다. 또한 신경과학에서의 두뇌 이미지도 포함합니다.

당신의 분야에서 가장 흥미로운 부분은 무엇입니까?

모든 것이 흥미롭습니다. 뇌에 관해서 확실히 아는 것은 너무 적습니다. 행동은 예측하기 매우 어렵습니다. 사람들은 모두 다릅니다. 행동과 관련된 모든 말에는 도덕적 가정이 함께 담겨 있습니다. 사람들은 정신의학과 심리학 같은 과학이 얼마나 많은 대상들을 다루는지에 대해 논의합니다. 그런 학문들은 과학으로서의 자기 방식을 찾으려고 노력 중입니다.

나는 새로운 뇌 과학이 매우 흥미롭습니다. 이것은 젊은 과학입니다. 기본적인 발견들 가운데 어떤 것은 근본적인 것들입니다. 그 주위에서, 이러한 성과를 지켜볼 수 있는 것은 흥미로운 일입니다.

정신의학은 많은 논란이 있는 영역이며 좌절되고 저지된 영역이 있는 분야라고 생각합니다. 나는 정신의학에 대해 더 행복한 이야기들을 하고 싶습니다. 하지만 그런 이야기들이 많지 않습니다.

사회 심리학 또한 흥미 있습니다. 사회 심리학에서의 나의 글쓰기는 다양한 과학들로부터의 발견들을 함께 결합시키는 것입니다. 지금 가장 흥미 있는 영역들 중 하나는 크로스오버(crossover) 과학입니다. 행동과학에 큰 숫자들을 도입하고 있는 수학자이면서 물리학자인 사람들이 있고 소멸 직전의 탐구 영역에 많은 것을 더하고 최신 것으로 바꾸며 활기를 불러일으키는 사람들이 있습니다.

좋은 예가 안정 상태를 유지하고 있는 진화 심리학입니다. 그 학문에는 많은 사건들이 없었습니다. 이제 게임이론을 진화에 적용시키려는 여러 집단들이 있습니다. 그들은 여러 행동들에 적용될 수 있는 발견들을 가지고 있습니다. 그들은 이제 재생산이나 살인을 연구하는 데 그치지 않습니다. 진화 심리학은 정말 많은 진전을 보이고 있습니다.

물리학자들 역시 두뇌 이미지와 같은 이미지의 세계로 들어섰습니다. 두뇌 이미지들에서의 발견은 이제 더 이상 특별히 흥미로운 것이 아니게 되었습니다. 그들은 이제 발전된 기술을 동원하여 두뇌의 회로를 그리기 시작했고 두뇌 안에서 일어나는 더 저변의 일들에 대해 윤곽을 잡기 시작했습니다.

당신은 타임스지 편집자들과 함께 어떻게 기사를 배정합니까? 당신이 기사를 써서 그들에게 건넵니까? 아니면 편집자들이 당신에게 쓸 기사를 제안합니까? 기사의 길이는 누가 결정하죠?

대부분의 기사들을 내가 제시합니다. 보통 어떤 것이 뉴스 가치가 있으며 새로운 기삿거리인지 내가 결정합니다. 편집자들이 내가 놓치고 있는 것을 볼 때 내 어깨를 치면서, "이봐, 이것은 어때?"라고 말합니다. 그러면 우리는 그것이 기삿감인지와 얼마나 길게 쓸지 논의를 하죠. 우리들은 이 기사가 얼마나 중요한지, 어떤 종류의 기사인지, 신문의 어느 면에 실어야 할지 직접적으로 협의합니다.

이것은 실제 예인데요. 만약 광범위한 정부의 연구로 정신의학 약들이 별 효과가 없다는 것이 발견된다면, 이것은 큰 사이즈의 기삿감이며 정말 새롭고 신문의 1면에 실릴 만한 것입니다. 이것은 또한 들려줄 만한 역사와 과학적 배경을 가진 이야기입니다. 이런 점들을 염두에 두면서 편집자와 기사의 길이에 대해 이야기해야 하는데 이 경우는 1,200단어 정도의 길이가 적절할 것입니다.

더 작은 기삿감으로, 자기의 도덕적 잘못을 떠올린 사람은 그렇지 않은 사람보다 손을 더 많이 씻는다는 연구가 있습니다. 이것도 「사이언스」에 실린 실제 연구입니다. 이것은 흥미 있는 발견이지만 덜 중요한 일이지요. 이 발견에 대한 기사는 길이가 얼마나 되어야 할까요? 신문의 어디에 실어야 할까요? 이런 점들이 협의되어야겠죠.

온라인 세계인 nytime.com은 수시로 직면하게 되는 데드라인과 글을 쓰는 방식이라는 두 측면에서 당신의 보도에 얼마만 한 영향을 주었습니까?

두 측면 모두 영향이 크지 않습니다. 물론 수시로 직면하는 데드라인(마감시간)은 더 빨리 기사를 마쳐야 한다는 것을 의미합니다. 그러나 이런 데드라인이 요구하는 기사의 기준은 낮습니다. 그래서 기사의 길이도 충분히 길지 않아도 되죠. 그리고 그 기사를 계속 더 작성할 수 있습니다. 온라인에는 기사를 1시나 2시에 올리더라도 온종일 그 기사에 매달려 더 제대로 작성할 수 있습니다.

온라인 게재를 위한 글쓰기는 당신의 글쓰기 스타일을 변화시켰습니까?

나는 가능한 한 명확하게, 간결하게, 힘 있게 쓰려 합니다. 바로 이런 점을 나는 바꾸지 않습니다. 그것이 나의 스타일입니다.

달라진 부분도 있습니다. 온라인 글쓰기에는 팟캐스트와 사진이 들어가고 자료들을 올려놓을 수 있습니다. 이 모든 것 때문에 한 층의 일이 더 우리에게 더해졌습니다. 우리는 언제나 기사만을 쓰고 있지 않습니다. 그 기사에 대해 인터뷰를 하기도 하고 그 인터뷰한 것을 짧게 편집하여 소스와 함께 올려놓기도 합니다. 우리는 기사에 대한 독자의 물음에 답하기도 합니다. 온라인 세계는 매우 많은 가능성을 가지고 있으므로 우리는 기사를 단지 인쇄된 것의 형태보다 넓히려고 노력합니다. 이것은 한 기사에 대해 우리가 더 많은 일을 해야 한다는 것을 의미합니다.

이런 온라인 사이드바(sidebars)는 당신이 시작합니까 아니면 온라인 편집자들이나 프로듀서들 중 누가 시작합니까?

보통 누군가 "이것에 대해 팟캐스트를 합시다"라거나 "당신의 인터뷰를 올려놓는 것이 어떨까요?"라고 말을 합니다. 우리 모두는 기사를 더 크고 다매체적인 형태로 바꾸는 기반을 갖게 되었습니다. 우리는 기사들에 링크를 걸기 시작했습니다. 당신이 온라인으로 기사를 읽는다면 당신은 원래의 내용에 걸어진 많은 수의 링크들을 만나게 됩니다. 이런 링크를 걸어 두기 위해서는 추가적인 작업이 필요합니다.

당신이 기사의 저변에 있는 과학에 대해 설명할 때, 당신이 의도하는 독자는 누구입니까?

내가 언제나 제대로 다가가고 있는지는 모르겠지만 나는 항상 일반 독자를 목표로 생각하고 있습니다. 그들은 가령 뇌 과학에 대해 반드시 알고 있다고 볼 수 없습니다. 기사는 이런 사람들을 배제해서는 안 됩니다.

당신은 독자가 일반적으로 어떤 교육 수준을 갖추고 있는 것으로 전제합니까?

아닙니다. 나는 그런 방식으로 생각하지 않습니다. 술집이나 부엌 테이블에 앉아 있는 누구에게, 길거리의 누구에게 설명하듯이 설명을 해야 합니다. 직접적인 용어를 사용해서 가능한 한 직접적으로 설명하고, 혼동되는 부분이 남아 있지 않게 설명하도록 노력해야 합니다.

당신 일에서 가장 재미있는 것은 무엇입니다.

한 가지가 아닙니다. 모든 것이 그렇다고 말하고 싶습니다. 사람들에게 기사들을 읽게 하는 것은 정말 신나는 일입니다. 정말 흥미 있는 지도자급 인물이나 과학자와 말할 수 있다는 것은 또 다른 즐거움입니다. 혼자 힘으로 생각할 수 있게 된다는 것과 무시되어 왔지만 과학을 재미있는 무엇으로 돌릴 수 있는 것도 재미있습니다. 그래서 일 모두가 재미있다고 할 수 있습니다.

연관짓기 Making Connections

1. 타임스지의 '정말로?(Really?)' 기사 형식을 사용해 보라. 논쟁이 되는 건강 혹은 의학적 주장들을 찾아 사실(facts)과 요점(bottom line)을 220단어가 넘지 않게 쓰라.

2. 유전자의 진화에 관한 칼 짐머(Carl Zimmer)의 기사에서 모든 과학적인 배울 점들을 끌어내어 보라.

3. 복잡한 의학적 과정이나 절차(예를 들어, 심장우회수술 혹은 신장투석) 하나를 정해서 그것이 어떻게 이루어지는지에 대해 100단어 내로 설명해 보라.

제 8 장 관점 있는 기사 Perspective Stories

관점 있는 기사는 독자들이 특정한 주제들이 어떤 맥락에 자리 잡고 있는지 살펴볼 수 있는 기회를 제공한다. 관점 있는 기사는 어떠한 형태라도 취할 수 있으며 칼럼이나 블로그에 게재될 수도 있다.

관점 있는 기사는 해설이나 내러티브 기사와 많은 공통점이 있다. 관점 있는 기사는 해설 기사(제7장을 참조)처럼 특정한 문제가 전개되는 방식을 보여 준다. 또한 내러티브 기사처럼(제11장을 참조) 문제점에서 시작하여 최소한의 해결책을 암시한다. 또 내러티브처럼 인물이 등장하여 독자들이 자신과 연관시킬 수 있게 한다.

관점 있는 기사의 취재를 위해 기자는 정기적으로 의료 전문가들의 자문을 통해 도움을 받는다. 또한 정확성을 기하기 위해서 적용 가능성이 높은 데이터를 제시하고 최근부터 오래된 과거까지 조사의 폭을 넓히기 위해서 조사한다. 그 결과 가령 이 장에 등장하는 암부터 10대의 성, 급사에 이르는 주제들을 다룬 기사에서 조사 자료와 전문가 의견을 바탕으로 잘못된 정보를 교정할 수 있다.

과학적 자료는 건조하다. 독자를 끌어들이기 위해서 기자는 인물에 초점을 맞춘다. 하지만 인물 기사나 내러티브 기사와 달리 관점 있는 기사에서 인물은 초점의 대상이 아니고 독자를 이야기로 이끌어 들이는 도구이다. 기사를 이끌고 가는 것은 인물이 아니라 화제(topic)이다.

▶ Selection 8.1

다음 기사는 암을 치료하기 위한 싸움에서 착안과 현실의 차이를 자세히 보여준다. 의학 기자 지나 콜라타(Gina Kolata) 기사의 주제는 지난 40년 동안 수백만 달러를 들인 연구에도 불구하고 암으로 인한 사망률은 변화가 없다는 것이다.

이 기사에서의 조심스런 접근은 1998년 콜라타가 타임스에 기고했던 논란 많았던 암 연구 기사와 크게 다르다. 당시 기사는 사람이 아닌 쥐에서 암을 박멸한 새로운 두 가지 약물에 관한 것이었다. 그러나 독자에게 쥐에 대한 내용인지 사람에 대한 내용인지가 잘 구별이 안 되었는데 그 이유는 특히 2년 안에 암을 치료할 것으로 기대한다는 노벨상 수상자 제임스 왓슨의 말에 대한 인용 때문이었다. 일요일자 뉴욕타임스에 1면에 실린 그 이야기는 언론의 집중 조명을 받았고 「타임(*Time*)」과 「뉴스위크(*Newsweek*)」, 그리고 세 주요 방송 네트워크 모두에서 머리기사가 되었다. 그런데 그 기사가 출간된 4일 후 왓슨은 그런 진술을 했다는 것을 부인했다.

콜라타는 아직도 그녀가 그의 말을 정확히 인용했다고 주장한다. 그러나 그녀는 지금이라면 그 기사를 매우 다르게 썼을 것이라는 점을 인정한다. 한 가지 예를 든다면 존경받는 연구자라도 예상치 않은 발언을 할 때에는 회의적으로 받아들인다는 것이다.

이렇게 잘못된 인용이 기사를 지배할 수 있다. 콜라타는 또한 입증되지 않은 서두가 독자를 오도할 수 있다고 생각한다고 했다. 여기 실린 2009년의 암 기사에서 콜라타는 그녀가 '일화의 횡포'라고 부르는 것을 피한다. 그녀는 독자에게 기사의 포인트를 드러내는 사람을 소개하며 기사를 시작할 수도 있었다. 흔히 효과를 발휘하는 방법이긴 하지만 기사를 시작하는 유일한 방법은 아니다. 그리고 일화로 서두를 너무 자주 시작하면 상투적으로 보이게 된다. 이 대신에 콜라타는 그래프를 설명하면서 역사적인 전망을 제시한다.

"나는 일화가, 특히 암을 가진 사람의 일화가 너무 강력하고 압도적이어서 기사의 내용에 대해 말하기가 힘들 거라고 생각합니다"라고 콜라타는 말했다. "저는 이런 말로 시작해야겠다고 생각했습니다. '여기에서 정말 일어나고 있는 일'라고 말이죠. 그러고 나서 사람으로 이동하는 것이죠. 사람으로부터 시작하면 너무 감정적이 되니까요."

만약 콜라타가 이 기사를 암 환자 이야기에서부터 시작했다면 독자들은 그녀의 포인트를 놓쳤을 것이다. 그래서 그녀는 암 환자로부터 시작하지 않고 대신에 암 치료의 역사를 추적하고 암과의 전쟁이 어떻게 해서 그 약속을 지키지 못하게 되었는지를 상세하게 조명한다. 그녀는 역학적 자료와 뉴욕타임스나 CBS 뉴스에서 조사한 암치료 발전에 대한 사람들의 의견을 대비시켰다. 그리고 암치료에서 진보는 상대적으로 느리게 이루어진다고 말한 다음에야 그녀는 적극적인 치료에도 불구하고 암이 퍼진 61세의 유방암 환자 여성을 독자들에게 소개했다.

FORTY YEAR'S WAR

8.1 달성하기 어려운 암 완치로의 진보

– 2009년 4월 23일/지나 콜라타

Advances Elusive in the Drive to Cure Cancer *April 23, 2009/By Gina Kolata*

1971년, 리처드 M. 닉슨(Richard M. Nixon) 대통령은 인류의 달 착륙에 이어 새로운 목표를 발표했다. 미국 독립 200주년인 1976년까지 암을 완치 가능하게 할 것이라는 목표였다.

1976년이 흘러간 후 완치 또한 최소한 실질적인 진보를 보일 날은 계속 연기되었다. 2000년에 달성될 것이라고 했다. 이제 2015년까지 미뤄졌다.

버락 오바마(Barack Obama) 대통령은 보건의료 계획에 대해 논의하면서 우리 시대에 암의 치료법을 발견하겠다고 맹세했다. 그리고 경제 부흥방안 패키지에 앞으로 2년 동안 암 연구를 목표로 연방정부 연구비를 1/3 증액을 포함시켰다.

암은 항상 비용이 많이 든다. 미국 암연구소가 암과의 전쟁을 시작하고 나서 연방정부가 4,000명을 고용하고, 1,050억 달러의 비용을 암 연구에 투입했다. 그리고 다른 정부 기관, 대학, 제약회사, 그리고 자선단체들도 수십억 달러 이상을 투자했다.

그러나 전 인구에서 연령별 암 사망률은 1950년부터 2005년까지 오직 5.5%만 감소했을 뿐이다. 같은 기간, 심장질환으로 인한 사망률은 64% 감소했고 감기, 폐렴으로 인한 사망률은 58% 감소했다.

그런데 의료 전문가들과 관련 업계 마케팅이 키운 인식이나 그리고 대중의 정서에 따르면 암은 거의 항상 예방될 수 있을 것 같다. 또 예방에 실패하더라도 암은 보통 치료될 수 있다는 것이다.

좋은 소식은 전이되지 않은 암환자들의 경우 상황이 많이 좋아졌다는 것이다. 초기 유방암과 같은 경우, 지난 10년 동안 도입한 약물의 성과로 과거보다 예후가 좋아졌다. 그리고 만성 골수성 백혈병과 같은 몇몇의 드문 암에서는 새로운 약물을 사용해 여러 해 동안 통제가 가능해졌다. 오늘날의 암치료는 과거보다 덜 가혹하다. 수술로 인한 신체 변형과 항암치료로 인한 부작용도 줄어들고 있다.

하지만 암이 전이되었을 때는 어려운 문제다. 그리고 암을 진단받는 시점에서는 흔히 암이 전이된 상태이다. 이것은 흔한 암이나 드문 암이나 마찬가지이다.

심혈관질환과 뇌졸중 사망률이 급격히 떨어진 것과는 대조적으로 인구수와 연령을 보정한 암 사망은 1950년대부터 거의 변하지 않았다.

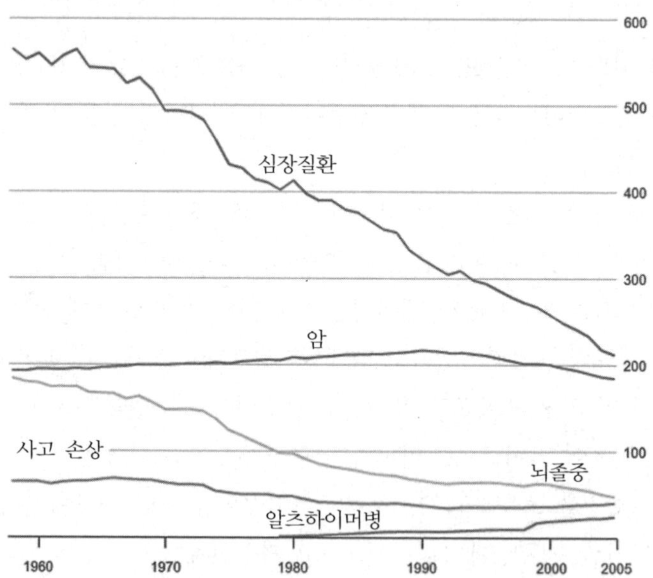

예를 들어 유방암은 전이된 경우, 즉 뼈, 뇌, 폐 혹은 간과 같이 유방 외부로 퍼진 경우에는 환자 중 20%만이 5년 혹은 그 이상을 생존할 수 있다. 이것은 암과의 전쟁이 시작된 이후 미미하게 변화한 수치이다.

직장암의 경우에는 전이가 진행된 환자의 10%만이 5년 동안 생존할 수 있다. 이 비율도 지난 40년 동안에 거의 변하지 않았다. 전이성 전립선암에 있어서는 오랫동안 약 30%가 5년 동안 생존할 수 있었다. 그리고 폐암은 그 비율이 겨우 한 자릿수를 유지해 오고 있다.

예방 차원에서는 그 발전이 고통스러울 정도로 느리다. 금연 확산과 같은 단지 몇 가지 점만이 차이를 보이고 있을 뿐이다. 의약품 광고에서 주장하는 것과는 대조적으로 고섬유질이나 저지방식, 비타민, 셀레늄과 같은 예방 방법에 대한 엄격한 연구들은 이런 방법들이 효과를 갖는다는 것을 밝히지 못했다.

무슨 일이 벌어진 것일까? 단지 암이 극복하기 불가능한 정도로 어려운 문제여서일까? 아니면 그렇게 많은 연구 투자에도 불구하고 미국은 암과의 전쟁을 하는 방법에서 큰 실수를 한 것일까?

연구자들은 이 둘 모두에 대해 "그렇다"라고 대답한다. 암은 어렵다. 암은 하나의 질병이 아니거나 만약 하나의 질병이라면, 아직 아무도 치료로 이어질 암세포의 약한 연결 고리를 찾지 못한 것이다. 대신에 암 연구자들은 암은 더 많이 연구하면 할수록 더 복합적인 것으로 보인다고 말하고 있다. 암분자생물학에서 최근 진척이 많이 이루어졌지만 아직도 갈 길이 멀다고 얘기한다.

또 불필요한 장애물도 있는 것이 사실이다. 유행에 따라 연구 분야는 암 바이러스, 면역학, 유전학 등으로 변하고 있다. 지지 단체들은 로비를 하고 연구가 과학을 발전시키는 반대편으로 이끌기도 한다.

그리고 암 연구에 쏟아부은 그 모든 돈에도 불구하고, 과학자들이 암을 이해하거나 의사들이 암을 다루는 방법을 근본적으로 변화시킬 수 있는 혁신적인 연구는 충분히 이루어지지 못했다. 혁신적인 연구들은 위험성이 있고 점진적인 방법보다 효과적이지 않은 것으로 보일 수 있다. 그 결과는 이렇다. 투자액이 제한되어 있는 상황에서 혁신적인 프로젝트는 성공 가능성을 신뢰할 수 있는 프로젝트에 자리를 내주고 있다. 하지만 이 신뢰할 수 있는 프로젝트란 치료 과정을 단지 약간 조정하고 때로는 수명을 몇 주 연장하는 것을 목표로 하는 프로젝트들이다.

"실제 그것이 가장 큰 위협 요인입니다." 필라델피아의 폭스 체이스 암센터(Fox Chase Cancer Center)의 병원장인 로버트 C. 영(Robert C. Young)은 말한다. "거의 모든 기관들이 '우리는 위험도가 높은 연구를 지원하기를 원한다'라고 말하고 있습니다. 또 그렇게 생각하고도 있습니다. 그러나 사실 그렇게 하고 있지 않습니다."

최근의 뉴욕타임스나 CBS 뉴스의 여론조사를 보면 암 연구의 진전에 대한 대중의 의견은 나뉘어진다는 것을 알 수 있다. 친구나 친척이 암으로 사망했을 확률이 높은, 나이 든 사람들이 더 회의적이었다. 이들 중에서는 26%만이 암 연구에 많은 진전이 있었다고 응답했다. 그리고 암 검사의 증가로 암 진단을 받았으나 호전된 사람들을 알고 있을 확률이 높은 중년의 사람들은 암 연구에 진전이 있었다고 답한 비율이 약 40%였다.

그러나 암치료의 현실이 실망스러울 정도라는 사실은 뉴스 미디어, 지원 그룹, 의료 기관들이 보내는 긍정적인 메시지와 식료품과 건강보조식품의 라벨에 담겨있는, 그들이 암과 싸울 수 있다거나 암을 예방할 수 있다는 암시들을 접하는 사이에 잊혀져 가고 있다. 물론 이런 말은 과장되었다는 의심을 받지 않도록 조심스럽게 제시된다. 그러나 그 말들이 주는 인상은 분명하며, 받아들이는 이들은 환영한다. 그것은 당신이 올바른 식사를 하고 운동을 하면 암을 예방할 수 있다는 것이다. 또한 주기적으로 검진을 받는다면, 암을 초기에 발견할 수 있고 거의 확실히 치료가 된다는 것이다. 당신의 암이 심각한 것일 때에도 기적적인 새로운 치료 방법이 발견되어 암을 치료하거나 관리 가능한 질병으로 만들어 줄 수도 있다는 것이다.

불행하게도 암을 겪고 있는 많은 사람들이 알고 있듯이 이러한 긍정적인 경우가 많이 발생하지는 않는다.

메사추세츠 주 캠브리지에 사는 퇴직 교사 필리스 커트(Phyllis Kutt, 61세)는 광고와 공공 서비스 기관의 정보지를 믿었다. 그녀는 자기가 암에 걸리지 않을 것이라 생각했다. 그녀는 채식을 하고 운동도 하며, 과체중이 아니고 담배도 피우지 않았기 때문이었다. 그리고 그녀의 친척 중에는 먼 친척 두 사람만이 암을 앓았다.

2006년 5월 당시 커트 부인의 유방 X-선 사진에 안개와 같은 점이 보였다. 그 당시 X-선 기사는 그 점을 대수롭게 생각하지 않았다. 그러나 6개월 후에 내과 전문의는 오른쪽 가슴의 팔꿈치에 가까운 쪽에서 호두 크기의 덩어리를 발견했다.

"나는 정말 충격을 받았습니다. 어떻게 이런 일이 나에게 생길 수 있죠?"

그나마 그녀의 상태는 나아 보였다. 림프관에는 암의 어떠한 징후도 없었다. 의사는 종양을 제거했다.

그래도 커트 부인과 그녀의 남편, 그리고 종양 담당 의사는 걱정스러워 했고 그래서 적극적인 치료를 하기로 결정했다. 4개월간의 항암화학치료와 뒤이은 33번의 방사선치료를 거쳤다. 그와 같은 치료 과정이 끝났을 때 그녀는 암이 이제 완치되었다고 생각했다.

"나를 담당한 의사들은 '치료'라는 말을 결코 쓰지 않았어요"라고 커트 부인은 말했다. "그러나 그들은 화학치료를 마쳤다는 것과 방사선치료를 끝냈다는 것을 축하해 주었어요."

지난 5월, 암이 재발했다. 팔 밑과 팔 위 이두박근에 작은 덩어리가 생겼다. CT 검사를 한 결과 폐에도 종양이 있다는 것이 확인되었다.

그녀는 그래도 암은 치료될 수 있다고 생각했다. 획기적인 새로운 암치료 방법이 있을 것이라 생각했다.

대부분의 소아암과 고환암은 드문 예외를 제외하고는 일단 암이 퍼지면 치료 방법이 없다는 것이 밝혀졌다. 할 수 있는 최선의 방법은 잠시 동안 그것을 한곳에 몰아 두는 것이다.

지난 6월 커트 부인은 새로운 투약법을 시작했다. 3주간 화학치료를 한 다음 1주일씩 쉬는 것이다. 또한 신약인 어바스틴(Avastin)을 복용하고 있다.

"나는 아직은 그 약을 복용하고 있고 암이 더 진행되지 않는 한 계속 그 약을 복용할 것입니다. 만약 암이 더 진행되면 다른 약이나 새로 개발된 약으로 바꿀 것입니다. 그런 약이 없다면 그땐 죽겠죠"라고 그녀는 말했다.

가장 어려운 것은 친구와 가족들에게 설명하는 것이다.

"사람들이 나에게 '그러면 언제 치료가 끝나나요?'라고 물을 것입니다." 커트 부인이 말했다. "이것이 통념입니다. 당신은 치료를 받고 있으므로 그 치료가 끝나면 당신은 완치된다는 것이죠."

"내 가족 중의 일부는 여전히 그렇게 믿고 있다고 생각합니다." 그녀는 덧붙였다. "내가 그들에게 사실을 이야기해도 그들은 잊어버립니다. 조카에게 카드를 받았는데 '좀 어떠세요? 곧 나으시겠죠. 그렇죠?'라고 썼더군요."

슬로안-케터링 기념 암센터(Memorial Sloan-Kettering Cancer Center)의 대장암 전문의 레오나드 솔츠(Leonard Saltz) 박사는 언제나 이런 잘못된 인식들을 접하게 된다. "사람들은 가장 최근에 나온 약이 광범위하게 전이된 암을 치료할 수 있길 바라며 우리를 방문할 때가 많습니다." 솔츠 박사의 말이다. "가장 최근에 개발된 기술도 근본적인 치료를 위한 것이 아님을 알게 되면 그들은 자주 충격에 빠집니다."

암에 대한 오해의 한 이유는 암 연구자들과 제약회사가 자주 사용하는 말들 때문이라고 그는 말한다. "어떤 때는 우연히, 어떤 때는 숙고해서, 어떤 때는 가장 좋은 의도로, 어떤 때는 그와 다른 의도로 우리는 장밋빛 가득한 그림을 그릴 수 있습니다."

예를 들어 어떤 치료법에 대한 연구는 그 치료에 대해 '생존에 있어 의미 있는 이득'이라거나 '고도로 의미 있는 생존상의 이득'과 같이 말할 수 있다. 솔츠 박사에 따르면 이때의 '의미 있는'은 너무도 자주 '실질적인'을 뜻하는 것으로 오해된다. 또한 '개선된 생존 가능성(improved survival)'은 흔히 '완치(cure)'로 해석된다.

하지만 이 맥락에서 '의미 있는'이라는 말은 '통계적으로 의미 있는'을 뜻하는 말로 두 집단 사이에 우연에 의해서는 발생하지 않는 차이점이 있다는 것을 나타내려는 기술적인 말이다. 그리고 그 차이점이라는 것은 단지 몇 주나 며칠 더 생존할 수 있다는 것이다.

'암 진행 없는 생존(progression-free survival)'이라는 말도 있다. 이 용어는 의사와 연구자, 그리고 제약회사들이 치료 시작부터 종양이 다시 자라기 시작할 때까지의 시간을 의미하기 위해 사용한다. 이것은 환자가 더 오래 산다는 것을 의미하는 것은 아니라 암이 아마도 몇 주 혹은 기껏해야 몇 달간 더 통제될 수 있다는 것을 의미한다. 더 나은 표현은 '암 진행 없는 기간(progression-free interval)'일 것이라고 솔츠 박사는 말했다. "그 표현에서 '생존'이라는 단어는 필요하지 않죠."

환자에게 정직하려고 노력하는 의사이지만 그는 자신도 환상이 갖는 매력을 바라보게 된다고 말했다.

"'내가 제공할 수 있는 것은 한 달에 만 달러가 드는 약뿐인데 그 약은 1개월이나 2개월 정도의 생존 연장 효과가 있습니다'라고 말하기는 매우 힘듭니다"라고 박사는 말했다. "상세한 내용은 아주아주 말하기 힘든 것입니다."

유방암이 오늘날 다루어지는 방식, 즉 핑크 리본이나 생존자에 대한 축하, 조기 진단이 치료 불가능한 암에 결코 걸리지 않도록 보장하는 것처럼 조기 진단을 강조하는 것과 같은 방식은 커트같은 환자에게는 도움이 되지 않는다.

그녀는 벗겨진 머리와 영락없는 암 환자의 모습이 사람들을 놀라게 한다는 사실을 잘 알고 있다. 누군가가 발목이 골절된 상태로 목발을 딛고 있을 때 처음 보는 사람들은 위로의 말을 건네면서 부상이 어느 정도인지 묻는다. 그러나 사람들이 커트 부인을 볼 때는 눈을 돌린다. 낯선 사람이 말을 걸었던 적이 딱 한 번 있었는데, 그녀도 역시 유방암 환자였다.

커트 부인이 속한 전이암을 가진 여성들의 온라인 토의 그룹에서 자신이 겪은 일을 털어놓은 사람들이 있었다. 그들은 다른 유방암 지지 그룹들에서 떠나라고 권유를 받았다는 것이다. 그 그룹의 회원들 중 암이 전이되지 않은 사람들은 자신들을 생존자라고 여겼는데 암이 전이된 사람들이 이후에 어떤 사태가 발생할지에 대해서 너무도 암울한 생각을 떠오르게 하기 때문일 것이다.

"공포 때문입니다." 커트 부인은 말했다. "'당신은 죽음의 그룹에 속한다. 그러니 떠나라'는 것이죠."

▶ Selection 8.2

다음 기사는 건강 칼럼니스트이자 블로거인 타라 파커 포프가 쓴 것으로 질문으로 시작한다. 이런 시작은 뉴스나 대부분의 특집 기사들에서는 추천할 만한 것이 아니지만 칼럼에서는 허용 가능하다. 웰 칼럼(Well column)과 웰 블로그(Well blog)의 주요 작가로서 파커 포프는 독자들을 위해 '행동 가능한 소비자 건강 정보'를 제시하려고 노력하고 있다고 말한다. 파커 포프는 10대들이 과거보다 섹스에 더 열중하고 있다는 통상적인 관점에 의문을 제기한다. 그녀는 조사 데이터 및 전문가로부터 인용한 내용을 근거로 그러한 잘못된 인식에 반기를 든다. 파커 포프는 국립보건통계센터가 발표한 데이터를 설명하는 데 15세에서 19세 사이의 청소년들의 출산 증가가 "아마도 '섹스 행위'에서의 주요한 변화보다는 피임 기구 사용에서 변화된 패턴을 반영한다"는 증거를 사용한다. 다시 말해서 10대들은 섹스를 더 많이 하는 것이 아니라 단지 피임 기구 없이 섹스를 한다는 것이다. 그녀는 10대들의 출산율은 1950년대 말보다 지금이 훨씬 낮다고 덧붙인다. 그녀는 독자의 다음 질문을 예상한다. 그리고 그 질문에 답하기 위해서 낙태 역시 줄어들었기에 출산율 하락의 원인을 낙태의 폭넓은 증가로 설명할 수 없다고 언급한다. 파커 포프는 두 가지 책무를 잘 이행함으로써 훌륭한 관점 있는 기사를 보여 준다. 즉 그녀는 관련된 데이터를 검토하고, 독자들의 가능한 비판을 예견해서 이에 응답하고 있다.

WELL

8.2 광란적인 10대들의 난교라는 미신

– 2009년 1월 27일/타라 파커 포프

The Myth of Rampant Teenage Promiscuity *January 27, 2009/By Tara Parker-Pope*

미국의 10대들은 더 거칠어졌는가?

부모들은 젊은 세대들의 도덕적 가치 변화와 위험한 행동들을 걱정해 왔는데 최근의 뉴스를 보면 특히 걱정스러워 보인다.

이 뉴스는 국립보건통계센터(National Center for Health Statistics)로부터 나왔는데 이 센터는 이번 달에 15세에서 19세의 출산율이 지난 10년 이래 처음으로 증가했다고 발표했다.

이것이 유일한 위험 신호는 아니다. 토크쇼 사회자인 타이라 뱅크스(Tyra Banks)는 지난 가을에 소녀들의 성생활을 조사한 후 10대 섹스 위기를 선언했다. 몇 년 전에는 오프라 윈프리가 부모들에게 10대들의 오럴 섹스 유행을 경고한 바 있다.

이 뉴스는 걱정스러운 것이지만 또한 잘못된 뉴스이기도 하다. 일부 젊은이들은 분명히 위험한 섹스 행위를 하고 있지만 대다수의 젊은이들은 그렇지 않다. 실상은 여러 면에서 오늘날의 10대들은 이전 세대보다 섹스에 대해서 더 보수적이다.

오늘날 전체 고등학교 학생 중에서 성경험이 있는 학생의 비율은 절반에 못 미친다. 국가 청소년위험행동조사(National Youth Risk Behavior Survey)에 따르면 이 비율은 1991년 54.1%에서 2007년 47.8%로 줄었다.

조금 더 전의 보고서도 10대들이 성행위 시작까지 기다리는 시간이 과거보다 길어졌다는 점을 보여 주고 있다. 보건사회복지부(Department of Health and Human Services)의 2002년 보고서에 따르면 15세에서 17세까지의 소녀 중 30%가 성경험이 있는데, 1995년의 38%보다 줄어든 것이다. 같은 시기에 같은 연령대 소년들의 성경험 비율은 43%에서 31%로 떨어졌다.

이 성경험 비율은 더 어린 10대들에서는 더 낮아졌다. 1995년에는 15세 이전에 성경험을 했다는 비율이 약 20%였다. 그러나 2002년까지 이 비율은 소녀는 13%, 소년은 15%로 떨어졌다.

"대중은 상황이 점점 나빠지고 있고, 청소년들이 점점 더 빨리 섹스를 하고 있으며, 이전보다 훨씬 난폭해진다고 인식하고 있는 것이 확실합니다."라 살레(La Salle) 대학의 사회학 및 형사 정의 조교수인 케슬린 보글(Kathleen A. Bogle)의 말이다. "그러나 데이터로 보면 이는 사실이 아니죠."

사람들이 10대들의 성생활을 잘못 해석하는 한 이유는 데이트와 인간관계에 대한 시스템이 현저하게 바뀌었다는 것이다. 20세기 전반기의 교제는 계획되고 조직적이었다. 데이트는 육체적인 관계로 발전할 수 있을 수도 있었고 아닐 수도 있었다. 최근의 몇십 년 동안에는 이런 패턴이 10대들의 가벼운 모임으로 광범위하게 대체되어 왔다.

그런 식의 만남에 대해 10대들은 흔히 "노닥거린다"라고 말한다. 옛날의 패턴과는 거꾸로 그런 만남이 정기적인 데이트로 이어질 수도 있고 아닐 수도 있다. 보글은 이런 변화가 대략 1960년대 후반에 시작됐다고 하면서, 이런 경향을 그녀의 책 『이성 사귀기: 캠퍼스에서의 섹스, 데이트와 인간관계』(N.Y.U Press, 2008)에서 탐구하고 있다.

최근의 10대 임신율 상승은 우려를 불러일으킨다. 그러나 이는 성적 행위에 있어서의 중요한 변화보다는 피임 기구 사용 행태의 변화를 반영하는 것 같다. 실제로는 10대의 임신은 1950년대 후반부터 가파르게 떨어졌다. 이러한 감소는 낙태의 증가로 설명되지 않는다. 10대의 낙태율 역시 떨어졌기 때문이다.

"성생활에 빠져 있는 아이들 집단이 있습니다. 그러나 이것은 이전 세대들과 의미 있게 다르지 않습니다." 필라델피아 성 조셉 대학(St. Joseph's University)의 사회학 교수이자 『내가 지킬 수 있는 약속: 왜 가난한 여성이 결혼 전에 엄마가 되는가?』(캘리포니아 대학 출판사, 2005)의 공동 저자인 마리아 케팔라스(Maria Kefalas)의 말이다. "10대의 임신율 증가는 그만큼 더 많은 청소년들이 섹스를 해서가 아니고 더 많은 청소년들이 피임 기구를 사용하지 않기 때문인 것으로 보입니다."

특히 어린 10대 사이에 오럴 섹스가 유행한다는 말들이 있어 왔다. 그에 대한 국가 통계치는 최근에야 수집되었다. 그 내용은 어떤 기자들의 주장처럼 놀랄 만한 것은 아니다. 약 16%의 청소년들이 오럴 섹스를 경험했으나 삽입 경험은 없다고 했다. 연구자들은 10대들의 오럴 섹스에 대한 이런 더 관대한 태도는 1950년대 이후 성인들 사이에서 나타난 유사한 변화를 반영한다고 주장한다. 여기에 더해 어떤 10대들은 오럴 섹스로는 계획되지 않은 임신이 생기지 않는다는 점에서 오럴 섹스가 더 안전한 것으로 여기고 있다.

보건 분야 연구자들은 10대들이 섹스를 자주 한다고 걱정하는 부모들은 섹스를 하지 않는 청소년들로부터 배울 수 있는 중요한 교훈에 주목하는 데 실패한다고 말한다. 부모들의 관리를 더 많이 받고, 아버지와 어머니 모두와 함께 살고, 학교에서 잘 생활하는 10대들은 10대 후반이나 그 이후까지 섹스를 하지 않는 경우가 많다.

"10대들에게 섹스는 시간이 있고 부모의 관리가 부족할 때 이루어집니다."

케팔라스(Kefalas) 박사는 말한다. "우리가 연구자나 부모로서 정말 관심을 두어야 할 것은 임신을 하거나 성병에 감염되는 아이들의 특성입니다."

"이 전반적인 도덕적 공포는 중요한 점을 놓치고 있습니다. 그것은 피임 기구를 사용 않는 청소년들은 상실감과 고립감, 잘 지내지 못한다는 느낌을 갖고 있는 청소년일 경우가 많다는 것을 연구들은 보여 줍니다."

데이터가 명확해도 어른들에게 대부분의 10대들은 섹스에 대해서 건강한 관점을 가지고 있다고 확신시키는 것이 어렵다고 보건 분야 연구자들은 말한다.

"나는 대학생 중 섹스 경험이 없는 학생의 비율은 당신이 생각하는 것보다 높고, 섹스 파트너의 숫자는 적으며, 사귐이 섹스로 연결되지 않는 경우가 더 많다는 것을 사람들에게 보여 주는 설명회를 전국에서 하고 있습니다." 보글(Bogle) 박사는 "그러나 많은 사람들이 우리는 도덕적으로 문제가 있는 상황에 빠져 있고 10대들은 통제할 수가 없다고 생각합니다. 그렇지 않다고 사람들을 설득하기가 매우 어렵습니다"라고 말했다.

▶ Selection 8.3

타임스의 공중보건 분야 기자로서 약품 안정성 문제를 정기적으로 다루는 가디너 해리스는 그 주제와 관련 자료들과 역사를 잘 알고 있다. 그는 항생제와 기타 약품 제조가 미국에서 어떤 결과를 가져왔는지에 대한 다음 기사를 쓰는 데 이 세 가지에 의존한다. 신문기사들은 자주 분량이 첨가되어 잡지에 한 글로 실리곤 한다. 하지만 다음의 기사는 그와 반대의 과정을 거쳤다. 가디너는 2008년 10월 「뉴욕타임스 매거진(*New York Times Magazine*)」에 실린 훨씬 더 긴 글인 '안전 격차(The Satety Gap)'에서 그 화제를 접한 후 기사를 쓰기로 결정했다. "그것은 내가 많이 보도했던 것으로 나는 그 이야기가 신문에서도 자리를 찾길 원했습니다"라고 해리스는 말한다. 미래의 제약산업에서 미국은 특히 중국이나 인도와 같은 다른 나라들의 제약산업에 완전히 의존하게 될 것이라는 그 이야기의 시각은 이 주제를 주목할 만한 것으로 만든다.

해리스가 첫 문장에서 사용한 일화는 독자의 관심을 불러일으킨다. 이야기의 핵심은 다섯째와 여섯째 단락에 배치되었다. 그는 미국 식품의약품안전청(FDA)에 대한 유전적 약물 지원에 언급된 미국 제약 공장들의 비율 같은 많은 세부사항들을 제시함으로써 이야기를 꾸려 나간다. 그는 우리에게 지원서에 제시된 공장들 중 몇 퍼센트가 중국과 인도에 위치했는가를 말해 준다. 그는 또한 해외에서 거의 독점적으로 제조되는 약들의 구체적인 예를 제시한다. 그리고 미국의 공중보건에 대한 준비에 대해 우려하고 있는 모든 이들을 두려움으로 묶어 놓을 만한 강력한 인용을 하면서 이야기를 마친다.

8.3 제약공장의 해외 이전에 대한 우려

– 2009년 1월 20일/가디너 해리스

Drug Making's Move Abroad Stirs Concerns *January 20, 2009/By Gardiner Harris*

[워싱턴] 2004년 브리스톨-마이어 스퀴브(Bristol-Myers Squibb) 사가 뉴욕의

동부 시라큐스(East Syracuse)에 있는 공장을, 즉 페니실린과 같은 필수 항생제의 핵심 성분을 생산하는 미국 내 마지막 공장을 닫는다고 발표했을 때 국가 안보의 관점에서 그 결과를 걱정한 사람은 거의 없었다.

"그 당시의 초점은 시라큐스 지역의 일자리 감소였습니다"라고 회사 대변인인 레베카 골드스미스(Rebecca Goldsmith)는 말했다.

그러나 지금 전문가와 법률가들은 약품을 외국에 의존하게 되는 데 대해 점점 더 우려하고 있으며, 특정 약품은 미국 내에서 생산되고 비축되도록 요구하는 법안을 요청하고 있다.

"아웃소싱과 관련된 규제가 없는 것은 공급 중단이나 위조 약품, 바이오 테러리즘의 여지를 남기는 맹점이 있습니다." 셰로드 브라운(Sherrod Brown) 오하이오주 민주당 상원의원의 말이다.

10여 년 전, 미국에서 소비되는 의약품 대부분이 미국에서 생산되었다. 그러나 다른 제조업과 마찬가지로 약품 공장도 노동, 건축, 규제, 환경의 비용이 낮은 아시아로 이전해 갔다.

대부분의 항생제에 들어가는 필수 성분들은 대부분 중국과 인도에서 독점적으로 생산되고 있다. 알레르기 약으로 흔히 쓰이는 프레드니손(prednisone), 당뇨병 치료제 멧포민(metformin), 고혈압치료제 암로디핀(amlodipine) 등 다른 10여 개의 약품도 마찬가지이다.

2007년 식약청(FDA)에 허가를 신청한 일반 약품(generic drug) 1,154개 중 제조공장이 미국에 있는 것은 13%에 불과했다. 대신 그중 43%는 중국에, 39%는 인도에 위치하고 있다.

이러한 약품 중 일부는 생명을 살리는 데 필요하며, 미국의 보건의료는 그 약들에 의존하고 있다. 미국인의 절반은 처방된 약을 매일 먹고 있다.

두 부류의 항생제들에서 핵심 요소인 페니실린을 보면 제약 시장이 어떻게 이동했는지 알 수 있다. 페니실린의 대량생산 방법은 제2차 세계대전 중에 미국 육군 연구팀에 의해 개발되었으며, 한때 미국 내 거의 모든 주요 제약회사에서 이것을 생산하였다.

그러나 1980년대 초 중국 정부가 페니실린 발효 시설에 대규모로 투자하였고, "급격한 가격 하락을 일으켜 대부분의 서구 지역 생산자들을 시장에서 퇴출시켰다"고 항생제 전문가인 벨기에 제약업계 컨설턴트인 엔리코 폴라스트로(Enrico Polastro)는 말한다.

이러한 생산시설 국외 이전의 원인은 부분적으로는 식약청이 미국 내 생산공장을 외국에 있는 시설보다 훨씬 자주 점검함으로써 미국에서의 생산비용을 높인 데에도 있다.

"미국 회사들은 외국 생산자들, 특히 신흥개발국의 생산자들보다 더 엄격한 규제와 정밀한 조사를 받고 있습니다. 이것은 단적으로 말해 전체적으로 뒷걸음질을 치는 것입니다." 합성유기화합물 생산자협회(Synthetic Organic Chemical Manufacturers) 회장 죠 액커(Joe Acker)의 말이다. "우리에게는 일정 정도의 활동 공간이 필요합니다."

부시 행정부는 2001년 탄저병 발생 이후 인플루엔자 대유행과 바이오 테러리즘에 대처하는 데 500억 달러 이상을 사용했다. 그리고 그중 일부는 인플루엔자 백신의 국내 생산 능력을 늘리는 데 사용되었다.

그렇지만 관료들은 미국에 대유행이 일어난다면 국경 봉쇄와 공급 부족 때문에 주로 유럽에서 생산되는 백신에 의존할 수밖에 없을 것이라고 말한다. 이런 상황은 페니실린 같은 항생제의 경우도 비슷하다. 연구자들은 1918년 인플루엔자 대유행 당시 대부분의 사망자는 바이러스가 아니라 박테리아 감염으로 사망하였음을 밝힌 바 있다.

질병관리예방본부는 4,000만 명을 치료하기에 충분한 항생제와 의약품을 비축해 놓고 있다. 그러나 더 많은 양이 필요하게 되었을 때, 미국 내에는 이를 생산할 수 있는 공장이 없다. 페니실린 발효 시설을 건설하는 데는 2년이 걸릴 것이라고 폴라스트로는 말했다.

세계에서 가장 중요한 약품 성분 공급사 중의 하나인 시플라(Cipla)의 대표 유서프 K. 하미드(Yusuf K. Hamied) 박사는 그의 회사와 다른 제약사들의 중국 공급자들에 대한 의존도가 높아져 왔다고 말한다. "만약 내일 중국이 약품 원료 공급을 중단한다면 세계 제약산업은 멈추고 말 것입니다."

제약사들은 그들의 공급망을 영업 비밀로 하므로 약품 원료 공급처를 파악하는 것은 어렵거나 불가능하다. 식약청은 '약품 마스터 파일'이라고 불리는 약품 공급자 리스트를 가지고 있다. 그러나 제약사들에게는 공급자 정보를 공개할 의무가 없기 때문에 이 목록은 최신 자료도 아니고 전적으로 믿을 수 있는 자료도 아니다.

한 연방 데이터베이스 목록에는 미국으로 약을 수출하는 거의 3,000개에 이르는 해외 약품공장들이 나열되어 있다. 반면 다른 목록에는 6,800개가 나열되어 있다. 이 중 어느 쪽이 옳은지는 누구도 알 수 없다.

약품의 라벨에는 흔히 미국에서 생산된 알약이라고 적혀 있으나, 함께 표기되어 있는 공장은 외국에서 만들어진 약품 가루를 가져와 정제로 만들어 포장했을 뿐인 경우가 많다.

경쟁사가 그들의 공급사를 가로챌까 봐 두려워서 "제약회사들은 원료가 어디서 오는지 공개하고 싶어 하지 않습니다"라고 폴라스트로는 말했다.

발군의 약품 원료 공급자라는 중국의 지위는 정부 정책 때문이라고 포르투갈과 중국에 공장을 둔 핵심 약품 원료 제조사 호비온(Hovione)의 최고경영자 가이 빌락스(Guy Villax)는 말했다.

그가 제공한 문서에 의하면, 상하이 지역 정부는 어떤 종류의 약이든 FDA로부터 허가받으면 1만 5,000달러, 유럽 규제당국으로부터 허가받으면 5,000달러를 지급하겠다고 관내 약품 제조사들에게 약속해 왔다.

"이는 중국이 제약업계를 선도하려는 국가적 계획을 가지고 있다는 것을 보여줍니다"라고 빌락스는 말했다.

약품 생산에서 세계적으로 중국에의 의존도가 증가하고 있다는 것은 헤파린 부족 사태에서 분명히 드러났다. 1년 전, 박스터(Baxter International)와 APP 제약회사는 수술과 신장투석에 필요한 항응고제인 헤파린의 국내 시장을 반분하고 있었다.

박스터 제품이 중국 공급자들에 의해 오염되었다는 것을 발견했을 때 FDA는 박스터 제품을 금하고 APP 사 제품만을 거의 모두 사용하도록 했다. 그러나 APP 역시 중국으로부터 제품을 들여오고 있었다.

그러므로 지금까지 원하든 원하지 않든 중국이 우월한 위치에 있다. 폴라스트로가 경고하듯이 "만약 중국이 오바마 대통령에게 크게 화가 난다면, 이는 큰 문제가 될 수 있다."

▶ Selection 8.4

2008년 TV 뉴스 앵커 팀 러서트(Tim Russert)가 사망했을 때 중장년층 중 많은 수가 자신 역시 갑작스런 심장마비로 사망할 수 있다고 걱정하기 시작했다. 러서트는 알려진 심장질환 증상은 없었지만 위험 요인은 가지고 있었다. 그는 과체중이었고, 고혈압으로 약을 복용하고 있었다. 다음 기사에서 의학 기자 데니스 그래디(Denise Grady)는 러서트의 알려진 의학적 상태에 대해 검토하고 그가 갖고 있던 급사의 위험성을 살펴 본다. 그녀는 러서트가 누구였는지 독자들이 기억하게 하는 서두(lead)로 시작한다. 그런 후, 러서트의 급작스러운 죽음을 설명하는데 "무언가 분명히 놓치고 있는 것이 있다"고 주장하는 독자들로부터 온 수십 통의 이메일을 언급한다. 그리고 그에 대한 응답으로, 모든 사람들에 대해 짧은 시간 동안의 고위험을 알 수는 없다는 전문가 의견을 전한다. 결론적으로 그녀는 별로 안도하게 하는 내용은 아니지만 확실히 알고 있어야 할 가치 있는 사실을 우리에게 말한다. 바로 의사는 심근경색으로 급사하는 사람이 누구일지 예측할 수 없다는 것이다.

SECOND OPINION

8.4 잘 알려진 죽음과 고통스러운 진실

– 2008년 6월 24일/데니스 그래디

From a Prominent Death, Some Painful Truths *June 24, 2008/By Denise Grady*

이번 달에 58세인 러서트(Tim Russert)의 죽음은 그와 같이 심근경색(heart attack)을 예방할 수 있으리라는 기대감으로 의사의 권고에 따라 약을 먹고, 식이요법과 운동을 해 오던 사람들에게 불안감을 안겨 주었다.

러서트는 NBC 뉴스의 '언론과의 만남(Meet the Press)' 사회자였다. 그는 혈압약과 콜레스테롤 저하제 아스피린을 복용했으며 자전거 타기 운동을 하고, 매년

스트레스 관리를 받고 다른 검진도 받았으며 체중을 감량했다. 하지만 어쨌든 그는 심근경색으로 죽었다.

지난주 그가 받아 왔던 의학적 조치에 대한 기사가 뉴욕타임스에 실린 후 수십 명의 독자에게서 이메일이 왔다. 기사가 무언가 놓친 것이 분명히 있을 것이라는 내용이었다. 만약 그가 이런 검사나 저런 검사를 받았더라면 의사들은 그가 얼마나 심각한지 알았을 것이고 또 다른 약을 추가로 처방하거나 수술을 추천했을 거라는 것이다.

분명히 이런 반응들에는 러서트의 죽음에 대한 슬픔도 있지만, 또한 신경질적인 분개도 들어 있다. 많은 사람들이 그와 같은 처지에서 체중 조절에 애쓰고, 혈압 등 위험 요인들을 관리하고 있었다. 1,600만 명의 미국인들이 관상동맥질환을 앓고 있다. 러서트의 죽음은 그들에게 불안감을 불러일으켰다. 의사의 관리를 받는 잘 교육된 환자가 이런 식으로 죽는 일은 없어야 한다.

러서트의 운명은 고통스러운 진실을 보여 준다. 의사의 진료는 보호막이 아니고, 순환기내과학은 사람들이 기대하듯 엄밀한 과학이 아니다. 심근경색의 위험은 단지 추정될 뿐이며, 약물과 식이요법, 운동으로 위험이 낮아지기는 하지만 완전히 없어지지는 않는다. 심장마비 사망률은 감소되고 있지만 아직도 미국에서는 매년 65만 명의 사람들이 사망하는 주요 사망원인이다. 30만 명의 사람들이 급사하는데 그중 반은 러서트처럼 아무 증상도 없다.

순환기내과 전문의들은 말한다. 그들은 심장병이나 그 위험 요인을 갖고 있는 사람을 찾아낼 수는 있지만, 그런 사람들 중 누가 곧 심장마비에 걸린 실질적인 위험을 갖고 있는지는 잘 알 수 없다는 것이다. 만약 그런 위험 환자를 집어낼 수 있다면 그런 환자에게는 보다 공격적으로 약과 수술 등의 치료를 하는 것이 정당화될 것이라고 의사들은 말한다.

"그것은 오늘날 순환기내과의 딜레마입니다"라고 노스캐롤라이나 대학교 의대교수이면서 미국 심장의학회 전 회장인 시드니 스미스(Sindney Simith) 박사는 말했다. "가까운 시일 내에 심장마비가 발생할 위험이 높은 집단을 파악하는 것이 과연 가능할까요?"

러서트를 죽인 것은 혈전의 파열이었다. 지방질로 만들어진 뾰루지 같은 병변이 터져 혈액응고를 가져오고 응고된 혈액으로 혈관이 막혀 심장의 혈액순환이 차단

되었다. 이것이 전형적인 심장마비, 또는 심근경색으로 미국에서 매년 120만 건이 발생하고, 45만 6,000명이 죽는다.

러서트의 경우, 심근경색으로 두 번째 위기가 발생했다. 부정맥에 의한 비정상적인 심장 리듬은 심장마비와 사망으로 이어졌다. 그가 책상에서 쓰러졌을 때 바로 제세동기를 사용했다면 전기 충격으로 그의 심장을 재가동시킬 수도 있었을 것이다. 그러나 지체된 것이 분명하다.

중요한 문제는 파열 경향이 있는 '손상되기 쉬운 혈전'을 찾아낼 방법이 없다는 데 있다고 스미스 박사와 다른 순환기 학자들은 말한다. 연구자들은 시한 폭탄과 같이 위험한 혈전이 있는지 알 수 있게 해 주는 물질인 생물학 마커를 찾으려고 노력 중이다. 하지만 지금까지는 어떤 생물학 마커도 정확하다는 것이 증명되지 않았다.

러서트의 심장질환에는 여러 요소가 혼합되어 있다. 어떤 요인들은 긍정적인 것들이다. 그는 심장질환 가족력이 없었다. 그의 내과 주치의인 마이클 A. 뉴먼(Michael A. Newman)은 고혈압이 있었지만 약을 잘 복용하여 혈압이 정상화되었다고 말했다. 그는 총 콜레스테롤도 높지 않았고, LDL에도 이상이 없었으며, 혈전 파열을 가져올 수 있는 염증의 지표인 C-반응단백에서도 이상이 없었다. 그는 흡연자도 아니었으며 지난 4월에 행해진 신체검진에서 스트레스 테스트를 통과했고 심장기능 검사 결과도 좋았다. 흔히 사용되는 심장질환 위험도 계산법에 따를 때 그의 10년 내 위험은 5% 정도로 나타났다.

부정적인 측면도 있었다. 러서트는 콜레스테롤을 방어하는 HDL이 낮았으며 중성지방이 높았다. 그는 심각한 과체중이었으며 허리둘레가 40인치(102cm)가 넘어 심장병 위험이 높았다. 1998년 관상동맥 CT 스캔에서는 칼슘 침착 정도가 210점이었다. 건강한 동맥에는 칼슘이 침착되지 않는다. 심근경색 위험은 보통에서 높은 수준 사이 사이였다. 4월에 시행한 심장 초음파 검사에서는 좌심실 벽이 두꺼워졌으며 수축력이 약간 감소되어 있었다. 그리고 혈압은 약간 증가하여 있었다. 그래서 닥터 뉴먼과 그의 순환기내과 전문의 조지 브렌(George Bren)은 혈압 약을 변경했고 다시 혈압은 120/80으로 낮아졌다.

아포비(apoB)라고 불리는 또 다른 혈액검사는 LDL보다 위험성을 잘 측정한다고 알려졌지만 모든 의사들이 이에 동의하는 것은 아니다.

러서트처럼 증상이 없어도 심장이 두꺼워지는 위험요인이 있으면 관상동맥에 카테터를 삽입하여 조영제를 넣은 후 엑스레이를 찍어 심장 혈관에 막힌 곳이 있는지 확인하는 혈관 조영술을 받아야 한다는 의사들도 있다. 다른 의사들은 그보다 덜 침습적인 검사법인 CT 촬영에 의한 혈관 조영술을 추천하기도 한다. 두 검사법 모두 혈전 침착을 찾아내며, 심각한 혈관 막힘이 어디에 있는지 알아내어 치료할 수 있도록 돕는다. 그러나 혈관 조영술로도 혈전이 파열될 위험이 높은지 알 수는 없다고 닥터 스미스와 다른 순환기내과 의사들은 말한다. 그리고 러서트의 의사들은 혈관 조영술이 필요했다고 생각하지 않는다.

부검 결과 플라크 파열에 더해 러서트의 관상동맥에 광범위한 질환이 있어 의사들이 놀랐다고 한다. 만약 이것들이 이전에 발견되었더라면 우회술 시술이 추천된다고 닥터 뉴먼은 말했다. 닥터 브렌은 의견이 달랐다. 그는 많은 순환기내과 전문의들은 아직까지도 추천할 만한 수술이 있다고 생각하지 않는다고 말했다.

이러한 불확실성 속에서 환자들은 어떻게 해야 할까?

"혈압과 혈중 지질을 잘 조절하고 흡연하지 않으며 허리둘레를 유지해야 합니다"라고 닥터 스미스는 말했다.

또 스타틴이 심근경색으로 인한 사망 위험을 30% 감소시킬 수 있다고도 했다.

"그러나 나머지 70%는 어떻게 해야 할까요?" 닥터 스미스는 말했다. "거기에는 우리가 알아내야 할 다른 문제들이 있습니다. 희망이 있지만 거기까지는 더 오래 가야 합니다."

▶ Selection 8.5

다음 기사에서 의사 로렌스 K. 알트만은 저널들이 어떻게 결함 있는 연구들을 찾아내지 못하는지에 대해 검토한다. 이 글은 칼럼의 형식이었고 기자 본인이 상당한 의학 경험을 가진 베테랑 의사이기도 하므로 보통의 기사들보다 자료에 덜 의존할 수 있었다. 알트만은 과학자 세계의 이면을 커튼 뒤에서 살짝 훔쳐본다. 그는 독자들에게 저널에서 동료 심사 과정이 어떻게 진행되는지, 그리고 완전히 가짜나 형편없이 설계된 연구들도 어떻게 출판에 이르도록 길을 찾을 수 있는지 말해 줌으로써 독자들에게 관점을 제공한다. 젊은 기자도 알트만과 동일한 사실들을 발견할 수는 있을 것이나 40년 된 베테랑 기자의 신념을 가지고 글을 쓰기는 힘들 것이다. 그러나 젊은 의학 기자도 비판적인 시각으로 자료들에 접근할 수 있다. "논변에 대해 질문을 던지고, 진술들에 질문을 던지십시오." 이 책에 실린 인터뷰에서 알트만은 말한다. "모든 종류의 저널리즘에서 여러분은 어떤 것을 기정사실로 받아들이지 않는 일정 수준의 건강한 회의론을 가져야 할 것입니다."

THE DOCTOR'S WORLD

8.5 과학의 문지기와 신뢰의 간극

– 2006년 5월 2일/로렌스 K. 알트만

For Science's Gatekeepers, a Credibility Gap

May 2, 2006/By Lawrence K. Altman, M.D.

의학 및 과학 저널에 실린 거짓되거나 결함 있는 연구에 대한 최근의 폭로는 그러한 연구들을 저널에 싣도록 결정한 동료 심사 체계에 대한 의혹을 낳고 있다.

이 시스템은 투고된 원고를 심사하기 위해 독립된 전문가들을 초청하는 것에 근거한다. 그리고 이 시스템의 목적은 출판된 연구들의 진정성을 보장하기 위해 허술하고 조악한 연구들을 가려내는 것이다.

동료 검토 저널들에 실린 발견들은 환자치료, 공공정책 그리고 저자의 학문 발전에 영향을 주기 때문에 새로운 과학적 발견이나 정보는 의사들과 공중에게 노출되기 전에 반드시 동료 검토 저널로 출판되어야 한다고 이 저널 편집자들은 주장한다.

그러나 이러한 메시지는 동료 평가를 통과하는 것이 「좋은 살림(*Good Housekeeping*)」(건강, 다이어트에 대해 다루는 미국의 잡지 이름 — 역자 주)의 승인 도장을 받는 것과 동등한 과학적인 증명이라는 잘못된 인식을 광범위하게 초래했다.

거의 모든 주요 과학·의학 잡지가 나중에 신뢰할 수 없음이 판명된 발견들을 출판함으로써 굴욕을 겪었다. 그런 사건들이 계속 이어지는 것을 보면서 많은 사람들은 저자, 편집자 및 검토자들 모두가 발표 이전에 왜 문제점을 발견하지 못했는가라는 의문을 갖게 되었다.

논문간행 과정은 복잡하다. 많은 요인들이 작용해서 실수, 심지어 거짓된 내용이 심사를 통과하고 있다. 이 요인 중에는 저널들이 의심스러운 점을 검증하는 데 따르는 경제적 압력, 저자와 검토자들의 기분을 상하지 않게 하려는 의도, 화가 난 과학자들이 저널의 생명줄인 원고 투고를 보류하여 저널의 사업을 계속할 수 없게 만들 수 있다는 두려움 등이 있다. 저널들은 최근에 동료 심사의 신성함을 강조하고 그것을 저널들의 수많은 행동들을 정당화하는 데 사용함으로써 저널들은 검토자들의 막강한 힘을 더 키우고 있다.

과학과 의학적인 발견을 알리는 뉴스는 미국에서 가장 엄격하게 관리되는 기사의 하나이다. 저널들은 연구 결과가 출간되는 시간을 설정함으로써 세금에 기반한 연구를 통한 발견들을 공중이 알 수 있게 되는 시간을 관리한다. 그들은 또한 저자가 공중에게 말할 수 있는 것에 대해서 엄격한 제한을 두는데 이런 제한은 심지어 원고 제출 전에 이루어진다. 그리고 저자들이 이를 지키지 않았을 때는 논문 출판을 거부함으로써 벌칙을 가한다. 과학 회의와 보건에 있어 비상 상황에서는 예외가 만들어진다.

그러나 많은 저자들은 여전히 저널들이 규칙 위반이라는 점을 들어 자신의 논문을 철회하지 않을까 하는 두려움으로 정보 제공을 보류하고 있다. 점점 더 많은 저널들과 저자 소속 기관들이 언론사에서의 뉴스 보도와 저널의 발간 날짜가 일치되게 만들려고 미리 동료 검토 발견들에 대한 보도자료를 보낸다.

그러면 뉴스 보도들이 쏟아져 나올 수도 있다. 하지만 흔히 보도자료는 원 논문은 빼놓고 보내어, 기자들은 저널이나 기관들이 만든 정보의 흐름에 의존해야 한다.

저널의 편집자들은 수정과 취소에 대한 언론의 관심은 명예로운 사업인 과학에서의 신뢰를 왜곡시키고 떨어뜨린다고 말한다. 또한 편집자들은 탐정이 아니라 문지기라고 말한다. 그리고 동료 심사는 사기를 방지하려고 의도된 것이 아닐지라도 결함 있는 연구들을 찾아내고 수천 개의 출간되는 논문들의 질을 올리는 일이라고 말한다.

그러나 이러한 시스템의 가장 강력한 지지자들조차도 동료 심사가 보잘것없고

질이 떨어지는 논문을 완전히 제거하지 못한다는 것을 인지하고 있다. 저널들은 엉성한 통계를 근거로 한 논문들을 출간해 왔다는 연구결과가 있다. 만약 동료 심사가 어떤 치료약물이었다면 그 약은 시장에 출시되지 못했을 것이라고 저널 편집자들을 포함한 비평가들은 말하고 있다.

모든 논문 중에서도 1972년 저널 「소아과학(*Pediatrics*)」에 발표된, 어떤 유아의 돌연사를 유전적인 결함이라고 이해했던 논문만큼 어이없는 것은 없었다. 이후에 그 원인이 살인으로 밝혀졌기 때문이다.

23년 후 그 어머니는 자신의 다섯 아이들을 목졸라 죽인 것으로 기소됐다. 과학적인 순진함은 잘못된 결론 도출에 기여했다. 한 명의 법의학자도 논문 검토자에 없었다. 그 결함 있는 연구는 부분적으로 국립보건원(NIH)로 하여금 일련의 잘못된 방향의 연구들에 수백만 달러를 지출하게 만들었다.

허위나 결함 있는 글과 그에 대한 수정은 일반 언론사를 끊임없이 괴롭힌다. 그러나 그러한 문제점들이 과학 저널에 나타나는 것은 훨씬 더 당황스럽다. 그 이유는 저널들은 편집 시스템의 우월성을 주장하기 때문이다.

과학자가 아닌 사람들 사이에서 넓게 퍼진 통념은 저널의 편집자와 검토자가 저자 논문을 직접 확인하고 더 나아가 연구를 되풀이해 본다는 것이다. 사실 잡지의 편집자들은 보통 저자의 연구노트를 조사하지 않는다. 대신에 그들은 동료 심사자의 비평에 의존하는데 이 비평은 저자들이 제출한 정보에 근거한 것이다.

편집자 및 검토자들은 저자에게 더 많은 정보를 요구할 수 있는 반면, 저널들과 초대된 전문가들이 원자료를 검토하는 것은 극히 이례적인 일이다.

이런 측면에서 저널 편집자들은 기사 내용의 정합성 여부만을 검토할 뿐인 뉴스 기사의 편집자와 같다. 그러나 여전히 잡지 편집자들은 동료 심사를 많은 다른 사람들이 그렇게 부르듯이 배경 조사나 기술적 편집의 한 형태라고 칭하는 것을 거부한다.

결함 체크에 있어서 많은 과학자와 비과학자들은 검토자의 표결에 따라 무엇이 출간될 것인지 결정되는 것으로 믿고 있다고 말했다. 그러나 저널 편집자들은 자신들이 계표원에 불과한 것은 아니며 출간에 대한 결정 권한은 검토자가 아니라 자신들에게 있다고 말한다.

편집자들은 검토자들이 출간할 가치가 없다고 가혹하게 비판한 논문을 받아들이는 경우도 있고 검토자들로부터 후한 점수를 받은 논문의 출판을 거절하기도 한다고 말했다.

많은 비과학자들은 검토자들이 공정하다고 본다. 그러나 독립적인 전문가들로 불리는 검토자들은 사실 흔히 논문 저자들과 경쟁자이고 그래서 이해관계에서 갈등이 생길 수 있다.

과오가 있는 논문이 출간된 때를 제외하고는 저널로 출판된 논문들의 질에 대한 조사는 거의 이루어지지 않는다.

저널들은 약품에서 품질관리를 위해 사용하는 것과 같은 무작위 검사를 함으로써 출판 과정의 과학성을 확보하자는 요청을 거부해 왔다. 불신 조장과 검사비용이 거절의 가장 공통적으로 인용되는 이유이다.

문제가 생겼을 때 저널 편집자들은 책임을 보통 저자들에게 돌려 자신과 동료 심사자들에게는 면죄부를 준다.

저널들이 그들이 출간한 논문 중 허위 가능성이 있는 것을 조사하는 경우는 드물다. 그들은 자신들이 조사 주체가 아니며 비용을 지불할 수 없다고 주장한다. 대신에 저널들은 그러한 조사는 혐의를 받는 저자의 고용주와 해당 연구에 대해서 재정적인 지원을 한 기관에 달려 있다고 말한다.

편집자들은 또한 과학이 그 오류들을 교정한다고 주장한다. 그러나 그러한 교정은 흔히 내부 고발자나 변호사의 지원을 필요로 한다. 「뉴잉글랜드 의학 저널(*The New England Journal of Medicine*)」의 편집자들은 제약회사인 머크(Merck)의 변호사들이 그들에게 질문을 해 오지 않았더라면 관절염 약인 바이옥스(Vioxx) 연구에서의 데이터 누락에 대해서 알지 못했을 것이라고 말했다. 사기성 글은 가끔씩은 편집자들이 계속해서 저자에게 질문해야 하는 일을 지긋지긋하게 여겼기 때문에 철회되기도 한다.

"원고에서 저자의 정직성을 확인하기 위해 편집자가 저자에게 일차 데이터를 요청하는 것은 십중팔구는 학계 분위기를 오염시키는 것이고 저자들과 편집자들 사이에서 공적인 정보공개는 지금보다 더 어려워질 것이다"라고 아놀드 S. 렐만(Arnold S. Relman) 박사는 1983년에 썼다. 당시 그는 「뉴잉글랜드 의학 저널」의 편집자였고, 이 저널은 사기성이 있는 논문을 출간했다.

사기는 심각한 문제이다. 이 사기에 대한 태도는 수년간 조금씩 변해 왔다고 여러 다른 편집자들은 말한다. 일부 저널들은 소송이 두려워서 알려진 사기 사건에 대해서 추적을 하지 못한다.

저널들이 논문을 철회하는 일반적인 방법이 있지 않다고 「사이언스」지 주간인 도널드 케네디(Donald Kennedy)는 말하고 있다. 이는 복제된 인간 배아에 대한 증거를 조작한 한국의 황우석 박사가 발표한 두 개의 논문을 철회시킨 다음에 나온 것이다.

「내과학 잡지(*Annals of Internal Medicine*)」의 4월 18일 판에서 이 잡지의 편집자인 해롤드 C. 삭스(Harold C. Sox) 박사는 이 잡지가 버몬트 대학의 에릭 폴먼(Eric Poehlman) 박사가 폐경에 대해 연구한 논문을 철회한 후 그 과정에서 얻은 교훈을 기고했다.

저자가 하나의 논문에서 데이터를 조작한 것으로 판명이 날 때 과학자들이 그 저자의 모든 출판물에 대해 검사를 하는 경우는 드물기 때문에, 그래서 과학 논문은 예상보다 더 많이 오염되었을 수 있다고 삭스 박사는 말했다.

삭스 박사와 다른 과학자들은 타당하지 않은 논문이 과학 문헌에서 효과적으로 제거되지는 않는데, 그 이유는 새로운 논문의 저자들이 철회된 눈문을 계속 인용하기 때문이라고 말한다.

저널들이 불신을 받는 논문을 철회하려고 할 때 그 과정은 매우 느리게 진행된다고 삭스 박사는 말했다. 그리고 독자들에게 그런 사실을 알려 주는 시스템 역시 불완전하다. 저자들은 '조작'이나 '연구 결함'이라는 단어 대신에 완곡어법을 자주 사용한다. 그리고 그 철회에 대한 글을 읽는 데 비용이 들 수 있다. 그 이유는 저널들이 이런 사실에 대해 알려고 웹사이트를 방문한 구독자들에게 비용을 부과하기 때문이라고 삭스 박사는 말했다.

이러한 결함에도 불구하고 과학자들은 부분적으로 이런 시스템을 선호한다. 그들은 논문을 출간해야 하며, 그렇지 않으면 학자로서 존립해 나갈 수 없기 때문이다. 과학자들이 일을 하는 기관들과 그들을 위해 연구비를 지불하는 민간 및 정부 기관들은 재정적인 지원자에게 연구 결과를 보여 주기 위한 열망에서 언론의 관심을 받으려 한다.

대중과 많은 과학자들은 저널들의 엠바고 정책과 동료 심사의 연계에서 파생하는 경제적인 이득을 간과하는 경향이 있다. 어떤 저널들은 이윤을 추구하는 영리 회사가 소유하고 있는 반면에 다른 저널들은 저널에서 오는 수익에 의존하는 전문 단체가 소유하고 있다. 저널들을 운영하기 위한 비용은 저자들과 검토자들이 일반적으로 보수를 받지 않기 때문에 많지 않다.

익명을 요구한 세 명의 편집자에 따르면, 얼마 전 연간 수만 달러의 수익을 기록한 일부 잡지사들이 지금은 수백만 달러의 수익을 올리고 있다고 한다.

세금에 기반한 연구로부터 수익을 얻는 구조는 얼마나 많은 수익을 올렸는지를 공식적으로 공개해야 할 것이다. 잡지사는 일반적으로 그러한 데이터를 밝히기를 거부한다.

일부 저널 편집자들은 편집실 직원에게 이해상충이 없다는 명백한 자료를 요구하고 있지만, 그것을 검증할 방법은 없다고 이야기한다. 근자에 와서도 미국의 주요 저널 중에서 편집자 한 사람이 업계와의 이해관계 문제로 사직을 해야 했다.

저널들은 제약산업에 대한 정보 세탁 행위에 연루되었다고 영국 의학 저널인 *BMJ*의 전 편집자인 리처드 스미스(Richard Smith)와 역시 영국의 「란셋(*Lancet*)」의 편집자인 리처드 호튼(Richard Horton)은 말하고 있다.

이 저널들은 상업광고 수익에 의존한다. 그러나 저널들은 또한 제약회사들의 제품들에 관한 큰 규모의 임상시험에서의 발견들을 보고하는 논문들의 복사본을 그 제약회사에 판매함으로써 또한 이득을 올리기 때문에 그런 연구를 출간할 것인가를 결정하는 데 있어서 "이해상충에 직면"하게 된다고 스미스 박사는 말했다.

▶ Selection 8.6

의약품에 대한 기사 중 어린이 백신에 일상적으로 사용되었던 수은 함유 보존제인 티메로살(thimerosal)과 자폐증 간의 관련성에 대한 기사보다 더 이슈가 된 것은 없을 것이다. 다음 기사에서 가디너 해리스와 아나하드 오코너(Anahad O'Connor)는 그 화제(topic)를 긴 안목에서 바라본다. 아주 치열한 선거전과 같은 다른 화제를 다루는 기자들은 어느 편도 들지 않는 균형 잡힌 시각을 제공하기 위해 주의를 해야 하지만 그러한 규칙은 과학적 의견에 있어 한쪽의 동조자가 수적으로 훨씬 우세할 때의 과학 기사에는 적용이 되지 않는다고 해리스는 말한다.

해리스에 따르면 다음의 기사는 기념비적인 기사 가운데 하나이다. 왜냐하면 뉴욕타임스의 보도가 있기 전까지 많은 언론사들은 티메로살이 자폐증 발생 증가의 원인이 된다는 내용을 방송하고 있었기 때문이다. "우리의 기사가 나간 후에 다른 미디어 회사의 근거가 불충분한 내용의 글은 수년간 자취를 감추었지요"라고 해리스는 말한다.

해리스와 오코너가 어떻게 진술을 펼쳐 나가는지 주목하기 바란다. 그들은 다섯 군데의 존경받는 과학 기관과 다섯 개의 주요 연구를 인용하는데 그 모두가 티메로살이 자폐증을 일으킨다는 생각을 부정했다. 기자들은 그런 연관을 발견했다는 한 연구원을 알게 되었다. 하지만 그 연구자의 연구는 결함 있는 방법론을 근거로 한 것이라는 과학자의 말을 기자들은 인용한다.

이 기사에서 해리스와 오코너는 잘 조직화된 부모들의 그룹을 인터뷰했다. 그들 대다수는 티메로살이 들어 있는 백신이 자녀들의 자폐증을 유발했다고 믿었다. 기자들은 이 기사를 쓸 때 연구들에 대해 조사하고 과학에 대해 알아야 한다는 숙제를 잘 해냈다. 이것이 뜨거운 이슈가 되는 주제에 대해서 장기적인 관점에서 기사화하는 요리법이다.

8.6 자폐증의 원인에 대한 부모의 입장, 그리고 연구 결과

– 2005년 6월 25일/가디너 해리스, 아나하드 오코너

On Autism's Cause, It's Parents vs. Research

June 25, 2005/By Gardiner Harris and Anahad O'Connor

미네소타 주 보건부 소속 크리스틴 이레스만(Kristen Ehresmann)은 주 상원 청문회에서 극소량의 수은은 안전하다고 증언했다. 자폐증이 있는 3세 여아의 어머니인 리비 러프(Libby Rupp)는 그 증언을 믿을 수 없었다.

"그렇게 많은 수은이 어떻게 내 딸의 몸속에 있을 수 있었나요?" 러프 부인은 이레스만의 증언이 끝난 후에 질문했다. "생선 때문일까요?"라고 이레스만이 추측했다.

"내 딸은 생선을 먹지 않아요"라고 러프 부인은 대답했다.

"수돗물을 마시나요?"

"수돗물은 전부 정수해서 마십니다."

"글쎄요, 그럼 공기로 숨을 쉬지요?"

건강관리 부서에 있는 이레스만의 동료 패트리샤 시걸-프리먼(Patricia Segal-Freeman)은 체념한 듯한 미소를 지으며 물었다. 몇 명의 부모들은 화난 표정으로 이레스만을 바라보았고 자리를 떴다.

러프는 분노로 몸을 떨면서 남아 있었다. "백신에 들어 있는 수은을 변호하는 사람이 있다"는 말은 "내 피를 끓게 만든다"고 러프는 말했다.

그 자신이 자폐증을 가진 아들을 기르고 있는 이레스만과 같은 보건 부서 공무원들은 러프 부인과 같은 입장에 있는 부모들에게 한때 백신에서 관례적으로 사용되었던 수은을 함유한 보존제인 티메로살과 자폐증 사이에는 연관 관계가 없다는 것을 인식시키기 위해 수년간 노력을 했다.

그러나 실패했다.

질병통제 및 예방센터, 식품의약품안전청, 미국의학원, 세계보건기구, 그리고 미국 소아과학회 등 모두가 티메로살이 자폐증을 유발하거나 발병을 조장한다는 생각을 바꿨다. 다섯 개의 주요한 연구는 어떤 연관도 없다는 것을 발견했다.

그러나 모든 반대되는 증거에도 불구하고 티메로살이 자녀들의 자폐증의 원인이라고 생각하는 부모들의 숫자는 증가하고 있다. 최근 몇 달 동안 이러한 부모들은 영향력을 행사하기 위해 그들의 숫자, 열정 그리고 조직력을 사용해 오고 있다. 이 화제(topic)는 소아 약품에 있어서 가장 까다롭고 분열적인 문제가 됐다.

"이전에 이런 사건을 본적이 없습니다." 국가 백신 사업(National Immunization Program)의 책임자인 멜린다 와튼(Melinda Wharton) 박사는 3월에 워싱턴에서 열렸던 백신 담당 공무원들의 모임에서 이렇게 이야기했다. "이제는 과학만으로 충분하지 않은 시대입니다."

부모들은 2월에서 4월 사이 200건 등 총 4,800건 이상의 소송을 제기했고 티메로살을 금지하는 법안을 만들고, 주요 신문사에는 전면 광고를 내리라고 압력을 가했다. 그들은 또한 코네티컷 주의 민주당 상원의원 조셉 I. 리버먼(Joseph I. Lieberman), 인디애나 주의 공화당 대변인 댄 버튼(Dan Burton), 플로리다 주의 공화당원인 데이브 웰던(Dave Weldon)을 포함한 정치인들의 지원도 받았다. 그리고 로버트 F. 케네디 주니어(Robert F. Kennedy Jr.)는 6월 16일 「롤링 스톤(*Rolling Stone*)」 매거진에 쓴 글을 통해서, 이 사안에 대한 대부분의 연구는 결함이 있고 보건부서 공무원들이 티메로살에 의해서 생긴 손실을 만회하기 위하여 제약사들과 음모를 꾸미는 것이라고 주장했다.

미네소타 주 상원의원이자 티메로살 금지법안 지지자인 베키 로레이(Becky Lourey)는 “우리는 더 이상 비주류가 아닌 것 같습니다”라고 말했다. 그 금지법안은 이번 주에 뉴욕 입법부를 통과했다.

그러나 과학자들과 보건 당국자들은 과학적인 근거 없는 주장에 폭발적인 관심이 몰리는 것에 불안감을 느낀다고 말했다. 그들은 반 티메로살 운동이 일부 부모들로 하여금 백신 접종을 기피하게 만들어 자녀들을 홍역과 소아마비 같은 질병의 위험에 노출시킨다고 말했다.

“이런 불신을 뒷받침하는 과학적 무지는 정말 무서운 일입니다”라고 2004년 2월에 이 논란을 조사한 미국 의학원(Institute of Medicine) 회장 마리 맥코믹(Marie McCormick)은 말했다.

전문가들은 엄격한 식이요법, 보충제, 킬레이트화라 불리는 해독요법들을 포함하는, 증명되지 않고 비싸며 잠재적으로 해로울 수 있는 치료들이 절망에 빠진 자폐아 부모들에게 ‘수은 중독’ 치료제로서 수천, 수만 달러에 판매되고 있는 것에 대해 우려를 나타내고 있다.

한 경우를 예로 들자면, 어떤 의사는 아이를 71℃의 사우나에 앉아 있게 했으며 하루에 60~70개의 보충제를 먹였고 또 아이가 쓰러질 때까지 피를 뽑기까지 했다.

그 사용을 뒷받침해 줄 근거가 없다고 전문가들이 말함에도 불구하고 수백 명의 의사들은 킬레이트화를 자폐증 치료에 활용하는 것을 지지하는 웹사이트에 자신들의 이름을 올리고 있다. 이 치료는 간과 신장 손상, 두드러기, 영양결핍을 유발할 위험이 있다고 전문가들은 말한다.

최근 몇 달간 티메로살에 대한 논쟁은 더욱 격렬하고 치열해져 가고 있다. 쏟아지는 위협적인 편지들과 전화에 대응하기 위해 질병관리본부는 보안을 더욱 엄격히 하고 있으며 ‘누군가 파이를 직원들의 얼굴에 던졌을 때 어떻게 행동해야 하는지’와 같은 안전교육까지 시키고 있다.

센터의 한 백신 전문가는 내부 이메일 메시지에 애틀랜타의 정부 기관에서 일하

■자폐증과 백신 접종

2003년 국립과학아카데미(National Academy of Science) 산하 기관인 의학협회(Institude of Medicine)는 자폐증과 한때는 통상적으로 어린이 백신에 사용되었던 수은 함유 보존제인 티메로살(thimerosal)에 대한 연구들을 검토하였다. 협회의 2004년 보고서는 백신과 자폐증 간의 연관을 부정했다. 이런 결론은 다음에 소개되는 것을 포함한 200여 개 연구에 기반한 것이다.

연구자	앤더스 비드 (Anders Hviid) 등	토머스 버스트래튼 (Thomas Verstraeten) 등	크레스턴 멜가드 매드슨 (Kreesten Meldgaard Madsen) 등
발표 저널	「미국 의학협회지」	「소아과지 (*Pedaitrics*)」	「소아과지 (*Pedaitrics*)」
개요	1990년부터 1996년까지 티메로살 백신을 맞은 467,450명의 덴마크 어린이들을 살펴보았다. 자폐증 지표는 1992년 티메로살이 제거된 이후 증가했다.	1991년에서 1999년 사이에 태어난 12만 5,000명의 아이들 중에서 수은과 자폐증 간에 어떤 연관이 있는지 결정하기 위해 건강관리기구 데이터베이스에서의 백신 역사를 분석해 보니 티메로살과 자폐증 간의 연관은 발견되지 않았다.	1971년부터 2000년까지 자폐증으로 진단받은 덴마크 아이들을 조사하였다. 자폐증은 티메로살 사용이 중단된 1991년에 증가하기 시작하여 계속 늘어나고 있다.
이 연구는 자폐증과 티메로살과의 연관을 발견했는가?	아니요	아니요	아니요
연구자	폴 스테어 그린 (Paul Stehr-Green) 등	엘리자베스 밀러 (Elizabath Miller)	마크 가이어(Mark Geier), 데이비드 가이어(Davie Geier)
발표 저널	「미국 예방의학회지」	「소아과지 (*Pedaitrics*)」	「의과학 모니터(*Medical Science Monitor*)」
개요	1980년과 1996년 사이에 출생한 스웨덴인들과 1983년에서 2000년 사이에 자폐증을 진단받은 덴마크 아이들을 대상으로 백신 정보를 수집했다. 자폐증은 티메로살이 제거된 후에 증가했다.	1988년에서 1997년 사이에 영국에서 태어난 아이들의 의학기록 데이터베이스로부터 백신 정보를 분석했다. 티메로살과 자폐증의 연관은 발견되지 않았다.	2003년과 2004년에 행해진 3개의 연구들은 티메로살이 포함된 백신과 포함되지 않은 백신을 투여받은 환자들의 상해에 대한 불만들을 분석했다.
이 연구는 자폐증과 티메로살과의 연관을 발견했는가?	아니요	아니요	예

는 것보다 케냐의 말라리아 현장 사무소에서 일하는 것이 더 안전할 것 같다고 썼다.

■ 경종이 울리다 An Alarm Is Sounded

티메로살은 백신의 보존제로 10여 년간 쓰여 왔다. 무게로 따지면 티메로살의 약 50%는 에틸 수은(ethyl mercury)이다. 에틸 수은은 대부분의 과학자들이 메틸 수은(methyl mercury)보다는 독성이 낮다고 말하는 수은 형태로 물고기에서 발견된 수은 유형이다. 아동용 백신에 포함된 에틸 수은(ethyl mercury)의 양은 일반 참치 샌드위치에서 발견되는 메틸 수은(methyl mercury)의 양과 대략 같다.

1999년에 미국 식약청의 한 과학자는 미국 유아들이 전체 예방접종 일정에 따라 맞았던 백신들 속의 모든 수은양을 합산했고 그 양이 정부가 정한 기준치를 초과한다는 결론을 내렸다. 일부 보건 당담자들은 투여된 백신 중의 티메로살이 해롭다는 근거가 없고 그것을 제거하면 사회적 불안을 유발할 수도 있다는 이유로 다른 조치를 취하지 말 것을 조언했다. 반면, 다른 당담자들은 티메로살이 무해한지 확신하지 못했다.

1999년 미국 소아과학회(American Academy of Pediatrics)와 공중위생국(Public Health Service)은 백신 제조자들에게 가능한 한 빨리 티메로살을 제거할 것을 주장하는 공동성명을 발표했다. 2001년에 이르렀을 때 미국에서 정기적으로 소아들에게 접종되는 어떤 백신도 0.5마이크로그램(μg) 이상의 수은을 포함하지 않았는데 이 양은 영아가 매일 먹는 모유에 함유된 것과 동일한 양이다.

이런 변화에도 불구하고 정부 당국은 티메로살을 포함한 백신들이 티메로살을 포함하고 있지 않은 백신만큼 안전하며 성인용 독감 백신은 여전히 보존제를 포함하고 있다고 말하고 있다.

하지만 1999년 자문회의는 즉 반복적으로 평생에 걸쳐 병세가 나타나며 때로는 자기 파괴적인 행동을 하며 사회적 관계 형성이 불가능한 질환인 자폐증으로 고통받는 아이를 둔 많은 부모들에게 경보를 울렸다. 10~25%의 경우에서 자폐증은 한 살에서 두 살 사이의 어느 순간, 어린아이들에게 갑자기 발생하는 것으로 보인다.

자폐증의 진단은 1980년대에 1만 명 중 한 명 정도였던 것이 2003년에는 166명 중 한 명으로 최근 들어 급격히 상승하고 있는 추세이다.

대부분의 과학자들은 자폐증이 유전적 요인의 영향을 강하게 받지만 일부 알려지지 않은 환경적 요소도 작용한다고 믿는다.

국립정신건강협회(National Institute of Mental Health)의 책임자인 톰 인셀(Tom Insel) 박사는 말했다. "핸드폰일까요? 초음파? 아니면 다이어트 음료? 모든 부모는 나름대로 견해를 가지고 있습니다. 하지만 현 시점에서 우리는 (정확한 원인을) 알지 못합니다."

2000년, 일단의 부모들이 모여서 세이프마인즈(SafeMinds)를 설립했다. 이 조직은 티메로살이 자폐증을 일으키는 그 환경적 요인이라고 주장하는 여러 조직들 중의 하나였다. 그들의 주장은 버튼과 같은 정치인들에 의해 지지되어 왔다.

"내 손자는 하루에 아홉 번이나 주사를 맞았고, 그중 일곱 번의 주사에는 당신도 알고 있듯이 50%가 수은인 티메로살이 포함되어 있었습니다. 그 아이는 얼마 지나지 않아 자폐증을 진단받았습니다." 버튼은 한 인터뷰에서 이렇게 말했다.

2000년부터 2004년에 걸쳐 연속적으로 열린 의회 청문회에서 버튼은 이를 증명하기 위해 백신이 자폐증의 원인이라고 주장하는 저명한 전문가들을 불렀다. 그들 중에는 치과용 충전재가 자폐증이나 다른 질환들을 유발하거나 악화시킨다고 주장하는 켄터키 대학의 화학과 교수와 하느님이 87세의 성직자를 통해 그녀에게 백신이 자폐증을 유발한다고 말했다고 주장하는 루이지애나 주 배턴 루지(Baton Rouge)에서 온 한 의사도 포함되어 있다.

물론 부모들이 가장 빈번하게 언급하는 마크 가이어(Mark Geier) 박사 및 그의 아들 데이비드 가이어(David Geier)와 같은 전문가들의 증언도 이루어졌다.

■ 소송 제기 Trying to Build a Case

가이어 박사는 백신에서의 티메로살 사용을 "가장 거대한 재앙"이라고 불러 왔다.

그와 그의 아들은 메릴랜드 교외의 2층집에 살면서 일을 한다. 부엌을 지나 계단을 내려가면 가이어 박사가 국립위생연구소에 있는 것만큼이나 좋은 세계적 수준의 실험실이라고 부르는 방이 하나 있다. 그 방에는 플러그를 꽂지 않은 폐기된 실험실 장비, 바닥 전체에 깔려 있는 카펫, 그리고 가짜 나무장식 등이 있다.

가이어 박사는 그가 NIH에서 실험실 보조원이었을 때인 1971년부터 백신의 안전성 문제들을 조사해 오고 있다. 그의 이력서에는 논문들이 목록화되어 있는데 그 중 많은 논문들이 백신이 손상이나 질병을 유발한다고 주장하는 것들이다.

2003년 백신 소송에서 판사가 가이어(Geier) 박사에 대해 훈련이나 전문성, 경험이 없으면서 그 분야의 전문적인 증인으로 나섰다고 판결을 내렸음에도 불구하고 가이어 박사는 90개 이상의 백신소송에서 증언을 해 왔다고 말했다.

다른 소송들에서도 판사들은 가이어 박사의 증언에 대해 '지적으로 부정직하다'거나 '믿을 만 하지 않다', '전적으로 부적절하다'고 말했다.

자폐와 티메로살 간의 인과관계에 대한 가이어 박사와 그의 아들 데이비드 가이어 박사의 6개 연구들은 대부분 그들의 자녀가 백신에 의해 해를 입었다고 의심하는 사람들이 질병관리본부(CDC)에 보내온 불만들에 근거를 두고 있다.

첫 번째 연구에서 가이어는 1992년부터 2000년까지 접종된 티메로살이 포함된 백신에 대한 소송건수를 1997년부터 2000년까지 접종된 티메로살이 포함되지 않은 백신에 대한 소송건수와 비교했다. 그리고 그들은 어린이가 티메로살을 맞으면 맞을수록 자폐증에 대한 소송건수도 더 쌓여 가는 것으로 보인다고 결론 내렸다. 네 개의 다른 연구들도 비슷한 방법들을 사용했고 비슷한 결론에 도달했다.

가이어 박사는 인터뷰를 통해 티메로살과 자폐증의 관계는 분명하다고 말했다.

그는 공중보건 당담자들이 "이 사실을 은폐하려고 한다"라고 말했다.

■ 연구들에 대한 평가 Assessing the Studies

과학자들은 가이어의 연구는 결함 있는 방법론을 사용했기 때문에 잘못되었다고 말한다.

"가이어의 연구는 미리 결론을 내려놓고 일을 거꾸로 해 나간다는 것입니다." 캘리포니아 주 오클랜드에 있는 카이저 퍼머넌트 백신연구센터(Kaiser Permanente Vaccone Study Center)의 책임자인 스티븐 블랙(Steven Black) 박사의 말이다. "그들은 유사과학을 하고 있습니다."

질병관리본부의 책임자인 줄리 L. 거버딩(Julie L. Gerberding) 박사는 정부 기관이 티메로살의 어떤 가능한 해악을 끼치는 효과에 대해서도 정보를 숨기고 있지 않다고 말했다.

"여기에는 어떤 음모도 없습니다"라고 그녀는 말했다. "그리고 우리는 아이들의 건강과 관련이 있는 정보나 증거를 절대 모른 척하지 않을 것입니다."

2003년 부모들의 요구에 의해 질병관리본부는 국립과학아카데미 산하의 미국 의학원(Institude of Medicine)과 국가의 최고의학자문그룹에 티메로살과 자폐증의 연관성에 대한 증거를 검토해 줄 것을 요청했다.

작년에 나온 보고서에 따르면 질병관리본부에 의해 소집된 한 패널은 가이어의 연구들이 '해석 불가능한' 것이어서 심각한 결점을 가지고 있다고 일축했다. 위원회는 가이어의 어떤 수학식들은 어떤 정보도 제공하지 않았고, 가이어가 '기여위험도(attributable risk)'와 같은 기본적인 과학용어를 부적절하게 사용했다는 것을 발견했다.

이와 대조적으로 위원회는 미국, 영국, 덴마크, 스웨덴 아이들의 건강기록을 많이 조사한 다섯 개의 연구들은 설득력이 있다는 것을 발견했다.

세계보건기구(WHO)에 의해 수행된 연구는 1988년부터 1997년까지 영국에서 태어난 10만 9,863명 어린이들의 건강기록을 조사했고 티메로살의 함량이 가장 높은 백신을 투여받은 어린이에게서 자폐증과 같은 발달 문제의 발생 비율이 가장 낮았다는 것을 알아냈다.

다른 연구에서는 1990년에서 1996년까지 덴마크에서 태어난 46만 7,450명 어린이들의 기록을 조사했다. 이 연구에서는 덴마크에서 티메로살이 포함된 백신이 보존제가 없는 것으로 대체된 1992년 이후에 자폐증의 비율이 하락하지 않고 오히려 증가했다는 것을 알아냈다.

가장 포괄적인 연구 중 하나인 질병관리본부의 2003년 보고서에 따르면 1991년부터 1999년에 미국에서 태어난 12만 5,000명 이상의 어린이들의 건강기록을 조사했을 때, 티메로살을 주입받은 총량이 다른 어린이들 사이에 자폐증의 비율은 차이가 없다는 것이 발견됐다.

이에 대한 세이프마인즈(SafeMinds)가 이끄는 부모 집단의 응답은 질병관리본부로부터 획득한 문서들에 따르면 연구의 초기 버전들은 티메로살과 자폐증 사이의 연관성을 발견했다는 것이었다.

하지만 질병관리본부 연구자들은 더 많은 데이터와 실험 통제가 추가되어 감에 따라 연구들이 발전되어 가는 것이 드물지 않다고 말했다. 그들은 그 연구의 초기 버전은 발달 지연의 위험을 증가시키는 저체중 출생과 같은 요인들을 보정하는 데 실패했다고 말했다.

의학원은 질병관리본부의 이와 같은 교정에 '아무 내부적인 문제'도 없는 것으로 보인다고 말했고, 티메로살은 자폐를 유발하지 않는다고 결론지었다. 그리고 협회는 앞으로의 연구들도 유용하지 않을 것이라고 말했다.

■ 위협과 음모론 Threats and Conspiracy Talk

그 보고서가 나온 후 과학자들과 보건 당국자들은 적대적인 이메일과 전화의 공격을 받아 왔다. 협회 패널의 의장인 맥코믹 박사는 그녀가 음모의 일원이라고 주장하는 협박 메일을 받았다고 말했다. 하버드 대학은 그녀 사무실 주변의 보안을 강화했다.

기록 공개 요청 후 뉴욕타임스가 확보한 기록들에 따르면 질병관리본부에 전달된 11월 28일의 한 이메일 메시지에는 "용서라는 것은 그들과 하느님 사이에서 이루어지는 것이다. 모임을 준비하는 것이 나의 일이다"라고 적혀 있었다.

8월 20일에 질병관리본부에 온 또 다른 이메일에는 "나는 당신이 말한 모든 거짓말들과, 그 거짓말로 당신들이 보호한 독으로 파괴한 생명들을 너무나 잘 알면서도 어떻게 밤에 잠을 제대로 잘 수 있는지 알고 싶다"라고 쓰여 있었다. 세이프 마인즈의 린 레드우드(Lyn Redwood)는 그런 이메일 메시지들이 그녀의 조직이나 다른 옹호단체들을 대표하는 것은 아니라고 말했다.

그런 위협에 대한 대응으로 질병관리본부 당국자들은 FBI(연방조사국)와 접촉하여 질병관리본부의 안전을 강화했다. 어떤 당국자들은 그런 위협들이 그들로 하여금 다른 일들을 돌아보게 했다고 말했다.

티메로살이 자폐를 유발한다는 주장에 공감하는 올초 발행된 책『피해의 증거(*Evidence of Harm*)』에서 작가 데이비드 커비(David Kirby)는 티메로살 이론이 내년 또는 내후년 안에 존립을 하든지 무너질 것인지 결정될 것이라고 썼다.

그리고 자폐가 일반적으로 세 살과 네 살 사이의 소아에서 진단되며 티메로살이 2001년에 아동기 백신에서 대거 제거됐기 때문에 올해는 자폐의 발생률이 떨어져야 한다고 말했다.

덴마크, 스웨덴, 캐나다에서는 1990년대에 백신에서 티메로살을 제거했지만 자폐증의 감소는 뒤따르지 않았다고 연구자들은 말한다.

그러나 자폐와 백신에 대한 논쟁은 조만간 끝날 것 같지 않아 보인다.

"연구와 자료들이 보여 주는 것들은 중요하지 않는 것 같이 보입니다." 미네소타 주 면역 담당자인 이레스만은 말했다. "그리고 이 점이 우리를 정말 두렵게 합니다. 왜냐하면 만약 과학이 중요하지 않다면 어떻게 우리가 결정을 해 나갈 수 있겠습니까? 어떻게 우리들이 부모들과 의사소통을 할 수 있겠습니까?"

연관짓기 Making Connections

1. 관점을 보여 주는 기사를 성공적으로 작성하는 비결은 무엇인가?

2. 특정 형태의 암을 고르고 이 유형의 암에 의한 사망률이 지난 40년간 감소했는지 알아보라. 이 연구를 하기 전에 조기발견기간 바이어스(치우침)에 관해 찾아보라. 조사가 끝난 후에, 이 특정 암치료가 얼마나 진전되었는가에 관한 대중의 인식이 실제 암 사망률의 실상과 다른지 아닌지를 검토해 보라.

3. 논쟁의 여지가 있는 토픽을 고르고 그것에 관해 일정한 관점을 취하는 기사를 작성하라. 그 논쟁에 대해 보도할 때 이야기를 전체적으로 조망할 수 있도록 반드시 역사적인 연구를 수행하라.

제 9 장 역사적 관점으로 쓴 기사 Historical Stories

역사적 관점의 기사들은 독자들에게 의료와 보건 관련 화제들에 대한 장기적인 안목을 제공한다. 그런 기사는 주로 현재의 뉴스 거리나 의료에서의 중요한 사건이 생겼던 날을 계기로 작성된다. 예를 들어 2009년도의 돼지독감은 1918년에서 1919년에 발생했던 소위 '스페인 유행독감'에 대해 독자의 관심을 고조시켰다. 노벨상은 수상자가 업적을 이룬 분야에 대한 기사를 쓰는 계기가 되고, 오래된 질병에 대한 새로운 치료법의 발견은 기자에게 과거를 돌아보게 자극한다.

뉴욕타임스에서 역사 관점의 특집 기사는 일반적으로 '화요 과학 타임스(Tuesday Science Times)' 섹션에 실린다. 역사의 한 부분들을 취재하기 위해 기자는 자료를 섭렵하고 다양한 관점을 가진 사람들을 인터뷰하며 그리고 이 장에 실린 두 기사처럼 때로는 개인적 경험을 묘사하기도 한다.

▶ Selection 9.1

다음의 기사에서 의사인 의학 기자 로렌스 K. 알트만은 영상의학전문의인 자기 아버지에 대한 인물소개 기사와 110년에 걸친 방사선학의 역사를 통합하여 독특한 접근을 시도했다. 기사에서는 언급하지 않았지만 알트만은 자신이 70번째 생일을 맞았고, 아버지의 날(Father's day)에 기사를 게재하게 되었다는 점에서 아이디어를 이끌어 냈다고 이야기한다. 그는 빌헬름 K. 뢴트겐(Wilhelm K. Roentgen)이 엑스레이를 발견한 1895년에 시작하여 방사선학 분야의 변천을 기사로 쓰고 싶었다. 그리고 그는 일인칭 시점이 "의학 교육을 받지 않았거나 의사 집안에서 태어나지 않은 사람이 가지기 어려운 통찰력을 제공한다는 것"을 깨달았다.

알트만은 개인적 관찰을 역사와 함께 직조함으로써 진실성 있는 기사를 썼다. 특색 있는 가족의 일화로 자칫하면 딱딱해질 수 있는 설명을 더 재미있게 만들었다. 알트만의 간결한 문장과 완벽한 구절의 변화를 주목하라. 또 좋은 기자의 특징인 세부 사항에 대한 그의 집중력에 주목하라. 그의 아버지가 라듐을 어디에 보관했는지, 그가 어떤 보호 장비들을 착용했는지, 그가 사용한 기계의 모습은 어떠했는지, 그리고 자라나는 소년에게 집이며 병원이기도 했던 곳에서의 삶이 어떻게 느껴졌는지, 어떤 소리가 들렸고 어떤 냄새가 났는지 우리는 확실히 알게 됐다. 이 이야기의 마지막 부분으로서 기사의 마지막 내용은 알트만이 왜 의학 기자가 되기로 결정했는지 잘 설명해 준다.

THE DOCTOR'S WORLD

9.1 방사선학뿐 아니라 나도 어렸다

– 2007년 6월 19일/로렌스 K. 알트만

Radiology Was Young, and So Was I

June 19, 2007/By Lawrence K. Altman, M.D.

어떤 사람들은 태어날 때부터 은수저를 물고 태어난다. 나는 납으로된 고치에 쌓여 자랐다.

'솔(Sol)'로 알려진 내 아버지 윌리엄 S. 알트만(William S. Altman) 박사는 진단 방사선과 의사였고, 매사추세츠 주 퀸시에 있던 우리 집은 1층이 엑스레이 기계로 다 들어차 있었다. 흩어진 방사선으로부터 아버지의 동료들과 환자, 그리고 우리 가족을 보호하기 위해 아버지는 벽과 바닥, 대부분을 납으로 도배했다. 우리는 손가락이 끼지 않으려고 그 무거운 문을 조심스럽게 열고 닫는 법을 배웠다.

제2차 세계대전 직후까지 과학적 기구에 많이 의존하는 방사선과 분야를 포함하는 많은 의사들이 편리함과 비용 절감을 위해서 집에서 진료했다.

오늘 나는 70세가 된다. 나는 지금은 사라진 이런 미국적인 것들을 추억해 본다. 1970년대에 들어서 엑스레이는 많은 질병의 발견에 도움을 주었지만 병의 경과에는 거의 영향을 미치지 않았다.

빌헬름 K. 뢴트겐이 독일에서 1895년 엑스레이를 발견하여 사람 몸을 직접 열어 보지 않고도 몸 안을 들여다볼 수 있는 첫 번째 기회를 제공한 이래로 방사선학은 엄청난 발전을 거듭했다.

CT로 상세하게 몸의 각 단면들을 사진으로 찍을 수 있다는 사실을 뢴트겐은 상상할 수 없었을 것이다. 방사선 중재적 영상의학 전문의들(interventional radiologists)은 엑스레이 영상을 사용하여 장이나 뇌출혈을 방지하고 그 밖의 다른 문제를 해결하기 위한 수술을 시행한다. 라듐에서 더 발전하여 다른 방사성 동위원소를 사용함으로써 갑상선이나 다른 내분비선의 문제를 추적하는 영상을 만들 수도 있다.

이것들과 초음파나 MRI와 같이 방사선과 관련이 없는 다른 영상기술들은 현재 많은 환자들의 수술의 정확성 개선에 쓰이고 있다.

나의 아버지는 사람들과 어울리기를 좋아하고 훌륭한 유머와 대단한 인내심을 가진 분이었다. 이런 것들이 훌륭한 임상적 태도를 구성했다. 1930년대 초 일반으로 1년간 수련받은 후, 그는 미국에서 첫 번째로 훈련받은 방사선 전문의들 중 한 명이 되었다. 전기기사였던 할아버지로부터 기계수리 취미를 물려받았기 때문에 아버지는 방사선 분야에 부분적으로나마 변화를 가져왔다.

나중에 백혈병이나 다른 혈액질환에 걸렸던 다른 동료들과는 다르게 방사선의 위험을 잘 인지하고 있었던 아버지는 번거롭더라도 일하는 동안 언제나 납으로 되어 있는 보호 장비와 장갑을 착용하였다. 방사선과 의사들을 포함해 엑스레이 사진을 찍었던 사람들 중 아버지보다 일찍 돌아가셨던 분들이 많았지만 우리 아버지는 83세까지 살았다.

우리 아버지는 다른 많은 방사선과 의사들과 마찬가지로 일과 가정을 분리해서 하루를 보냈다.

때때로 아버지는 학술논문이나 종설논문을 썼다. 일주일에 두 번씩 모교인 터프츠 대학에서 자원봉사로 학생들을 가르쳤고, 가장 흥미롭고 당혹스러운 사례들을 동료들과 공유했다.

미국에서는 엑스레이의 일상적인 사용이 천천히 자리 잡아 가고 있었다. 중요한 방식으로 미국의 방사선학은 그들의 전문성을 독일로부터 전수받았다. 독일과 오스트리아에서 피난 온 방사선과 의사들은 전문지식과 장비들을 가져옴으로써 보스턴을 일찍이 미국에서 이 분야의 리더로 만들었다.

그중 한 사람인 리처드 샤츠키(Richard Schatzki) 박사는 환자의 식도에 음식물이 달라붙게 만드는 원인이 되는 식도의 둥글게 좁아지는 부분이 '샤츠키 링(Schatzki ring)'이라고 명명됨으로써 그 이름이 남아 있다.

시간이 지나자 지도자급 인물들이 미국에 나타나기 시작했다. 그들은 보스턴을 방문해 학회에 참여했다. 그중 한 명인 헨리 S. 캐플런(Henry S. Kaplan) 박사는 스탠포드에서 호지킨(Hodgkin) 병을 방사선으로 치료해 냈다. 나는 그와 함께 거기에서 객원 의대 학생으로 연구를 했었다.

방사선과 의사들은 정규 근무시간에만 일한다고 알려졌지만 그것은 사실 근거 없는 이야기였다. 종종 한밤중에 병원에서 걸려 온 전화에 아버지는 사고환자나 응급수술이 필요한 환자의 엑스레이를 살펴보러 나갔다. 아버지는 이러한 일을 그의 직업의 일상적인 부분으로 여겼다.

지역병원에서는 응급 엑스레이 촬영이 이루어졌지만 개인 진료에서는 선택적 촬영이 이뤄졌다. 심지어 어떤 환자들은 한밤중에도 진료실로 찾아와 본인이 바라는 종류의 엑스레이를 찍기 원했다. 아버지는 차분히 방사선과 의사는 일반 의사의 진료의뢰 없이는 어떠한 환자도 받아들일 수 없다고 설명하였다.

근무시간에는 환자들과 의사들이 전화를 해서 약속을 잡아 놓으려 했기 때문에 우리가 살고 있는 집에서도 진료실 전화를 받아야 했다. 어머니 에스더(Esther) 여사와 누나 도로시(Dorothy), 그리고 나는 예약시간을 예약장부에 기록하고 엑스레이를 찍는 전날에는 자정부터 아무것도 먹거나 마시지 말라는 환자 지시사항을 전하기도 했다.

방사선과 의사는 때때로 고관절에 골절이 생겨 침대에 누워 있는 환자를 방문하기도 했다. 아버지의 검은 가방에는 서류 가방만한 사이즈의 휴대 가능한 무거운 엑스레이 기계가 있었다. 방사선 노출 시간이 길었고, 화질이 진료실에서 찍는 사진만 못했기 때문에 휴대용 이 엑스레이 기계의 사용은 제한적이었다.

1층의 대기실은 마디가 많은 송판으로 장식되어 있었다. 의자 옆에는 잡지들이 책꽂이에 쌓여 있었다. 조용한 분위기를 유지하기 위해 아버지는 내가 트럼펫이나 드럼을 배우는 것을 허락하지 않았다. (아버지는 내가 피아노나 클라리넷 레슨을 받는 것을 장려하였지만, 위층에서 연주하는 나의 소리는 더 이상 나아지지 않았다.)

두 개의 방은 대부분 뼈, 폐, 신장, 장의 진단학적인 엑스레이 촬영을 위해 사용됐다. 유방암 검진용 엑스레이(mammogram) 촬영은 이 시대에는 드물게만 행해졌다. 엑스레이와 형광판을 사용해서 위나 창자와 같은 몸의 내부 구조를 촬영하는 형광투시검사는 표준적인 절차로 어두운 곳에서 행해졌다. 형광투시법 시행자는 더 잘 보기 위해서 빨간색 고글을 착용했다. 밝은 데서 어두운 곳으로 시각이 적응하는 데 시간이 걸리기 때문에 그들은 종종 시술 시작 30분 전에 고글을 착용했다. 아버지가 진료실에서 병원으로 형광투시검사를 하러 갈 때 어머니는 종종 차로 데려다 주었다.

아버지는 또한 특별한 방법을 사용하였다. 아버지가 제일 싫어한 것은 기뇌촬영상(氣腦撮影像, pheumoencephalogram)이었는데, 그것은 환자의 등 아랫부분에 바늘을 삽입하여 척수액을 제거하고 공기를 주입하는 것이었다. 이 방법은 엑스레이상에 뇌의 뇌실 윤곽을 나타내 줄 수 있다. 하지만 환자는 예외 없이 극심한 두통을 겪어야 했고 극소수의 환자만이 추가 검사에 동의했다. 요즘은 CT 스캔과 MRI의 정확성이 기뇌촬영을 과거의 유물로 만들었다.

세 번째 방은 다른 방과는 다르게 방사선치료에 쓰였다. 이는 때때로 치료의 효과가 있었다. 그 대부분은 특히 암 분야에서는 병의 증세를 일시적으로 완화시켜 주거나 고통을 경감시켜 주어서 방사선과 의사들을 '암의사'로 알려지게 했다.

스테로이드 약물이 소개되기 전에 소량의 방사선 혹은 두 종류의 혼합 방사선은 몇몇 초기 양성 종양 환자들에게 쓰이기도 했다. 그 한 경우가 어깨에 있는 혈액낭염 환자에게 쓰인 것인데 방사선은 운동요법과 함께 통증을 빨리 완화시켰고 어깨를 완전히 다 움직이게 회복시켜 주었다. 현재 방사선은 암이 아닌 다른 질병에는 거의 쓰이지 않는다.

아버지는 또한 대부분이 자궁암이나 자궁경부암인 암의 치료에 라듐을 사용하였다. 아버지는 라듐을 납으로 둘러싸인 상자에 넣어 안전한 지하 저장고에 보관하였다.

오늘날 우리는 그러한 치료를 완화요법이라고 부르겠지만 대부분의 암이 말기에 발견됐던 시대에는 그 방법을 그렇게 여기지 않았다. 내가 청소년시절에 화학요법은 아직 초기 단계였고 사람들은 암을 완곡하게 이야기했다. 많은 환자들이 많이 진행되어 궤양이 생긴 암을 안고 병원에 왔는데 이런 경우를 오늘날에는 볼 수 없다. 심지어 몇몇 암에서는 구더기가 자라기도 했다.

엑스레이 필름은 암실에서 카메라 필름에 사용되는 종류의 화학적 처리절차를 거쳐 만들어졌다. 기술자는 냄새가 고약한 새로운 현상액을 매일 섞었고 방사선과 의사들은 예비적으로 엑스레이 필름이 마르기 전에 '건조 전 판독(wet reading)'을 시행했다. 디지털 시대에는 엑스레이 필름이 더 이상 쓸모없게 되면서 이러한 단계가 없어졌다.

사무실이 집에 있어서 한 가지 편한 점은 아버지가 위층으로 올라가서 낮잠을 잘 수 있다는 것이었다. 최신 학술지가 쌓여 있어 화장실은 도서관으로도 사용됐다. 가족들과 저녁을 먹은 후 아버지는 진료실로 내려갔고 엑스레이를 붙여 놓고 보는 판 앞에 서서 각 환자의 엑스레이 필름을 검사했다. 그리고 밤늦도록 판독지를 작성하였다.

내가 처음으로 아버지 어깨너머로 필름을 본 것이 몇 살 때였는지는 기억하지 못하지만 지역에 있는 화강암 채석장의 많은 인부들이 심각한 질병인 규폐증 환자였고, 폐 엑스레이 사진상에서 많은 부분들이 평범한 검은색 대신 하얀색으로 나타났던 것은 생생하게 기억난다. 이러한 경우에 규폐증 때문에 폐결핵의 위험이 증가하기 때문에 아버지는 나에게 심도 있게 관찰할 것을 가르쳐 주었다.

엑스레이는 훈련되지 않은 눈을 가진 사람 대부분에게 해석하기 힘든 그림자 영상이다. 방사선과 의사들은 단련된 방식으로 체계적으로 보는 법을 배운다. 예를 들어, 그들은 다양한 각도에서 흉부 엑스레이 사진을 정밀 촬영한다. 그 다음 폐나 심장, 늑골들을 자세하게 살핀다.

"경험이 쌓이고 훈련된 눈은 복잡한 형태의 그림자들과 영상들을 한 번만 보아도 알아낼 수 있고 비정상적 형상과 그림자에 본능적으로 민감해질 수 있습니다." 보스턴 대학의 방사선과 교실 석좌교수로 있는 닥터 조세프 T. 페르쿠치(Joseph T. Ferrucci Jr)는 말했다. 그의 아버지는 우리 아버지의 동료였다.

방사선과 의사는 환자와 그들의 질병에 대해 다른 의학 전문가들과 다른 관점을 가지고 있다. 한 경구에 나타나 있듯이 의사들은 환자를 임상에서 보고 그들의 병을 그려 본다. 방사선과 의사는 엑스레이 필름에 나타나 있는 질병을 보고 환자를 그려 본다.

엑스레이 기술이 발전함에 따라 아버지는 오래된 기계들을 더 크고 더 좋은 사진을 찍을 수 있는 새 것으로 종종 교체했다. 결국 아버지는 사무실을 집 앞과 도로 사이 바위만 남아 있는 곳까지 확장해야 했다.

장비들은 종종 고장 났다. 엑스레이 기계를 고치는 사람이 왔을 때, 아버지는 복잡한 전기회로망 도표를 바닥에 펼치고 그들과 같이 고장난 곳을 찾곤 했다. 아버지의 감각은 꽤 날카로워서 그의 엑스레이 기계를 만들었던 하비 피커(Harvey Picker)처럼 되어 갔다. 나는 그러한 호기심을 물려받지 못했다.

아버지는 그가 진단하고 예방법을 찾았던 의학적 문제의 원인들에 대해 궁금해하였다. 그는 환자들과의 대화를 통해 역학적 정보들을 알아냈다. 예를 들어 아버지는 자동차 사고가 난 피해자들에게 사고가 난 자동차의 색깔이나 모델명 등을 물어보았다. 많은 피해자들이 사고가 난 차의 색이 어두웠다고 말했기 때문에 아버지는 오로지 저녁에 더 잘 보이는 밝은 색의 자동차만 샀고 다른 사람들에게도 그렇게 하라고 충고하였다.

1964년 서전제너럴(Surgen General)의 보고서가 나오기 오래 전부터 아버지는 대화와 관찰을 통해 흡연이 폐암을 유발한다는 것을 확신하였다. 친척 중에는 흡연 관련 질병으로 세상을 떠난 이가 있었지만 우리 집에서는 아무도 흡연을 하지 않았다.

아버지는 퀸시에 있는 포 리버(Fore River) 조선소에서 일하는 많은 일꾼들에게 왜 중피종(mesothelioma) 같은 암이 발병되는지 궁금해하였다. 그는 소유주들을 설득해서 그 이유를 찾아보려 노력했다. 나중에 의사들은 석면 때문임을 알아냈다. 아버지의 이러한 일화와 연구들은 역학에 대한 나의 호기심에 불을 붙였다.

아버지를 비롯한 방사선과 의사들은 주치의들이 엑스레이를 촬영하게 한 특정한 증상이나 신체적 소견을 알려 주지 않을 때 짜증을 냈다. 이러한 사항들은 방사선과 의사들이 무엇을 찾아내야 하는지 알게 하는 데 필요하다.

정확한 정보의 부재는 주치의와 방사선과 의사 사이에서 일어나는 아직까지도 흔한 문제이다. 그리고 그것은 대중들과 의학 전문가들 사이의 대화 소멸이라는 더 큰 문제의 한 증상이다. 내가 선택했으며 40년 동안 추구해 온 전문 분야는 부분적으로 이러한 대화의 부재에 대한 해결책이다. 그리고 부분적으로 대중들에게 의학과 그 발전에 대한 정보를 제공한다. 그 분야가 바로 의학 저널리즘이다.

▶ Selection 9.2

다음 기사는 2006년에 의학의 과거와 현재라는 다섯 개로 구성된 시리즈 중 네 번째 기사로 실렸다. 알트만은 의학 분야에서 중요한 사건들을 되돌아보았다. 기사들은 1867년 알프레드 노벨의 다이너마이트에 대한 특허 획득, 1901년 첫 노벨 생리의학상 수여, 1985년의 첫 국제 에이즈 학회, 1987년 재향군인병의 유행, 그리고 심장병치료법의 발달과 지난 50년간의 다른 많은 질병들을 포함하고 있다.

알트만은 이 책에 실린 인터뷰에서 의사들마저도 의학사를 간과하고 있다고 이야기한다. "당신은 당신이 아는 것이 어디서 왔으며 어디에 있는지, 어디로 가고 있는지 알아야 합니다. 나는 의학사가 의대에서도 간과되고 있는 것을 알고 있습니다. 의학사를 의대의 필수 강좌로 두거나 … 교수들이 의학사에 대해 잘 알고 있는 의과대학은 드뭅니다."

다음 집담회(grand round) 기사에서 알트만은 지난 40년간 의료기관의 급진적인 변화를 살펴보려 한다. 젊은 임상의사들은 환자가 강의실에 실려 와서 참석한 의사나 수련의를 위한 교육 사례로 이용되는 집담회에 참여해 본 적이 없을 수 있다. 그것은 더 나은 일을 것이다. 왜냐하면 환자에게 집담회의 경험은 잔인하고 굴욕적일 수 있기 때문이다.

알트만은 방사선과 의사였던 아버지에 대한 이야기보다 덜 개인적이고 더 일반적인 이 기사에서도 방사선학에 대한 그의 첫 번째 기사에서처럼 일인칭시점을 취한다. 알트만은 자기의 경험을 포함하여 일련의 일화들로 그의 기사를 구성하지만 의학계 외부의 청중들도 잘 이해할 수 있도록 주의깊게 설명을 한다. 그 글은 대화체이나 짧고 분명하다. "소크라테스적 대화법은 파워포인트에 길을 내주었다. 이들 (지금의) 집담회들은 유용하지만 확실히 큰 규모는 아니다"라고 알트만은 말한다. 집담회에 대해 지식이 없는 사람들을 위해서 알트만은 그 끝나 가는 모습을 우리가 커튼 뒤에서 바라보듯이 경험할 수 있게 해 준다.

THE DOCTOR'S WORLD

9.2 소크라테스식 대화는 파워포인트에 길을 내주다

- 2006년 12월 12일/로렌스 K. 알트만

Socratic Dialogue Gives Way to PowerPoint

December 12, 2006/By Lawrence K. Altman, M.D.

집담회(grand rounds)는 더 이상 큰 규모(grand)가 아니다.

적어도 한 세기 동안 넥타이와 하얀 가운을 갖춰 입은 의사들이 매주 수련병원의 강당으로 모여들었다. 최고의 임상의로부터 의료에 대한 지식과 기예를 배우기 위해서였다. 우리 앞에는 흔히 의자에 앉거나 바퀴 달린 들것에 누워 있는 한 명의 환자와 두 명의 의사가 있었다. 두 명의 의사 중 한 명은 수련의였고 다른 하나는 병원의 교수이거나 상급자인 의사였다. 소크라테스적인 대화를 사용해서 그들은 청중들이 한 발 한 발 질병을 파악해 나가도록 이끌었다.

그러나 최근의 집담회는 최신 생의학 연구의 기술적인 측면에 초점을 맞추는 설명적인 강의가 되고 있다. 환자들은 사라졌다. 만약 병력이 제시된다면 그것은 간단한 개요 정도이며 토론자들은 이 내용을 거의 언급하지 않는다.

이제 멀리 떨어져 있는 병원이나 의과대학에서 온 방문 교수가 주재하는 경우가 많아졌다. 가끔 제약회사나 의료기기 제조사들이 방문 교수에게 사례비와 경비를 지불하는데, 이런 관행은 이제 비판을 받고 있다. 그리고 소크라테스식 대화는 파워포인트에 길을 내주었다. 이 검토회들은 흔히 유용하지만 확실히 대규모는 아니다.

정확히 언제 어디서 시작되었는지 알려지지는 않았다. 의사들이 환자로부터 배우는 모임(round)에는 많은 종류가 있다. 예를 들어, 매일 이루어지는 회진(daily working rounds)의 경우 의사들은 병원을 돌며 환자들을 방문하고 검사한다. 교육 모임(teaching rounds)에서는 더 상위의 의사가 환자의 침대 옆이나 진료실에서 레지던트나 인턴의 일을 살펴보고 가르침을 준다.

의사들이 병상 옆에서 관찰하는 것보다 더 이상을 알기 어려웠던 시대 때 번성했던 것으로 최고의 임상의사를 앞세운 공개 행사였다. 교수들은 종종 확대된 갑상선, 복수로 가득찬 배, 또는 또 다른 기괴한 상처와 같은 것들의 특징을 설명한다. 흔히 쇼맨십의 재주를 가진 사람들이 자신의 필요와 요구에 맞게 상황을 잘 꾸려서 흔히 최고의 선생님이 되었다.

젊은 의사가 환자의 흔치 않은 병력, 신체적 특성이나 증상을 언급하면서 시작된다. 교수는 그 사례에 대해 알고 있을 때도 있지만 모르는 경우도 있었다. 그러면 교수는 환자에게 어디가 아픈지 묻기도 하였다. 어떤 것이 잘못됐는지 묻는다. 인정 많은 교수들은 환자들에게 손을 얹음으로써 환자를 안심시키기도 했다.

교수는 저널리스트와도 같이 환자와 면담을 실시했다. 언제 열이 시작되었나요? 열이 얼마나 높았죠? 발진이 있었나요? 통증이 있었나요? 어디에 통증이 있나요? 어떻게 하면 통증이 덜어지나요?

내과와 외과 같은 주요 분과들은 각각 개최했다. 소아과는 좀 다른 형식을 갖고 있었다. 아이는 흔히 그저 부모 무릎에 앉아 있곤 했다. 그 형식은 소아과 전문의와 아이의 가족들이 직접적 대화와 감정을 드러내는 반응을 하도록 북돋았는데 이는 의사가 냉담하게 아이의 사례에 대해 설명한다면 발생하지 않을 방식이었다.

진단이 이루어지면 교수는 최신의 의학 지식을 환자의 상태와 연관시켰다. 연구가 아니라 진단과 치료, 환자 관리에 강조점을 두었다.

지난날 환자는 보통 한 시간 정도 걸리는 검토회 내내 그 장소에 있거나 일부 동안만 머물렀다. 가끔 청중으로 참석한 의사가 환자나 교수에게 질문을 했다. 어떤 시간에는 유머가 흘러들기도 하고, 때로는 교수들 사이에 인신공격이 행해지기도 했다.

나는 1958년 초에 보스턴 소재 터프츠(Tufts) 의과대학의 학생으로 로이스 와인스타인(Lois Weinstein) 박사가 전염병에 대해 설명하는 집담회에 참석했다.

보통 환자의 관련 정보는 칠판에 쓰여 있었다. 와인스타인 박사는 체온 차트를 검토했고 감염의 정체를 확인하는 데 도움이 되는 패턴의 단서들을 찾았다. 그러고 나서 그는 장티푸스, 디프테리아, 소아마비, 그리고 다른 많은 감염질환들을 치료한 그의 방대한 경험들에서 이끌어 낸 일화들을 들려주어 청중의 흥미를 이끌었다.

메디케어(medicare, 노인 의료보험제도 — 역자 주)와 메디케이드(medicaid, 저소득층 의료보장제도 — 역자 주)가 1965년에 시작되기 전에는 교육 실습 병원들에서 치료받은 많은 환자들은 자선으로서의 치료(charity care)를 받았다. 그 당시 교수들은 비용이 별 장애가 되지 않는다면 환자를 집담회에 참석시키려고 병원에 며칠 더 입원시키기도 했다. 다른 경우들에서는 많은 환자들이 무료 치료에 감사하며 퇴원 후 집담회에 참석하기 위해 돌아오기도 했다.

가장 우수한 전문가들도 긴장해야 했다. 왜냐하면 흔히 젊은 의사들은 초청받은 이의 두뇌를 혹사시키겠다는 의도로 사례를 골랐기 때문이다. 또 다른 의도는 그 전문가들이 자신의 생각을 설명할 때 동료들 및 병 자체와 재치를 겨루게 하겠다는 것이었다.

1987년 샌프란시스코에서 나는 등 쪽의 근육 경련과 쇠약함을 호소하는 80대의 환자가 심각한 칼륨 부족에 시달리게 된 이유에 대해 방문 전문가가 토론하는 것을 들었다.

레지던트가 환자의 병세를 자세히 설명한 후 토론자인 댈러스(Dallas)의 텍사스 대학 남서부메디컬센터(University of Texas Southwest Medical Center)의 내과 과장인 도널드 W. 셀딘(Donald W. Seldin)은 칠판으로 가서 핵심적 요소들을 강조하고 가능한 원인들을 적었다.

셀딘은 목록들의 범위를 좁혀 갔고, 감초를 그 원인으로 추측했다. 그러나 그는 환자가 감초를 먹지 않았다는 대답을 들었다. 다음으로 그는 환자가 담배를 씹는지를 물어보았다. 그렇다고 레지던트가 답했다. 환자는 그 즙을 삼킵니까? 다시 그렇다는 대답이 돌아왔다. 셀딘은 범인을 찾아냈다. 환자가 씹었던 담배 제품은 그녀의 증상을 설명하기에 충분한 양의 감초를 포함하고 있었다.

여러 해 동안 나는 병원의 한 구성원으로서 집담회에 참여했고 몇몇은 이끌기도 했다. 또한 나는 특이한 집담회를 기억하는 전국의 그리고 해외의 수많은 의사들과 그 집담회에 대해 토론했다.

보스턴에 있는 노벨상 수상자인 외과의사 조셉 E. 머레이(Joseph H. Murray)는 브리검 여성병원(Brigham and Women's Hospital)에 대해 회상했다. 하버드 대학의 유명한 외과과장인 프랜시스 D. 무어(Francis D. Moore) 박사는 최근 담낭을 수술한 여자에 대해 말했다. 그녀는 아마도 엑스레이를 보기 위해 대중에게 등을 돌린 채로 휠체어에 앉아 있었다. 토론이 끝날 때쯤 무어 박사는 그녀의 휠체어를 돌렸고 그 여성 환자가 자기 부인임을 밝혔다.

집담회는 가끔 예의범절에 대한 강의가 되었다.

듀크(Duke) 대학의 소아과 명예학장인 새뮤얼 L. 카츠(Samuel L. Karz) 박사는 1951년 하버드 의대생으로 첫 집담회에 참석했던 때를 회상했다. 검토회를 이끈 전문가는 수석 외과의사인 올리버 코프(Oliver Cope) 박사였다. 그는 병상의 환자와 이야기를 시작하더니 청중 중에서 셔츠를 열고 타이를 하지 않은 카츠의 동료 학생 중 한 명을 지적했다.

코프 박사는 환자를 방에서 내보내게 했다. 그리고 나머지 시간 동안 젊은 의사들에게 환자 앞에서의 적절한 복장에 대해서 설명했다. "그것은 지울 수 없는 인상을 남겼죠"라고 카츠 박사는 말했다. 그는 적절한 옷차림을 갖추지 못한 학생을 위해 타이를 가지고 다닌다.

집담회는 대소동의 무대가 되기도 했다.

98세인 하버드 대학 명예교수 A. 스톤 프리버그(A. Stone Freedberg) 박사는 오랫동안의 병환과 설명되지 않는 열로 사망한 환자에 대한 논쟁을 회상했다. 토론자가 가능한 원인으로 나열한 목록에는 여러 지역에서 발생하지만 중서부에 더 흔한 곰팡이 감염인 히스토플라스마증(histoplasmosis, 주로 폐의 진균성 감염증 — 역자 주)은 없었다.

청중 중에서 하버드 실습 병원의 내과 과장인 헨리 A. 크리스천(Henry A. Christian) 박사는 히스토플라스마증이 왜 제외되었는지 물었다. 토론자는 그들의 병원에서 그런 사례는 없었기 때문이라고 답변했다. 크리스천 박사는 그 병원이 지역의 유일한 병원이 아니라는 점과 그 환자는 다른 곳에서 히스토플라스마증에 감염될 수 있다는 점을 지적했다.

토론자는 크리스천 박사가 히스토플라스마증 환자를 본적이 있는지를 물어보는 것으로 응수했다. 크리스천 박사는 아니라고 대답하면서, 그가 아직 보지 못했지만 환자를 검사할 때는 떠올려 보아야 하는 많은 병들이 있다고 덧붙였다. 그 토론은 다른 참석자가 그들에게 밖에서 논쟁을 계속하자고 말할 때까지 점점 더 뜨거워졌다.

집담회는 계속되는 의학 교육의 중요한 방법으로 남아 있다. 하지만 인터뷰나 대화에서 많은 의사들이 그것이 강의 형식이 된 것에 불편함을 느낀다고 말했고 환자 관계 문제들에 대한 조명이 부족한 것에 대해 불안해했다. 많은 젊은 의사들은 집담회가 한때는 환자를 무대에 세우고 진행되었다는 것을 알지 못했다.

비평가들은 강의로의 전환은 환자와 의사의 관계를 손상시키고 의료의 비인간화를 가져오는 데 작용하는 시간 압력을 보여 주는 한 신호라고 말한다. 환자의 병력 제외와 강의 형식의 비인격성은 환자에게 초점을 맞추는 우선적 목표에 대한 주의도 끌어내렸다.

그러나 고전적인 집담회 형식은 더 이상 의사들에게 그들이 적절한 치료를 위해 알아야 할 것을 가르치는 데 충분하지 않다. 감초의 경우와 같은 임상적 문제들을 풀기 위한 훈련들은 의과대학과 병원의 많은 다른 학술모임들에서 이루어진다. 제2차 세계대전 이래로 의학은 점점 더 세분화되어 왔다. 병원 의료진의 규모는 급증했다. 어떤 과는 의학 학위를 갖지 않은 스태프들을 포함해서 의료진의 수가 수백 명에 달한다.

지금까지도 병상 옆에서의 관찰을 통한 배움은 중요하지만 의학은 그 너머로 멀리 나아갔다. 요즘 의사는 어떤 약을 처방하거나 시술을 시행하는 이유와 그 생리학적 기전에 대해 알 필요가 있다. 질병을 이해하기 위해서는 교수의 많은 일화적인 경험보다는 수많은 환자에 대한 과학적으로 엄격하게 설계된 실험으로부터 얻어진 정보에 더 의존해야 한다.

그럼에도 불구하고 단일한 경우들에 대한 경험은 중요할 수 있다. 왜냐하면 의사는 연구에서 사용된 기준에 맞지 않은 많은 환자들을 위해 치료법을 조절해야 하기 때문이다.

강의는 과학을 배우는 데 더욱 효율적인 것 같지만 그것이 확실치는 않다. 왜냐하면 효과에 대해 알려 주는 기록된 데이터들은 드물기 때문이다.

세부 전문 분야가 급증하는 시대에 집담회의 목표는 모든 의사가 공유해야 하는 핵심 지식을 강조하는 것이다. 그리고 집담회는 사회적 기능도 한다. 커피와 베이글 또는 피자를 손에 들고 의사들은 집담회 전후에 동료들과 어울린다. 이것이 한 주 동안 그들이 서로 만나는 유일한 시간인 의사도 있다.

하지만 최근 집담회 참석자 수는 줄어드는 것으로 보고되었다. 세분된 분야 전문의들은 그 세부 분야 회합에 참여하는 것을 더 선호한다. 그리고 국내나 국제 학회에 참석하는 의사는 나중에 집담회에서 강의될 것과 동일한 정보를 거기서 먼저 들을 수 있다.

각 주의 의사면허국은 의사들에게 매년 일정 수의 의학 교육 학점을 딸 것을 요구한다. 집담회에 참여해도 이 학점을 딸 수 있지만 다른 학점 부여 회합이 자주 이 경쟁에서 이긴다. 그래서 어떤 병원은 의사들이 그들의 스태프 지위를 유지하려면 매년 정해진 횟수 이상 집담회에 참석하도록 요구한다.

의학 교육자들은 집담회에 대한 참여를 늘리기 위해서 더욱 상상력을 풍부하게 하고 유머 감각을 회복하려고 할 것이다.

1961년 하버드 대학에서 무어(Moore) 박사와 같이 일했던 영국 의사 로이 Y. 칼른(Roy Y. Calne) 박사는 이식된 장기의 거부반응을 막을 신약개발 연구에서 중대 단계에 들어섰다. 그는 롤리팝이라는 이름의 개에게 아자티오프린(azathioprine)을 투여하여 신장이식 수술 이후 6개월 동안 신장이 정상적인 기능을 하는 상태로 건강하게 살게 했다.

무어 박사는 이제는 로이 경(Sir Roy)이 된 칼른(Calne) 박사에게 그의 발견에 대해 집담회 시간에 발표하도록 요청했다. 무어 박사는 대학시절 「하버드 풍자 유머지(*Harvard Lampoon humor magazine*)」에서 회장직을 맡았었다(공개하자면 몇 년 후에 나는 그 잡지의 임원을 했다). 칼른 박사는 사례를 요약해 설명하고 무어 박사의 허락을 받아 환자를 집담회에 초대했다.

문이 열이 열리고 롤리팝이 등장하자 칼른 박사는 "환자는 복잡한 강당 안에서 활보했고 앞 줄의 유명한 교수들에게 친구처럼 친근하게 다가갔습니다"라고 말했다. 잠깐의 정적 후에 관중은 웃음을 터트렸다.

아자티오프린은 이후에 신장이식 때의, 그리고 표준적인 치료에 반응하지 않는 심각한 류마티스성 관절염에서의 표준적인 면역억제제 중의 하나로 허가를 받았다.

로렌스 K. 알트만과의 대화

– 의학 기자

로렌스 K. 알트만은 1969년부터 뉴욕타임스 과학 뉴스팀의 일원으로 일해 왔다. 그는 기사 외에도 '사이언스 타임스'에 '의사의 세계(The Doctor's World)' 라는 칼럼을 썼다. 워싱턴 대학에서 내과의로 수련을 한 알트만은 1963년부터 1966년까지 애틀랜타에 있는 미국 보건부 질병관리본부(Public Health Service's Centers for Disease Control and Prevention)에서 일했다. 거기서 그는 전 세계에서 보고된 점염병 사례를 다루는 「질병률과 사망률 주간 보고(*Morbidity and Mortality Weekly Report, MMWR*)」의 편집자 역할을 했다. 알트만은 1962년에 터프츠 의과대학원(Tufts University School of Medicine)을 졸업했고, 1958년에 하버드 대학에서 정치학 학사를 받았다. 다음은 그와의 전화 인터뷰를 편집한 것이다.

어떻게 의학 저널리즘 분야에 들어왔습니까?

고등학교와 대학교 시절 고향의 지역 신문인 매사추세츠 주 「퀸시(*Quincy*)」의 '패트리어트 레저(The Patriot Ledger)'를 위해 일했던 경험으로 저널리즘에 흥미를 갖게 되었습니다. 의료인 가정에서 자랐고 의학에 관심이 많았죠. 내가 의대에 입학했을 때 퀸시 패트리어트 레저(Quincy Patriot Ledger)의 발행자와 편집자는 세계는 점점 복잡해져 가고 저널리즘은 점점 더 전문가를 필요로 할 것이라고 말했습니다. 내가 특별히 그 목적으로 의대에 간 것은 아니지만 그 생각이 밑바탕에 있었습니다. 그들은 "네가 두 분야를 통합할 수 있는 가능성은 언제나 있어"라고 말하더군요.

의대 재학기간 동안 의학 분야에서 어떤 일이 있는지 사람들에게 알릴 필요성을 더 많이 느끼게 되었습니다. 내가 「질병률과 사망률 주간 보고(*MMWR*)」의 편집자였을 때 의학과 의학 기사 사이의 시너지 효과를 느꼈습니다.

수련을 끝냈을 때 나는 의대에서부터 갖고 있었던 생각을 실현할 일을 할 수 있을 줄 알았지만 어려웠습니다. 나는 보조금을 받으려고 했지만 내가 원하는 것, 즉 여행을 하고, 인터뷰를 하고 주제에 대한 정보들을 함께 결합시키는 것에 보조금을 주는 메커니즘은 없었습니다. 그래서 나는 타임스지에 편지를 썼고, 우리는 실험에 들어가기로 합의했습니다. 40년이 지난 지금 나는 여전히 실험 중입니다.

지난 40년간 타임스지가 의학 주제를 다루는 방법은 어떻게 변해 왔나요?

내가 일을 시작했던 때에 비해 의학/과학 분야에 더 많은 지면을 할애하는 것은 확실합니다. 오늘날 존재하는 과학 섹션인 '사이언스 타임스(Science Times)'는 내가 일을 시작할 당시에는 없었습니다. 의학/과학 뉴스들은 메인 신문인 'A' 섹션에 주로 포함되었습니다. 의학/과학 스태프 숫자 또한 많아졌으며 다루어야 할 주제들이 더 많아졌습니다.

당신의 일은 비전문가 의학 기자의 일과 다르다고 생각합니까?

많은 방식에서는 같지만 또 많은 방식에서는 다릅니다. 왜냐하면 나는 해석하거나 내가 보도하려는 것들의 중요성을 예측하는 데 있어서, 또 정보를 설명하거나 그 정보를 더 넓은 맥락 속에 집어넣는 데 의학 지식을 끌어들일 수 있기 때문입니다. 확실히 역학과 전염병 분야에서 나의 배경은 보도에 도움이 됩니다. 왜냐하면 뉴스에서 다루는 많은 수의 기사가 역학을 기반으로 삼고 있기 때문입니다. 발로 뛰는(shoe-leather) 저널리즘과 발로 뛰는(shoe-leather) 역학은 많은 유사점이 있습니다. 밖으로 나가서, 찾을 수 있는 것을 찾고, 그리고 그것을 기사로 보도하지요.

의학 기자가 복잡한 의학적 개념과 전문용어를 번역할 때 가장 큰 문제는 무엇이라고 생각합니까?

과학자나 의사, 보건 의료인(health workers) 중 누구를 인터뷰하든지 그들이 말하고자 하는 것을 전문용어를 사용하지 않고 일상 언어로 설명할 수 있는 능력이 중요합니다. 의학이나 보건 전문가들이 전문용어로 이야기하면서 모든 사람들이 그 말을 알아들을 것으로 생각하는 경우가 많이 있습니다. 이런 현상은 의학 서적에서도 나타납니다. 또한 일상 대화에서도 나타나고 환자와의 대화에서도 나타납니다.

다른 예들은 근거 중심 의학(Evidence-based medicine, EBM)입니다. '근거 중심 의학'은 내가 상상할 수 있는 한 가장 의미 없는 용어입니다. 또는 '동료 심사(Peer review)'가 그렇습니다. 그 말에 대한 어떤 표준적인 정의도 없습니다. 누가 동료(peer)인지, 심사(review)가 무엇인지, 최종 결정은 어떤 절차를 거쳐야 하는지에 대해 거의 합의가 없습니다. 저널의 경우라면 그 저널은 내부에서 심사를 받아야 하나요 아니면 외부에서 심사를 받아야 하나요? 모든 이런 용어들이 매우 애매하게 사용되고 있습니다.

실험실 연구나 조사에서는 마치 처음 시작 때부터 연구의 목적과 나올 결과를 알고 있는 것처럼 말합니다. 하지만 과학은 그런 방식으로 진행되지 않습니다. 과학에는 우연한 만남이 아주 많습니다. 실험을 하면서 다시 생각하고 다시 분석하는 경우도 많습니다. 후향적 관점에서만 한꺼번에 볼 수 있습니다. 그런데 그 관점에서는 의학 문헌들이 후향적 틀 안에서 쓰여진다는 것입니다. 매일 일기를 쓰거나 언론사에 기사를 제공할 때처럼 연대기적이 아니라는 것이죠.

글을 쓸 때 독자로서 특별히 염두에 두는 사람이 있습니까?

내가 생각하는 독자는 내가 쓰는 화제에 대해 이해하길 원하는 사람입니다. 나는 독자들이 묻고 싶어 하고 알고 싶어 할 질문들을 예상하여 봅니다. 독자를 내 책상 앞에 앉은 환자라고 생각하며, 그들이 답변을 듣기 원하는 질문은 무엇일까 예상하여 봅니다.

당신의 글쓰기는 얼마만큼이 교육이고 얼마만큼이 보도입니까?

내 글은 두 가지의 복합인데 왜냐하면 보도를 할 때 그 보도의 과정은 새로운 것에 대해, 즉 자기에게 새로운 것이나 독자에게 새로운 것, 막 발견된 어떤 것에 대해 드러내는 것이기 때문입니다.

기사화하려고 노력한다는 것은 알려 주려 노력하는 것입니다. 그리고 나는 '알려주다'는 용어를 동시에 교육한다는 뜻으로 사용합니다. 이것은 물론 가르치는 것은 될 수 없습니다. 이것은 정형화된 교육 방법과는 매우 다릅니다. 정형화된 교육에서는 당신은 수동적인 청자일 뿐입니다. 저널리즘에서는 처음부터 누군가의 주의를 끌어야 합니다. 따라서 수동적이 아닙니다. 독자나 시청자나 청자는 그들의 관심을 끌지 못하는 한 바로바로 다른 곳으로 주의를 돌릴 수 있습니다.

의학 기자가 저널에 실린 논문을 읽을 때 무엇을 목표로 해야 할까요?

저자가 무엇을 하려 했는지, 무엇을 했는지, 본래 목표를 어느 정도나 달성했는지 이해하고 논문을 전체 속에서 조망하는 것을 목표로 하십시오. 이것은 당신이 할 수 있는 한 논문을 분석하는 것을 포함합니다. 당신은 뒤로 돌아가 모든 통계들이 옳은지 확인해 볼 수는 없습니다. 당신은 그것들이 옳을 것이라고 가정해야 합니다. 하지만 표와 그래프는 분석해 보십시오. 논문의 논변에 대해 질문을 던져 보고 그 주장에 대해 질문을 던져 보십시오. 당신이 언제나 주의사항들을 파악해 낼 수는 없을 것입니다. 그러나 당신이 할 수 있는 한 최선을 다해 그것들을 찾아보려고 해야 합니다.

CDC의 역학정보원(Epidemic Intelligence Service)에서 수련받은 의사로서, 전염병 유행을 사람들에게 언제 경고해야 하는가라는 문제에 대한 당신의 의견은 무엇입니까?

이것은 공중보건 종사자가 더욱 더 많은 주의를 기울여야 할 것입니다. 공중보건에서 대중과의 의사소통의 필요성은 항상 있어 왔습니다.

요즘은 대중이 깊이 관여하고 있습니다. 저널리즘도 관여하고 있습니다. 공중보건 담당자들은 그 말 그대로의 뜻으로 대중에게 더 많이 설명해야 하고 대중에게 더욱 많은 책임을 지고 있습니다. 그들은 전염병 유행의 선언, 취해야 하거나 취하지 말아야 할 방어 수단 등의 기준을 더욱 엄밀하게 정립해야 합니다.

당신과 같은 경력을 밟고자 하는 보건 전문가에 해 주고 싶은 충고가 있습니까?

나는 많은 사람들에게 그들이 할 수 있는 만큼 의학과 저널리즘을 동시에 추구해 보라고 격려하고 있습니다. 그러나 그중 한 가지는 확실하게 해 두어야 합니다. 일간신문 저널리즘의 시대는 저물고 있습니다. 그것이 회복되길 바라지만 그렇지 않을 것입니다. 현실적으로 말한다면, 일자리의 실상을 고려할 때 그것을 해 보라고 누군가를 매우 독려해도 되는지 확신할 수가 없습니다. 다르게 지적할 점으로, 내가 듣기에 수많은 사람들은 이런저런 의학 분야에 질려 있고, 그들이 하고 있는 것이 무엇이든 그것을 그만두길 원한다는 것입니다. 그들은 "당신의 직업은 흥미롭게 들리네요. 나도 그것을 하기를 원해요"라고 말하는 것 같습니다. 이것은 저널리즘을 택할 좋은 이유가 되지 못합니다. 일간 신문에서의 기회가 줄어들고 있는 상황에서 이런 관심을 가진 사람들에게 어떤 전망이 남아 있는지 나는 잘 모르겠습니다. 인터넷이 장기적으로 무엇을 제공할지도 잘 모르겠습니다.

의학 기자의 길을 따르길 원하는 사람들과 전문가로서의 배경이 없는 사람에게 해 줄 조언은 무엇입니까?

그들이 그렇게 하는 것 또한 격려해 주고 싶습니다. 내가 생각하기에 저널리즘을 둘 다 필요로 합니다. 나는 저널리즘이 획일적인 구조라고 생각하지 않습니다. 나는 그들 또한 격려합니다. 그러나 정확하게 주의사항(caveats)도 전해 주고 싶군요.

지난 40년간 일을 하며 가장 즐거웠던 것은 무엇입니까?

당신은 회상에서 재미를 찾아야 하는데 왜냐하면 이것은 정말 힘든 일이기 때문입니다. 그러나 이 일을 함으로써 의학에서 일어나는 수많은 중요한 사건들의 증인이 되고 더 나아가 참가자도 될 수 있다고 생각합니다. 또한 그런 변화를 이끌어낸 사람들과 경험을 공유할 수도 있습니다. 그들을 알게 되고, 그들에 대해 보도할 수 있습니다. 독자에게 무엇이 일어났는지, 왜 일어났는지, 앞으로 어떤 변화가 생길지 말해 줄 수 있습니다.

연관짓기 Making Connections

1. 의학의 한 전문 분야를 선택해서 1,200단어 이내로 그 전문 분야의 현재와 50년 이상의 과거 모습을 비교하고 대조해 보라. 글을 쓰기 위해 당신은 누구와 인터뷰를 해야 할까, 어떤 역사적 자료를 참고해야 할까 생각해 보자.

2. 어떻게 일화들이 역사적 기사를 쓸 때 도움이 되는가?

3. 당신이 역사적 기사를 일인칭시점에서 쓸 때 개인적 회고와 보도 사이에서의 적절한 균형점은 어디인가? 무엇이 로렌스 K. 알트만 박사가 쓴 의학 역사를 그렇게 주목할 수밖에 없게 만드는가?

제10장 연속 기사 Series Features

의학 보도를 한데 묶는 것이 연속 기사이다. 연속 기사는 보통 일주일이나 몇 달, 일 년 또는 그 이상의 기간 동안 이어지는 세 개 이상의 많은 수의 연관된 기사들이다. 기자들은 시간을 두고 한 가지 주제를 깊이 있게 다룰 수 있기 때문에 연속 기사를 쓰는 것을 선호한다. 편집자도 연속 기사를 좋아하는데 왜냐하면 이야기를 분할하여 실음으로써 독자를 끌어들이고 언론사의 보도 능력을 보여 줄 수 있기 때문이다. 연속 기사는 복잡한 주제들을 다루는 의학과 보건 기사를 위해서도 훌륭한 수단이다.

최근 몇 년간 뉴욕타임스는 많은 수의 연속 기사를 게재했다. 그중에는 아프리카의 높은 모성 사망률, 암과의 사투 40년, 거친 아이들, 의학의 역사, 여섯 주요 살인자 같은 것이 포함되어 있고, 그중 하나가 이 장에 실렸다.

기자는 연속 기사에서 파이를 썰 듯 큰 주제를 몇 개의 조각으로 분할한다. 예를 들면, '여섯 주요 살인자(the Six Killers)' 연속 기사에서 기자들은 미국의 주된 질병 유발인자와 사망인자에 대해 평가한다. 심장병, 암, 뇌졸중, 만성 폐쇄성 폐질환, 당뇨병 그리고 알츠하이머병의 순서대로이다. 타임스가 지적했듯이 이런 질환들은 치료에 비용이 많이 들고, 다른 질환과 연관되어 있을 때가 많으며 완치되지 않거나 치료가 부적절할 때가 종종 있다. 이 연속 기사에서 특히 눈길을 끄는 기사는 뇌졸중에 관한 것으로 뇌졸중은 흔히 발생하고, 매우 짧은 시간 안에 치료하지 않으면 사망할 수 있다.

기사 검토 *StoryScan*

▶ Selection 10.1

의학 기자 지나 콜라타는 한 사람의 이야기에서 뇌졸중이 있는 환자를 다루는 의료 시스템에 대한 더 큰 이야기를 이끌어 낸다. 여기 실린 인터뷰에서 콜라타 기자는 흔히 긴 기사들을 그녀가 '장(chapters)'이라고 부르는 단위로 나눈다고 말한다. 각 장은 아주 짧은 스토리를 담고 있다. "한 이야기에서 다음 이야기로 부드럽게 넘어감으로써 많은 공간을 낭비한다는 느낌 없이 다른 화제들을 다룰 수 있습니다"라고 콜라타는 말한다. "장으로 나누면 몇 개의 주제를 다룰 수 있고, 각각의 주제가 잘 읽히도록 만들 수 있습니다. 왜냐하면 그것들은 그 자체로 한 이야기이기 때문입니다." 다음의 주석을 붙인 이야기에서 콜라타는 주인공을 통해 이야기를 밀고 나간다. 일단 독자들을 사로잡으면 기자는 뒤로 물러나 큰 그림을 그릴 수 있다. 이런 내러티브 기술은 특히 의학 시리즈에서 효과적인데 왜냐하면 독자들은 문제를 직접 대할 수 있고 처음부터 과학에 압도되지 않기 때문이다.

SIX KILLERS | STROKE

10.1 뇌졸중 전후, 잃어버린 생존의 기회

-2007년 5월 28일/지나 콜라타

Lost Chances for Survival, Before and After Stroke *May 28, 2007/By Gina Kolata*

휴스턴의 응급의학과 의사인 53세의 다이아나 피트(Diana Fite) 박사는 자신의 혈압이 위험할 정도로 높다는 것을 지난 5년 동안 알고 있었다. 그러나 200/120이라는 혈압 수치는 그녀의 실제 혈압

☞ 기사의 시작 부분에서 인물을 제시함으로써 기자는 독자들을 신속히 그녀의 글로 끌어들인다.

을 정확하게 반영한 것이 아니라고 스스로를 설득했다. 어쨌든 약을 복용하기에는 너무 젊은 나이였다. 더 나이를 먹으면 그때 혈압에 대해 걱정하려 하였다.

6월 7일 오전 9:30, 피트 박사는 운전중이었다. 오른손으로 운전대를 잡았으며 왼손으로는 휴대폰을 잡고 있었다. 몇 초 뒤, 그녀의 오른쪽 몸이 약해짐을 느꼈다. "어이가 없군, 내 상상이지, 내가 너무 과로했나 봐." 나는 말했죠.

차가 갑자기 길을 벗어나기 시작했다.

"운전대를 잡고 있던 오른손에서 힘이 빠져 나간 것을 깨달았습니다." 피트 박사는 말했다. "그리고 오른발이 무감각해졌습니다. 액셀러레이터에서 발을 뗄 수도 없었습니다."

그녀는 핸드폰을 떨어뜨렸고, 왼손으로 운전대를 잡았다. 그리고 주차장에 차를 댔다. 왼발을 이용해서 액셀러레이터에서 오른쪽 발을 떼어 냈고 거울을 보기 위해 차광판(visor)을 내렸다. 오른쪽 얼굴이 마비되어 있었다.

피트 박사는 아주 힘겹게 몸을 비틀어(twisted) 휴대폰을 움켜쥐었다(grasphed).

"911에 전화를 했지만, 아무 말도 입에서 나오지 않았습니다"라고 그녀는 말했다. 그때 그녀는 매우 천천히 이야기하면, 단어들을 말할 수 있음을 알았다. 그래서 그녀는 다시 전화를 했다. "나는 '뇌졸중'이라고 매우 길게, 두려운 목소리로 말했습니다."

피트 박사는 작년에 뇌졸중을 앓은 약 70만 명의 미국인 중 한 명이며, 적절한 진단과 치료가 가능한

☞ 피트의 생각을 목소리로 나타냄으로써 콜라타는 이야기 속으로 더 깊게 빠지게 한다.
☞ 이 짧은 문장과 강한 목소리 톤에 주의하라

☞ 많은 동작 동사들이 기사에 탄력(momentum)을 주고 있다. 또한 뇌졸중이 발생할 때 무슨 증상이 발생하는지에 대한 묘사를 세심하게 하는 것이 갖는 중요성에 주의하라.

☞ 인용문을 사용함으로써 그 상황의 위급함이 잘 전달되고 있다.

☞ 콜라타 기자는 8문단에서야 비로소 이 내용을 쓰고 있다. 짧은 기사에서는 이 내용은 훨씬 앞에 이런 내용을 집어넣어야 한다.

병원과 의료인을 만날 수 있었던 소수 중의 한 명이었다.

뇌졸중은 이 나라에서 심장병과 암에 이어 세 번째로 많은 사망원인이다. 미국 뇌졸중협회(American Stroke Association)에 의하면, 뇌졸중으로 연간 15만 명의 미국인이 사망하고 다수가 영구 장애인이 되며, 직접·간접 비용으로 6,270억 달러를 소모시킨다.

☞ 숫자들은 기사에 무게와 신뢰성을 더해 준다.

그러나 진단에서 치료와 재활, 예방에 이르는 모든 과정에서 뇌졸중 환자들은 많은 기회를 잃는다. 뇌졸중 증상을 가진 환자 중 다수가 응급실에서 정말 뇌졸중을, 즉 뇌혈관의 막힘이나 파열로 인한 뇌세포의 파괴를 겪고 있는지 아니면 다른 상태로 고통받는지 확신하지 못하는 의사에 의해 검사를 받게 된다. 그래서 의사들은 결과에 확실한 차이를 가져오는 단 하나의 약물인 'tPA', 즉 '조직 플라스미노겐 활성화 인자(tissue plasminogen activator)'를 투여하는 것을 주저하게 된다.

☞ '기회를 많이 잃는다'는 짧은 표현 속에 많은 것을 담고 있다.

☞ 기자는 우리에게 이 드라마의 다른 인물인 tPA를 소개하고 있다. 등장인물이 언제나 사람이나 살아 있는 것이어야 하는 것은 아니다.

많은 병원에서 뇌졸중을 진단할 수 있게 신경과 의사를 항상 대기시키거나 정확한 진단을 내리는 데 도움이 되는 MRI 스캐너를 도입하는 것은 비용 때문에 어렵다고 호소한다.

뇌 손상을 막는 tPA는 1996년에 소개되었고 뇌졸중 환자의 절반이 tPA의 혜택을 받을 수 있음에도 오직 3~4%의 환자에게만 사용되고 있다. 뇌졸중의 증상을 제대로 알아차리지 못했기 때문에 대부분의 환자들은 반드시 발병 3시간 내에 사용되어야 하는 tPA의 사용 기회를 놓치게 된다. 심지어

☞ 좋은 기자는 핵심적인 통계를 기사 속에 포함시킨다.

환자가 911에 즉시 연락하여 조치를 취한 경우더라도 뇌졸중 진단이 명확하지 않은 경우, 대부분의 병원에서는 tPA를 사용하지 않는다.

"이러한 상황을 나는 국가적인 망신이나 비극이라고 부르겠습니다." 노스웨스턴(Northwestern) 대학교 파인버그(Feinberg) 의대의 신경과 교수인 마크 J. 알버츠(Mark J. Alberts) 박사는 말했다. "뇌졸중만큼 흔하면서 심각한, 동시에 기본적인 치료법이 단 하나 있는데 그 치료를 시행받는 환자가 3~4%밖에 안 되는 질병을 나는 알지 못합니다. 이는 세균성 폐렴 환자의 3~4%만이 항생제치료를 받는 것과 비슷합니다."

☞ 이것은 전문가의 말을 맥락에 잘 맞게 인용한 것으로 이 기사의 중요성을 확고하게 해 준다.

이런 통계에 잡힌 뇌졸중은 일부분에 불과하다. 의사들이 알고 있는 뇌졸중 한 건당 다섯 개에서 열 개에 이르는 작고(tiny) 소리 없는(silent) 뇌졸중들이 있다고 온타리오(Ontario)에 있는 런던 건강과학 센터(London Health Science Centre)의 신경학자이자 저널 「뇌졸중(*Stroke*)」의 편집자인 블라디미르 하친스키(Vladimir Hachinski) 박사는 말했다.

☞ 뇌졸중이 창궐하고 있음을 우리가 이해하도록 돕는 보다 유용한 데이터이다.

"그것들이 소리 없는 것은 단지 우리가 제대로 묻지 않기 때문입니다." 하친스키 박사의 말이다. "그런 뇌졸중들은 기억력에 영향을 미치는 것이 아니라 판단하고 계획하고, 어떤 것에서 다른 것으로 주의를 옮기는 데 영향을 미칩니다. 그리고 노년기 우울증과도 관련이 있을 수 있습니다."

그런 뇌졸중들은 추후에 더 큰 뇌졸중이 발생할 수 있음을 경고하는 것이기도 하다.

대부분의 뇌졸중은 사람들이 혈압 조절 등의 간단한 조치만 취하면 결코 일어나지 않을 만한 것들이다. 하지만 그런 조치를 취하는 사람은 거의 없다. 많은 사람들은 약을 복용하는 것을 잊어버렸다고 말하고, 어떤 사람들은 피트 박사가 그랬듯이 약이 필요하지 않다고 생각한다.

☞ 예방에 대한 메시지로 부드럽게 넘어가고 있는 것에 주의하라.

그러나 이제 훨씬 큰 희망이 생겼다고 마이애미(Miami) 대학교 밀러(Miller) 의과대학 신경과 과장인 랠프 L. 사치(Ralph L. Sacci) 교수는 말했다. 대부분의 뇌졸중 전공 신경과 의사처럼 사치는 20여 년 전 뇌졸중 환자들에게 해 줄 것이 별로 없던 때부터 뇌경색 분야를 연구했다.

사코(Sacco) 박사는 현재에는 MRI 같은 좋은 기계가 진단율을 훨씬 높여 주고 있고, 효과가 있는 치료 방법이 있으며, 테스트되고 있는 다른 치료법도 있다고 말했다. "의료체계가 이런 연구를 따라잡을 수 있어야 합니다."

☞ 의학 분야에서 흔히 나타나는 현상으로 실행이 연구에 뒤처지는 것에 대한 아쉬움을 담은 언급이다.

사코(Sacco) 박사는 또한 의학 분야에서 "뇌졸중은 새로운 개척 분야입니다"라고 말했다.

■ 지켜지지 못한 약속 Promise Unfulfilled

3월의 어느 화요일 아침, 국립 신경장애 및 뇌졸중 협회(National Institute of Neurological Disorders and Stroke)의 뇌졸중 프로그램 책임자인 스티븐 워락(Steven Warach) 박사는 최근에 입원한 환자의 MRI를 검토하기 위해 워싱턴에 있는 가장 큰 민간 병원인 워싱턴 병원 센터(Washington Hospital Center)의 뇌졸중 팀과 만났다. 워

☞ 이 기사의 소개 글에는 콜라타 기자가 장(chapter)을 어떤 의미로 사용하는지 나와 있는데, 콜라타 기자의 용법에 따를 때 여기서 새 장이 시작된다.

싱턴(Washington)과 메릴랜드(Maryland) 교외 지역에서 유일한 다른 뇌졸중 센터인 메릴랜드 주 베데스다(Bethesda) 소재 교외병원(Suburban Hospital)의 신경과 의사들도 원격으로 함께 참석했다.

MRI 영상들은 환자가 받은 고통의 상태들을 그대로 반영하고 있었다.

☞ 이 독립적인 행을 넣은 것은 다음부터 나오는 환자들의 작은 역사들을 도입하는 좋은 방식이다.

66세 여자 환자의 뇌졸중은 그 범위가 매우 커서 MRI 영상은 뇌 전반에 걸친 신경섬유의 퇴화를 보여 준다.

심장 수술 직후 회복실에서 오른쪽 팔과 오른쪽 부위를 움직이는 데 어려움을 겪었던 75세 환자의 경우도 있었다. 그녀를 처음 본 의사들은 마취에서 늦게 깨어나는 것이라고 생각했다. 그러나 이제 그녀가 뇌졸중을 겪고 있었다는 것이 분명해졌다. 그녀는 두 눈의 시야 중 오른쪽 절반을 잃게 되었고 오른쪽 부위가 약해졌다.

점심식사 중에 의식을 잃고 쓰러진 88세 환자의 경우도 있었다. 병원으로 왔을 때 그는 말을 하는데 어려움을 겪고 있었다.

☞ 다시 한 번 보도와 글쓰기에 있어서 세부적인 내용의 중요성에 대해 주의해 보라. 여기의 모든 작은 역사들에는 중요한 세부 내용들이 가득하다.

한 중년 남성의 뇌졸중은 잊기 힘든 것이었다. 그 환자의 최초 MRI 스캔을 보았을 때 워락 박사는 집 지하 사무실에서 너무 놀란 나머지 큰소리를 질렀고, 부인이 뛰어 내려올 정도였다. 박사는 "그렇게 심한 정도의 뇌졸중은 본 적이 없었습니다"라고 말했다. 환자는 우측 뇌 반구를 담당하는 세 개의 동맥 중 어떤 것도 혈액을 공급하지 못하고 있었다.

☞ 기자는 각 장면에서 드라마를 포착해 내는 좋은 귀를 가질 필요가 있다.

이제 그 남자는 코마 상태로 누워 있는데, 좌측

은 경련을 일으키고 우측은 마비된 상태이며, 인공 호흡기의 도움을 받아 호흡하고 있다. 만일 그가 살아난다고 할지라도 그는 심각한 뇌 손상을 받았을 것이다.

경찰관인 49세의 마이클 콜린스(Michael Collins)는 메릴랜드 주 타코마 공원(Takoma Park) 경찰차 안에서 뇌졸중을 일으켰다. 다른 경우와 다르게 그는 대부분 회복되는 것 같이 보였다. 며칠 뒤에, 아무런 후유증 없이 뇌졸중 증상에서 벗어나게 되는 10%에 해당이 될지, 항상 왼쪽 기능이 떨어진 상태로 살아야 되는 경우에 해당이 될지 판단할 수 있게 된다. 만일 좌측 기능이 떨어진 채로 살아가야 한다면 그는 직업을 잃게 될 터였다.

☞ 매끈하게 마이클 콜린스의 장으로 넘어가는 것에 주의하라.

"양손 모두로 총을 쏠 수 있어야 하기 때문입니다." 콜린스가 설명했다. 하지만 시간이 지나가면서 콜린스는 왼쪽 손과 왼쪽 얼굴에 오는 마비로 괴롭힘을 당했다. 그는 경찰서로 복귀하기를 원했다. 그래서 이번 달에 "나는 잘할 수 있습니다"라고 호소했다. 그러나 경찰부서에서는 그에게 "이것은 경찰 안전에 관한 문제"라고 말하면서 그가 퇴직하기를 종용했다는 것이다.

☞ 기자는 추적을 통해 경찰부서에서 콜린스의 사퇴를 종용했다는 것을 알아냈다.

두 병원의 다른 뇌졸중 환자들은 뇌졸중이 발병한 날 운이 없었다. 대부분이 살아 있기는 하지만 그 대부분이 두뇌 손상을 입어 지금까지의 삶이 끝나 버리기도 했다. 어떤 이는 재활치료 센터에서 시간을 보내야 했다.

워싱턴 병원센터에 소속되어 있는 국립재활병원(National Rehabilitation Hospital)의 뇌졸중 회복 프로그램의 의학 책임자인 브렌던 E. 칸로이(Brendan E. Conroy) 박사는 평균적으로 워싱턴 병원 뇌졸중 환자의 1/3은 죽고, 나머지 1/3은 집으로 돌아가며, 1/3은 그에게 온다고 말했다.

☞ 간단한 방식으로 통계를 제시하는 것은 독자들의 주의를 유지시키는 데 도움이 된다.

균형을 잃은 환자들은 보행 보조기나 지팡이를 다루는 방법을 배우는데 전형적으로 20일을 보낸다. 부분적으로 눈이 멀거나 마비가 된 그들은 스스로를 돌보는 방법을 배워야만 한다. 많은 기능들이 회복되지만 재활이란 장애와 함께 살아가는 것을 배우는 것이기도 하다고 칸로이 박사는 말했다.

☞ 기자는 2주가 아니라 20일이라고 적고 있다. 언제나 구체적이어야 한다. 일반화하지 말라.

그러나 어쩌면 신경과 의사에게 가장 슬픈 일은 의학계의 대성공일 수 있는 최근 등장한 tPA가 아무런 차이도 만들어 내지 못한 뇌졸중 환자의 MRI 영상을 보는 일일 것이다. 그들은 제시간에 병원에 도착하지 못했든가 아니면 반면에 의학적으로 적합하지 않은 조치를 받았든지 둘 중 하나이다.

이 약의 운명을 예측했던 사람은 거의 없을 것이다. 뇌졸중 대부분의 원인인 뇌 안의 응고된 혈액을 없앨 수 있는 무엇을 40년에 걸쳐 찾아왔던 연구자들은 1995년에 tPA가 그런 기능을 한다고 선언했다. 연방 차원의 대규모 연구는 이 약을 사용하지 않으면 환자 다섯 명 중 한 명꼴로 심각한 손상을 피하게 되지만 이 약을 사용하면 세 명 중 한 명이 피할 수 있었다고 보고했다.

☞ 여기서 콜라타의 용법에 따를 때 또 다른 새로운 장이 시작된다. 이 장을 'tPA의 역사' 장이라고 불러 보자.

이 약은 심각한 부작용을 가지고 있다. 이 약은 환자의 대략 6%에서 생명을 위협하는 뇌출혈을 야기시킬 수 있다. 그러나 임상실험 결과는 이 약물의 이익은 그것의 위험보다 더 크다는 것을 보여 준다.

그 연구 결과가 발표되었을 때, 휴스턴에 있는 텍사스 대학교 의과대학(University of Texas Medical School)의 제임스 그로터(James Grotta) 박사는 연구자로서의 큰 기쁨을 표현하였다. "오늘까지 뇌졸중은 치료할 수 없는 질병이었다."

그러나 기대했던 엄청난 변화는 일어나지 않았다.

한 문제는 환자가 너무 늦게 나타난다는 것이다. 많은 사람들이 선택을 할 수 없었다. 뇌졸중은 종종 사람들이 아직 자고 있는 아침에 일어난다. 사람들은 말을 할 수 없거나 한쪽이 마비된 무서운 증상을 가지고 깨어난다.

"그것은 도전입니다." 따라서 뇌졸중이 시작되었을 때 "우리는 환자에게 물어봐야만 합니다"라고 메사추세츠 종합병원의 어시눌라 A. 마르티노스 생의학 영상센터(Athinoula A. Martinos Center for biomedical Imaging)의 공동 책임자인 A. 그레고리 소른슨(A. Gregory Sorensen)은 말했다. "만약 그들이 알지 못하거나 또는 말할 수 없을 때, 우리는 운이 없는 것입니다."

또 다른 문제는 환자가 정말로 뇌졸중을 가지고 있는지 아닌지 구분하는 것이다. 단어를 말하는 데 곤란을 겪는 사람은 단순히 혼란스럽기 때문일 수 있다. 누군가의 팔 또는 다리가 약해지는 증상도 만찬가지이다.

"많은 것들이 쇠약함을 야기할 수 있습니다." 워락 박사는 말했다. "신경 손상은 쇠약함을 가져올 수 있습니다. 때때로 뇌종양이 갑자기 증상을 보일 수 있습니다. 때때로 사람들은 완벽하게 뇌졸중처

☞ 역사는 기사에 숨결과 문맥을 제공한다.

☞ 짧은 문장이 긴 문장보다 더 큰 영향을 준다.

☞ 다음의 몇 문단들은 과학적 레슨의 일부분을 형성한다.

럼 보이는 편두통을 겪습니다."

사실상 뇌졸중이라고 추측케 하는 증상을 가진 응급실 환자의 1/4은 실제로는 뇌졸중이 아니라고 그는 말했다.

CT 촬영은 뇌에서의 출혈로 야기되는 보다 일반적인 형태의 뇌출혈인 출혈성 뇌졸중을 진단할 수 있는 가장 효과적인 방법으로, CT 촬영 결과 출혈성 뇌졸중인 경우에는 tPA로 치료해서는 안 된다. 뇌졸중 전문가들은 보통 환자가 혈관 막힘에 의해 야기되는 뇌졸중을 가지고 있는지, 그리고 그것이 tPA로 치료될 수 있는지 아닌지를 결정할 수 있다.

그러나 대부분의 뇌졸중 환자들은 응급실에서, 진단에 대해 확신할 수 없다고 말하는, 그래서 tPA 투여를 망설이는 의사들에게 치료를 받는다.

☞ 콜라타는 왜 의사들이 tPA를 투여해야 하는 경우보다 tPA를 덜 투여하는지 설명한다.

워락 박사의 뇌졸중 팀에 속해 있는 리처드 버지스(Richard Burgess) 박사는 다음과 같이 상황을 설명했다. tPA를 처방하지 않는 것에 대해서는 특별한 처벌이 없다. 의사들은 환자가 죽거나 피할 수 있었던 뇌 손상을 입었을 때 고소당하는 것을 좋아하지 않는다. 그런데 뇌졸중이 아닌 환자에게 tPA를 주는 것은 처벌의 대상이 된다. 만약 그 환자가 뇌 속에서 출혈을 일으킨다면 그 약은 환자에게 비극적 결과를 야기했을 뿐 아니라 의사 역시 고소당하게 만든다. 그런 위험을 무릅쓰고자 하는 응급실 의사는 거의 없다.

■ **치료의 장벽** Treatment Barriers

뇌 속의 수분 이동을 자세히 보여 주는 방식을

☞ 더 많은 과학 레슨이 이루어지고 있다.

가진 확산(diffusion) 강조 영상 MRI의 보급으로 뇌졸중을 더욱 정밀하게 진단하게 되었다. 뇌졸중이 진행되는 동안 물은 느리게 흐르는데, 죽거나 죽어 가는 세포들이 팽창하기 때문이다. 최근의 한 연구에 따르면 확산 MRI는 CT보다 다섯 배 많은 뇌졸중을 찾아내고, 두 배 더 정확하다.

확산 MRI는 "95%의 질문에 답을 줍니다"라고 소렌슨 박사는 말했다.

그러나 완벽한 해결책으로 여겨졌던 MRI도 사실 그렇지는 않았다.

대부분의 병원들은 뇌졸중 환자들에게 그런 촬영을 해 줄 수 없다고 말한다. 그런 촬영을 위해서는 MRI 기술자와 뇌졸중 환자의 영상을 해석하는 전문가가 모두 필요하며 그들은 24시간 대기해야 한다. 그리고 MRI 기계가 응급실 근처에 있어야 한다. 대부분의 병원들은 다른 장소에 큰 기계를 가지고 있고, 그 기계를 이용하기 위해 다른 환자들이 끊임없이 예약한다.

모든 병원에 또는 심지어 모든 뇌졸중 센터에 촬영을 요구하는 것은 현실적이지 않다고 신시내티 대학의 응급의사이자 '대규모 신시네티/북부 켄터키 뇌졸중 팀(Greater Cincinnati/Northern Kentucky Stroke Team)'의 일원인 에드워드 C. 저치(Edward. C. Jauch) 박사가 말했다.

☞ 콜라타는 많은 전문가들과 상담을 하고 있다는 것에 주의하라.

"만약 당신이 tPA 투여 전 MRI 촬영을 진료의 표준으로 만든다면 대부분의 센터들을 이를 적용시킬 수 없을 것입니다"라고 저치 박사는 말했다. 그리고 만약 증상이 명확하다면 자주 그런 일이 벌어지는 것처럼, 촬영하려고 많은 시간을 들이는 것보다 환자에게 바로 tPA를 주는 것이 낫다.

매사추세츠 종합병원 신경과 부과장인 리 H. 슈왐(Lee H. Schwamm) 교수는 의사들이 뇌졸중을 진단하고 치료하는 데 MRI는 필요하지 않다고 말한다. 하지만 슈왐 교수는 MRI가 도움이 될지 아닐지 묻는 물음에 대해서는 다음과 같이 답변할 것이라고 덧붙였다. "그렇고말고요."

그렇지만 아직까지 MRI 촬영이 실제로 결과를 개선시키는 것으로 비춰지고 있지 않다. 그것은 환경과 병원에 달려 있다고 국립 신경질환 및 뇌졸중 협회(National Institute of Neurological Disorders and Stroke) 부회장 월터 J. 코로셰츠(Walter J. Koroshetz) 박사가 말했다.

☞ 콜라타는 우리가 MRI 촬영의 이득을 너무 크게 생각하지 않도록 주의를 주고 있다.

그러나 MRI 촬영을 사용해 보고 그것을 연구해 본 사람들은 체계가 바뀌어야 한다고 말한다. 그들은 뇌졸중 환자를 진료하려고 하는 모든 주요 의료센터는 MRI를 갖추도록 주장할 만한 충분한 근거가 있다고 말한다.

"이런 모든 문제들은 그것을 해결할 의지를 가지고 있을 때 해결될 수 있습니다"라고 소렌슨 박사는 말한다. 그의 견해에 따르면 재정적인 고려와 변화에 저항하는 의료체계를 전제한다면 뇌졸중에 대해서는 할 수 있는 것이 별로 많지 않다는 오래된 가정으로 돌아올 수밖에 없다. 그중에서도 가장 중요한 장벽은 재정적 문제라고 소렌슨 박사는 말했다.

☞ 문제를 보인 다음 기자는 이제 해결책을 제시하고 있다.

뇌졸중 전문가들이 말하는 또 하나의 접근방법은 뇌졸중 증상을 가진 모든 환자를 지정된 뇌졸중 센터로 이송하는 것이다. 뇌졸중 환자는 그곳에서 보다 경험이 많은 신경과 전문의에게 치료를 받고 이어진 치료를 위해 뇌졸중 병동에 입원하게 될 것이다. 미국 뇌졸중협회는 최근에 처음으로 출간된 가이드라인에서 환자를 뇌졸중 센터로 이송할 것을 추천하였다.

그러나 그로터 박사가 휴스턴에서 발견한 것처럼 이러한 시스템을 갖추고 있는 곳에서도 많은 환자들이 결국 그들을 치료할 준비가 되어 있지 않은 병원에 가게 된다.

☞ 콜라타는 그녀의 기사에서 새로운 장을 시작하고 있다.

그는 뇌졸중 센터 아이디어로 휴스턴의 뇌졸중 치료 관행을 바꿀 수 있다고 생각했다. 첫째 단계는 잘 진행되었다. 즉 도시의 구급차 서비스가 뇌졸중 증상을 가진 모든 환자들을 지정된 뇌졸중 센터로 데려다 주는 데 동의하였다.

그 다음 휴스턴 시의 응급의료 서비스 책임자인 데이비드 E. 퍼스(David E. Persse) 박사는 휴스턴의 25개 병원에 뇌졸중 센터가 되기를 원하느냐고 물었다. 그중 7개 병원은 좋다고 한 반면, 나머지는 거절했다.

뇌졸중 환자는 심장마비 환자들과는 다르게 별 돈이 되지 않는다. 의료치료가 배상되는 방식 때문에 대부분의 병원들은 뇌졸중 환자 치료에서 수익을 내지 못하거나 손익분기점을 겨우 넘기는 수준이다. 반면에 심장마비 환자들에게서는 흔히 수천 달러의 돈을 벌 수 있다. 그리고 뇌졸중 센터가 된다는 것은 24시간 꼬박 진료를 해 주는 뇌졸중 전문가들을 찾아내고 돈을 지급해야 한다는 것을 의미

☞ 어떤 의학기사에서도 비용에 대해 다루는 것은 중요하다.

한다.

그리고 바로 또 다른 문제가 발생한다. 환자 중 1/3이 구급차가 뇌졸중 센터로 가는 것을 거부하고 지역병원으로 가겠다고 주장한다.

"텍사스 주 법에 의하면, 우리는 환자가 원하지 않는 병원으로 데려갈 수는 없습니다"라고 퍼스 박사는 말했다. "그럴 경우 공갈죄나 유괴죄, 불법감금으로 고소를 당할 수 있습니다"

병원을 인가해 주는 공동위원회(Joint Commission)에서 최근 뇌졸중 환자를 적극적으로 치료를 할 의지가 있는 병원에 대하여 뇌졸중 센터 인증을 해 주기 시작했다. 그러나 전국의 인가된 4,280개 병원 중 322개 병원만이 인증을 획득했다. 그리고 대부분의 환자나 의사들은 322개 병원 중 어떤 병원이 그들의 근처에 있는지 모르고 있다(그 병원들의 명단은 웹사이트 http://www.jointcommission.org/CertificationPrograms/Disease-SpecificCare/DSCOrgs/의 '일차 뇌졸중 센터'에서 찾아볼 수 있다). 뉴욕, 메사추세츠, 플로리다 같은 주들에서는 직접 뇌졸중 센터를 인가한다.

☞ 더 많은 숫자라야 그녀의 논지를 납득하게 만들 수 있을 것이다.

☞ 도움이 되는 웹 링크이다.

그럼에도 불구하고 대부분의 구급차들은 환자를 수송할 때 뇌졸중 센터를 목적지로 생각하지 않는다. 그리고 지방자치단체들마다 어떤 구급차가 환자를 태우고 어떤 병원으로 데려갈 것인가에 대한 그들만의 원칙이 있기 때문에 정부 프로그램이 작동하기 어려울 수 있다고 응급구조사협회(National Association of Emergency Medical Technicians) 대변인인 존 벡넬(John Becknell)은 말한다.

결과적으로 대부분의 뇌졸중 환자들은 권장할 만한 치료에 접근하기 어렵고 MRI를 찍게 되는 이는 소수에 불과한데 이런 상황을 워락 박사는 끔찍스럽다고 말했다.

"어떻게 환자의 최선의 이익이 질 낮은 진단을 받는 것이겠습니까?" 그가 물었다. "이것은 두 가지 주어진 비침습적 검사 방법 중 한 가지가 확실히 우수한데, 다른 안 좋은 쪽으로 선택하는 의료과실에 가까운 것입니다.

■ 대재앙 피하기 Averting Catastrophe

피트 박사가 자신에게 뇌졸중이 왔다고 깨달은 그 공포스런 순간에, 그녀는 다른 대부분의 환자들과는 다르게 무엇을 해야 하는지 알았다. 그녀는 구급차 직원에게 한 시간이나 떨어진 거리에 있는 허먼 기념병원(Memorial Herman Hospital)으로 데려가 달라고 했다. 그녀는 그 병원이 휴스턴 뇌졸중 센터 중의 하나임을 알고 있었으며, 그로터 박사가 그곳에서 일하고 있는 것도 알았다. 그리고 그로터 박사는 뇌졸중 진단 경험이 있으며 tPA도 줄 수 있다는 것을 알았다.

☞ 콜라타가 서두에서 소개했던 뇌졸중 환자 피트(Fite) 박사에게로 다시 돌아옴에 따라 글은 큰 원을 그렸다.

그녀가 도착했을 때 그로터 박사는 그녀가 그 약을 확실히 원하는지 물었다. 뇌출혈의 위험이 있는데도 감수하겠습니까? 피트 박사는 주저하지 않았다. 그녀는 말했다. "뇌졸중은 너무 파괴적이에요. 몸의 오른쪽이 완전히 마비되어 사는 것보다는 뇌출혈로 죽는 편이 나아요."

☞ 어떻게 기자가 연대순(chronology)으로 이야기를 전개시키는지 주의하라. 연대순에서도 기자는 더 과거 시간으로 갈 수 있다. 그러나 그런 다음에는 항상 시간 순으로 나아가야 한다.

"두려운 목소리로 나는 말했죠. '그래요 나는

☞ "두려운 목소리(horrible voice)"라는 표현이 앞에서 나오고 여기서 두

tPA를 원합니다.'" 피트 박사의 말이다.

10분 내지 15분이 지나지 않아 그 약이 혈전을 녹이기 시작했다.

"나는 마치 신경이 다시 작동하기 시작하는 것과 같은 이상한 경련을 느꼈습니다." 피트 박사는 말했다. "내 팔은 재빨리 올라가려 했고, 내 다리는 단단히 조여지려고 했습니다. 정말 아파서 고통 때문에 울부짖었습니다. 그러나 그것은 움직임이었고, 나는 무언가가 진행되고 있다는 것을 알았습니다."

이제 그녀는 자신의 고혈압에 무신경했던 태도에 경악하며 과거를 되돌아본다. 그녀는 뇌졸중 예방 방법을 아주 잘 알고 있었다. 그러나 다른 많은 환자들처럼 그리고 의학적 수련에도 불구하고 너무 쉽게 자기의 위험을 부정했다는 것을 깨달았다.

연구자들은 여러 해 동안 사람을 뇌졸중에 취약하게 만드는 조건들을 알고 있었다. 그것은 흡연, 당뇨병, 고콜레스테롤, 심방세동으로 알려진 부정맥 등이다. 그러나 그 주요한 요인은 고혈압이다.

"모든 수정 가능한 위험 요소들 중 고혈압이 으뜸입니다"라고 사코 박사는 말했다. "심장질환일 때에는 우선 콜레스테롤을 생각합니다. 뇌졸중일 때에는 우선 고혈압을 떠올려야죠."

사코 박사에 따르면 고혈압이 되면 뇌에 있는 미세혈관들은 뇌를 보호하기 위해 무리하게 되고 그런 과정에서 경직된다. 이렇게 경직되면 쉽게 막히게 되어 뇌졸중이 발생한다.

흔히 사람들은 고혈압을 따로 치료할 필요가 없다고 생각하거나 치료하는 것을 잊어버린다. 왜냐

번째로 나오고 있다.

☞ 탁월한 선택의 인용이다. 왜냐하면 뇌졸중으로부터의 회복이 어떻게 느껴지는가에 대해 아는 독자는 거의 없기 때문이다.

☞ 이것은 예방 레슨의 한 부분이다.

☞ 과학 레슨을 더 하고 있다.

하면 치료 없이도 잘 지내기 때문이다. 그러나 사코 박사는 환자들만을 탓할 일이 아니라고 말했다. 의사들이 환자의 혈압을 체크하거나 식습관 방법을 바꾸게 하거나, 그들을 도울 수 있는 운동을 권장하거나, 다른 약들을 권하는 등 환자들과 충분한 시간을 가지고 협의하지 못하고 있다는 것이다.

사람들이 자기 혈압을 계속 추적하는 것은 간단하지 않다. 약국이나 슈퍼마켓에 비치된 혈압계는 항상 정확한 것이 아니다. 의사들은 환자의 혈압을 체크하는 데도 진료예약을 요구할 수 있다.

사람들이 자신의 혈압을 조절하려고 노력할 때에도 의사들이 충분한 약들을 처방하지 않는 경우도 있다.

"의사들은 약들을 처방하지 않습니다." 국립 심장·폐·혈액협회(National Heart, Lung and Blood Institute)의 컨설턴트이며 협회의 임상 적용 및 예방 프로그램의 이전 책임자였던 제프리 A. 컬터(Jeffrey A. Culter) 박사의 말이다.

그 결과 고혈압을 앓고 있는 환자 중 절반 이하만이 조절을 잘하고 있다고 컬터 박사는 말했다. 그는 환자들이 자신의 혈압을 권장수준으로 유지했다면 모든 뇌졸중의 절반가량을 충분히 예방할 수 있었다고 평가했다.

☞ 비율을 제시하여 예방 레슨을 하고 있다.

뇌졸중 예방에서 간과해 왔던 또 다른 하나는 심방세동에 대한 적절치 못한 처치이다. 심방세동에서는 혈액이 심장 안에 고이고 응고될 수 있다. 이 혈전들이 뇌로 흘러들어 갈 수 있고, 미세혈관에 자리 잡아 뇌졸중을 유발할 수 있다.

☞ 과학 레슨이 더 진행 중이다.

심방세동으로 인한 뇌졸중은 와파린 같은 혈전방지제로 대부분 예방할 수 있다. 그러나 그런 조건을 가진 많은 사람들이 이 점을 모르며, 그들이 이런 조건임을 아는 많은 사람들도 반혈전 약을 받지 못하거나 복용하지 않은 것이다.

일부 뇌졸중은 목의 막힌 동맥을 뚫어 뇌로 가는 혈액공급을 원활히 해 주는 시술로 예방할 수 있다.

피트 박사의 경우 완전히 회복되었다. 그리고 그녀는 생활방식을 바꾸었다.

☞ 콜라타는 기사의 주요 인물에 대해 다시 언급한다.

그녀는 자신의 치료와 입원 비용에 깜짝 놀랐다. 9만 6,000달러, 비용의 거의 대부분은 보험회사에서 지불했다. 그러나 그녀는 얼마나 비극에 가까이 다가갔었는지를 알고 나서 더욱 놀랐다.

☞ 비용에 대해 절대 잊지 말라. 의학 기사에서 매우 중요하다.

지금 피트 박사는 세 알의 혈압약, 즉 혈전방지약, 그리고 콜레스테롤 강하제를 먹고 있다. 그녀는 이 약들을 남은 평생 동안 먹을 계획을 하고 있다.

☞ 또한 예방에 대해 잊지 말라.

"나는 정말 어리석었어요." 그녀는 말했다. "여러분, 한 번 이런 고생을 하면 아마 다시는 겪고 싶지 않을 거예요."

"나는 소중한 두 번째 인생을 받았어요"라고 그녀는 말했다. "나는 정말 축복을 받았어요."

☞ 기사를 끝내는 인용이다.

▶ Selection 10.2

다음에 나온 시리즈 기사의 예에서 데니스 그래디는 아프리카의, 그중에서도 특히 탄자니아의 낙후된 산모 관리에 대해서 기술하고 있다. 연속 기사의 두 번째 부분에서는 비전문가에 의해 시행되는 고가의 낙태시술을 다루고 있으며, 마지막 부분은 대부분 출산 때문에 그들의 어머니를 잃은 아프리카의 5,000만 고아들을 다룬다. 그래디는 독자들에게 아프리카의 형편없는 산모 관리에 대해 알려 주기 위해 세부 내용들을 선별적으로 다룰 것이다. 문장을 서술할 때 필자는 매우 구체적이어야 하고 더 큰 이야기를 말하는 데 필요한 세부만을 골라 써야 한다. 예를 들면, 그래디는 이렇게 기술한다. "병원은 포장도로로부터 6마일(10km) 떨어져 있으며, 마지막 전신주로부터 25마일(40km) 떨어져 있다." 이 표현은 아프리카의 전반적인 의료시설이 얼마나 낙후되어 있는지 우리가 느끼게 해 준다. 그래디가 제시하는 더없이 구체적인 내용은 아일랜드보다 900배가 높은 탄자니아의 산모 사망률이다. 900배! 눈이 휘둥그레질 통계이다. 그래디는 이런 구체적인 보도, 극적인 일화와 뛰어난 도표로 탄자니아와 아프리카의 산모 사망률을 분명하게 인식하도록 해 준다.

DEATH IN BIRTH

10.2 생명이 시작되는 곳에 자리한 치명적 위협

– 2009년 5월 24일/데니스 그래디

Where Life's Start Is a Deadly Risk *May 24, 2009/By Denise Grady*

[탄자니아 베레가] 그 젊은 여성은 여기 병원으로 오기 전에 이미 이틀 동안 산통을 겪었다. 지금은 산모, 아이 두 명 모두 위험하다. 수술로 아이를 산모 뱃속에서 꺼내는 방법밖에는 없다.

새벽녘이었다. 옥수수 밭과 진흙 오두막들로 된 이 마을에서 유일하게 빛이 있는 수술실 안, 시끄러운 발전기가 가동되고 있다. 낡은 관에 이어진 마스크가 그 여인의 얼굴에 씌워졌다. 잠시 후 역겨운 에테르(마취제의 일종 — 역자 주) 냄새가 방을 채웠다. 그리고 엠마뉴엘 마칸차(Emmanuel Makanza)는 수술도구를 들고 제왕절개 시술의 첫 번째 절개를 했다.

마칸차는 의사가 아니다. 이 사실은 임신한 여성과 유아의 사망과 부상 숫자를 줄이려고 싸우는 탄자니아의 절망적인 상황과 창조성을 동시에 보여 준다.

세계보건기구(WHO)에 의하면 임신과 출산으로 매년 53만 6,000명 이상의 여성들이 사망하고 있으며, 이들 중 반 이상은 아프리카 여성이다.

대부분의 죽음들은 기본적인 산과진료로 막을 수 있는 것들이다. 탄자니아에서는 대략 매년 1만 3,000명의 산모가 사망하는데, 이는 아프리카에서 최고도 최저도 아닌 기록이다. 탄자니아는 비록 정치적으로는 안정적이지만 세계에서 가장 가난한 나라들 중의 하나로, 높은 산모사망률을 가져오는 거의 모든 문제들, 즉 의사부터 간호사, 약, 의료기기, 길, 운송수단의 부족으로 고통받고 있다.

여러 양상을 띠고 있는 문제는 한 가지 해결 방법만으로는 부족하다. 그래서 베레가(Berega)의 병원 담당자들은 여러 가지의 방법을 동시에 시도하고 있다. 여기의 120병상 병원은 대부분이 시골인 이 나라의 전형적인 시골 병원으로, 출산 시 사망을 줄이기 위한 아프리카의 노력을 보여 주는 시범 사례이다.

임시방편 중의 하나로 제왕절개나 다른 시술을 하도록 마칸차와 같은 보조 의료인을 길러 내고 있는데 이들에 대한 기본 교육은 미국에서 의사보조사원을 교육하는 것과 유사하다. 탄자니아는 또한 더 많은 보조 의료인과 조산원을 키워 내기 위해 애쓰고 있으며 더 많은 병원과 간호학교를 짓기 위해, 의사와 간호사를 시골지역으로 끌어들이는 데 필요한 주택을 공급하기 위해 노력하고 있다. 또한 임산부들이 제때에 분만실에 도착할 수 있게 임산부를 위한 공간을 병원 근처에 마련하려고 노력하고 있다.

그러나 엠마뉴엘 마칸차에게도 부족한 것이 있다. 수술을 시작하고 나서 그는 자신을 도울 두 명의 숙련된 인력이 더 있어야 한다고 말했다. 하지만 그는 덧붙였다. "우리 같은 사람이 너무 없어요."

그는 빠르게 배꼽 아래 부위의 피부, 지방, 근육, 복막을 한 번에 한 겹씩 수직으로 갈랐다. 삼사 분 후 그는 자궁에 도달해서 자궁을 열었다. 지연된 출산에 힘이 빠지고 에테르를 맡고 의식을 잃어 조용한 사내아이를 꺼냈다. 간호사가 적극적인 소생법으로 아이를 정상적인 호흡으로 소생시키고 첫울음을 울게 만들기까지는 5분에서 10분 정도가 소요됐다.

가장 가까운 포장도로에서 10킬로미터 떨어져 있으며, 마지막 전신주로부터 40킬로미터나 떨어져 있는 이곳 이 병원에서 이런 밤은 자주 볼 수 있다. 산고 중인 산모가, 때로는 태아의 팔이나 다리가 산모의 몸 밖으로 빠져나온 상태로 자전거나 오토바이의 뒤에 타고 비포장도로를 달려서 하루가 지나 도착하는 경우는 여기서 드문 일이 아니다.

어떤 이들은 너무 늦게 도착하기도 한다. 10월에 이틀 동안의 산고를 겪은 한 산모가 감염으로 사망했다. 11월과 12월에는 두 명이 과다출혈로 운명을 달리했다. 의사들은 집에서 출산을 하는 산모들 중에는 더 많은 사망자가 발생할 것이라고 말한다.

병원에서 수 분 거리에 있는 고아원이 이곳의 현실을 여실히 보여 준다. 이곳은 세 살 아래의 아이들 20명의 집인데, 대부분은 엄마가 출산 중에 사망하고 남겨진 아이들이다.

"당신은 산모의 죽음에 결코 익숙해지지 않을 겁니다." 그 나라의 가장 큰 도시인 다 에스 살람(Dar es Salaam)에 있는 보건 및 통합과학 무힘비리 대학교(Muhimbili University of Health and Allied Sciences)의 산부인과 교수이며 대학원 책임자인 시리엘 난치아 마사우(Siriel Nanzia Massawe) 박사는 말했다. "1분 동안 그녀는 남편과 이야기를 나누었습니다. 그녀는 피를 흘리고 있었습니다. 그리곤 떠났습니다. 그녀는 매우 젊었습니다. 아마 당신은 일주일 동안 잠을 잘 수 없을 것입니다. 그녀의 얼굴이 떠오를 겁니다. 젊은이들이 너무 많이 죽어 가고 있습니다. 그러나 권력을 가진 자들은 이런 것들을 보지 못합니다. 우리는 그들에게 이런 상황을 알려야만 합니다."

베레가에서 며칠 있는 동안, 이곳이 처한 어려움들이 점점 명확해져 왔다. 때로 마칸차는 한밤중에 제왕절개를 연속해서 하기도 했다. 한 산모는 겨우 15세였다.

또 다른 여성은 이미 두 번의 제왕절개 수술을 받았기 때문에, 추가적인 수술과 추후 임신의 위험이 커졌다. 그러나 그녀는 마칸차가 권하는 불임 시술을 거절했다.

어떤 산모들은 위험할 정도로 극심한 진통에 시달리면서도 민간 요법으로 분만을 도와주길 원했다. 병원 스태프들은 수술을 행하고, 피 묻은 거즈와 수술용 가운을 손세탁하고 바닥의 피를 걸레질하느라 고군분투했다.

두 여성은 임신성 고혈압으로 인한 심각한 문제를 안고 있었다. 한 명은 집에서 출산한 후 병원을 찾아왔는데 발작 증상이 있었다. 다른 한 명은 적어도 일주일 전에 자궁에서 태아가 죽은 채로 찾아왔다. 그녀의 유일한 이전 임신도 그렇게 끝났다.

한 엄마는 쌍둥이를 낳으려 애쓰다 병원에 도착했는데 이미 한 명은 죽은 뒤였

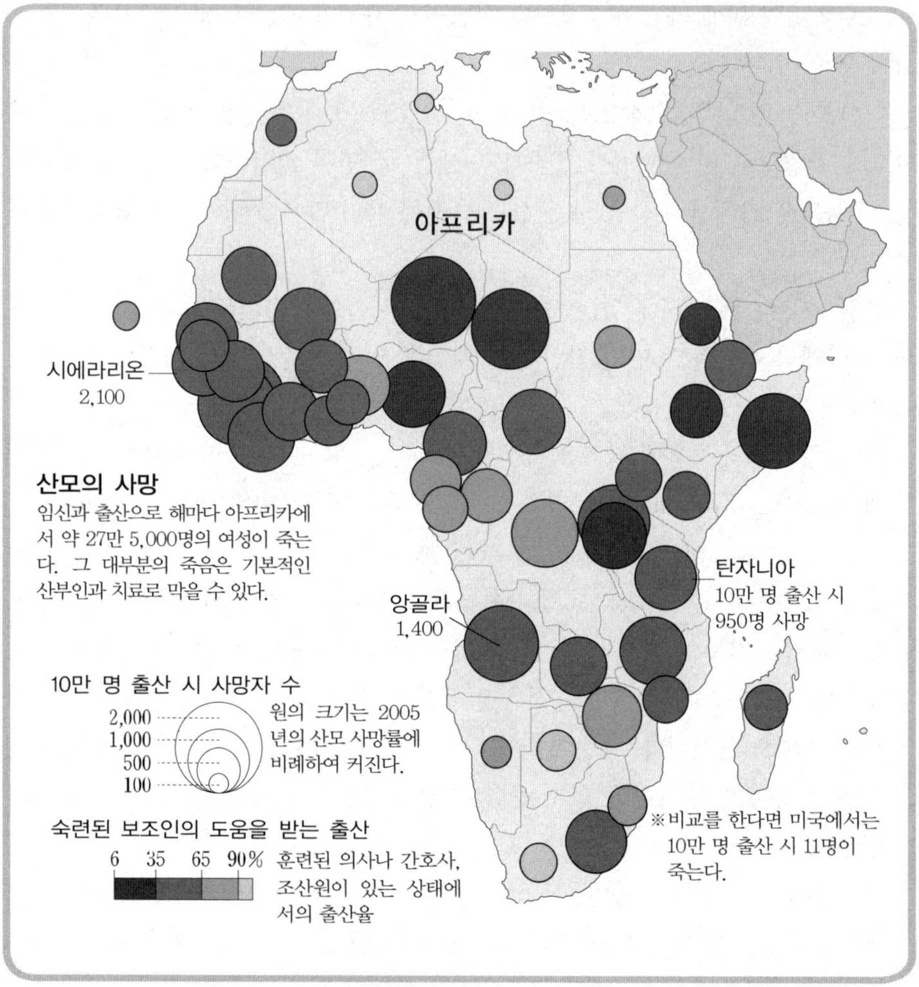

다. 제왕절개 수술로 두 번째 아이를 구했다.

■ 세계적인 관점 The Global Perspective

아프리카의 여성들은 임신과 출산으로 인한 사망률이 세계에서 가장 높게 기록되고 있다. WHO에 따르면 사망한 여성은 약 20여 가지의 심각한 합병증을 겪었다. 유니세프는 지난 20년 동안 "산모의 사망은 매우 다루기 힘든 문제로 남아 있다"고 작년에 보고했다. 2000년 UN은 산모 사망률을 2015년까지 75% 감소시키는 목표를 세웠다. 이 목표는 거의 모든 가난한 나라들에서 달성되기 힘들 것으로 예상된다.

"결핵이나 말라리아, 에이즈의 경우와 같이 산모 보호를 위한 국제기금을 만드는 것이 어떨까요?" 마싸우 박사가 물었다.

탄자니아에서 유소아 사망률은 감소했으나 산모의 사망률은 감소하지 않았다. 탄자니아 보건 장관은 산모 사망률이 WHO가 발표한 10만 명당 950명보다 낮은 10만 명당 578명이라고 말한다. 이와 대조적으로 WHO는 산모 사망률이 전 세계에서 가장 낮은 나라인 아일랜드에서는 10만 명당 1명이 사망하는 것으로 평가했다.

사망하는 여성들은 보통 젊고 건강하다. 그들의 사망은 불필요한 것이다. 그들 사망의 가장 큰 다섯 가지 원인은 출혈, 감염, 높은 혈압, 오랜 분만 시간, 서투른 임신중절 수술 등이다. 이러한 원인으로 인한 산모 사망은 선진국에서는 한 세기 전에 사라졌다. 가난한 나라에서 산모의 사망은 신생아 역시 큰 위험에 빠트린다.

전문가들은 '세 가지 지체' 때문에 많은 여성이 사망한다고 말한다. 여성들이 병원에 가기로 결정하기까지 지체되는 시간, 병원까지 가는 데 걸리는 시간, 병원에서 치료를 받기까지 걸리는 시간들이다. 약 15%의 출산에서 위험한 합병증이 발생하지만 그 대부분은 예측이 불가능하다.

■ 의학적 응급 상황 A Medical Emergency

작년, 탄자니아의 모쉬(Moshi)라는 도시에서는 정상적으로 보이던 분만이 얼마나 빨리 응급 상황으로 바뀌는지 보여 주는 사례가 발생했다. 하와 칼리디(Hawa Khalidi)는 36세로 이미 다섯 번의 정상적인 분만을 했다. 그녀는 11월 19일 새벽이 오기 몇 시간 전, 도시의 가장 가난한 지역의 보건소에서 간호사 한 명만 있는 상태에서 여섯 번째 아기를 낳았다. 그리고 그녀는 출혈을 시작했으며 동이 트기 이전에 사망했다.

부검의는 칼리디가 간호사의 적절하지 못한 대처 때문에 출혈로 사망했다고 분석했다. 출혈을 막기 위해서 출산 후 태반을 제거해야 하는 기본 작업을 수행하지 않았기 때문이다.

보통은 탯줄을 당겨서 태반을 제거해야 한다. 부검의는 탯줄이 찢겨져 있는 것을 발견했다. 간호사는 태반을 제거하는 방법을 몰랐음이 분명하다. 간호사는 칼리디를 병원으로 보냈으나 그녀는 이미 많은 출혈을 했기 때문에 의사도 손쓸 방법이 없었다.

인터뷰에서 칼리디의 남편은 칼리디가 너무 가난해 장갑, 죔쇠(clamps) 등을 포함하고 있는 '출산용품 세트(delivery kit)'를 가져오지 않았다고 간호사가 핀잔을 주었다고 말했다. 어떤 산모 병동은 산모가 너무 많아 한 침상에서 2~3명이 함께 자거나 바닥에 누워 있어야 한다. 정부는 모든 마을의 3마일(5km) 내에 보건소가 위치할 수 있도록 보건소를 늘릴 예정이라고 발표했지만, 이미 있는 보건소에도 충분한 직원이 없는 상황이다. 보건 종사자들은 과중한 근무, 적은 급여, 교육받을 기회의 부족 때문에 사기가 꺾이고 높은 사망률에 체념한다.

많은 여성들은 가족계획에 대한 정보와 교육을 제공받지 못하고, 안전하게 분만하기에는 너무 어린 나이에 임신한다. 남편과 친척들이 여성이 출산할 곳을 결정하는데, 돈을 절약하기 위해 집에서 아기를 낳을 것을 강요한다. 영양실조, 왜소성장, 말라리아, 감염, 빈혈증, 협소한 공간 등은 위험을 가중시킨다.

농촌 지역에서 많은 여성들은 병원에 가는 대신 전통적인 출산 도우미를 이용한다. 이러한 사람들은 병원이나 조산사에게서 정식으로 교육받지 않았다. 많은 의사들은 높은 산모 사망률과 합병증을 들어 그들을 비난한다. 그들은 분만이 너무 오래 걸리게 하고 합병증과 병원의 치료가 필요한 응급 상황을 파악하지 못한다는 것이다. 그러나 많은 여성들이 그들을 찾는다. 그 이유 중 하나는 금액이 알맞기 때문이다. 베레가 주변의 경우 그들은 분만당 2달러를 받는다. 보통 병원에서의 분만비용은 6달러, 응급 제왕절개 수술은 15달러이다.

듀크 대학 산부인과 전문의로 현재 모쉬의 킬리만자로 크리스천 병원(Kilimanjaro Christian Medical Center)에서 근무 중인 제프리 윌킨슨(Jeffery Wilkinson) 박사는 니제르(Niger)와 같은 다른 아프리카 나라는 산모 사망률이 더 높다고 지적했다. 그는 탄자니아의 많은 어려움에도 불구하고 "여기에는 희망이 있습니다"라고 말했다.

■ 병원 부족 A Hospital's Shortages

베레가에 있는 병원은 20만 명 정도의 지역을 담당하지만 산부인과 전문의는 단 한 명도 없다. 단 한 명의 정식 의사로 31세의 닥터 파스칼 므데오(Paschal Mdeo)가 있는데 그는 의대를 졸업한 지 별로 안 되어 8월에 의료 책임자(director)가 되었다.

탄자니아의 대부분의 병원과 같이 베레가의 그 병원 역시 의사 부족으로 인해 제왕절개 수술과 다른 간단한 수술을 마칸차와 같은 보조원에게 맡기고 있다. 하지만 이런 보조원들이 간단한 수술에 능숙해졌을 때, 대부분의 다른 나라들은 그들의 실력을 믿지 못하여 그들을 빼내 가려 하지 않는다. 이것은 더 많은 급여를 주는 보츠와나(Botswana)나 다른 나라들에게 의사와 간호사를 빼앗기고 있는 탄자니아에게는 큰 다행이다.

주기적으로 방문의사들이 와서 누공(통로)과 산모에게 실금을 야기하는 심각한 출산 손상 부위를 치료한다. 윌킨슨 박사와 같은 다른 외부 전문가들은 병원 스태프들을 대상으로 태아에게 실시하는 소생술과 심각한 고혈압이나 출혈 같은 응급 질환의 처치에 대해서 가르쳐 왔다.

여성들에게 집 대신 병원에서의 출산을 권장하기 위해 병원은 메시지와 함께 의료 종사자를 시장, 교회, 마을 원로들, 지역 지도자들에게 보내고 있다.

더불어 병원에서 멀리 떨어져 사는 임산부를 위하여 분만 전에 베레가에 도착할 수 있도록 출산 때까지 머무를 수 있는 임산부 대기소를 만들었다. 또한 담당자들은 임산부와 아이들, 그리고 앰뷸런스를 부르는 데 드는 모든 경비를 정부가 부담하도록 협상 중이다. (영국 성공회와 정부로부터 부분적으로 지원을 받는 그 병원은 경비를 충당할 충분한 돈을 받지 못하고 있다. 그래서 그 차이만큼을 환자에게 부담시킨다.)

그러나 아직 갈 길이 멀다. 그 지역 여성의 20%만이 병원에서 출산을 하고 있으며, 많은 사람들은 제왕절개가 필요한 경우에만 그렇게 한다. 많은 여성들은 단순히 병원에 갈 형편이 안 되기 때문이라고 말한다. 여성들 중 50% 이상은 집에서 출산을 하고 있으며, 그 나머지는 응급처치나 제왕절개 수술을 수행할 수 없는 지역 보건소에 간다.

"우리는 이번 주에 네댓 명의 아이들을 잃었습니다." 영국 성공회 사제이면서 병원의 책임자인 아이작 Y. 므게고(Isaac Y. Mgego) 신부는 1월의 인터뷰에서 이렇게 말했다. "우리 의사들은 산모를 구하거나 아이를 구하거나 둘 중 하나를 택해야 하는 상황에 처하곤 합니다."

주민 대부분이 전기나 깨끗한 화장실, 수도가 없는 흙집에 살고 있는 베레가로 의사나 간호사를 데려오는 일은 쉽지 않다. 이 지역에서 말라리아는 흔하다.

의료진을 데려오기 위해서 병원은 콘크리트 집을 제공한다. 교회는 정부에서 의사와 간호사에게 지불하는 월급에 추가적인 급여를 제공한다. 닥터 므도에(Mdoe)는 교회 담당자에게 로비를 하여 스태프들의 급여 인상에 성공했다. 베레가에 계속 남아서 근무할 것을 바라는 지역 학생들을 끌어들이려는 희망으로 간호사 학교가 세워지고 있다.

현재 병원에는 4명의 간호 담당자(nursing officers), 10명의 조산사, 진료 담당자(clinical officers)로 알려진 다른 직원 2명을 포함하여 모두 16명이 있다.

"예전엔 34명이 있었습니다." 므게고가 말했다. "사람들이 떠났습니다. 우리는 말렸지만 그들은 이 마을에서 사는 것을 원치 않았습니다. 몇몇은 인사도 없이 떠났지요. 그들은 헌신적이었지만 지쳐 있었습니다."

베레가 병원을 운영하는 데 연간 약 20만 달러가 든다고 므게고는 말했다.

그는 병원이 AMREF, 즉 아프리카 의료 및 연구재단(African Medical and Research Foundation)과 같은 단체들에서 오는, '비행 의사들(flying doctors)'로도 알려진 방문 의사들을 요청해야 하는 심각한 문제들을 막는 길을 발견할 수 있길 희망한다고 말했다.

"그들이 환자를 치료하러 이곳에 오는 것은 좋습니다. 그러나 우리가 어떻게 이것을 막을 수 있을까요?" 므게고는 물었다. "언젠가는 이렇게 말하게 될지도 모릅니다. 비행 의사들이여, 당신들이 올 수는 있지만 와도 이 주변에 환자라곤 한 명이나 있을까 말까 합니다."

지나 콜라타와의 대화

– 의학 기자

지나 콜라타는 뉴욕타임스에서 과학과 의학 분야의 글을 쓰는 수석기자이다. 1987년 뉴욕타임스에 입사하기 전에 그녀는 「사이언스(*Science*)」의 수석기자였다. 타임스에서 종신직을 맡기 전에 그녀는 「스미소니언(*Smithsonian*)」, 「미국 보건(*American Health*)」,

「디스커버리(*Discover*)」, 「레이디스 홈 저널(*Ladies Home Journal*), 「코스모폴리탄(*Cosmopolitan*)」, 「레드북(*Redbook*)」, 「세븐틴(Seventeen)」, 「미즈(*Ms*)」, 「글래머(*Glamour*)」, 「지큐(*GQ*)」, 「사이콜로지투데이(*Psychology Today*)」 등의 잡지들에 글을 썼다. 콜라타는 메릴랜드 대학을 졸업하고 엠아이티(MIT)에서 1년 반 동안 분자생물학을 공부했다. 그리고 다시 메릴랜드 대학으로 돌아가 응용수학으로 석사학위를 받았다. 다음은 그녀와의 전화 인터뷰를 편집한 것이다.

의학 기사 쓰기와 비의학적 주제의 기사 쓰기 사이에 가장 큰 차이점은 무엇인가요?

의학 분야 기사를 쓰려면 해당 이슈의 흐름을 알고 있어야 합니다. 그것은 연구를 믿을 만한 것이나 그렇지 못한 것으로 만드는 것이 무엇인지 이해하는 데 도움이 됩니다. 그것은 또한 해당 분야에서 좋은 평판을 가진 전문가와 그렇지 않은 사람을 아는 데에도 도움이 됩니다. 그러기 위해 몇 년의 시간이 걸립니다.

의학 기자로서 의학 속보를 보도하는 데 가장 큰 도전은 무엇입니까?

가장 큰 문제는 충분한 공간이 없다는 것입니다. 이 일은 교과서를 쓰는 것이 아닙니다. 보편적으로 퍼져 있는 잘못된 상식들이 많기 때문에 이것들을 넘어서는 글을 쓰는 것은 어려운 일입니다. '왜 관찰 연구가 무작위 배정으로 수행한 임상시험보다 신뢰도가 떨어지는 이유는 무엇인가?'와 같은 것입니다. 아니면 더 심한 예로 암에 대한 과잉진단 같은 주제에 대한 것입니다. 이것을 엄밀하고 납득이 가게 설명하기는 매우 어렵습니다. 가장 큰 도전은 정말 복잡한 논리적 추론을 기사 속에 집어넣되 이것을 읽어 이해할 수 있고 신문에 맞는 짧은 글로 표현하는 것입니다.

언제 당신을 글을 쓰고, 누구를 위해 씁니까?

나 자신을 위해 씁니다. 나는 쉽게 질립니다. 짧은 집중력을 가지고 있습니다. 이상적인 독자에 대해 생각해 본 적은 없습니다. 단지 나 자신을 생각합니다.

독자의 교육 수준에 대해 생각해 본 적이 있습니까?

아니요. 나는 나에 대해서 생각합니다. 내가 관심이 없다면 다른 누가 관심이 있을까요? 가끔 편집자인 바바라 스트라우크(Barbara Strauch)가 "사람들은 암의 전이가 뭔지도 모를 걸요"와 같이 말하면, 나는 "당신은 알고 있네요. 당신이 아는 것이 맞아요"라고 말합니다. 물론 "나 이거 알아"라고 생각할 때도 설명을 하는 것들이 있어요. 그러나 나는 무엇보다도 내가 모르는 것이 있으면 그것을 당장 이해해야 해요.

뉴스 가치를 판단할 때 사용하는 기준이 있나요?

어떤 것이 뉴스로 가치가 있다면 그것은 보통 최근에 발견된 사실이거나 흥미롭거나 기존의 지식에 반대되는 것입니다. 그리고 놀란 사람들이 "와, 우리가 지금까지 잘못 알고 있었네. 이것에 대해서 이렇게 생각해 봐야겠군"이라고 말하는 것입니다. 그것은 나를 정말 사로잡는 것이어야 합니다. 그것은 나의 상상력을 끌어 당기는 것이어야 합니다. 또는 속보 기삿감이어야 합니다.

쓰기 가장 힘든 기사들은 무엇이고 왜 그런가요?

가장 힘든 기사는 오진과 같은 것을 다루는 기사입니다. 그리고 전통적인 지혜와 반대되는 것들입니다. 모두가 암을 조기에 발견하는 것이 최선이라고 믿습니다. 사람들에게 "기간차이 바이어스(치우침)"과 "조기발견기간 바이어스"에 대해 말하기 위해 노력하는 것은 — 비록 그 용어들 자체는 결코 사용하지 않더라도 — 사람들이 받아들이려 하지 않기 때문에 정말 힘듭니다. 사람들은 지금까지 들어왔던 것과 반하는 내용이어서 쉽게 받아들이려 하지 않습니다.

제일 좋아하는 기사는 무엇이고 왜 그런가요?

나는 제일 좋아하는 것이 없습니다. 왜냐하면 나는 많은 기사들과 사랑에 빠지기 때문입니다. 기자가 자기가 쓴 기사와 사랑에 빠진다는 것이 멍청하게 들릴 수도 있겠지만요. 보통 지금 쓰고 있는 기사나 방금 작업한 것이 되겠지요. 나는 그 뇌졸중 기사도 사랑합니다. 왜냐하면 서두에 나온 그 여성을 잊지 못할 것이기 때문에 그 뇌졸중 기사도 좋아합니다. ('여섯 살인자' 시리즈에 속하는) 그 기사들을 쓰는 일은 큰 도전이었습니다. 왜냐하면 우리는 이것들에 대해 사람들이 이미 알고 있지 않은 것을 말해 주어야 했기 때문입니다. 심장마비 같은 경우 "오, 지루하군. 그들은 이제 콜레스테롤 수치를 낮추라고 말하겠지"라고 생각하겠죠. 그래서 힘들었습니다. 심장질환의 전 영역에서 어느 것을 다루어야 하는지 파악하는 것은 정말 도전이었습니다. 뇌졸중의 경우도 마찬가지였습니다. 그러나 그것을 찾아내고 또 거기에 딱 맞는 사람을 찾아낸 다음에는 이 기사들을 정말 사랑했습니다.

어떻게 뇌졸중 기사의 주인공인 닥터 다이아나 피트를 찾았나요?

사실 꽤 어려운 일이었습니다. 나는 국립보건협회(National Institutes of Health)에 갔었고, 그들은 내가 원하는 그런 종류의 사람들과 항상 함께 있다고 말했습니다. 나는 그곳에서 며칠을 지냈지만 내가 찾는 뇌졸중 환자를 보지 못했습니다. 나는 말했죠. "좋아요, 많은 뇌졸중 환자를 본 적이 있는 사람들에게 이메일을 보낼 거예요. 그리고 내가 찾고 있는 사람이 누구인지와 그런 사람을 알고 있는지 물어볼 거예요." 그런데 텍사스에서 한 남자에게서 연락이 왔어요. "오 당신은 믿지 못할 겁니다. 정말 믿을 수 없는 사람이 우리 뇌졸중 기관에 들어왔어요." 이렇게 나는 그녀를 찾아냈습니다. 그녀는 놀라웠어요. 정말 믿기 힘든 이야기였습니다. 그때 내가 원하는 것을 알게 됐죠. 당신은 당신이 찾고 있는 것이 무엇인지를 알아야 해요.

당신 생각에 초보 의학 기자가 가장 저지르기 쉬운 실수는 무엇인가요?

사람들은 왜 한 연구가 다른 연구보다 신뢰할 수 있는지 인식하지 못합니다. 왜 당신은 이것보다 저것을 믿어야 할까요? 그래서 사람들은 믿지 말아야 할 연구를 신뢰하기도 합니다. 흔히 이것은 그들이 별로 중요하지 않은 연구를 중요하게 과장한다는 것을 의미합니다. 아니면 정말 중요하지만 사람들이 듣고 싶어하지 않는 연구에 대해서 이상한 논리로 비판을 합니다.

당신은 당신의 지식과 판단에 대해 확실한 신념을 가지고 있어야 합니다. 그것은 경험에서 나오는 어떤 것이지요. 주요 의과대학의 어떤 사람이 실제 사실을 부풀리거나 과학적 근거가 없는 내용을 중요한 사실인 양 말할 때 이 말에 휘둘리지 않는 것은 매우 어렵습니다. 당신은 확실한 신념을 가지고 있어야 합니다. 당신은 사람들에게 확인, 또 확인하고, 누구를 믿을 수 있는지 혹은 믿을 수 없는지를 알아야 합니다.

당신이 받은 의학이나 과학 훈련 수준은 어느 정도입니까?

먼저 나는 미생물학을 전공했습니다. 그 다음 분자생물학으로 박사학위를 받으려 했습니다. 그러나 일 년 반 정도 실험실을 떠나 있었습니다. 실험실을 별로 좋아하지 않았기 때문입니다. 그리고 다시 학교로 돌아갔습니다. 수학 박사학위를 받을 생각이었습니다. 다시 대학원으로 돌아갔을 때 수학자가 되지 않기로 결심했습니다. 나는 학교를 그만두려 했지만 지도교수는 내가 졸업논문을 써야 한다고 말했습니다. 그렇지 않으면 사람들이 나를 대학원을 때려 친 바보라고 생각할 것이라고 했습니다. 그래서 나는 수학 석사학위를 받았습니다. 지도교수의 말대로 다른 사람들이 나를 학위도 받지 못하는 멍청이라고 생각하지 않도록 하려는 것이었습니다. 이것이 내가 석사학위를 받은 이유입니다.

당신이 의학 기자가 되고 싶어하는 대학생을 가르친다면, 반드시 이수하게 할 두세 과목은 무엇입니까?

통계는 반드시 알고 있어야 합니다. 통계학자 수준은 아니더라도 사람들이 얘기할 때 이해할 수 있는 수준은 되어야 합니다. 이것은 좋은 연구와 나쁜 연구를 가늠할 때 유용할 것입니다. 의학사에 대해서도 알고 있다면 정말 좋을 것입니다. 의학사를 조금이라도 아는 것이 당신이 오늘 보고 있는 것을 아는 데 얼마나 큰 도움이 되는지 놀라울 정도입니다. 의학사에 대한 앎은 또한 당신이 더 나은 기사를 쓰는 데 도움을 줄 것입니다. 그리고 나는 학생들이 적어도 하나의 쓰기 과정을 듣는 것이 도움이 될 것이라고 생각합니다.

프린스턴 대학에서 의학 글쓰기를 가르친 적이 있습니다. 지금까지 아무도 그들에게 모든 생각을 아무 순서로나 리포트에 써 넣는 것으로는 충분하지 않다는 것을 말해 주지 않았습니다. 초창기에 나는 모든 페이퍼를 읽고 페이퍼의 맨 아래에 이렇게 적곤 했습니다. "당신의 글은 잘 읽었어요. 하지만 당신 글의 요점이 무엇인지 나는 알 수가 없네요." 내가 생각하기에 내 수업에서 그들 모두가 얻어 간 한 가지는 요점이 무엇인지 말할 수 있는 능력이었습니다. 나는 그들에게 신문기사는 독자들에게 왜 그 기사를 읽고 왜 '지금' 읽어야 하는지를 바로 전달할 수 있어야 한다고 말했습니다.

어떤 사람들은 정말 이런 종류의 글쓰기에 재능을 가지고 있고, 어떤 사람은 그렇지 않습니다. 기사를 보는 것과 기사를 쓰는 것은 다릅니다. 글쓰기에 대해서 많은 사람들은 이렇게 생각합니다. "오, 나는 글을 쓸 수 있어. 누구든지 글을 쓸 수 있어." 또 다음과 같은 말도 흔히 듣게 됩니다. "나는 내 삶에서 무엇을 해야 할지 모르겠어요. 아마도 지나, 당신처럼 저널리스트가 될 것 같아요." 기사를 쓰는 것은 실제로는 정말 많은 작업을 거쳐야 합니다. 우리 기자들이 하는 일은 정말 어렵고 많은 경험을 필요로 합니다. 나는 사람들이 쉽게 읽히는 기사를 쓰기 위해 무엇이 행해지는지 잘 알고 있지 않다고 생각합니다. 모든 사람이 기사를 그렇게 쉽게 쓸 수 있는 것이 아닙니다.

당신이 엠바고가 걸린 저널 논문을 가지고 있을 때, 그것을 보도하고 그것을 기사로 쓰기 위해 어떻게 접근합니까?

우리는 저널로부터 그런 엠바고 걸린 논문들을 미리 받습니다. 이는 보통 보도가 허용된 날짜보다 5~6일 전입니다. 우리는 항상 이 엠바고들을 지킵니다. 왜냐하면 그래야만 하기 때문입니다. 그렇지 않으면 앞으로는 그 저널로부터 더 이상 미리 논문을 제공받지 못하게 됩니다. 논문을 받은 다음에는 전문가라고 생각되는 사람들에게 이메일을 보냅니다. 또는 논문의 저자에게 다른 전문가로서 누가 있는지 물어봅니다. 당신은 사람들에게 그 논문을 보여 주어야만 합니다. 그들이 통계를 만들 때 간과한 어떤 치명적인 결함을 나는 놓쳤을지도 모릅니다. 나는 그들에게 논문의 모든 세부 내용을 보여 주어야 합니다. 왜냐하면 그들이 논문에서 보아야 할 것이 무엇인지 아는 전문가이지 내가 전문가는 아니기 때문입니다. 나는 비평가가 아니며 과학자도 아닙니다. 그래서 나는 절대적으로 이런 논문들을 다른 사람들과 그리고 다른 기자들과 공유합니다. 다른 기자들이 그러하듯 말입니다.

기사에 인물을 포함시키는 것의 필요성에 대해 얘기해 봅시다.

그런 모습을 집어넣는 것은 항상 도움이 됩니다. 하지만 그것은 문제가 되는데 왜냐하면 그런 모습이 다른 모든 것을 압도해 버리기 쉽기 때문입니다. 이런 문제를 의학 기사에서 항상 볼 수 있습니다. 예를 들어, 나는 이런 문제를 유방 성형 수술 기사에서 언제나 보게 됩니다. 기사에 실리콘으로 유방 성형 수술을 한 어떤 사람이 지금 건강에 수없이 많은 문제를 가지고 있다고 쓸 수 있습니다. 그러고 나면 사람들은 이 사람이 보형물을 제거하면 건강 문제도 모두 없어진다고 추측합니다. 이런 기사에서 과학자가 유방 보형물과 건강 문제 간의 관련성은 근거가 없다고 말한 내용이 충분히 강조될 수도 있습니다. 하지만 독자는 이 사람이 유방 보형물을 넣어 매우 아프게 됐고 그것을 빼내자 회복이 되었다고 보게 됩니다. 그리고 독자들은 과학자의 말은 믿지 않게 됩니다. 이것이 내가 그것을 일화의 횡포라고 부르는 이유입니다. 일화들은 매우, 매우, 매우 강력할 수 있습니다. 그래서 일화를 매우 주의하여 사용해야만 합니다.

일화들은 글을 생동감 있게 만들 수 있지만 그 자체가 기사가 되지 않도록 확실히 해야 합니다. 왜냐하면 일화는 기사가 아니기 때문입니다. 나는 일화를 삽화와 같은 것으로 생각합니다. 그것은 사진과 같은 것입니다.

당신이 이해하기 힘든 복잡한 주제에 대해 글을 쓸 때, 당신은 혹시 과학자에게 다시 가서 "이거 맞나요?"라고 물어보나요?

나는 항상 물어봅니다. 나는 필요한 만큼 그들에게 다시 갑니다. 내가 생각하기에 그들을 찾아가 그들에게 바보처럼 보이는 데서 느끼는 창피함이 잘못된 기사가 실린 후 수백만의 독자들 앞에서 창피함을 당하는 것보다 낫다고 봅니다. 내 기사의 뉘앙스가 맞는지 틀린지, 그 요점이 맞는지 틀린지에 대한 의문이 있다면 나는 항상 그들을 찾아갈 것입니다.

내용을 어디까지 공유하나요? 당신 글의 내용을 다른 말로 바꿔 표현해 보내나요? 아니면 실제 글의 한두 문단을 그대로 보내나요?

실제 글의 한두 문단을 보내면서 항상 이렇게 말합니다. "이거 맞나요?" 제목에는 이렇게 씁니다. "사실 확인 요망." 맞는지 틀린지 의심이 가는 것은 당장 질문합니다. "이것 맞나요?" 조금도 망설이지 않습니다. 왜냐하면 나는 모르기 때문입니다. 만약 글을 다른 말로 바꿔 보내면 그들은 이렇게 말할 것입니다. "오, 이 단어는 약간 잘못되었네요. 잘못된 인상을 주고 있어요." 그러면 나는 그들에게 다시 원래 글의 단어를 보여 주며 맞냐고 물어봐야 하겠지요.

당신은 1998년에 매우 논란의 여지가 있는 기사를 썼습니다. '실험실의 희망'(8.1장의 소개 부분 참조)으로 혈관생성억제제인 엔지오스타틴을 투약받은 쥐들의 종양에 관한 기사입니다. 만약 당신이 그 글을 다시 써야만 한다면, 그때의 경험과 사정을 다 알게 된 지금 그 기사 내용을 어떻게 바꾸겠습니까?

쥬다 플록먼(Judah Flokman)이 암을 치료할 것이라고 (노벨상 수상자 제임스) 왓슨이 나에게 말을 했을 때, 나는 그에게 이메일을 보내서 이렇게 말했을 것입니다. "당신이 쥬다 플록먼이 암을 치료할 것이라고 저에게 말했죠. 그 말을 기사에 사용하고 싶어요. 이에 대해 당신이 어떻게 생각하는지 확실히 알고 싶네요." 그가 만약 '예(yes)'라고 답한다면 나는 그 말을 기사에 쓸 것입니다. 만약 그가 '아니요(no)'라고 한다면 나는 나중에 "나는 그런 말 한 적이 없습니다"라고 말할지 모르는 누군가의 말을 인용하지 않을 것입니다. 그것은 기사 전체를 압도하는 매우 강력한 진술입니다. 이 진술이 없으면 기사는 그냥 쥐에 관한 기사가 됩니다. 하지만 이 진술이 사용되면 기사는 '이것이 암에 대한 답이다'라고 말하는 기사가 됩니다. 그리고 그것이 실제로는 답이 되지 못한다는 것이 판명되었죠.

(그 엔지오스타틴에 대한 기사의) 처음 몇 문단은 어떠한가요? 만약 당신이 신중하게 읽지 않는다면, 당신은 쥐를 간과하고 그 기사가 사람에 관한 것이라고 여겼을 것입니다. 그 기사는 다음과 같이 쓰고 있습니다. "만약에 모든 것이 잘 된다면, 1년 안에 첫 암 환자는 — 쥐에서 — 어떤 분명한 부작용이나 약물 거부 반응 없이 어떤 종류의 암도 제거할 수 있는 두 개의 새로운 약을 투여받게 된다."

나는 이렇게 시작할 것입니다. "쥐에 있어서 이러한 약물들은 미래에 어떤 종류의 암도 제거할 수 있을 것이다." 사람들은 분명히 내가 이것을 인간을 위한 치료법으로 말하고 있다고 생각했던 것 같습니다. 그래서 나는 쥐를 강조해야만 했다고 생각합니다.

만약 기회가 있다면 다시 쓰기를 바라는 기사가 있나요?

단연코 그 기사를 다시 쓸 것입니다. 확실히 그렇습니다. 요즘이었다면 아마도 그 기사는 쓰지도 않았을 것입니다. 왜냐하면 나는 좀 더 의심이 많아졌기 때문입니다.

학생들이 노벨상 수상자나 존경받을 만한 과학자들을 인터뷰할 때 배울 수 있는 교훈이 있나요?

매우 신중하라고 말하고 싶습니다. 당신이 항상 들어 왔던 모든 것에 반하는 내용에 대해서는 매우 조심해야 합니다. 이것이 사실이 아니라는 말이 아닙니다. 단지 조심하라는 의미입니다. 그리고 암에 관해서 쓸 때는 사람들이 무엇이 쥐이고 무엇이 사람인지 혼동하게 만들지 않도록 특히 조심하세요.

연관짓기 Making Connections

1. 시리즈 특집 기사를 한 개인에게 초점을 맞추어 시작하는 것의 장점과 단점은 무엇인가?

2. 뇌졸중에 관한 지나 콜라타의 글이 나쁜 예후를 갖고 결국은 죽게 된 한 개인에게 초점을 맞추어 시작했다면 그녀 기사의 본질은 어떻게 바뀌었을까?

3. 당신은 의학의 어떤 화제에 대하여 특집 기사를 쓸 것인가? 시리즈로 기사를 쓰고자 할 때 당신이 선택할 화제는 무엇인가? 그 시리즈는 몇 부분으로 나누어질 것인가? 각각의 부분은 무엇에 초점을 맞추게 될 것인가?

제11장 내러티브 Narratives

최근 내러티브 저널리즘(narrative journalism)에 관한 논란이 있지만 서사적인 논픽션(문학 저널리즘이나 창조적인 논픽션이라고도 불린다)은 오랫동안 인기가 있었다. 서사 논픽션은 실화를 전달하는 데 캐릭터 개발, 장면 설정, 묘사나 대화 같은 소설 쓰기의 도구와 기술을 사용한다. 저널리스트들은 대화를 만들 수 없다. 그들은 장면을 엮어 낼 수 없고 사실로부터 벗어날 수 없다. 그러나 연습을 통해 무엇이 진실인지에 대한 보도를 시작, 중간, 끝을 가진 이야기로 표현하는 방법을 배울 수 있다.

사람들은 아주 예전부터 구전되는 민담을 알고 있다. 그리스 서사시 "일리아드"와 "오디세이"까지 거슬러 올라가면 기록된 소설적 내러티브를 찾을 수 있다. 당신은 잠자리 이야기에서 셰익스피어에 이르기까지 서사의 요소를 찾을 수 있을 것이다. 극적인 논픽션에 관한 『이야기를 위한 글쓰기(*Writing for Story*)』에서 존 프랭클린(John Franklin)은 셰익스피어 희곡은 문제[주인공은 아버지의 영혼으로부터 삼촌 클라우디우스(Claudius)가 아버지를 죽였다는 것을 알게 된다]에서부터 시작해서 일련의 발전을 통해 전개된다고 주장한다. 햄릿은 여자 친구 오필리어의 아버지를 클라우디우스로 착각해서 죽이는 실수를 저지른다. 아버지의 죽음으로 오필리어는 자살하고 햄릿은 깊은 슬픔에 빠져 미치게 된다. 후에 햄릿의 어머니는 햄릿을 겨냥한 독이 들어 있는 잔을 마신다. 이 이야기는 당신이 신문기사로 결코 쓰고 싶지 않을 결말로 끝난다. 바로 모두가 죽는다.

내러티브는 우리의 DNA 안에 들어 있다. 우리는 끝날 때까지 시간적 경로를 따르는 이야기들("옛날 옛적에…")과 함께 자라난다. 시작, 중간, 끝. 이것은 스토리

텔링에 이상적으로 적합한 간단한 형식이다. 어떤 사람들은 내러티브 저널리즘을 저널리즘 글쓰기의 구원으로 여기고, 다른 어떤 사람들은 지나치게 긴 허풍으로 본다. 모든 필자 혹은 모든 이야기에 이 내러티브 기법이 적절하지는 않다. 하지만 사적인 요소가 깊이 포함된 이야기에서는 이 기법이 독자를 끌어들일 수 있고 현실을 더 담을 수 있다. 의학 저널리스트들이 의학적 위기를 맞은 사람들에 대한 기사에 이 방식을 받아들이고 적용한 것은 놀랍지 않다.

▶ Selection 11.1

이 장의 첫 번째 기사에서 에이미 하몬(Amy Harmon)은 결함 있는 유전자 때문에 높은 유방암 발병 위험을 가진 33세의 여성을 소개한다. 아직 아무 증상도 없는 상태에서 발견된 돌연변이 유전자가 이 이야기를 끌고 나가는 문제이다. 이 내러티브는 그녀가 유방암의 위협에 어떻게 대처하는지에 대한 단계들로 발전된다. 해결책은 무엇일까? 당신을 위해 결말을 미리 귀띔해 주지는 않을 것이다. 서사가 전개됨에 따라 그 기자가 어떻게 일련의 과학 레슨을 기사 속에 짜 넣는지 주의하라. 이 부분은 두 개의 차원에서 작동한다. 눈을 뗄 수 없을 정도로 흥미로운 서사와, 예방을 위한 유방절제술에 관련된 위험, 이익, 정신적인 혼란의 검토가 그 두 차원이다.

THE DNA AGE

11.1 33세에 암 벗어나기, 그러나 유방절제술 고려 필요

– 2007년 9월 16일/에이미 하몬

Cancer Free at 33, but Weighing a Mastectomy *September 16, 2007/By Amy Harmon*

[시카고] 그녀의 최근 유방 촬영 결과는 깨끗했다. 하지만 33세의 데보라 린드너(Deborah Lindner)는 종양이 있는지 여부를 계속 확인해야만 한다는 데에 지쳤다.

DNA 검사로 자신이 유방암 발병 확률이 현저하게 높다는 것을 알게 된 이후, 그녀는 유방절제술을 받아야 하는지에 대해 고민해 왔다. 유방절제술은 유방암 발생 위험을 90%까지 줄일 수 있는 수술이다.

그녀는 자기 자신을 거울에 비춰 보면서 익숙했던 몸의 모양이 바뀐 후의 모습을 상상해 보았다.

물어볼 수는 없겠지만 이제 막 데이트를 하기 시작한 남자친구가 수술로 재건한 가슴을 어떻게 생각할지도 궁금했다. 그의 손길을 느낄 수도 그의 아이에게 모유 수유를 할 수도 없는 가슴 말이다.

그러나 그녀는 대대로 가족을 괴롭혀 왔던 암을 항암치료와 유방절제술로 이겨낸 엄마는 수술의 필요성에 찬성할 것이라고 확신했다.

"암이 지금 내 안에서 자라고 있을지도 몰라요." 그녀는 2월쯤에 거실을 이리저리 돌아다니며 엄마에게 전화로 이렇게 말했다. "언제든지 발견될 수 있는 거잖아요."

엄마의 동의를 기다리면서 그녀는 덧붙였다. "여름 전까지는 수술 날짜를 잡을 수 있을 것도 같아요."

하지만 엄마는 찬성한다는 말을 하지 않았다.

"오, 얘야," 엄마가 말했다. "우리 서두르지 말자."

63세의 조안 린드너(Joan Lindner)는 암 생존자(survivor)이다. 반대로 그녀의 딸은 자신들을 '발병 전 생존자'라고 부르는 젊은 여성들 가운데 하나이며, 이런 사람들은 증가하고 있다. 그들이 자신들을 이렇게 부르는 이유는 유전적으로 유방암에 걸릴 확률이 높다는 것을 미리 알고 암이 갑자기 들이닥치기 전에 조치를 취할 기회를 가지고 있기 때문이다.

돌연변이 유전자로 인한 잠재적으로 치명적인 결과를 피하기 위한 방법을 찾는 과정에서 그들은 이 짐을 친척들과 공유하고 있음을 알게 된다. 하지만 유전자 검사는 가족 연대를 더더욱 끈끈하게 만드는 동시에 그들을 압박하기도 한다.

암투병 경험이 있는 부모들은 자식들 앞에 놓인 선택은 경험한 바가 없으며, 생물학적인 원인을 준 죄책감 때문에 부적절한 조언을 할 수 있다. 위험 유전자를 가지고 있는 자매나 사촌들은 암에 대처하는 각자의 방식을 주장한다. 반면에 이러한 유전 위험을 피할 수 있었던 친지들은 판단을 할 자격이 없다고 여겨진다.

레지던트인 데보라 린드너는 DNA 검사 후 1년간 자신의 답을 찾으면서, 그녀

앞에 놓인 불완전한 선택들을 두고 벌어지는 가족들의 강하고 다양한 의견들 사이에서 우왕좌왕하게 되었다.

부인을 암으로 잃을 뻔한 공포를 겪은 아버지는 그녀에게 수술을 권했다. 하지만 언니는 기다리면 몇 년 후에는 암치료가 가능할 것이라고 말했다.

그녀의 이모는 '중세시대의 거머리 치료(근거 없는 치료)' 같은 것을 받아들여야만 하는 조카를 보고 싶지 않다고 말했다. 한 사촌은 DNA 검사를 받기조차 거절했다.

하지만 데보라가 간절히 바란 것은 어머니의 응원이었다.

딸에게 결함 유전자를 물려준 린드너 부인은 딸이 조금 더 시간을 두고 생각하기를 원했다. 그녀가 유방절제 수술을 받은 것은 27년간 결혼생활을 경험하고 두 딸을 장성시킨 후였다. 린드너 부인은 딸이 암이 없는 미래를 위해 너무 많은 것을 맞바꿔야 할지도 모른다는 공포를 떨쳐 버릴 수가 없었다. 만약 이러한 성급한 결정이 데보라가 짝을 찾거나 엄마가 되는 것을 어렵게 만든다면 어떻게 할 것인가?

"저는 제 위험을 알 수 있는 놀라운 혜택을 받았어요." 그녀의 딸은 어느 겨울밤 아파트 38층에서 얼어붙은 도시를 내려다보면서 어머니에게 전화로 말했다. "어떻게 제가 아무것도 하지 않겠어요?"

모녀는 생애 어느시점에서 60에서 90%까지 유방암을 발병시키는 'BRCA1(Breast Cancer gene 1)'이라는 이름의 유전자를 가지고 있다.

검사를 받은 25만여 명의 미국 여성 중 3만 명만이 'BRCA1' 또는 그와 연관된 'BRCA2' 돌연변이체를 가지고 있는 것으로 판명되었다. 그러나 그들의 수는 지난 2년 사이 두 배로 증가했고, 유전자 검사비율의 가파른 상승으로 그 수는 조만간 다시 두 배로 증가할 것으로 예상된다.

이들 중 약 3분의 1은 유방암이 발생할 수 있는 조직을 제거하는 유방절제술을 선택한다. 이들 중 다수가 치명적인 난소암의 위험을 감소시키면서 유방암 가능성을 절반으로 줄이기 위해 난소를 제거한다. 일부는 암을 막기 위해 약을 복용한다. 다른 사람들은 잦은 검진이 암을 조기 발견할 수 있고, 암 발생 가능성을 미연에 방지할 수 있을 것이라고 생각한다.

그들의 결정은 이 선천적인 위험성을 삶에서 우선성을 갖는 다른 사항들과 견주어서 잘 저울질해 보기를 요구하는 것으로 지극히 개인적이다. 그러나 유방암 이외의 다른 많은 상황들에 대한 DNA 예보를 염두에 둘 때, BRCA 소유자들은 결코 발생하지 않을 수도 있는 심각한 질병과 거의 언제나 발생하는 가족들의 혼란에 직면하여 어떻게 대처할까에 대한 최초의 단서를 제공한다.

■ 50대 50의 기회 A 50-50 Chance

데보라 린드너의 언니 로리 프렌치(Lori French)는 데보라보다 먼저 검사결과를 받았다.

DNA 검사에 대해 알기 오래 전인 37세 때 프렌치는 40세가 되면 가족력을 피하기 위해 유방과 난소를 제거하기로 결심했다. 통증과 재건 수술의 결과에 대한 실망과 싸우는 어머니를 본 뒤 그녀는 재건 수술을 원하지 않게 되었다.

"고려해 보세요." 10년 전 그녀는 결혼하기 전에 남편에게 말했다. "나는 늙고, 뚱뚱해지고, 가슴은 없어질 거예요."

프렌치는 2005년 여름, 유전적 결함이 없다는 검사 결과가 들어 있는 봉투를 떨리는 손으로 열었다. 그녀는 암 위험 유전자로부터 해방됐다는 사실을 알고 남편과 포옹했고 서로 흐느꼈다. 하지만 그녀는 어떤 여성이나 가지고 있는 유방암 발생 확률 12%는 가지고 있고, 딸이나 아들을 BRCA 위험으로부터 자유롭게 해 줄 수는 없다.

"끝났어!" 프렌치는 가족에게 말했다. "우리 대에서는 끝났어."

여러 해 동안 자매는 같은 공포로 떨었지만 지금은 데보라 혼자의 일이 됐다.

검사 결과 변이가 있다고 그녀의 동생이 전화를 걸어 알리자 프렌치는 "이런 결과가 나온 것이 안타깝다"라고 말했다.

"언니는 아니어서 정말 기뻐"라고 데보라가 대답했다.

각각이거나 둘 모두이거나, 둘 모두가 아닐 수 있는 것이다. 어머니로부터 암 유전자를 받을 확률이 50%였다면, 발생 여부는 유전자 주사위 굴리기로 결정될 것이다. 그러나 자매 중 하나가 받아야 한다면 차라리 자기가 받는 것이 낫다고 데보라는 생각했다. 그녀의 언니는 필리핀에서 가족과 함께 신학교 교사로 살고 있다. 반면 데보라는 독신이고 노스웨스턴 대학병원의 수련의 2년차로 질 좋은 의료 서비스에 접근할 수 있게 준비가 되어 있기 때문이다.

그러나 이후의 수 주 동안 데보라는 질투와 운명이 바뀐다는 환상과 싸웠다.

"언니는 남편이 있어. 이미 아이들도 있어." 미시간 호숫가를 뛰면서 데보라는 생각했다.

그녀는 매 6개월마다 유방조영술과 초음파검사를 교대로 받는 조기 진단 프로그램을 따르고 있었다. 그러나 예약이 잡혀 있는 날 아침, 혹은 검사 사이라도 예기치 않은 순간에 그녀는 공포에 사로잡히곤 했다. 흔히 그녀는 검사받지 않는 날에는 자가검사를 했다.

"그게 내 마음을 다 뺏어가." 그녀는 가까운 친구이고 산부인과 수련의 동료인 에린 킹(Erin King)에게 말했다.

성형 목적으로 가슴 보형물을 집어넣은 33세 킹과 다른 수련의 친구는 예방적 근치 수술의 지지자였다.

"이전 유방을 없애고 새 것을 얻으렴." 그들은 그녀에게 말했다. "새 가슴은 놀라울 거야. 생기 있고 귀여울 거야."

그러나 그들은 전통적인 재건술의 결과를 본 그녀의 절망감에 동감했다. 재건된 유방의 감촉은 진짜 유방과 같을 수 없으며 젖꽃판은 문신을 해 넣은 것이기 때문이다.

"그것들은 정상적으로 보이지 않아." 킹의 아파트에서 바비큐를 해 먹고 하룻밤을 지내며 그 문제를 두고 토론을 할 때 데보라가 한숨을 쉬며 말했다.

데보라는 흔히 어머니의 조언을 구했지만 그 몇 달 동안은 걱정을 끼치고 싶지 않아 어머니와 거리를 두었다. 대신 그녀는 유방암 전문의를 귀찮게 했다. 실제로 얼마나 많은 암을 발견하게 되나요? 그중 초기 단계에 있는 것은 얼마나 되나요? 대답들은 모호했다. 하지만 그들은 데보라에게 수술을 권하지 않았다. 예방적 유방제거술을 받은 대부분의 여성들은 이미 가족을 가진 사람들이라고 외과의는 말했다.

■ 섬뜩한 양상 A Frightening Pattern

2006년 가을, 데보라는 수련의 과정에서의 연구과제를 개인적 관심사에 따라 노스웨스턴 병원 BRCA 유전자 변형 환자들의 기록 분석으로 결정했다.

어느 여성이 암이 발생했음에도 유방 대부분을 남겨 두는 시술인 종양절제술

(lumpectomy)을 선택한 기록이 있었다. 암은 재발했다. 그녀가 임신했을 때, 항암화학치료로 태아에게 해를 주지 않기 위해 조기에 제왕절개를 하던 중 의료진은 난소암이 복강 내로 퍼져 있는 것을 발견했다.

이러한 양상은 드물지 않았다. BRCA 관련 유방암은 보통 50세 이전의 젊은 연령대에서 발생하며, 다른 쪽 유방에 재발하는 경향이 있다. 난소암은 BRCA1 유전자 보유 여성의 50%를 공격하고, 조기에 발견되기 어려우며, 3/4을 사망하게 한다. 이는 일반 여성에서의 난소암 발생률 2%에 비교할 때 매우 큰 위험이다.

"마치 이 책을 읽으면 앞으로 무슨 일이 일어날지 알게 되는 것과 같아."

데보라는 동료 수련의에게 말했다. "'환자들은 수술보다 감시를 선택한다'는 메모를 보았어. 그러나 나는 '안 돼, 그러지마!'라고 말하고 싶은 심정이야."

그 학기에 종양학 파트 수련을 받는 동안 여러 번 데보라는 난소암 환자의 입원실에서 나와 계단 통로에서 울었다. 그녀의 난소암 위험성에 대해서 의사들은 40세 이후나 아이를 낳은 후 바로 난소를 제거하라고 추천했다. 난소를 제거하면 유방암 위험도 절반으로 낮아진다. 그러나 절제시술 과정에 수반되는 가혹한 폐경 증상을 완화하기 위해 일반적으로 사용되는 호르몬이 다시 암의 위험을 늘리는 것임을 데보라는 배운 바 있다.

■ 입에 담지 못한 질문들 Unspoken Questions

데보라는 플로리다에 있는 부모 집에서 추수감사절을 보내면서 자신의 위험성을 분석했다. 그녀의 말에 아버지 필립 린드너(Philip Lindner)는 고개를 끄덕였다. 유방촬영술과 초음파로는 유방의 밀도가 치밀한 젊은 여성에서 절반 정도의 암을 놓치는 것에 주목했다. MRI 검사는 보다 신뢰할 수 있지만 잘못된 양성 신호를 자주 보내 불필요한 걱정과 조직검사를 받게 만드는 것이 문제이다. 그리고 BRCA 돌연변이 여성에게 조기 검진이 생존율을 높이는지도 아직 명확하지 않다

"네가 통계와 싸울 수는 없어." 재무담당 경영자인 아버지 린드너 씨는 말했다. "너는 암에 걸리고 난 다음 '내가 이렇게 했어야 하는데'라고 말하길 원치 않을 거야."

데보라의 어머니는 위험한 정도를 아는 것이 중요하다는 데 동의한다. 그러나 위험을 모르는 것이 드문 호사일수도 있다. 그녀가 자신의 딸과 같은 의견이었다면

한 남자를 만나 가족을 꾸릴 수 있었을까? 그것이 그녀의 전 삶을 바꿨을 수 있다.

"나는 딸들이 내게 준 기쁨을 알고 있어." 그녀는 친구에게 말했다. "만약에 데보라가 아이를 가질 기회를 잃어버린다면, 자기가 잃어버린 것이 무엇인지 결코 알지 못할 거야. 하지만 나는 경험했기 때문에 데보라가 그런 경험을 잃어버리기를 원치 않아."

망설이면서 그녀는 딸에게 모유수유 이야기를 꺼냈다. "그것은 나에게 아주 특별한 경험이었어." 린드너 부인은 말했다.

"그것은 더 특별한 경험이 아닐 거예요." 데보라가 응수했다. "만약 제가 우선 아기를 가질 수 있다면요."

어머니는 수술이 그녀의 매력을 손상시킬 것을 걱정했고, 이점에 대해서는 데보라도 동감이었다.

"인조 유방이 너를 놀라게 할까?" 그녀는 제프 제어(Jeff Zehr)에게 물어보는 상상을 했다. 그들은 몇 달 전부터 데이트를 시작했다. 마라톤 동료이자 같은 교회를 다니고 있었다. 그는 그녀가 자신에게 특별한 사람이라고 말했고, 그녀도 비슷하게 느꼈다. 하지만 그녀는 그가 놀라서 떠나게 하거나, 더 나쁘게는 그가 관계 진척을 서두르도록 압박감을 느끼게 하고 싶지 않았다.

데보라는 서두를 수 없는 인생의 사건들 사이에서 점점 더 갈등을 느꼈고, 어머니로부터 확인해야 할 한 가지 정보가 남아 있다는 것을 생각했다.

"부탁하나 해도 될까요?" 그녀는 물었다. "가계도를 보면서 가족들이 암에 걸린 나이를 확인해 보아야겠어요."

결과는 충격적이었다. 그녀의 사촌들 중 린드너 부인은 33세에 유방암에 걸렸다. 최근 암이 재발됐고, 치료는 실패하고 있었다.

또 다른 사촌은 34세에 유방암 진단을 받았고 사망했다. 그녀의 딸은 33세인데 최근 유방암을 앓고 있다는 것을 알게 되었다.

린드너 부인은 딸에게 전화했다. "최대한 빨리 수술을 하자."

그러나 며칠 후 린드너 부인은 다시 딸에게 전화를 했다. 자신의 어머니는 난소암이 생겼지만 70세 때였고, 또 극복했다. 조안 린드너(Joan Linder)는 48세 때 유방암이 발견되었지만 또한 생존했다.

"우리는 정말 극과 극 사이에 있어." 린드너 부인은 말했다.

■ 항암화학요법의 기억 Memories of Chemotherapy

데보라는 고등학교 졸업 직전에 있었던 어머니의 암 진단 사건을 기억한다. 그녀의 학교 합창단은 카네기 홀 공연에 선발되었고 그녀의 부모도 응원하러 올 계획이었다. 그녀는 부모님이 화학치료로 병원에 입원하고 있는 동안 혼자 공연하러 가야 했다. 언제나 열려 있었던 어머니의 침실 문은 그 여름 내내 닫혀 있었다.

이제 데보라는 어머니가 화학치료에 대하여 항상 말하던 것을 그녀에게 상기시켜 주었다. 그녀의 동글고 긴 속눈썹은 오래전 뭉툭하고 짧아졌다. 음식 맛도 달랐다. 그것은 여러 가지 미묘한 방법으로 그녀에게 나이가 들게 했다.

"나는 나를 위해 원하는 것이 아니야." 데보라가 말했다. "나는 암을 치료받는 것을 원하지 않아. 나는 결코 암치료를 받고 싶지 않아."

그녀는 도움 받을 다른 곳을 찾기 시작했다. 유전 상담사는 BRCA 유전자 양성 판정을 받은 젊은 여성들의 모임인 '밝은 분홍(Bright Pink)'의 안내지를 주었다. 이 모임의 설립자인 24세의 린지 애브너(Lindsay Avner)는 시카고에 살고 있었으며, 그들은 3월 어느날 저녁 병원 라운지에서 만나 4시간 동안 커피를 마시면서 이야기했다. 애브너는 지난해에 예방적 유방절제술을 받았다.

"당신은 나의 유방을 봐야 해요." 그녀는 데보라에게 말하고 그녀를 목욕탕으로 데려갔다. 애브너는 맨해튼의 슬로안-케터링 기념 암센터(Memorial Sloan-Kettering Cancer Center)의 외과의사로부터 수술받았는데, 그들은 기술적인 방법으로 유방 아래로만 흉터를 남기고 유방 피부와 유두는 보존하였다.

데보라는 옆에 서서 "우와"하고 감탄했다.

제어(Zehr)는 4월 중순 어느 저녁에 에번스트론 기념병원(Evanstron Memorial Hospital)의 성형외과 과장인 지오프리 페너(Geoffrey Fenner)와 약속을 잡도록 그녀를 태워다 주었다. 만약에 그녀가 유방절제술을 수행할 외과의사를 찾는다면, 닥터 페너 자신은 재건술을 시행할 것이라고 했다.

유두 보존 기술은 미국에서는 일반적이지 않다고 의사는 설명했다. 10여 년간의 연구는 유두를 남기는 것은 암의 위험을 증가시킨다고 하였다. 그러나 최근 연구된 바에 의하면 전통적 재건술에 비해 그 비율은 1%만 높았다.

"그 정도는 감수할 수 있어요." 데보라가 말했다.

보험회사의 손해사정인인 제어는 바깥에서 기다렸다. 차를 타고 집으로 오면서 데보라는 어둠 속에서 질문을 던졌다.

"성형수술에 대한 생각 때문에 불편하지는 않아요?"

약간의 시간이 흘렀다.

"나와 같이 있는 사람이 자기 모습을 좋아하지 않아서 수술을 한다면 아마 그럴 거요." 그는 말했다. "하지만 당신의 경우는 그게 아니죠."

그는 그녀를 보았다. "그러니 그렇지 않아요. 나를 불편하게 하지 않습니다."

데보라는 4월 말 가족들에게 보내는 긴 이메일에서 수술을 받으려는 자신의 생각을 밝혔다.

"나는 내가 느낀 것이 옳은 대답이라는 것을 가족과 공유하고 싶어요"라고 그녀는 썼다.

결함 있는 유전자를 가진 누군가처럼 암에 걸리지 않을지도 모른다는 것을 데보라는 인정했다. 또는 그녀는 노인이 되어서야 암에 걸릴지도 모른다. "그러나 나는 도박을 하는 사람이 아니에요"라고 그녀는 이메일에 썼다.

켄터키 주 루이스빌(Louisville)에서 음악을 가르치는 데보라의 이모 글로리아 스펄록(Gloria Spurlock)은 여동생인 린드너에게 전화했다.

"어떻게 너는 데보라가 생살을 잘라 내는 걸 허락할 수 있니?" 그녀는 따졌다.

"당장 그만두라고 말해."

린드너 부인은 딸을 변호하려고 노력했다. 그러나 스펄록의 목소리는 최악의 두려움에 싸여 있었다.

"글로리아" 그녀는 대답했다. "데보라가 결정한 거야."

이것은 자매들 사이의 열띤 전화 통화들 중 첫 번째 것이었다. 스펄록 부인은 린드너 부인이 BRCA 돌연변이를 갖고 있음을 발견한 이후 자신도 검사를 받을까 고려했다. 자매들은 그 유전자가 자신들의 어머니로부터 왔다는 것을 알고 있었다. 그들의 어머니는 10년 전 난소암에 걸렸고, 어머니의 어머니도 같은 질병으로 사망했다. 그러나 스펄록 부인은 대신 건강 다이어트와 휴식, 긍정적인 사고에 집중하였다.

그녀는 오랫동안 의사들은 약을 먹이고 신체를 잘라 내는 데 너무 몰두한다고 생각하고 있었다.

스펄록의 24세 된 딸 리자 스펄록(Lisa Spurlock) 역시 실망스러워 했다.

"언니가 이 질병을 그렇게 두려워하다니 유감이야." 스펄록은 데보라에게 편지를 썼다.

이런 반응들은 데보라를 멈추게 했으며 또 화나게 했다.

"왜 그런 말을 하죠?" 그녀는 엄마에게 따져 물었다.

필리핀에 있는 언니는 데보라가 의사로서 여러 가능한 시나리오 중 최악의 경우를 생각하는 것이라면서 "유방암은 흔히 치료될 수 있지 않니?"라고 말했다.

"언니 말이 맞아요. 유방암은 자주 치료가 돼요." 데보라는 답장을 썼다. "문제는 치료 과정이 방사선요법, 수술, 화학요법, 그리고 때로는 전이와 사망 가능성을 포함한다는 것이에요."

시카고에서 만난 두 번째 외과의사가 그녀의 나이를 들어 예방적 유방절제술 아이디어에 대해 냉담한 반응을 보이자 데보라는 애브너를 수술했던 의사와 상담을 하기 위해 어머니와 함께 뉴욕으로 갔다.

기내에서 데보라는 예방적 수술에 대해 자기가 만든 파워포인트 프레젠테이션을 어머니에게 보여 주었다. 린드너 부인은 설명을 들었다. 그러나 무엇보다도 딸이 유전적 예후에서 벗어나는 것에 대해 말할 때 그 얼굴에 나타난 안도감을 보았다.

그리고 다음날 파크 애비뉴(Park Avenue)에 있는 닥터 패트릭 I. 보건(Patrick I. Borgen)의 사무실에서 의사가 그녀의 견해에 대해 처음으로 무조건적인 의학적 동의를 해 주었을 때 데보라의 얼굴에서 안심하는 표정을 한 번 더 볼 수 있었다.

"아마도 당신의 손녀는 더 나은 선택의 기회를 가질 것입니다." 마이모니데스 암센터(Maimonides Cancer Center)의 브루클린 유방암 프로젝트(Brooklyn Breast Cancer Project) 책임자인 닥터 패트릭 I. 보건은 말했다. "그러나 지금은 우리가 당신을 위해 할 수 있는 최선의 것은 엄격한 수술입니다."

아이오와 집으로 돌아왔을 때 린드너 부인은 남편에게 물었다. "우리는 어떻게 했을까요? 우리가 데이트할 때 알았더라면 말이죠."

"우리도 같은 일을 했을 거요." 남편이 말했다. "우리는 당신이 살기를 원했을 거요."

닥터 보건의 추천으로 데보라는 전문의 시험 3일 후인 6월 마지막 주말에 에반스턴 노스웨스턴(Evanston Northwestern) 병원의 닥터 D. J. 윈체스터(D. J.

Winchester)로부터 양측유방절제술을 받기로 예약했다. 그녀의 보험사는 그녀의 외과의사들로부터 지급 요청 편지를 받은 후 동의했다. 가을에 시작하는 실습 전에 회복하기에 충분한 시간이 있을 것이다.

■ 거울을 힐끗 보다 A Glance in the Mirror

하지만 날짜가 정해지자 데보라는 몇 달 만에 처음으로 그녀의 결정을 의심했다.

달리기를 하러 나가는 길에 거울을 힐끗 보며 그녀는 자신을 들여다보았다.

"난 괜찮아. 거기엔 내가 있어. 내 가슴이 있어"라고 그녀는 한 친구에게 말했다. "저것이 내가 보는 것이야."

제어(Zehr)는 그 수술의 결과를 정확히 이해하고 있는 것으로 보이지 않았다. "나는 모유수유를 할 수 없게 돼요." 그녀가 그에게 상기시켰다.

"난 당신이 재건수술을 받을 것이라고 생각했는데…." 그는 혼란스러워하면서 말했다.

"맞아요." 그녀는 말했다. "하지만 그건 실리콘이죠."

3일 후 데보라는 간호사를 만나서 의사와 토론했던 그 수술의 세부 사항을 검토하고 싶어했다. 그녀는 어느 부위가 절개될 것인지와 보형물의 크기를 확실히 알고 싶어했다.

"우리는 측면의 흉터에 관해 이야기했어요." 그녀는 간호사에게 말했다. "그리고 유두를 잘라 내지 않기로 했어요."

"오, 당신은 모든 곳을 절개해야겠군요." 간호사가 말했다.

"앞쪽 위와 유두 위아래에 절개부위 상처가 있을 거예요."

데보라는 눈물을 흘렸다.

"내가 옳은 일을 하고 있나요?" 그녀는 진료실을 떠난 후 휴대폰으로 엄마에게 물었다.

딸이 병원에 있는 동안 함께하려고 시카고로 떠날 짐을 꾸리고 있던 린드너 부인은 딸이 단지 흉터에 대해 묻는 것만이 아님을 알고 있었다. 그리고 그녀는 답을 가지고 있었다.

"그래." 린드너 부인은 말했다. "너는 너에게 옳은 일을 하고 있어."

수술하는 날 아침, 제어는 데보라의 손을 잡고 말했다. "가운을 입은 당신 모습이 귀여워요."

린드너 부인은 라운지에서 기다렸다. 수술과 재건술을 하는 데는 의사가 예상했던 시간의 두 배가 넘는 7시간 반이 걸렸다. 절개 부분은 작았다. 닥터 윈체스터는 유방 조직 중 숨겨져 있는 것이 있어서 모든 유방조직들을 잘라 내는 데 긴 시간이 걸렸다고 말했다.

그러고 난 후 린드너 부인은 아직 마취로부터 깨어나지 않은 그녀의 딸과 함께 엘리베이터를 타고 병실로 올라갔다. 그들이 병실에 도착했을 때 데보라가 눈을 떴다.

"엄마." 그리고 그녀는 엷은 미소를 지어 보였다.

▶ Selection 11.2

다음 기사에서 팸 벨럭(Pam Belluck) 기자는 독자에게 아동기 정신질환에 대하여 알려 주고 있다. 이것은 특히 힘든 임무였다. 당연한 일이지만 가족들이 자신들의 문제를 공유하길 꺼려했기 때문이다. 기자는 아이에 대해 밝히기 전에 아이와 부모의 동의를 모두 얻어야 한다. 또한 기자는 독자에게 아동기 정신질환에 관한 정보를 독자들에게 알릴 때의 이득이 그 아이와 가족에 대해 밝히는 것이 가져올 잠재적 해악을 넘어서는지 여부에 대해 윤리적 판단에 입각하여 최선의 선택을 해야 한다. 또 기자가 동의를 얻더라도 아동기 정신질환에 대해서 과학적으로 설명하기는 어렵다. 정신과 의사도 아동기 정신질환의 기원에 대해 완벽하게 이해하지 못하고 있다. 부모는 아이가 정신적으로 고통받는 것보다도 더 힘들어하기도 한다.

어려움에 처한 어린이들을 다루는 비정기 시리즈 중 첫 번째로 벨럭(Belluck)은 정신질환을 앓는 아이와 그 가족에게 정신질환과 함께 살아가는 것이 어떤 것인지 그려 내고 있다. 벨럭은 열 살된 헤일리의 오랜 정서적 문제의 역사에 대한 이야기를 들려주기 위해 내러티브 형식을 선택했다. 이 기사는 대부분의 정신질환 서사와 같이 헤일리에게 실제로는 없는 것이 보이기 시작한 때부터의 문제로부터 시작한다. 헤일리의 정신질환이라는 이 문제는 다른 가족 구성원들이 아이의 질환 때문에 겪는 이야기들을 보여 주는 단계들을 따른다. 이 기사에서 제시하는 해결책은 명확하지 않다. 아마도 이런 결말이 아동 정신질환의 전형적 특징을 보여 주는 것일 게다.

TROUBLED CHILDREN

11.2 사랑, 혼란 그리고 헤일리와 사는 삶

– 2006년 10월 22일/팸 벨럭

Living With Love, Chaos and Haley *October 22, 2006/By Pam Belluck*

[메사츠세츠 주 플리머스] 헤일리 아배스포(Haley Abaspour)가 있지도 않은 곤충과 생쥐들이 부모의 침대 위에 가득 넘쳐 나는 걸 보기 시작하고, 자신의 소파에 상상 속의 친구가 함께 앉아 있고, 유치원이 있는 교회에서 죽은 사람들을 봤다고 했을 때, 그녀의 부모는 어떻게 받아들여야 할지 도무지 알 수 없었다. 누가 뭐래도 그녀는 어린아이였을 뿐이었다.

"오랫동안 단지 타고난 재능을 보여 주는 것일 뿐이라고 생각했어요." 그녀의 아버지 베잔 아배스포(Bejan Abaspour)는 말했다. "좋은 일이니 걱정하지 않아도 된다고 여겼죠."

하지만 헤일리가 자라면서 문제는 악화되기 시작했다. 그녀에게는 틱(tic)이 생겼다. 돌고래 같은 울음소리를 반복적으로 내거나, 목청을 가다듬거나, 창자가 뒤틀리는 것처럼 자신의 몸과 얼굴을 감싸 쥐었다. 그녀는 머릿속에서 목소리, 쿵쾅거리는 소리와 심벌즈 소리를 들었다. 사이렌 소리, 기차 달리는 소리 등 악몽처럼 반복되는 것들에 의해 불안감에 빠졌다. 또한 갑자기 흥분해서 수다스러워지거나 슬픔을 가눌 수가 없어 비통해하거나 했다.

"이것은 마치 「사운드 오브 뮤직」과 「엑소시스트」 영화를 동시에 감상하는 것과 같았어요." 아배스포 씨는 말했다.

그녀의 가족에게 이제 열 살이 된 헤일리와의 삶은 증상, 진단, 투약, 비현실적 기대들이 뒤범벅 된 격랑이었다. 정신 증상을 동반한 양극성 장애, 강박 장애, 일반화된 불안 장애와 투렛(Tourette) 증후군(신경장애로 인해 자신도 모르게 자꾸 몸을 움직이거나 욕설 비슷한 소리를 내는 증상 — 역자 주)의 조합으로 진단된 헤일리의 질병은 시시각각으로 모든 순간, 모든 관계, 모든 결정을 지배하고 있다.

헤일리의 두려움, 기분, 그리고 강박관념은 저녁식사, 취침, 학업 준비와 같은 그녀 가족들의 가장 평범한 일상 속에까지 스며들고 있다. 괴로운 걱정들이 부모의 꿈 속으로 스며들고, 답할 수 없는 의문들은 좌절된 희망으로 끝난다.

"우리가 헤일리를 처음 병원으로 데려갔을 때, 나는 의사들이 모든 것을 되돌릴 수 있을 것이라고 기대했었습니다"라고 그녀의 어머니 크리스틴 아배스포(Christine Abaspour)는 말했다. "그러나 결코 되돌려지지 않았습니다."

정부 조사에 따르면 최소 600만 명의 미국 어린이들이 심각한 정신질환 진단을 받게 되는 어려움을 겪고 있다. 1990년대 초 이후 세 배나 늘어난 수치이다. 그들 대부분은 정신질환 약을 복용하고 치료를 받는다. 아이들은 때로 특수학교에 다닌다.

이러한 수단들이 도움이 되는 경우도 있지만 충분한 도움이 되지 못하는 경우가 흔하다. 이들 아동의 가족 내부에 서로 상충되는 조언으로 인한 불화가 생겨나기도 한다.

정신질환, 때로는 그 질환에 대한 치료 때문에 결혼, 직장, 재정 등에 제한을 받게 될 수 있다. 부모는 약 복용을 감시하고, 치료 기관을 찾고, 특수학교 서비스를 받기 위해 준비해야만 한다. 몇몇 가족은 건강에 도움이 안 되는 상황에서 벗어나거나 서비스와 지원을 받기 위해 이사를 하여 이웃을 바꾸거나 학교를 바꾸어야 한다. 친구나 친지들과 멀리 떨어진 곳으로 가는 가족도 있다.

부모는 죄책감, 분노, 무기력함을 느낄 수 있다. 형제자매들은 방치된 느낌이나 억울하다는 마음을 품을 수 있다. 또는 자신들에게는 문제가 없어야만 한다는 압박감도 느낄 수 있다.

"그것은 마치 다른 가족 구성원들로부터 튕겨져 나간 것과 같습니다." 미국 소아청소년 정신과학회(American Academy of Child and Adolescent Psychiartry) 차기 회장인 로버트 L. 헨드런(Robert L. Hendren)의 말이다. "너무 많은 부모들이 자녀들 때문에 괴로워하며, 심지어 스스로를 성처 입히기도 합니다."

39세의 아배스포 부인은 그녀의 마음속에 가득 채워져 있는 강박적인 질문들에 대답하기 위해서 헤일리의 질병과 관련된 세부 정보들을 습득하려고 전력을 다해서 애쓰고 있다. 50세의 아배스포 씨는 오랫동안 "헤일리가 병으로부터 벗어날 것"이라고 믿었다. 그는 마취 기사로 일하는 보스턴 병원까지의 한 시간 거리를 눈물로 출퇴근하면서 나쁜 상상과 불안한 생각들에 사로잡히곤 한다. 그는 사람들이 트럭에 치이고 누가 헤일리를 해치고, 자기가 죽는 것과 같은 상상에 시달린다.

헤일리의 언니인 13세의 메건(Megan)은 헤일리에게 줄곧 생각이 가 있다. 그녀는 자기가 가족에게 짐을 더하지 않겠다고 결심했다. 6월의 어느 날에는 부모와 말다툼 끝에 자신의 목에 티셔츠를 묶으며 자살 행동을 보이기까지 했다.

"동생에게만 모든 문제가 가해진 것과 같이 느껴졌고 그래서 그 문제 중 일부를 내가 져야 한다고 생각했어요"라고 메건이 말했다. "동생을 갓난아기처럼 돌보고 돕는 것에서 벗어나려고 노력하는 것은 정말 힘들어요. 여전히 동생 곁에 있으려고 노력하지만 마음이 상하게 돼요. 마음속에 상처를 입어요."

수줍은 미소와 흑요석 같은 눈이 아름다운 헤일리는 점점 더 자신의 문제를 알아가고 있다. 비록 그녀가 자신의 내부에서 무슨 일이 일어나고 있는지 정확하게 표현할 수는 없지만 말이다. 최근 그녀는 "내 마음이 나에게 도움이 필요하다고 말했어"라고 말하며 자기 마음속을 표현하려고 했다.

헤일리의 질병으로 상당한 재정 부담을 지게 되었다. 아배스포 부부는 의료 보험을 가지고 있긴 하지만, 바닥난 은행 잔고 때문에 생활비 지출을 위해서 신용카드에 크게 의지할 수밖에 없었다. 그들은 아직 뉴햄프셔의 캠프장에 트레일러를 가지고 있다. 근처에 가족의 시련을 이해하는 친척이 있고 헤일리가 거기서 가끔씩 위안을 느끼기 때문이다.

헤일리의 질병에 대해 누구와 무슨 말을 해야 할지 결정할 때면 가족 간에는 한바탕 논란이 벌어지곤 한다. 그녀의 최악의 증상은 집에서 나타나며, 공립학교에서나 방과 후 프로그램에서는 잘 보이지 않는다. 그녀는 하루 동안 자신을 유지하려고 애쓰지만, 집에서는 편안하게 느끼므로 풀어지고 만다.

이런 행동에서의 차이는 드문 일이 아니라고 헤일리의 정신과 의사인 닥터 조셉 A. 잭슨 4세(Joseph A. Jackson IV)는 말했다. "부모들은 자주 심적 타격을 받을 겁니다."

헤일리가 보이는 공공적 행동과 사적 행동 사이의 이런 괴리 때문에 부모들은 사람들에게 그녀가 정신질환을 갖고 있다는 것을 알리기를 조심스러워했다.

"누구도 그 아이를 불쌍히 여기는 걸 원치 않아요"라고 아배스포 씨는 말했다. 그러나 또한 선생님이나 친척들이 헤일리가 갖고 있는 질환의 심각함을 경시하거나, '그녀가 자기들을 조종하려 든다'고 못마땅해하거나 또는 다른 양육 방법이 더 도움이 될 것이라고 결론을 내릴 때는 좌절감을 느낀다.

예를 들어 작년 중반쯤에 선생님은 헤일리가 목소리들을 조용하게 만들고 불안감을 해소하려면 교실에서 나가야 한다는 것을 이해하지 못했다. "헤일리는 좌절감이 점점 더해가서 결국 의자에 앉아 울기 시작했어요"라고 헤일리의 아버지가 말했다. 결국 부모는 학교 담당자에게 헤일리를 다른 반으로 옮겨 달라고 요구했다.

"우리는 그 점을 사람들에게 증명하느라 피곤하고 마음이 아팠어요." 아배스포 부인이 말했다.

그녀의 남편이 덧붙였다. "모든 사람들은 자기가 해결책을 가지고 있다고 생각해요. 언젠가 조 쉬모(Joe Schmo)가 한 잔 하면서 '이것을 해 봐. 효과가 있을 거야'라고 말했죠. 하지만 그렇지 않았습니다."

■ **환각과 환청** Visions and Voices

막 태어났을 때부터 "내가 뭔가 다른 것을 다루게 되었구나"라는 것이 명백해 보였다고 아배스포 부인은 말했다. 환한 미소를 띤 메건의 사진 다음으로 헤일리의 사진이 담긴 앨범을 보여 주며 "울고 울고 또 울었어요"라고 그녀는 덧붙였다. "우리는 단지 매우 다른 아이를 가졌구나라고 생각했어요."

그러나 정확하게는 무엇이 잘못되었는지 그들은 여러 해 동안 혼란스러웠고 지금도 여전히 그러하다. 아배스포 부인이 말했다. "하늘에 맹세코 매일매일 새로운 문제가 나타나요."

아동기 정신질환의 중요성에 대한 인식이 높아지면서 많은 어린이와 가족이 도움을 받고 있다. 반면에 그것은 모든 아동기 정신질환이 치료될 수도 있다는 오해도 있다고 캘리포니아 주 팔로알토(Palo Alto)에 있는 지역사회 정신건강 서비스인 아동건강위원회(Children's Health Council)의 수석 정신과 의사인 글렌 R. 엘리엇

(Glen R. Elliott) 박사는 말한다. 그는 『어린 마음을 약물로 치료하기: 정신과 약물이 당신의 아이에게 도움이 되는지 아니면 위해가 되는지 어떻게 알 수 있는가(*Medication Young Minds: How to Know if Psychiatric Drugs Will Help or Hurt Your Child*)』라는 책의 저자이기도 하다. 그것은 복잡한 질환을 가진 환자의 가족들에게 "진정한 혼돈이나 가장된 확신"을 느끼게 할 것이라고 엘리엇 박사는 말했다.

아배스포 부부는 헤일리의 병과 그 영향에 관하여 기자와 인터뷰하기로 결정했다. 왜냐하면 같은 질환을 가진 다른 가족을 돕고, 사회가 자신의 딸과 같은 아이들에게 더욱 친절한 곳이 될 수 있기를 희망했기 때문이다. 이야기를 하는 것은 때로 감정이 북받치는 일이어서 특히 아배스포 씨의 눈은 눈물로 가득차곤 했다. 하지만 그들은 또한 눈물이 자신들의 감정을 분명하게 드러내는 데 도움이 되었다고 말했다.

헤일리가 세 살이나 네 살 때쯤, 한 소아과 의사는 아이의 증상이 편도선염으로 인한 무호흡 수면으로 유발된 것이라면서 편도선을 제거하기만 하면 "당신은 완전히 달라진 아이를 보게 될 것입니다"라고 말했다.

"우리는 심사숙고해 보았습니다. '이것은 우리 아이에게 잘못된 일이다'는 것이 우리의 답이었습니다." 아배스포 부인이 말했다. 유치원 선생님들은 아이가 학습장애라고 진단했다. 후에 1학년을 반복하여 다시 다니게 되었다. 아배스포 부부는 헤일리가 가족 수영장에서나 자전거를 탈 때 보인다고 하는 가상의 친구나, 그녀를 비난하거나 어떤 테이블을 만지라고 말하는 가상의 목소리에 대해 치료자와 상담을 했다. 신경과 전문의가 라임(Lyme) 병 같은 의학적 원인을 배제시켰을 때 아배스포 부인은 그녀의 남편이 "내 생각에 이제부터 아이에게 그저 가짜 약(placebo)을 주면 될 것 같아. 모든 것은 그 애 머릿속에 있어"라고 말한 것을 기억했다.

"우리는 고양이를 좋아하는 성격은 아니지만 고양이를 한 마리 구했다고 아배스포 부인은 말했다. 그들은 다른 한 마리를 더 구해야 했다. 왜냐하면 첫 번째 고양이는 '헤일리가 손에 힘껏 움켜쥐고 어깨너머로 던질 수 있는 정도의 고양이'가 아니었기 때문이었다.

새로운 증상들이 드러나기 시작했다. 헤일리가 일곱 살쯤 되었을 때 한동안 "헤일리가 소년이라고 말하는 목소리들이 들린다고 했어요"라고 아배스포 부인은 말했다. "헤일리는 끊임없이 목소리들에게 자기는 소년이 아니라는 것을 증명해야 했어요.”

헤일리는 그녀가 ‘엉덩이’라고 표현하는 남자의 성기에 집착하면서 옷을 다 차려 입은 남자와 남자아이를 보면서도 그들의 성기를 봤다고 주장했다. 그러고는 죄책감을 느꼈다. “헤일리가 내게 다가와 ‘나 그 사람 엉덩이 봤어, 나 그 사람 엉덩이 봤어’라고 속삭였습니다. 버스 운전사를 보면서도, 어린 소년을 보면서도, 남자라면 누구를 보든 끊임없이 반복했어요.”

속삭이는 것을 멈추게 하기 위해 아배스포 부인은 그들끼리 알 수 있는 신호를 주고받자고 제안했다. 그 후 헤일리는 그녀가 봤을 때는 엄지손가락을 재빠르게 치켜세웠다가 내렸다. 헤일리는 죽음에 대해서도 강박관념을 갖는 것으로 보였다. 고속도로를 달릴 때 그 목소리들은 헤일리에게 “만약 저 번호판이 이러이러한 말을 하지 않는다면 그녀는 죽을 거야”라고 말했다는 것이다.

한번은 헤일리가 “다시 시작하고 싶다고 계속 소리쳤어요”라고 아배스포 씨는 기억했다.

■ 치료 문제 풀기 The Treatment Puzzle

헤일리가 거의 여덟 살이던 무렵, 캠브리지 건강연합(Cambridge Health Alliance) 내에 있는 사무실로 잭슨(Jackson) 박사를 방문했다. 아배스포 씨는 검사 결과에 충격을 받았다. 헤일리는 나열된 거의 모든 정신장애의 기준들을 충족시켰던 것이다.

그는 헤일리의 증상이 “불안장애, 병적인 생각, 성적 본성에 대한 집착 가능성, 기분의 잦은 변동, 행복감, 현기증, 과민성, 빠른 말, 청각과 시각의 환각, 정신분열, 음성틱, 주의산만성, 학교에서 사회성 부족, 감각 통합 문제, 주의충동장애, 조증, 수면장애”를 보여 주는 것으로 나타났다고 말했다.

잭슨 박사는 헤일리가 그에게 말한 목소리들과 친구들이 “아무 곳에도 없으나 어디에나 있다”는 것이 단순히 가벼운 사고 왜곡과 정신분열증적 환각 중에서 무엇을 드러내는지 궁금해했다.

그는 또한 헤일리 기분의 급격한 변화를 발견하게 됐다. 그것은 그녀의 엄마가 살해당하는 꿈으로 인한 불안감으로부터 밝은색 나비와 스커트 차림으로 커다란 미소를 띤 자신의 초상화를 마치 자신이 공중에 떠 있는 것처럼 그린 그림에 나타난 극도의 행복감까지 오갔다. 그 그림들은 조울증 장애를 보여 주는 미친 듯한 감수성의 '절규(Scream)' 같은 그림이었다고 그는 말했다.

잭슨 박사는 헤일리에게 시도해 볼 수 있는 12가지 약 중 하나인 항정신병 약 리스페달을 처방했다. 이 약은 처음에는 약간의 도움이 됐다. 그러나 부작용이 발생했고, 목소리도 다시 돌아오고 말았다.

큰 알약이나 역겨운 물약은 헤일리를 토하게 만들었다.

"그것은 끔찍하고, 끔찍하고, 끔찍한 일이었습니다"라고 헤일리 어머니는 말했다. "우리는 아이가 약을 먹게 만드느라 너무 힘들었어요."

리튬은 체중 증가를 일으켰다. 몸에 맞았던 옷을 다음 번에는 더 이상 입힐 수 없었다.

헤일리가 8세 반일 때, 아배스포 씨가 "이제부터 모든 약을 끊고 무슨 일이 일어나는지 보자. 아이의 진정한 모습을 보고 싶어"라고 말했다고 한다.

하지만 그 결과는 그들을 속였다. "당신은 어느 날 아이가 괜찮은 것을 봅니다." 아배스포 씨가 말했다. "두 번째 날이 오고 아이의 상태가 좋으면 당신은 '여보, 당신도 보잖아. 걔한테는 아무 잘못된 것도 없어'라고 말합니다. 그리고 셋째 날 아이가 미쳐 날뛰면 당신은 바보가 된 듯한 느낌이 들 것입니다."

헤일리는 리스페달 복용을 재개했다. 그런데 갑자기 헤일리의 상태가 심각해졌다.

"아이는 기동을 제대로 하지 못했어요. 학교에도 갈 수 없었죠." 아배스포 부인의 말이다. 그녀는 헤일리를 병원까지 데려갔다. 당시 남편은 멀리 런던에 가 있었다.

응급실에서 헤일리는 양극성 기분장애와 흥분 상태를 표출했다고 아배스포 부인은 회상했다. "나는 무기력할 뿐이었습니다."

아배스포 씨가 돌아와 병원에 가 보았다. 그는 통제가 안 되는 아이들로 가득찬 병원에서 헤일리를 보았을 때 아이가 마치 "좀비 같았다"고 한다. 그의 첫 번째 반응은 "헤일리는 여기 있으면 안 돼"였다.

그러나 아배스포 씨는 8일 동안 병원에 머물면서 헤일리의 질병의 심각성을 이해하게 되었다.

"당신은 엑스레이를 보고 나면 골절이 일어났다고 시인을 합니다…. 그 전에는 그렇게 확실한 증거는 없는 것이죠."

1년 후 헤일리는 학교 교실에서 "목소리가 더 크게 들려와서 무서워"했다고 한다. 그래서 아이는 끊임없이 학교 간호사와 심리학자를 방문했다. "아이가 완전히 정신이 나갔었어요." 그녀의 엄마가 말했다.

헤일리는 다시 병원에 입원해서 환청 소리가 잘 들리지 않도록 낮춰 주는 다른 정신질환 치료제 어빌리파이(Abilify)를 복용했다.

"'내가 이 상황을 행복해해야 하는 것인가?'라고 생각했던 것을 기억해요." 아배스포 부인의 말이다. 그녀는 무엇인가 도울 방법이 있어서 감사했다. 하지만 헤일리가 정신질환자라고 생각하면 고통스럽고 괴로웠다. 결국 어빌리파이는 헤일리의 불안감을 진정시키지도 못했고, 감정 분출을 멈추게 하지도 못했다. 복용량을 증가시켰음에도 불구하고 그녀에게 또다시 목소리(네 명의 소년과 한 명의 소녀)와 틱 증상(눈 깜빡거림과 손 움켜쥐기) 그리고 '엉덩이'가 돌아왔다.

그녀의 정신과 주치의 잭슨은 헤일리에게 가장 큰 자산은 "깊이 배려하는 가족"을 둔 것인데, 가족은 그녀를 더 잘 돕기 위해 "자기 자신을 지탱하는 방법을 모색"했다는 것이다.

아배스포 부인은 말했다. "가끔 우리 자신에게 질문을 해 봅니다. '왜?' '왜 우리에게 이런 일이 생겼지?' 다른 때 우리는 항암치료를 받느라고 까까머리가 된 아이를 봅니다. 그런 병과는 달리 이 병은 마음속에 있지요. 그래서 볼 수가 없답니다."

■ 메건의 심적 고통 Megan's Heartache

나는 내 여동생이 주위에 있을 때 아무도 내 주변에 없는 척한다.
나는 항상 속으로 아픔을 느낀다.
나와 여동생이 마침내 함께 웃고 즐거워할 때 내 마음은 즐거움의 무지개를 만진다.
어느 날 내가 죽어 내 동생을 도와주지 못하게 될까 봐 걱정된다.
나는 내 마음속의 미친 생각으로부터 벗어나게 해 달라고 별님에게 기도하며 외친다.

메건의 6학년 작문 과제는 "나는 ~이다"라는 시를 쓰라는 것이었다.

그러나 사실상 이 시의 모든 행은 전부 헤일리에 대한 것이다.

메건은 사랑, 좌절, 의무, 고통, 당황스러움에 대해 썼다. 18개월 후 이런 감정들은 폭발했다.

메건은 친구에게 전화하기 전에 설거지를 하라는 말을 들었지만 그 일은 헤일리가 해야 할 일이라고 느꼈다. 그래서 그녀의 방으로 쏜살같이 들어가 버렸다. 설거지를 하는 것은 메건의 책임이라고 아버지가 말했을 때, "난 정말 화가 나서 문을 쾅 닫아 버렸어요"라고 메건은 기억했다. "아빠가 와서 나에게 전화기를 던져 버렸어요."

이것은 신사적이고 조용하지만 유머러스한 아배스포 씨로서는 극히 이례적인 행동이었다.

"나는 얘한테 상처를 주는 말을 하지 않으려고 노력했습니다." 그가 말했다. "그리고 결정적으로는 아이에게 손찌검을 하지 않으려고 노력했습니다. 그래서 전화기를 던지게 되었던 것입니다."

메건은 자신의 반응은 "내가 왜 살아야 하죠?"였다고 말했다.

"나는 티셔츠를 가져다가 내 목에 둘렀어요." "그러고는 말했죠. '내가 이러면 안 돼. 나는 살기를 원해. 하지만 빠져나갈 길을 모르겠어.'"

정신질환을 가진 아이들의 형제자매는 흔히 이런 느낌을 갖게 된다고 전문가는 말했다.

열흘간의 치료는 메건이 스스로에 대해 "나는 매우 많이 내가 헤일리의 또 다른 엄마인 것처럼 느꼈다"고 한 감정을 이해하는 데 도움을 주었다고 그녀는 말했다.

메건에게 언제나 긍정적으로 대했던 아배스포 부부는 망연자실했다. 그러나 아배스포 부인은 메건이 헤일리를 웃게 만들거나 다른 방식으로 헤일리에게 덜 주의해도 되게끔 해 주는 것에 대해 무의식적으로 안도해 왔다고 말했다.

의사는 메건에게 프로작(Prozac, 우울증치료제 — 역자 주)을 처방했지만 초조와 자살 충동 증상은 계속되었다.

"설거지를 할 때 나는 칼을 보았어요. 내 마음이 마치 '저 칼을 들어 너를 죽여 버려'라고 말하는 것 같았어요"라고 메건은 말했다. "'내가 없어지면 일이 더 쉬워질까?' 같은 생각들을 했어요."

이제 그녀는 약물치료를 중단하고 정신과 치료를 받는다. 그녀의 부모는 그녀 자신에게 더 집중하도록 격려한다. 덕분에 그녀는 깨달은 것이 있었다. 메기는 그것을 말했다. "나는 소중해요."

여전히 메건에게 헤일리를 돕지 않으려 애쓰는 일은 어렵다. "난 동생이 느끼는 고통을 실제로 느끼지는 않아요"라고 메건은 말한다. "하지만 나는 우리 사이에는 그렇게 되도록 해야 한다고 느껴요."

헤일리는 그녀의 어머니가 "계속되는 탐구"라 부르는 것을 한다. 즉 새로운 것이나 그녀의 민감한 피부를 쓰다듬는 물체들에 대해 강박적인 탐구를 하는 것이다.

"나를 조용하게 있게 해 줄 무언가가 필요해요. 그러면 나는 어떻게 좌절감을 끝낼 수 있는지 배울 수 있어요." 헤일리의 말이다. "난 그저 좋거나, 때론 화가 나요. 나는 좋아하거나, 붙잡거나, 안아 주거나, 그냥 같이 놀 것이 필요해요."

헤일리와 가족은 창고 속을 찾고 좁은 수납공간 속과 장난감, 자동차, 인형들로 가득 찬 침실을 뒤졌다. 메건은 가끔 헤일리에게 자신의 것을 주기도 했다고 말했다. 그때 메건은 "내가 이것 때문에 즐거워했으므로 동생은 내가 이것을 자기에게 주는 것이 옳은 일이라고 볼 거야"라고 생각했다고 한다.

그러나 "헤일리는 절대 만족하지 않았습니다"라고 아배스포 씨는 말했다. 헤일리의 부모는 때때로 병원에서 가져온 외과용 브러시로 그녀 팔 위의 털을 쓰다듬어 주었다. 가족 치료사는 최근 부드러운 양가죽을 제안했다.

헤일리는 양가죽을 구입하려 하자 눈을 치켜뜨고 노려보다가 물었다. "세상에! 내가 만약 그 동물 모피를 얻는다면 내 마음이 어떨 것 같아?"

메건은 가짜 양털로 된 것을 찾아 주었으나 헤일리는 폭발하고 말았다.

"나는 메건이 저 동물 모피를 찾길 원했어." "헤일리는 통곡하고 경련을 일으키며 눈물을 흘렸다.

비통한 마음으로 그녀를 바라보던 아배스포 씨가 말했다. "이제 더 이상 되돌릴 수 없을 것 같아. 얘는 비명을 지르며 울고 걷어차기까지 했어. 만약 이웃 사람이 들었다면 우리가 아이를 학대하고 있다고 생각했을 거야."

헤일리는 위로해 주거나 만지는 것을 거부했다. 그러면서도 "제발 나를 도와줘요, 제발 멈출 수 있게. 제발 이것이 멀리 가버리게"라고 부르짖었다고 그녀 어머니는 말했다. 아배스포 부부는 그녀를 대책 없이 지켜만 보거나 다른 방으로 보냈다.

헤일리는 거의 매일 20분 정도 폭발했고, 특히 저녁 시간에 그랬다. 이런 일들은 흔히 헤일리가 활기를 띠면서 시작된다.

예를 들어 양가죽 사건이 있기 전 헤일리는 행진을 하듯 집안을 돌아다녔고 숨이 넘어갈 정도로 캠프에 대해 재잘거렸다. "오늘, 오늘, 오늘, 우리는, 음, 두 기간 동안의 게임 대신에 그들은 시즌이라 불렀어요, 시즌, 기간, 각 시즌, 어쨌든 우리는 피크닉 장에 갔어요. 우리 모두 피크닉 장에 갔어요. 정말 재미있었어요."

헤일리의 부모는 그녀의 풀어진 문장들과 뒤엉킨 생각들을 이해하려고 안간힘을 썼다.

"당신 튀어 다니는 공(bouncing ball)이 무슨 뜻인지 이해했어요?" 아배스포 부인이 남편에게 묻자 남편이 응답했다. "나는 볼도 아직 이해 못했어요. 여보."

헤일리는 허물어져 내리기 전에 한숨을 쉬고, 눈살을 찌푸리고, 안절부절못하고 눈이 아래로 처졌다. 그녀는 때로 과호흡을 하거나 테이블 밑을 기어 다녔다. 항상 울면서 끝이 났지만 가끔 눈물 다음에 웃음이 시작됐다. "조증 환자처럼 다시 재잘거렸어요." 아배스포 씨가 말했다.

아배스포 부인은 덧붙였다. 나중에 "걔가 말해요. 미안해, 미안해라고. 자기 자신에 대해 사과하는 것 같아요." 그녀 아버지가 말했다. "이것은 앞으로 더 잘 다룰 수 있는 상처가 아니에요. 그것은 내면에서 오고 딸도 왜 그런지 알지 못합니다. 우리가 할 수 있는 것은 없어요."

■ 어머니의 초연함 A Mother's Stoicism

크리스틴 아배스포는 이혼한 어머니가 키운 네 명의 여자아이 중 막내이다. 그녀는 일찍 독립하길 원했다. 19세가 됐을 때 그녀는 매사추세츠로 떠났고, 플로리다에 있는 언니와 함께 살게 되었으며 웨이트리스가 됐다. 25세가 됐을 때, 그녀는 나이 차가 11년 나는 남편 될 사람을 만났다. 그녀는 두 주 만에 약혼했고, 아홉 달 만에 결혼했으며, 일 년 후 어머니가 됐다.

"당신은 믿기 힘들겠지만 우리는 둘 다 빨리 아이를 갖고 싶어 했어요"라고 그녀는 회상했다.

아배스포 부인은 아무 후회도 하지 않는다고 말했다. 그리고 헤일리가 "어떤 이유로 우리에게 왔고 나는 그 이유를 깨달을 날을 기다리고 있어요"라고 말했다.

여전히 헤일리와의 삶은 그녀의 체력을 시험하고 있다. 그녀는 생활의 구조화나 일관성, 때로는 거리두기를 통해 헤일리의 변덕과 폭발성에 굴복하는 것을 피한다.

"난 그 애 엄마에요." 아배스포 부인은 말했다. "나는 그 아이가 좀 더 나은 세상에서 좀 더 편하게 지내도록 하기 위해 노력합니다. 난 그 아이를 격려하려고 힘을 내요. 만약 헤일리가 무너지기 시작하면 말할 것입니다. '난 네가 해낼 수 있을 거란 걸 알고 있어.' 나는 걔가 아무 희망도 없다고 느끼게 만들지 않을 겁니다. 그렇지만 이런 생각은 나에게 어떤 만족감도 주지 못해요. 왜냐하면 내가 여전히 도움이 되지 못한다고 느끼기 때문입니다. 불행하게도 그런 생각은 하루 종일 내 얼굴을 물어뜯는 것 같네요."

아배스포 부인의 극기적인 접근을 남편은 높게 평가하지만 항상 따라하지는 못한다. 이런 접근은 "부모를 위한 좋은 대처 기술"이라고 아동건강협의회(Children's Health Council)의 닥터 엘리엇(Elliott)은 말했다. "이것은 가족 가운데 혼동이 발생했을 때 가족의 구조에 기인한 것입니다."

헤일리의 등교 준비 후, 아배스포 부인은 하루가 다 지나간 것처럼 느낀다. 오후가 되어 "헤일리가 문 안으로 들어서면 대부분의 아이들처럼 그 얘를 껴안고 반갑게 키스를 해 줄 수 있길 원합니다." 아배스포 부인은 말했다. "그 대신 나는 찌푸린 얼굴과 눈물을 보면서 '아흐 하루 종일 스트레스받았어'라는 말을 듣습니다."

매일 저녁 혼란스러운 헤일리는 "나에게 똑같은 질문 12가지를 말합니다. '내가 학교에 가야 할 때와 교실을 떠날 수 없을 때 무슨 일이 생겨요?'랄지 '오늘 기대해야 할 것은 무엇이에요?'와 같은 질문들이죠."

아배스포 부인은 취침 시간까지 "마음이 찢어집니다"라고 말했다.

'무언가 할 것'에 대한 헤일리의 갈증을 해소하려면 아배스포 부인은 헤일리가 교외 활동에 계속 참여하게 해야 한다. 그렇지 않으면 가족은 여행 등을 하는데, 왜냐하면 계획되지 않은 시간은 헤일리가 목소리와 불안에 집중하게 만들기 때문이다. "집에 있는 것을 선택하면 안 됩니다"라고 아배스포 부인은 말했다. "솔직히 나는 걔를 계속 바쁘게 만들지 못했어요. 그런 토요일이나 일요일에 헤일리는 여러 사건을 일으켰고 그때는 지옥에 살고 있는 것과 같았습니다."

헤일리는 소음, 붐비는 거리, 놀라는 것을 두려워해서 가족들은 놀이공원, 사과따기, 그 외의 다른 전통적인 가족활동을 포기해야 했다. 친척을 방문했을 때에도 "가족이 팝콘을 먹으며 영화를 보러 갈 수 없었습니다"라고 아배스포 부인은 말했다.

대신 기분의 주기가 있다. 헤일리는 행진하듯 돌아다니며 "난 정말 좋은 예술작품을 만들고 싶어요"라고 선언했다가, 곧 축 쳐져서 "나는 무엇을 해야 할지 모르겠어요"라고 울부짖었다.

아배스포 부인은 허둥대지 않았다. 헤일리가 "나는 어떤 징표도 갖고 있지 않아요"라고 고함칠 때, 그녀의 어머니는 대답했다. "오, 네가 갖지 못했다고 그렇게 말하지 말아라."

아배스포 부인은 "다른 가족들은 걔를 얼렁뚱땅 대할 때가 있어요. 나는 그러지 않을 겁니다. 나는 헤일리가 자기 느낌에 대해 책임을 지게 만들 거예요. 내가 걔의 느낌에 대해 책임을 질 수는 없으니까요. 우리는 보통의 부모가 되어야 해요. 정직하게 말한다면 그 아이는 자기 자신을 진정시키는 법을 배워야 합니다"라고 말했다.

그러나 아배스포 부인은 헤일리에게 진전이 있었는가를 끈질기게 확인한다. 이번 여름에 그녀는 캠프로 헤일리를 찾아갔다. 그리고 헤일리가 빈번하게 프로그램에 참여하지 않고 간호사를 찾아가는 것을 보고 크게 실망했다.

어느 날 수영 시간에 헤일리는 밖에 앉아서 자신의 느낌을 단어판에 다음과 같이 늘어놓았다. "스트레스, 불안해, 아픈, 황폐한."

점심시간에 헤일리는 프레첼 과자의 소금을 핥아 대었다. 자기 감정에 맞는 단어를 선택해 보라고 했을 때 그녀는 '압도된(overwhelmed)'이라는 단어를 주워들었다.

아배스포 부인은 헤일리가 10대가 되었을 때 사회에 적응력이 부족한 그녀가 나쁜 아이들과 어울리거나, 불법약물을 사용하게 될까 봐 걱정이다. 그래서 그녀는 친구끼리 모여 노는 모임을 주선한다. 하지만 친구들이 올 수 없다고 하면 헤일리는 "세상의 종말이 온 것 같이 느끼지요"라고 그녀는 말했다. 만약 친구가 온다고 하면 헤일리는 걱정스럽게 묻는다. "뭐라고 말해야 돼, 엄마?"

아배스포 부인은 최근에 조무사로 근무했던 직장에서 해고를 당했다. 그녀의 이전 동료는 헤일리 때문에 그녀가 일을 제대로 못하는 경우가 있다는 것을 이해했다. "나를 쳐다보지 못한 채 말했어요. 아이가 정상이 아니라고." 이전 동료의 말이다. 지금 그녀는 가족들에게 수입이 필요한 상태에서 관대한 고용주를 찾을 수 없을까 봐 두려워하고 있다. 헤일리의 질병은 장애지원 대상으로 지정되지 않아 아배스포 부부는 크게 낙담했었다.

8월에 아배스포 부인은 남편의 50번째 생일을 위해 깜짝 파티를 세심하게 준비했다. 처음에는 "헤일리를 언제나 이해해 주었던 것은 아니었어요"라고 그녀는 말했다. 하지만 돈독한 부부관계가 그녀가 헤쳐 나갈 수 있도록 도와주었다.

헤일리가 '진심으로 키스를 한' 날과 같이 그런 밝은 때도 있다고 그녀는 말했다.

그러나 아직도 그녀는 현실에 압도되곤 한다.

가끔 그녀는 밤에 깨어나서 잠 못 들곤 한다. 그러나 그녀는 수면제를 거절했다.

"껍질 속에 갇혀서는 오를 수 없고 항상 머물러 있게 될 거예요." 그녀가 말했다. "비록 그것이 내가 있길 원하던 곳처럼 보일지라도 말이에요."

■ 아버지의 불안 A Father's Anxiety

젊은 남자치고 베잔 아배스포(Bejan Abaspour)는 가족 걱정을 많이 했다.

예를 들어 20년 전 누이의 아들이 태어났을 때를 그는 회상했다. "나는 조카가 초강력접착제를 눈 안에 집어넣는 모습을 상상해 보고는 누이에게 전화를 걸어 말했지요. ' 접착제를 조카로부터 멀리 치워'라고요."

그런 걱정들은 헤일리의 질환이 나타나기까지는 그렇게 강한 것이 아니었다. 하지만 그 이후에는 그 거슬리는 생각과 이미지들이 소름끼치는 장면들로 더 악화되었다. 그 장면들에서 그는 자신을 보행자나 좌절하는 구조자로 상상하곤 한다.

"내가 작은 트랙터 운반 트럭을 몰고 있다고 해 봅시다. 갑자기 나는 누군가가 트럭 바퀴에 깔렸다고 상상을 하게 돼요." "보통은 늙은 여성이거나 아이입니다. 그들을 트럭 아래서 끌어냅니다. 그래서 상상은 멈추지 않아요. 다음에는 내가 도와주려 애쓰며 응급실에 있어요. 그러고 장례식장에 있습니다. 이런 상상이 들며 아주 쉽게 눈물이 흐릅니다."

아배스포 씨는 가끔 헤일리에 대해서도 상상을 하게 된다고 말했다. "어딘가에서 길을 잃거나, 누군가 그 아이를 해치려 합니다. 나는 그가 그렇게 하지 못하게 막으려고 애씁니다. 때로는 그를 죽이고 때로는 그 전에 상상이 멈춥니다."

그는 다른 때에는 자기가 죽었을 때 가족의 모습을 상상하기도 한다고 말했다. "장례식장에 내가 누워 있습니다. 나는 집에서 무슨 일이 진행될지, 나의 죽음에 메기는 어떻게 반응할지, 헤일리는 어떻게 반응할지, 크리스틴은 어떻게 해 나갈지 상상해 보려고 노력합니다."

그는 헤일리가 "다시 시작"하기를 원하는 것처럼 말한 것이나 다음과 같은 질문들, 즉 "내가 나이 들었을 때 다시 집에 돌아올 수 있을까요? 아빠는 거기 계실까요?”와 같은 질문을 반복적으로 생각한다.

아배스포 씨는 자신도 수면장애를 겪을 정도였지만 그런 고뇌에 찬 생각들을 심지어 아내에게도 최근까지 이야기하지 않았다.

“나는 그녀에게 부담을 주고 싶지 않았어요”라고 그는 말했다. “나는 그것을 조정할 수 있어요. 출근길에 운전하면서 울면 어떻고, 겨우 4시간만 자는 것이 어때서요?”

하지만 지난 봄에 가족 상담사가 ‘그에게 문제가 있다’고 알려 주었다고 한다. 상담사는 괴로운 생각들이 들 때면 아내에게 말하라고 조언했다. 아배스포 씨는 자신의 불안에 직면하는 것이 “헤일리가 겪고 있는 것의 원인이 무엇인지 밝혀내는 데” 도움이 되기를 희망한다고 말했다.

그는 “이것은 나에게는 문제가 되지 않지만 헤일리에게는 문제가 됩니다”라고 덧붙였다.

가족들은 한때는 기피당하고 폄하당할 것이 두려워 헤일리의 질병을 숨긴 적이 있었다.

대중의 수용도는 향상되었지만 일부 오해와 편견은 여전히 남아 있다. 그래서 가족들은 갈등은 느낀다. 그들은 사람들이 이해를 해 주어서 아이가 적절한 도움을 받을 수 있기를 원하지만, 그들은 또한 헤일리가 외면당하거나 웃음거리가 될까 봐 두려워한다.

“만약 아이의 질환을 비밀에 부치려 한다면 그들은 나쁜 부모가 됩니다”라고 닥터 엘리엇은 말한다. “대신 그들이 진단에 대해 말하기 시작하면, 그들은 그 질환에 대해 책임지려 하지 않는다는 이유로 비판의 대상이 됩니다. 혹은 정신질환이 전염성이 있다고 생각하는 사람들이 있기 때문에 사회에서 버림을 받습니다.”

다른 가족들과 마찬가지로 아배스포 부부는 공개적으로 딸의 정신질환을 밝히는 것을 때로 주저한다. 그러나 그들은 또한 사람들이 알고 있기를 원한다. 하지만 사람들이 그에 대해 충분히 받아들이거나 이해하지 못할 때, 또는 헤일리의 증상을 “조절될 수 있는 것으로 보거나 그들 자신이 고칠 수 있을 것처럼 쉽게 말할 때” 좌절감을 느낀다고 아배스포 부인은 말했다.

그녀 자신의 가족은 지금은 이해하고 있고 또 지원을 아끼려하지 않지만 그렇게 되기까지는 스스로나 다른 가족을 설득시키는 과정이 있었다고 부인은 말했다.

“친정 엄마는 ‘헤일리는 괜찮아, 괜찮아, 아무 문제도 없어’라고 합니다. 여동생도 말하죠. ‘글쎄, 헤일리는 여기에 있을 때 그렇게 행동하지 않았어’라고요.”

아배스포 씨는 영국에서 사는 대부분의 가족들에게는 말하지 않았다. 그들이 지나치게 걱정하거나 아니면 이해하지 못할 것이기 때문이었다.

그는 여동생에게는 말했다. “동생의 반응은 내가 이런 상황에 처음으로 직면했을 때 보였던 것과 비슷했어요. 그것은 바로 믿지 않거나 부정하는 것이죠.” 여동생은 자기 남편이나 20세 된 아들에게는 이 사실을 알리지 않았다. 그래서 그들이 8월에 아배스포 가족을 방문했을 때 분위기가 이상해졌다. “헤일리가 조금 이상 행동을 했을 때 그들은 똑같이 ‘오, 오’하며 왜 우리가 헤일리에게 달려가지 않는지 이상해 했어요.” 아배스포 씨가 말했다. “나는 그들에게 그 병에 대해 더 많이 말해 주고 싶었어요. 만약 헤일리가 앓는 병이 당뇨병이었다면 그들은 헤일리가 당뇨병을 앓고 있다고 사실 그대로 알았을 것입니다.”

양극성 장애를 가진 아이들을 위한 책을 읽고 났을 때 헤일리가 말했다. “나는 빨리 학교에 가고 싶어. 그리고 모두에게 나는 양극성 장애를 가지고 있다고 말할 거야.” 아배스포 부부는 마음이 아팠다.

부부는 헤일리가 학교에서 자기의 병에 대해 말하는 것을 말렸다. 하지만 헤일리는 반 친구들에게 말했다. “머릿속에서 수많은 소리들이 들려. 가끔은 불안해지기도 하고, 가끔씩 산책을 해야 해.”

아배스포 가족들은 언젠가 헤일리가 더 효과가 좋은 약을 먹고, 더 나은 대처 기술을 갖게 되며, 사회는 더 관용적이 되어서 헤일리가 독립적으로 생활을 이끌어 갈 수 있기를 희망한다. 그러나 그들은 환상은 갖지 않는다.

“이것은 떠나가지 않을 겁니다.” 아배스포 부인은 말했다. 헤일리로부터도 그리고 가족들로부터도. “헤일리가 가지고 있는 것이 흘러 넘쳐 오늘날 우리 가족 모두의 모습을 만들었죠.”

연관짓기 Making Connections

1. DNA 검사에 근거한 예방적 유방절제술 결정에 대한 에이미 하몬(Amy Harmon)의 기사에서 그 기사를 어디서부터 연대기적으로 시작할 것인가에 관하여 필자가 가지고 있었던 선택지에는 어떤 것들이 있었나?

2. 의학 기사나 정신의학적 기사에 나온 이름 때문에 그 아이가 누구인지 확인된다는 사실이 갖는 윤리적 함축은 무엇인가? 그런 기사를 쓰기 위해서는 미리 누구의 동의를 받아야 하는가? 기자는 아이의 동의를 받아야 하는가? 그런 기사의 주제가 아이나 그 가족에게 지니는 함의는 무엇인가?

3. 서사 형식에 가장 적절한 기사는 어떤 종류의 것인가?

제 Ⅲ 부

논평
(Commentary)

저널리스트들은 논평을 쓰기 위해 뉴스와 특집 기사처럼 믿을 만한 보도나 정통한 정보원에 의존한다. 보건 분야에서 논평으로 분류될 수 있는 것의 범위는 Op-Ed(opposite the editorial, 사설 반대편) 페이지에 실리는 신랄한 어투의 의견 글로부터 암 투병을 하고 있는 어느 기자의 개인 블로그까지, 또 특정한 필자가 매주 이런저런 분야를 탐색하여 글을 쓰는 '브랜드화된(branded)' 칼럼에까지 걸쳐 있다.

저널리스트들이 쓰는 '칼럼(column)'이란 용어는 혼란스러울 수도 있다. 왜냐하면 이 용어는 Op-Ed 페이지에 실리는 의견 글을 가리키기도 하고 기자가 자기의 독특한 전망(perspective)을 특정한 뉴스의 한 부분에 적용하는 내용의 글을 가리키는 데 적용되기도 하기 때문이다. 뉴욕타임스에서는 타임스의 뉴스 페이지에 실리는 후자와 같은 칼럼의 경우 개인 의견이 포함되어서는 안 된다고 타임스지 보건과 의과학 분야 편집자인 바바라 스트라우크(Barbara Strauch)는 말한다. 건강 섹션에 실린 건강과 의료에 대한 다양한 뉴스 칼럼들을 보려면 nytimes.com에서 HEALTH를 클릭하라. 그리고 화면을 쭉 밑으로 내려 VIEWS가 보이면 이것을 클릭하라.

뉴스 페이지의 칼럼들과는 대조적으로 Op-Ed 페이지의 필자들은 자신의 의견을 피력할 수 있다. 하지만 건강보험개혁(Health care reform) 같은 정책적인 이슈에 대한 것을 제외하면 Op-Ed에 실린 글 중에서 건강이나 의료에 대한 것은 거의 없다. 다음 장에는 타임스지 칼럼니스트가 쓴, 의학 쪽으로 초점을 맞춘(정책에 대한 것은 아닌) 드문 칼럼 중의 하나가 실려 있다.

논평의 또 다른 형식은 평론인데, 평론에서 필자는 한 주제에 대해서 탐구하고, 논변을 통해 자기 입장의 장점을 독자들에게 설득시키기 위해 노력한다. 가장 유명한 미국의 의료 평론가인 루이스 토머스(Lewis Thomas)는 「뉴잉글랜드 의학 저널(*New England Journal of Medicine*)」에 정기적으로 글을 쓴다. 동시대의 전 평론가들은[이 책에 그 글이 실린 데니스 오버바이(Dennis Overbye)와 다니엘 골먼(Daniel Goleman) 같은] 그 전통을 타임스지에서 이어 가고 있다.

온라인에서는 블로그들이 논평으로 틈새 공간을 채우고 있다. 타라 파커 포프(Tara Parker-Pope)는 웰(Well)로 잘 알려져 있는 뉴욕타임스 건강 블로그에 자리를 잡고 있다. 다른 필자들도 정규적으로 웰 블로그에 글을 올리고 있다. 블로그에 대한 장에서 우리는 웰 블로거들이 쓴 세 편의 글을 선보일 것이다. 이 글들에 대한 필자와 독자 사이의 대화를 읽고 싶다면 온라인으로 가야 한다.

논평의 마지막 유형은 타임스에서는 의견 차트(Op-Chart)라고 부르는 것으로 그래프와 본문, 만화로 구성된다. 그리고 제15장 '보통의 글을 넘어(Beyond Plain Text)'에서 우리는 이 장르의 예들을 제시하고 이야기를 서술하는 다른 대안적 방식들을 탐구할 것이다.

제12장 칼럼 Columns

건강에 대한 칼럼들은 뉴욕타임스의 Op-Ed 페이지와 뉴스 섹션 모두에 실리며 흔히 사이언스 타임스(Science Times) 화요판에서 찾아볼 수 있다. Op-Ed에 실린 칼럼들에서 칼럼니스트들은 자기 관점을 숨기지 않고 자유롭게 의견을 제시한다. 독자들도 다른 것을 기대하지 않는다. 반면 뉴스 페이지에 실리는 칼럼에 대해서는, 타임스지 편집자들은 필자에게 전망과 배경은 제시하고 개인적인 의견은 피해줄 것을 바란다.

건강과 의학 칼럼니스트들은 특히 구성원들의 의견이 갈리는 논란이 되는 화제들을 다룰 때 보도와 개인 의견 피력 사이의 가는 선을 밟아 나간다. 훌륭한 칼럼 작가는 연구를 인용하고, 다양한 정보원들과 상담하고 결정적인 과학적 판결을 내리기 힘든 경우에는 균형 잡힌 설명들을 제공한다. 타임스지는 칼럼들에 그 분야와 관련된 이름을 붙인다. '개인 건강(Personal Health)', '개인 신체 단련(Personal Fitness)', '웰(Well)', '마음(Mind)', '의사의 세계(The Doctor's World)', '의사와 환자(Doctor and Patient)', '케이스(Cases)' 등이 그것이다.

이 장에서 당신은 타임스지 Op-Ed 칼럼니스트인 니콜라스 D. 크리스토프(Nicholas D. Kristof)의 글을 읽을 것이다. 그는 건강에 관한 글을 많이 쓰지는 않았지만 여기서는 의학적 부정의에 초점을 맞추어서 날카로운 눈과 예리한 필체로 글을 쓰고 있다. 가장 인기 있는 타임스지 칼럼니스트 중의 한 명인 타라 파커 포프는 보건이나 의학 분야에 정식 훈련을 받지 않았으나(제14장 끝에 실린 그녀와의 대화를 참조하라), 소비자 건강 이슈들에 대해 여러 해 동안 보도한 경험이 있다. 그녀는 글에서 자주 의학의 미신을 떨쳐 버린다. 그녀는 통속적인 지식과 맞서는 것을 두려워하지 않는다. 세 번째 칼럼니스트 제인 E. 브로디(Jane E. Brody)는 1965년에 타임스지에 합류했고 개인 건강(Personal Health) 칼럼을 매주 '사이언스 타임(Science Time)'에 실었다. 마지막으로 글이 실린 로렌스 K. 알트만은 타임스지 기자로 40년 동안 일했다. 칼럼을 쓴 다른 건강 전문가들과 마찬가지로 그는 전망을 제공하고, 소비자들에게 건강 이슈들의 내면을 보여 주기 위해 자신의 의학적 배경을 끌어들인다.

효과적인 글을 쓰기 위해서 칼럼니스트들은 자신의 관점과 그것을 뒷받침할 만한 근거를 갖출 필요가 있다. 또한 앞 장들에서 논의된 이야기 전개(storytelling) 기술들이 칼럼들에 적용된다. 더 큰 이야기를 말해 주는 일화나 독자들을 특별한 배경 속으로 끌어들이는 묘사, 행동을 통해 전달되는 감정들은 모두 칼럼을 잊지 못할 글로 만들어 주는 데 일조한다.

▶ Selection 12.1

다음 니콜라스 D. 크리스토프(Nicholas D. Kristof)의 칼럼은 한 여성의 역경을 통해 독자들을 파키스탄의 수술실로 불러내어 결국에 국제 보건의 문제로 마친다. 이 칼럼은 타임스지의 뉴스 페이지나 특집 기사 페이지가 아니라 Op-Ed 페이지에 실리는 것이기 때문에 크리스토프는 자유롭게 이야기 속의 한 인물이 되고, '신성모독'과 같은 감정이 실린 어휘를 사용한다. 단지 드물게만 사용하는 인용들이 어떻게 샤지아(Shazia)의 세계를 비명처럼 강하게 전달하는지 주목하라. 그리고 글의 주인공인 샤지아에게서 우리는 한마디도 듣지 못한다. 힘없는 여성이 대부분 그렇게 살아가고 있는 것처럼 말이다.

OP-ED COLUMNIST

12.1 수술실의 위기

– 2009년 7월 29일/니콜라스 D. 크리스토프

Crisis in the Operating Room *July 29, 2009/By Nicholas D. Kristof*

[파키스탄, 카라치] 이후에 그들은 서로를 위로하며 신을 모독하는 것임도 모른 채 이렇게 말했다.

"그것은 신의 뜻이었어."

이제 19세인 샤지아 알라디타(Shazia Allahdita)에게는 이번이 첫 임신이었다. 나는 이곳 카라치의 공공병원 수술실에서 의사들이 그녀를 살리기 위해 제왕절개술을 시행하는 것을 지켜보았다.

그녀가 마취되어 누워 있는 동안 의사들은 그녀의 자궁에서 사내아이를 들어내었고 아이를 살리기 위해 노력했다. "심장은 뛰는데 아이가 울지를 않아요"라며 의사인 아자즈 아메드(Aijaz Ahmed)가 간단하게 설명하고 아이에게 산소를 주입하기 시작했다. "반응이 없어요. 점점 약해지고 있어."

이런 드라마 같은 상황은 개도국에서 끊임없이 벌어지는 일이다. 세계 어디에선가 1분에 한 명의 여성이 임신합병증이나 분만과정의 문제로 목숨을 잃고 있다. 그리고 그 스무 배가 넘는 숫자의 여성들이 출산 관련 사고로 고통을 받는다.

이런 여성들을 구하는 방법은 분명히 알려져 있다. 빈곤한 나라 중 하나인 스리랑카는 단순히 노력을 하고 있는 것만으로도 이런 산모들을 매우 성공적으로 살려낸 결과를 보이고 있다. 그러나 미국과 같은 외국 원조 국가들은 지금까지 모성사망 개선에 별로 관심을 보이지 않았고, 이런 곤경에 처한 여성들 대부분이 그 나라에서 가장 약하고 힘없는 층이기 때문에 자기 나라에서도 외면받은 채 높은 사망률을 기록하며 죽어 가고 있다. 이곳 파키스탄만 보더라도 74명의 여성 중 1명은 임신으로 인한 합병증으로 죽는다.

샤지아의 고통은 정말로 겪을 필요가 없는 고통이다. 샤지아가 병원에 가서 아이를 낳았다면 전혀 문제가 될 것이 없었다. 사실 그녀는 그러고 싶어 했다. 나는 나중에 인터뷰를 통해 남편과 친척 모두 그녀가 아이를 공공병원에서 낳는 데 동의했다는 사실을 알게 됐다. 게다가 장비나 약품이 동나지 않는 이상(가끔 가족들이 떨어진 물자를 사기 위해 뛰쳐나가야 하는 경우가 있긴 하지만) 의료 서비스도 무료다.

그러나 샤지아의 시댁 여자들은 병원에서 아이를 낳는 것은 사치이고 파키스탄의 젊은 여성이라면 시어머니와 시누이들이 보살펴 주므로 문제가 없다고 생각했다(파키스탄에서 남성들은 출산과 관련된 결정에 대해 관여하는 바가 매우 적다). 샤지아와 그녀의 남편이 파키스탄의 전통적인 중매결혼이 아닌 연애결혼을 해서 친척들이 화가 나 있다는 사실도 도움이 되진 않았을 것이다.

샤지아의 분만이 시작됐을 때, 가족들은 마을의 산파를 불러 분만을 돕도록 했다. 그러나 몇 시간이 지나도록 아무 일도 일어나지 않았다. 샤지아는 병원에 가고자 했지만 병원은 택시를 타고 가야 하는 먼 거리에 있었고 택시비는 미국달러로 3.75달러 정도인 300파키스탄 루피나 되는 매우 비싼 비용이었다.

"만약 샤지아가 병원에 가게 되면 가족이 방문할 때마다 멀리 왔다 갔다 해야 해서 매우 불편할 것"이라고 이모인 카마루니사(Qamarunnisa)가 말했다. "차라리 마을의 보건지소로 가는 게 훨씬 쉽죠. 그게 훨씬 좋을 거예요."

그래서 가족들은 그녀를 마을 보건지소로 데려갔고 거기서 샤지아는 분만을 하기 위해 또 24시간 동안 힘겨운 시간을 보내야 했다. 가족들은 마침내 샤지아를 병원으로 데려갈지 의논하기 시작했지만 가장 큰 장애물은 300루피나 되는 택시비였다. "돈이 문제가 아니었다면 샤지아는 벌써 여기에 왔을 거예요." 카마루니사는 설명했다.

하지만 어느 누구도 선뜻 돈을 내놓을 수 없었다. 샤지아의 시댁은 정말로 가난했지만, 만약 남자가 아팠다거나 샤지아가 남자아이를 임신했다는 사실을 알고 있었더라면 이 정도로 쩔쩔매고만 있지는 않았을지 모른다.

"가족들이 아이가 남자아이였다는 사실을 알았더라면 500루피라도 어떻게든 마련했을 겁니다." 동료들과 함께 샤지아와 아이를 살리기 위해 노력했던 닥터 사라 페로즈(Sarah Feroze)가 말했다.

마침내 샤지아의 양수가 터진 지 30시간 만에 이모 중 한 명이 택시비를 마련하여 병원으로 가게 됐다. 의사들은 샤지아의 아이가 골반을 통과할 수 없다는 것을 확인하고 바로 제왕절개를 하기 위해 수술실로 그녀를 서둘러 데려갔다.

샤지아는 살았다. 그러나 아이는 그러지 못했다.

나는 다음날 샤지아를 찾아갔다. 그녀는 혼잡하고 숨 막히는 병동에 있었다. 전기는 나간 상태였다. 침대는 매우 더러웠다. 샤지아는 울고 있었다.

밖에는 남편인 알라디타가 슬퍼하고 있었지만 한편으로는 철학적이었다. "이것은 신의 뜻입니다." 그가 몸을 움츠려트리며 말했다. "우리가 할 수 있는 건 없어요."

그것은 사실이 아니다. 만약 남성들이 자궁을 가지고 있었다면 '아버지 병동'은 충분한 자원을 제공받았을 것이고, 앰뷸런스로 임신한 남자들을 무료로 병원으로 이송했을 것이며, 분만은 무료였을 것이고, G8국은 부성 사망률 개선을 최우선 과제로 삼았을 것이다. 성차별의 가장 치명적인 형태가 바로 가족계획에서 출산까지의 생식 보건에 대한 이런 체계적인 무관심이다. 목숨을 잃는 사람들은 가난하고 힘없는 여성들이다.

고맙게도 모성사망을 줄이려는 국제적인 움직임이 시작된 듯 보인다. 영국 수상 고든 브라운(Gordon Brown)과 UN 반기문 사무총장은 미국을 비롯한 다른 국가들과 함께 UN에서 국제보건에 대해, 특히 부분적으로는 모성사망에 초점을 맞추어서 회담을 개최하려고 계획하고 있다. 만약 그것이 성공한다면 9월 23일은 역사적인 날이 될 것이다. 나의 꿈은 버락(Barack)과 미쉘 오바마(Michelle Obama)가 나서서 이 활동을 지지하고, 샤지아와 같은 많은 여성들의 미래 변화에 대한 가능성을 보여 주는 것이다.

▶ Selection 12.2

다음 칼럼에서 타라 파커 포프는 세 편의 논문과 전문가 의견을 인용하여 반콜레스테롤 약물인 스타틴이 수명을 연장시켜 주지는 않는다는 자신의 주장을 뒷받침하고 있다. 균형을 유지하기 위해 그녀는 자신의 주장에 이의를 제기하는 다른 보고서도 알린다. 자신의 견해가 확고함에도 불구하고 파커 포프는 두 가지 견해를 모두 소개하고 있는 것이다. 이 책에 실린 인터뷰에서도 얘기하듯 그녀는 환자와 저널리스트 모두에게 믿을 만한 건강정보와 사기 같은 과대광고를 구분하는 것은 힘든 일임을 잘 알고 있다. 이 칼럼은 자료조사가 매우 잘 되어 있으며, 동시에

도발적이다. 이 칼럼은 환자들로 하여금 그들에게 필요하지도 않은 약에 대해 의사들에게 물어보도록 유도하는 산더미 같은 약 광고에 대해 반박하고 있다.

WELL

12.2 대단한 약인데, 생명은 연장시켜 주나요?

– 2008년 1월 29일/타라 파커 포프

Great Drug, but Does It Prolong Life? *January 29, 2008/By Tara Parker-Pope*

스타틴은 전 세계에서 가장 많이 처방되는 약 중의 하나이다. 이 약이 광고하는 것과 같은 효과가 있다는 것에는, 즉 콜레스테롤만이 아니라 심근경색의 위험도 낮춘다는 것에는 아무 의심도 없다.

그러나 신문의 헤드라인을 장식했던 바이토린(Vytorin) 실험, 즉 동맥의 혈전을 감소시키는 데 있어서 혼합제제인 바이토린은 스타틴만을 복용하는 것에 비해 별 효과가 없다는 것을 밝힌 그 실험의 여파로 많은 사람들이 이제는 스타틴에 대해 다음과 같은 좀 더 근본적인 질문을 하고 있다. 스타틴이 과연 생명을 연장시켜 주는가?

그 대답은 놀랍게도 많은 사용자들에게도 "아니요"라는 것이다.

어떤 환자들은 화이자 사의 리피토, 아스트라제네카 사의 크레스토, 브리스톨-마이어 스퀴브(Bristol-Myers Squibb) 사의 프라바콜(Pravachol)과 같은 스타틴계 약물로부터 상당한 이익을 입는다. 심혈관 질환을 가지고 있는 중년 남성을 대상으로 한 연구에서 스타틴을 복용하는 사람들은 대조군과 비교하여 사망할 가능성이 낮았다.

그러나 스타틴 복용자가 다수는 심장질환을 가지고 있지 않고 그저 콜레스테롤 수치만 높을 뿐이다. 건강한 남성, 심장질환을 가지고 있거나 가지고 있지 않은 여성, 그리고 70세 이상의 사람들에게 스타틴 복용이 그들의 수명에 의미 있는 변화를 가져온다는 증거는 찾기 힘들다.

"고위험군들은 얻는 것이 많죠." 「미국 가정의(*American Family Physician*)」 저널의 부편집장인 조지아(Georgia) 대학의 마크 H. 이벨(Mark H. Ebell) 박사는 말했다. "하지만 비교적 위험이 없는 환자들은 얻는 이익이 거의 없어요. 결국 우리는 많은 환자들을 과식하게 만드는 꼴이죠." (본 칼럼에 인용되는 다른 의사들과 마찬가지로 이벨 박사도 제약 관계자들과 이해관계는 없다.)

스타틴이 심근경색의 위험을 낮춰 주는데 어떻게 이런 말이 가능할까? 왜냐하면 심근경색을 예방하는 것과 생명을 구하는 것은 다르기 때문이다. 많은 스타틴 연구는 낮은 심근경색 위험을 가진 사람들의 경우, 스타틴을 복용과 무관하게 같은 수가 사망한다는 것을 보여 준다.

"약이 심장에 도움을 주었을지는 몰라도 환자에게 (환자의 사망 예방에) 도움을 준 것은 아니었던 거죠."

「미국 심장병학회지(*Journal of the American College of Cardiology*)」의 스타틴에 대한 설문 자료 2004년판의 공동저자이고 샌디에고(San Diego)에 있는 캘리포니아 대학 의과대학 부교수 베아트리스 골롬(Beatrice Golomb) 박사는 스타틴에 대한 자료에 대해 이렇게 얘기한다.

"눈여겨봐야 할 것은 환자에게 전체적으로 어떤 영향을 끼쳤느냐 하는 것입니다."

「내과학 아카이브(*Archives of Internal Medicine*)」에 실린 2006년의 한 연구는 7개 실험을 통해 스타틴을 복용하는 심장질환이 없는 중년 남성 4만 3,000명을 분석했다. 이 연구에서 스타틴은 사망률을 낮추지는 않은 것으로 나타났다.

2002년 「란셋」 지에 실린 프라스퍼(PROSPER)이라고 불린 연구는 70세 이상 연령층에서의 스타틴 효과를 조사한 것인데 여기서도 스타틴 복용은 사망률을 낮추지 않았다. 2만 명에 가까운 건강한 여성과 심장질환을 가진 여성을 대상으로 한 13개의 연구를 분석한 「미국 의사협회지(*JAMA*)」의 2004년 검토에서도 같은 결과가 나왔다.

화이자 사 대변인은 최근 미국심장협회에 보고된 심장병으로 인한 사망률 감소 추세는 스타틴과 같은 약 복용의 효과라고 설명한다. 그러나 스타틴 복용으로 인한 사망률 감소를 지속적으로 보여 주기 위해서는 몇 년에 걸친 조사가 이루어져야 한다. "우리는 리피토가 심근경색과 뇌졸중 발생률을 낮추는지에 대해 연구하고 있습니다." 리피토 제품담당 팀장인 할릿 밴더(Halit Bander)는 주장한다. "그리고 우리는 그 사실을 증명해 왔고 또 증명하고 있습니다."

이번 달에 「미국 심장병학회지」는 심근경색을 겪었거나 심장병이 있는 65세 이상의 사람들을 조사한 여러 연구에서 나온 자료를 분석한 보고서를 발간했다. 이 '메타 분석' 결과는 위약을 받은 군의 18.7%가 조사 기간 중에 사망했고 스타틴 복용자 군은 15.6%가 조사 기간 중 사망했음을 보여 주었다.

이것은 곧 65세 이상의 고위험 환자들의 사망률은 스타틴 복용 시 22% 감소했다는 뜻일 수 있다. 이 연구의 공동저자인 몬트리올 소재 맥길(McGill) 대학 심장내과 펠로(fellow)인 조나단 아필라로(Jonathan Afilalo) 박사는 심장병을 가진 65세 이상 환자 중 스타틴을 복용하는 환자는 28명 중 1명이 생명을 구하는 것이라고 말한다.

"환자가 심근경색을 겪었다면 스타틴을 복용하는 것이 좋습니다"라고 박사는 말했다.

물론, 생명을 연장시키는 것만이 중요한 것은 아닐 것이다. 심근경색을 예방하는 것이 삶의 질을 향상시킬 수 있다면 사망률을 낮추지 못하더라도 스타틴을 복용하는 것이 논의될 수 있다. 그러나 비평가들은 스타틴을 복용하는 사람들이 그렇지 않은 사람들보다 더 나은 삶을 살고 있다고 말할 만한 근거는 없다고 주장한다.

골롬 박사는 "심장질환으로 인한 장애를 가진 사람의 삶이 다른 원인으로 장애를 가진 사람들의 삶보다 안 좋다는 것을 보여 주는 연구가 있다면 매우 흥미로운 논의거리가 될 겁니다"라며 다음과 같이 덧붙였다. "사망률이 낮춰지지 환자군에서 고통이 완화되었다는 것을 보여 주는 증거는 어디에도 없습니다."

스타틴에 대한 가장 큰 우려는 부작용에 대한 연구가 별로 이루어지지 않았다는 점이다. 현재까지 보고된 부작용으로는 근육통, 인지 문제, 발기부전이 있다.

"스타틴의 부작용은 간과되어 왔습니다."

스웨덴 출신의 은퇴한 의사인 우페 래븐스코프(Uffe Ravnskov) 박사는 이와 같이 말한다.

"그것은 보고된 것보다 훨씬 더 많은, 그리고 심각한 부작용을 가지고 있죠."

닥터 이벨은 심장병을 앓고 있고 스타틴을 복용하면 도움이 될 것이지만 복용하고 있지 않은 환자들이 있을 것이라는 점을 인정한다.

그러나 그는 덧붙였다. "아마도 그 반대가 더 많을 거예요. 필요하지 않은데도 스타틴을 복용하는 환자들 말이죠."

▶ Selection 12.3

칼럼니스트는 여러 가지 이유로 글을 쓴다. 정보를 주기 위해서, 설득하기 위해서, 혹은 단지 자신의 호기심을 충족하기 위해서 말이다. 타라 파커 포프는 이 책을 위한 인터뷰에서 다음과 같이 말했다. "사람들이 건강과 활력을 유지시키는 방법과 관련된 분야는 나에게 정말 흥미로운 분야예요." 이어서 이렇게 물었다. "도대체 팔굽혀펴기가 우리에게 왜 그렇게 중요한 거죠?" 그 질문에 대한 답을 찾으려고 그녀는 팔굽혀펴기에 대한 의학 및 과학 정보를 조사했고 팔굽혀펴기는 상반신 단련 정도를 드러내는 좋은 건강지표라는 것을 알게 됐다.

독자들의 관심을 모으기 위해 작가는 먼저 팔굽혀펴기로 잘 알려진 세 명의 유명인을 소개한다. 내러티브 장르에 흔한 기법을 사용해서 파커 포프는 처음에 소개했던 인물로 다시 돌아가 이야기를 끝낸다. 파커 포프의 뛰어난 또 다른 특징은 그녀의 칼럼이 20세에서 70세 사이의 사람들은 30% 정도의 체력을 잃게 된다는 등의 여러 가지 자세한 정보와 자료를 설명함에도 불구하고, 마치 대화를 하는 듯한 스타일로 글을 쓴다는 것이다. 또한 독자들의 본질적인 질문인 '내가 이 글을 왜 읽고 있는 거지?'에 대해 이 칼럼이 얼마나 다양한 방법으로 답을 하고 있는지 살펴볼 필요가 있다.

파커 포프는 그녀의 'Well' 칼럼을 통해 정보를 전달하며 동시에 동기부여를 하고 있다. 이 칼럼을 읽고 난 후, 당장 엎드려 자기가 몇 개의 팔굽혀펴기를 할 수 있을지 시험해 보지 않을 독자가 몇 명이나 될까?

WELL

12.3 팔굽혀펴기를 통한 지구력 테스트

- 2008년 3월 11일/타라 파커 포프

An Enduring Measure of Fitness: The Simple Push-Up

March 11, 2008/By Tara Parker-Pope

건강의 상징으로 간단한 팔굽혀펴기를 따라올 만한 것은 없다.

아마 거의 모든 사람이 배우 잭 팔란스(Jack Palance)가 오스카상을 받으러 올라간 무대에서 나이를 의심케 하는 팔굽혀펴기를 했던 장면을 기억할 것이다. 좀 더 최근에는 그의 마지막 강의가 인터넷에서 큰 화제를 몰고 왔던 카네기 멜론(Carnegie Mellon) 교수인 랜디 퍼시(Randy Pausch)가 췌장암에 걸렸으면서도 아직 건강하다면서 보여 준 팔굽혀펴기 장면도 있다.

"팔굽혀펴기를 하려면 힘이 필요하지요. 그리고 여러 번 하려면 지구력이 필요하고요." 93세의 잭 라란느(Jack LaLanne)는 말했다. 그는 1950년대에 손가락 팔굽혀펴기로 텔레비전 시청자들을 놀라게 했던 피트니스 개척자이다. "팔굽혀펴기는 신체적으로 당신이 어떤 상태에 있는지를 말해 주는 좋은 지표가 됩니다."

팔굽혀펴기는 체력을 가늠하는 최고의 바로미터이다. 그것은 팔, 가슴, 배, 엉덩이와 다리의 근육들을 사용하면서 몸 전체를 시험한다. 발가락과 손바닥을 바닥에 붙이고 몸을 판자처럼 빳빳하게 만든다. 그런 후 몸 전체의 무게를 들어 올렸다 내리는 것은 체력이 좋은 사람에게도 힘든 일이다.

"우리는 단지 우리 자신의 몸과 그 몸의 무게를 사용할 뿐입니다."

미주리 웨스턴 주립대학(Missouri Western State University)전문직대학(college of professional studies) 학장이며 체육교육과 교수인 스티븐 G. 에스테스(Steven G. Estes)는 이렇게 설명한다.

"당신이 육체적인 강함과 힘을 보여 주고 싶다면 팔굽혀펴기야말로 가장 쉽고, 간단하고, 빠른 방법이죠."

하지만 많은 사람들이 팔굽혀펴기를 하지 못한다. 미국 스포츠의학회(American

College of Sports Medicine)와 같은 건강 및 체력단련 전문가들은 상반신 체력단련을 더 강조해 왔다. 유산소운동은 심혈관 체력 증진을 강조한 반면 근력 강화 운동에 대한 관심은 줄어들게 했다.

더군다나 미국인들이 더 살이 찔수록 우리의 팔은 살찐 몸속으로 더욱 숨어들어가고 있다. 또한 예산이 경감되면서 공립학교에서 체육 교육과 한때는 어린이들에게 필수였던 맨손체조가 사라지는 일도 잦아지고 있다.

2001년 연구에서 이스트 캐롤라이나 대학(East Carolina University)의 연구원들은 10세에서 13세까지의 아동 70명에게 팔굽혀펴기 테스트를 시행했다. 남자아이들의 거의 반가량과 여자아이들의 4분의 3 정도가 테스트를 통과하지 못했다.

팔굽혀펴기는 좀 더 나이가 많은 사람들에게도 중요하다. 바른 자세로 한 개 이상 할 수 있으면 나이 듦에서 오는 고충을 견디는 능력의 중요한 지표가 된다.

예를 들어 노화 생체역학을 연구하는 사람들은 팔굽혀펴기가 손을 뻗거나 넘어지는 상황에서 필요한 힘과 근육기억을 제공할 수 있다고 주장한다. 앞으로 넘어질 때 사람들은 대체로 팔굽혀펴기를 할 때와 비슷하게 넘어지지 않기 위해 손을 뻗어 몸을 받치는 동작을 한다. 손은 바닥을 받치게 되고, 손목과 팔은 대부분의 충격을 흡수하며, 팔꿈치는 물리적인 힘을 완화하기 위해 살짝 구부리게 된다.

넘어짐에 대한 연구에서, 연구자들은 팔목이 그것만으로 한 사람의 몸무게가 주는 만큼의 충격을 받는다는 사실을 증명했다고 미시간 대학 생체역학 연구실의 책임자 제임스 애시턴 밀러(James Ashton-Miller)는 말한다.

"사람들이 정말로 해야 하는 것은 머리를 바닥에 부딪히지 않고 안전하게 넘어질 수 있을 만한 충분한 힘을 기르는 것입니다"라고 애시턴 밀러 박사는 덧붙였다. "팔굽혀펴기 하나도 제대로 할 수 없다면 넘어질 때 팔목에 가해지는 힘을 견디기 힘들게 될 겁니다."

또 팔굽혀펴기를 못하는 사람들은 아마도 넘어지고 나서 혼자 힘으로 일어나기 힘들지도 모른다.

"넘어지고 나서 다시 일어서기 위해서는 상체의 힘이 필요하죠." 미국 육상경기연맹(USA Track and Field)에서 장대높이뛰기에 대한 신체역학 자문가인 뉴욕 대학(New York College) 코틀랜드 분교의 신체운동학 교수 피터 M. 맥기니스(Peter M. McGinnis)의 말이다.

자연스러운 노화는 신경을 퇴화시키고 근육을 약하게 한다. 사람들은 20세에서 70세 사이에 체력의 30%를 잃게 된다. 그러나 정기적인 운동은 남아 있는 근육의 힘을 강화함으로써 근육 조직을 키우고 노화 속도를 늦추게 한다.

특히 여성은 남성보다 20% 정도 근육이 부족하기 때문에 더 불리한 조건을 가지고 있다. 많은 여성들이 그들이 감당해야 하는 무게를 줄이기 위해 무릎을 굽히곤 한다. 그리고 누구나 팔굽혀펴기를 할 수 있지만, 그 운동은 대체로 남자들의 전유물이 되어 왔다. "팔굽혀펴기는 특정 성에 대해서만 활력의 상징이 되어 왔죠." 펜실베이니아 주립대학 스포츠과학 교수 R. 스콧 크레치머(R. Scott Kretchmar)는 말한다. "전 여자들이 '지금 나의 건강상태는 너무 좋아. 내가 지금 이 자리에서 팔굽혀펴기를 하는 모습을 잘 봐'라고 말하는 걸 본 적이 없어요."

전국 평균에 의하면 40세 여성은 16개의 팔굽혀펴기를 할 수 있어야 하고, 같은 나이의 남성은 27개를 할 수 있어야 한다. 60세가 되면 이 숫자는 남성은 17개, 여성은 6개로 떨어지게 된다. 이 숫자들은 주기적으로 팔굽혀펴기 테스트를 받아야 하는 군인들에게 요구되는 기준보다 약간 적은 것이다.

바닥에 엎드려서 하는 이 팔굽혀펴기가 너무 어렵다면 운동 보조대에 손을 대고 45도 각도로 팔굽혀펴기를 하는 것도 좋은 방법이다. 그 다음에는 계단으로 옮겨서 하고 그 다음에는 바닥으로 옮긴다.

23분 만에 1,000개의 팔굽혀펴기를 하여 세계신기록을 세웠던 라란느는 아직도 매일 하는 운동의 일부로 팔굽혀펴기를 하고 있다. 요즘에 그는 세 개의 의자 위에서 발과 양손을 올려놓고 균형을 맞추면서 팔굽혀펴기를 한다.

"이렇게 하면 바닥에서 할 때보다 훨씬 더 낮게 내려갈 수가 있어요." 그는 이어서 말했다. "이건 정말로 어렵죠."

▶ Selection 12.4

제인 E. 브로디(Jane E. Brody)는 25년이 넘는 동안 '개인 건강 칼럼'을 써 왔는데, 독자의 건강과 관련된 재미있는 화제들을 선택함으로써 그 칼럼을 신선하게 유지시켰다. 2007년에 쓰여진 다음의 칼럼은 미국인들이 계속해서 설탕, 인공감미료, 카페인이 함유된 여러 종류의 알코올성과 비알코올성 음료를 소비하는 것에 대해 문제를 제기하고 있다. 파커 포프의 칼럼처럼 브로디의 칼럼들도 사실, 연구결과, 전문가 의견 등을 잘 활용하고 있다. 그러면서도 칼럼들은 형식적이지 않은 친근한 문장으로 쓰여져 있다. 이 칼럼에서 그녀는 독자들에게 무엇을 마셨는지 생각해 보라면서 직접적으로 말을 한다. 어떤 지점에서 그녀는 자신을 전문가들과 동일시하여 '우리'가 무엇을 찾아냈는가에 대해 이야기한다. 이후 그녀는 전문가들로부터 갈라져 나온 그녀 자신의 견해를 보이기 위해 일인칭시점을 사용한다. 브로디는 조언하는 칼럼을 쓰지 않음에도 불구하고, 그녀의 메시지는 분명하게 다가온다. 그것은 설탕이 든 음료의 칼로리가 미국인들을 뚱뚱하게 만든다는 것이다.

PERSONAL HEALTH

12.4 당신은 또한 당신이 마시는 것이다

– 2007년 3월 27일/ 제인 E. 브로디

You Are Also What You Drink *March 27, 2007/By Jane E. Brody*

무엇이 당신을 가장 걱정스럽게 만드는가? 치아가 썩는 것, 뼈가 약해지는 것, 심장병, 뇌졸중, 당뇨병, 치매, 암, 비만? 무엇이 당신의 리스트에서 앞 순위를 차지하건 간에 당신은 이 모든 건강 문제들이 당신이 마시는 혹은 마시지 않는 음료들과 관계되어 있다는 것을 알면 놀라게 될 것이다.

작년에 네덜란드의 유니레버 건강연구소(Unilever Heath Institute)의 지원으로 [유니레버는 립톤 티(Lipton Tea)를 소유하고 있다] 건강 전문가 패널이 건강에 아무런 도움이 되지 않고 오히려 해만 끼치는 칼로리를 가지고 있는 음료의 섭취를 사람들이 중단하기를 바라는 마음에서 『음료지침체계(*Beverage Guidance System*)』를 출간했다.

노스캐롤라이나 대학 영양학 교수인 배리 M. 팝킨(Barry M. Popkin)이 이끈 그 패널은 미국인들의 허리둘레가 급증하는 것과 인기 있는 음료들이 그러한 체중 문제에 영향을 끼치는 것에 대해 크게 걱정하였다. 패널의 전문가들은 위에서 언급된 거의 모든 건강 문제들에 다양한 음료들이 미치는 영향에 대한 최상의 근거를 찾기 위해 146개의 출간된 보고서들을 검토했다. 나는 몇 개의 보고서를 조사했고, 다음은 우리 모두가 찾아낸 것을 요약한 것이다.

선호되는 음료 리스트의 첫 번째는 당신이 예상한 것과 같이 물이다. 물에는 열량이 없고 위험도 없으며, 이점들만 있을 뿐이다. 그러나 패널들은 영양소가 강화된 병에 든 물 음료에 대해 우려했는데, 이러한 음료들은 소비자들이 섬유소나 파이토케미컬 같은 특정 영양소가 포함된 음식을 먹지 않아도 된다는 착각을 일으킬 위험이 있기 때문이다. (당신은 코카콜라와 펩시에서 몇 달 내에 출시하고자 하는 비타민 강화 소다에 대해 패널이 무엇이라고 말할지 상상할 수 있을 것이다.)

■ 달콤한 액체의 열량 Sweet Liquid Calories

패널은 보고서에서 2세 이상 연령의 미국인들은 열량의 약 21%를 음료에서 얻고 있으며, 그 음료들 중 탄산음료와 설탕이 가미된 과일 주스가 주가 된다고 한다. 설탕을 함유한 달콤한 음료들은 영양적으로 분명한 이점들을 지닌 우유 판매에 비해 최근 수십 년 동안 그 섭취량이 크게 증가해 왔다. 이러한 설탕 음료들로부터 섭취하는 칼로리는 1970년대 후반 이래부터 시작된 미국인들의 칼로리 섭취량 증가의 반을 해명해 준다.

이러한 음료들의 판매가 수적으로 증가했을 뿐 아니라, 몇몇 소매상들에서는 1리터들이를 제공하는 등 사이즈가 커졌으며 무료 리필도 증가했다.

스무디와 달콤한 커피 음료(휘핑크림을 제외하고도 스타벅스 카페모카 16온스[0.5L]는 240cal)에 열광하는 현 상황을 고려하면, 당신은 왜 사람들이 XXXL 사이즈가 될 때까지 그런 음료들을 마시는지 알게 될 것이다.

그러나 단지 달콤한 음료들로부터 얻게 되는 칼로리만이 문제가 아니다. 또 다른 문제가 패널에 의해 인용됐다. 「미국 임상영양학지(*The American Journal of Clinical Nutrition*)」에 게재된 보고서에 따르면 음료들은 당신의 식욕을 꺾는 것과 별로 관계가 없거나 아예 관계가 없다는 것을 뜻하는 '약한 포만감 특성'을 가지고 있다. 그래서 사람들은 음료를 통해 칼로리를 얻었다고 생각해서 적게 먹음으로써 칼로리를 조정하게 되지 않는다.

더욱이 어떤 탄산음료들은 다른 건강 문제들에 영향을 미치기도 한다. 미국 임상영양학회지에서는 콜라가 아닌 탄산음료와 캔으로 된 단 아이스티를 특히 식사와 별도로 마실 때 치아 에나멜이 손상받는다고 한다. 또한 매사추세츠 주 프래밍햄(Framingham)에 사는 2,500명의 성인들을 대상으로 한 연구는 (레귤러와 다이어트) 콜라 소비를 여성의 관골이 얇아지는 것과 연관시켰다.

반드시 단 무엇인가를 마셔야 한다는 사람들에게 패널은 입증된 감미료를 사용한 다이어트 소다와 같은 무칼로리 음료를 제안했다. 비록 전문가들이 보기에 그 음료들이 장기적으로 안전하다는 것을 보여 주는 데이터가 부족하고 사람들이 단 것을 선호하도록 '조건화'할 가능성이 있긴 하지만 말이다.

과일 주스 역시 배고픔을 만족시켜 주기에 더 나은 온전한 과일만큼은 좋지 않지만 단맛을 가진 대체물이다.

■ 커피, 차 그리고 카페인 Coffee, Tea and Caffeine

여기 좋은 뉴스가 있다. 몇몇의 훌륭한 연구들은 레귤러 커피가 제2형 당뇨병, 직장암, 남성과 폐경 후 호르몬 치료를 받지 않는 여성에서의 파킨슨병 등의 위험이 감소되는 것과 관련되어 있다고 보고하였다.

대부분의 연구들은 카페인 함유 커피가 어느 정도 혈압을 높이고 가열된 여과되지 않은 커피(프렌치 프레스 그리고 에스프레소)가 해로운 저밀도 콜레스테롤(LDL)과 총 콜레스테롤 수준을 높임에도 불구하고, 커피나 카페인의 많은 섭취와 심장병을 연관시키지 않았다.

카페인 그 자체는 하루에 400mg(약 850g의 양조된 커피에 들어 있는 양)까지는 건강이나 몸속의 수분 균형에 문제를 일으키지 않는 것으로 생각된다. 그러나 패널에 따르면 임신한 여성은 카페인 섭취를 줄여야 하는 데 그 이유는 하루에 300mg 이상의 카페인 섭취는 유산과 저체중아 출산 위험을 증가시킬 수 있기 때문이다.

알츠하이머와 유사한 질환에 대한 경향이 있는 쥐에게 사람으로 따지면 하루 다섯 잔의 커피에 들어 있는 양에 해당하는 카페인을 섞은 물을 마시게 했더니 질병예방 효과가 있었다. 그리고 600명이 넘는 남성을 대상으로 이루어진 한 연구는 하루 세 잔의 커피가 나이에 따른 기억과 사고기능 저하를 막아 준다고 제안하였다.

차가 건강에 주는 이득에 대한 증거는 혼란스럽고 때로 상충된다. 차는 실험실 동물들의 암 발생 위험은 낮추었으나 사람들에 있어서도 같은 효과를 갖는지는 아직 알려져 있지 않다. 차는 골밀도에 이롭고 요로결석과 치아 부식 예방을 도와줄 것이다. 그리고 매일 4~5잔의 홍차를 마시는 것은 동맥을 확장해서 심장으로의 혈액의 흐름을 증가시킬 것이다.

■ 음주 Alcohol

술은 "무(無)보다는 조금이 낫고 많음은 조금보다 나쁜" 것의 고전적인 사례이다. 다수의 장기적인 연구들은 여성은 하루 한 잔, 남성은 하루 두 잔의 적정 음주를 심장마비와 뇌졸중으로 인한 사망률과 제2형 당뇨병과 담석증의 위험 감소와 연관시켜 왔다. 패널은 레드 와인과 같은 술의 어떤 종류가 다른 종류의 술보다 건강에 좋다는 주장을 뒷받침하는 설득력 있는 근거를 찾아내지 못했다.

그러나 적정량의 음주도 선천성 기형과 유방암의 위험을 높인다. 이것은 알코올이 필수 비타민 B의 하나인 엽산(folate)을 방해하기 때문일 것이다. 그리고 과음은 몇 가지 종류의 치명적인 암, 간경화증, 출혈성 쇼크, 고혈압, 치매 그리고 몇몇 형태의 심장병과 연관되어 있다.

■ 유제품과 두유 Diary and Soy Drinks

패널들은 저지방과 무지방 우유를 바람직한 음료 순위에서 물, 커피와 차에 이어 3위로 꼽았다. 그리고 우유제품을 마시는 것은 건강한 식습관에 있어 본질적이지 않다고 말했다. 내가 읽어서 찾아낸 증거에 따르면 실상은 이와 조금 다르다. 패널은 골밀도에 우유가 이롭다는 것을 인정했지만, 사람들이 계속해서 우유를 마시지 않는다면 우유 속의 칼슘과 비타민 D가 뼈에 주는 이득은 유지되지 않는다고 하였다.

우유에 있는 다른 필수적인 영양소에는 칼륨, 아연, 철, 비타민 A, 리보플라빈, 엽산과 단백질 등이 있다. 과체중에 관한 10년 동안의 연구는 우유를 마시는 사람이 대사 증후군이 나타날 가능성이나 고혈압과 낮은 수치의 고밀도 리포 단백질(HDL)을 포함하는 관상동맥질환의 위험 요인들이 나타날 가능성이 더 적다는 것을 발견했다. 내가 보기에 이것은 우유를 마실 필요성은 우유를 많이 마신 후에도 계속 있다는 것을 의미한다.

패널은 아이들과 10대들이 우유를 더 많이 마시고 단 칼로리 음료는 적게 마실 것을 강조했다.

패널은 "강화 두유는 젖소 우유를 마시기 싫어하는 사람을 위한 좋은 대체재"라고 말했다.

▶ Selection 12.5

2006년 3월에 의사 로렌스 K. 알트만이 쓴 칼럼은 조금만 고치면 2009년 신종 인플루엔자가 발생했을 때 다시 실어도 되었을 것이다. 알트만은 1976년 뉴저지주 포트 딕(Fort Dix)에서 돼지 인플루엔자가 발생했던 상황을 공중보건 담당자들이 감염 위험을 경고하는 데 있어 어떻게 잘못할 수 있는가를 보여 주는 사례 연구로 사용한다. 그에 따르면 당시에는 담당자들이 공중에게 사실을 정확히 알리기보다는 사람들을 안심시키는 데 더 초점을 맞추었다. 그는 이런 접근 방식이 지금은 더 나은 방향으로 바뀌었다고 본다.

역사적인 사례 연구를 사용하는 것은 독자들로 하여금 현재의 인플루엔자 발생에 대해 전망을 제공해 준다. 미국 공중보건서비스의 워싱턴 소재 역학 및 백신 부서 이전 책임자였던 그의 배경 때문에 알트만은 그의 경험을 이야기에 끌고 온다. 의사로서, 알트만은 자기 이야기의 밑에 깔려 있는 의학을 이해한다. 이러한 의사의 시야에 기자로서의 기술이 더해져서 '의사의 세계(The Doctor's World)'와 같은 강한 호소력을 가진 칼럼이 쓰여진다.

THE DOCTOR'S WORLD

12.5 감염병과 관련된 어려운 선택들

- 2006년 3월 28일/로렌스 K. 알트만

With Every Epidemic, Tough Choices *March 28, 2006/By Lawrence K. Altman, M.D.*

경고하느냐 경고하지 않느냐 그것이 문제로다.

공중보건에 있어서의 고전적인 딜레마가 전 세계적으로 확산되고 있으며 아시아와 유럽에서 수천만 마리 새들의 죽음을 몰고 온 A형(H5N1) 조류 인플루엔자 바이러스 때문에 크게 부각되고 있다.

보건 담당자에게는 감염병의 가능성이 있지만 실제로 파국적인 상황이 올지 알지 못할 때 경고를 해야 하는지, 한다면 어느 시점에 해야 하는지 결정하는 것만큼 중요한 결정은 거의 없다.

그 딜레마는 종종 인플루엔자 바이러스와 관련해서 문제가 된다. 왜냐하면 그 바이러스가 계속적으로 돌연변이를 일으켜 예기치 못하게 사람들 사이에 전염되는 감염병이 될 수 있기 때문이다. 과학자들은 비록 자신들이 언제, 그리고 어떠한 변종이 다음 인플루엔자 유행을 일으킬지 예견할 지식은 부족하지만, 또 다른 인플루엔자 유행이 불가피하게 나타날 것이라는 점은 확신할 수 있으므로 위협이 감지되자마자 준비가 시작되어야 한다고 말한다.

그러한 종류의 즉각적인 행동은 1976년에 돼지 인플루엔자의 네 사례가 뉴저지의 군사시설인 포트 딕(Fort Dix)에서 감지된 이후 이루어졌다. 공중보건서비스 담당자들은 이 경우들이 인플루엔자의 임박한 유행에 대한 조기 경고일 수 있다는 점을 두려워하여, 재선에 입후보한 대통령 제널드 R. 포드에게 달려가서 빨리 모든 미국인들이 돼지 인플루엔자 주사를 맞을 수 있게 하라고 권유하였다.

포드 대통령은 당시 미국 인구의 95%에 해당하는 2억 명 인구에게 충분한 양의 백신을 생산하는 1억 3,500만 달러 규모의 프로그램을 제안했다. 그것은 하나의 프로그램을 통해서 하나의 질병을 막기 위한 면역력을 모든 미국인들이 갖게 만들려고 한 정부의 최초의 시도였다. 의회는 이 프로그램을 승인하였다.

그러나 그 노력은 그때까지 백신을 접종받은 4,200만 명 중 소수이지만 기앙-바레(Guillain-Barré) 증후군이라고 하는 마비 증상을 가져오는 질병이 나타난 후 중지됐다.

실제로는 그 증후군의 몇 사례들만이 돼지 인플루엔자 백신과 관련이 있었지만, 정부 담당자들은 백신 접종 동의서에 그 위험을 언급하거나 그 위험에 대해 공적으로 토론하는 것에 실패했다.

그 공포스러운 살인자 질병은 결국 오지 않았다. 그러나 정부의 백신 접종 노력이 끝날 때까지 기앙-바레는 23명의 사망자를 포함하여 535건 발생했다. 이것은 포트 딕에서 발생한 가벼운 돼지독감 발생 수 230건보다 훨씬 많은 수였다. 돼지독감 바이러스는 확산되지 않았고 백신 접종 계획은 실패작이 된 것이다. 관련된 보건 담당자들은 그런 조치가 불공정하다고 말하는 이들도 있었지만 해고됐다.

이 사건은 새로운 보건 담당자들을 훈련시킬 때, 철저하게 세워진 계획 없이 너무 일찍 경고를 하는 것은 위험하다는 것을 보여 주는 교과서적 사례로 이용된다.

이와는 반대되는 문제가, 즉 사태 발생에 대해 준비할 것을 제때 경고하지 못한 데에서 발생하는 문제가 2001년에 발생했다.

9월 11일이 지나고 얼마 되지 않아 미국 보건복지부 장관 토미 G. 톰슨(Tommy G. Thompson)은 정부가 어떠한 생물학적 테러리즘의 공격에도 완전히 대비하고 있다고 텔레비전을 통해 전국적으로 발표했다.

그러나 얼마 지나지 않아 일어난 우편 시스템을 통한 탄저병균의 고의적인 배포 사건은 그가 틀렸음을 증명했다. 그 사태의 규모는 5명 사망, 22건 발생으로 크지 않았다. 그러나 이 사건은 정부가 의사들 및 국민들과 적절한 때에 의사소통을 하는 데에 얼마나 미숙한지 보여 준다. 이 사건 이후 많은 정부 담당자들은 보건에 대한 위협에 충분한 열의 없이 행동하는 것으로 보이지 않으려고 노력한다.

이 두 개의 사건은 정부의 보건에 대한 경고 혹은 경고하지 않는 결정에 대해 많은 사람들이 신뢰하지 않게 만들었다.

바이러스의 변종이 그때까지처럼 돼지를 거치지 않고 직접적으로 사람에게서 질병을 일으킨다는 것을 홍콩의 과학자들이 발견해 낸 1997년부터 A형(H5N1) 조류독감에 관한 경고가 시작됐다. 새들 사이에 전파되던 바이러스가 돌연변이를 일으켜 사람의 인플루엔자 바이러스와 결합함으로써 사람 간 전파를 일으킬 새로운 바이러스를 만들어 낼 수 있다고 담당자들은 경고한 것이다.

그러나 이런 사태는 발생하지 않았다. 비록 발전된 형태의 A형(H5N1) 조류 인플루엔자를 가지고 있던 186명의 사람들 중 105명이 사망했지만 말이다.

보건 담당자들은 사람들을 겁에 질리게 할 수 있는 이런 심각한 경고를 감행해야 할까? 혹은 담당자들끼리 안전책을 강구하고, 그들 일을 계속하다가 감염병이 실제적인 것이 되었을 때 비로소 이것을 알려야 할까?

만약 담당자들이 일찍 경고를 했는데 아무런 일도 발생하지 않는다면, 그들은 과학자들이 더 많은 연구비를 지원받기 위해 가능성이 희박한 일을 곧 일어날 것처럼 과장했으며, 납세자들의 돈을 낭비하게 만들었다고 말하는 사람들로부터 신뢰를 잃게 될 것이다.

만약 담당자들이 조기에 혹은 적시에 경보 조치를 하지 않았는데 감염병이 발생한다면, 국민들이 제때 정보를 제공받지 못해 보호받지 못했다고 비판하는 사람들이 생긴다.

이러한 상황은 또한 "내가 이미 그 점을 말해 주었다"는 사람들로부터 책임을 추궁당할 때 담당자들을 궁지에 몰리게 한다. 비록 그 뒷말하는 사람들이 중요한 결정이 내려졌어야 하는 그때 실제로 이 점을 알렸는지 증명되지 않을 때도 그러하다.

두 종류의 딜레마가 언제, 무엇에 대해 경고할 것인가를 결정하는 것과 연관되어 있다고 1978년에 돼지독감 면역 프로그램에 대한 정부와 산업체의 대응을 분석한 책을 리처드 E. 노이슈타트(Richard E. Neustadt)와 같이 펴낸 닥터 하베이 V. 파인버그(Harvey V. Fineberg)는 지적한다.

그 하나는 카테고리 5의 허리케인(최고 강도의 허리케인 — 역자 주)처럼 좀처럼 발생하지 않으나 만약 발생하면 엄청나게 파괴적인 결과를 가져오는 경우와 관련된 것이다.

"그런 경우들에서는 회의론자들이 대부분 옳은 것이 될 것입니다"라고 국립과학아카데미의 의학원 의장인 닥터 파인버그(Fineberg)는 한 인터뷰에서 준비는 불필요하다고 주장하는 사람들에 대해 언급하면서 말했다.

두 번째 딜레마는 정치 지도자들과 국민들이 자신들만큼 위험을 이해하지 못한다고 과학자들이 믿을 때 발생하는 갈등을 포함하고 있다. 전문가는 감염병의 위험이 가령 10%이기 때문에 조치가 필요하다고 믿지만, 정부 담당자들은 10%가 조치를 취하기에는 너무 낮다고 생각할 때 문제가 발생할 수 있다.

그래서 과학자들은 과학자들이 믿는 것을 정부 담당자들이 해야 한다는 것을 설득하기 위해 사실들과 예상들을 제시하는 방법을 선택할 수도 있을 것이다.

경고를 해야 할 것인가 행동을 취할 것인가 결정할 때는 흔히 "자연이 해를 끼치는 것은 허용하는 것과는 대조적으로, 해를 야기할 수 있는 무엇인가를 하는 것은 꺼려하는" 경향이 있다고 닥터 파인버그는 말했다.

작년에 부시 정부는 인플루엔자 유행에 대처하기 위한 종합적인 계획을 배포했다. 그럼에도 언제 경고를 할 것인가에 대한 딜레마는 여전히 남아 있을 것이다.

연관짓기 Making Connections

1. 뉴욕타임스의 Op-Ed에 실리는 칼럼은 건강 뉴스 페이지나 '사이언스 타임스(Science Times)'에 실리는 칼럼과 어떻게 다른지 기술하라.

2. 니콜라스 D. 크리스토프의 칼럼 '수술실에서의 위기'를 다시 읽어 보라. 칼럼니스트가 그 이야기 속에 직접 참여하는 것의 좋은 점과 나쁜 점은 무엇인가?

3. 소비자 대상 텔레비전 광고와 의사 대상 마케팅을 통해 제약산업은 의사들의 처방 습관과 환자들의 처방 기대에 영향을 미친다. 스타틴(이 장에 실린 타라 파커 포프의 첫 번째 칼럼의 주제) 외에 활발하게 판촉되고 있는데 그 건강상의 이득을 두고 논쟁이 벌어지고 있는 다른 약들의 이름을 들어 보라.

제13장 평론 Essays

의학 평론에 대한 장이라면 20세기 의학 수필가로 다작인 동시에 널리 읽히고 있는 루이스 토머스(Lewis Thomas)로 시작해야 한다. 토머스는 1993년에 사망했으나 원래 대부분이 「뉴잉글랜드 의학 저널(*New England Journal of Medicine*)」에 게재하기 위해 쓰였던 그의 평론은 이제 『세포의 일생(*Lives of a Cell*)』과 『메두사와 뱀(*The Medusa and the Snail*)』과 같은 책들에서 살아 숨쉬고 있다.

하버드에서 훈련받은 의사이며 슬로안-케터링 기념 암센터(Memorial Sloan-Kettering Cancer Center)의 센터장으로서 토머스는 의학과 생물학을 알았을 뿐 아니라 왜 글을 써야 하는지도 알고 있었다. 그는 다음과 같이 쓰고 있다. "우리는 언어를 가지고 있으며 리보솜이 단백질을 만드는 것과 같이 능숙하고 정확하게 은유를 만들 수 있다. 우리는 감정을 가지고 있다. 우리는 실용성의 유전자를 가지고 있는데, 실용성은 내가 짐작하는 한 모든 자연의 '공통된 목표'와 가까이에 있는 것이다. 그리고 마지막으로, 무엇보다 최고인 것은 우리가 음악을 가지고 있다는 것이다. 생산 능력이 있는 모든 종들에 있어 그 발전의 가장 빠른 단계에, 즉 어떤 진화적 기준에 의해 그 종이 지구 위에 거의 출현하자마자 한 시기에 요한 세바스찬 바흐(Johann Sebastian Bach)의 음악을 들려 주는 것은 나쁠 것이 없다."

단지 토머스의 글쓰기나 그의 과학적 지식이 그를 훌륭한 수필가로 만든 것은 아니다. 궁극적으로 그것은 그의 사고하는 힘과 독자들과 공유하는 통찰을 표현해 내는 능력이었다. 그리고 오늘날 데니스 오버바이(Dennis Overbye)와 다니엘 골먼(Daniel Goleman)이 그 전통을 이어오고 있다.

▶ Selection 13.1

데니스 오버바이(Dennis Overbye)는 자칭 '우주적 일'을 다루는 타임스지의 과학 기자로 다음 평론에서 민주주의와 과학 간의 연결에 대해 기술한다. 오버바이는 수필가 토머스가 과학 활동을 개미집에 비유한 것을 빌려 온다. 또한 그는 토머스처럼 과학을 찬미함에 있어 자신만만하다. 그는 그가 '과학에 가해지는 타격(the knock on science)'이라고 부르는 것, 즉 과학이 "오만하며 유물론적"이라는 평가에 대해 반박한다. 대신 그는 과학이 "전 시대에 걸쳐 가장 성공적인 인간의 활동"이라고 주장한다. 토머스의 글쓰기처럼 오버바이의 평론은 그 언어(우아하다)보다는 그의 아이디어의 힘 때문에 주목할 만하다. 본질적으로 평론의 정의는 어떤 주제에 대해 작가가 문학적인 방식으로 자유로이 탐구할 수 있도록 스스로를 놓아 둔다는 것이다. 그 내용과 방법이 어떤 것이든 간에, 즉 기억이든 관찰이든, 연구이든 또는 이것들의 결합이든 간에 평론의 힘은 세상에서 발생하는 사건들에서 오는 것이 아니라 작가의 마음속에서 만들어 내는 연결로부터 나온다. 이러한 점에서 평론가와 과학자는 많은 공통점을 지닌다.

ESSAY

13.1 과학의 고양은 민주주의의 고양

– 2009년 1월 27일/데니스 오버바이

Elevating Science, Elevating Democracy *January 27, 2009/By Dennis Overbye*

괜찮다, 나 또한 울었다.

사실대로 말한다면 과학의 회복은 그중 최소한의 것이었지만, 버락 오바마가 그의 취임사에서 "과학을 그것이 있어야 할 옳은 자리로 회복시킨다"고 선언했을 때, 당신은 이 나라 과학 공동체 위의 먹구름이 걷히는 것을 느낄 수 있었을 것이다.

새로운 대통령이 태양, 바람, 그리고 토양을 이용할 것을 다짐하고 "기술의 경이로운 힘을 행사하겠다"고 했을 때 나는 봄 햇살이 나의 뺨을 스치는 것을 느꼈고 칼이 보습으로 바뀌며 부르는 노래가 들리는 듯 했다.

와! 나의 첫 번째 반응은 과학자들이 이제 세계를 구원하기를 기대받는 불편한 위치에 서게 됐음을 걱정하는 것이었다. 그들이 말하듯이 당신이 바라는 것을 조심하라.

나의 두 번째 반응은 실제로 우리 사회에 있어 과학의 '옳은 장소'가 무엇이냐는 것에 대한 궁금함이었다.

나야 그 답이 받들어 모시는 자리라고 주장할 것이지만, 그것이 당신이 생각할 만한 이유들 때문은 아닐 것이다.

페니실린, 디지털 컴퓨터, 그리고 빅뱅조차도 잊어버려라.

문화적이고 종교적인 비판이 과학에 가하는 타격은 과학이 오만하고 유물론적이라는 것이다. 과학은 우리에게 자연에 있는 경이로운 것들과 그것을 어떻게 조작할 수 있는지 말해 주지만, 이 지식과 힘으로 우리가 무엇을 해야 하는지에 대해서는 말해 주지 않는다. 빅뱅 이론은 우리가 어떻게 살아야 하는지, 혹은 신이 우리를 사랑하는지, 신이 존재하는지에 대해 말해 주지 않는다. 그것은 동성 간 결혼이나 육식에 대해 충분한 조언을 해 주지 않는다. 그것은 핵전쟁을 저지하기 위한 전략인 상호 확증 파괴가 바람직한지에 대해 침묵한다.

아이슈타인이 "나의 과학적 작업으로부터 어떠한 윤리적인 가치를 이끌어 내지 못했다"고 말할 때, 이러한 생각을 말하고자 했을 것이다. 과학은 가치가 아닌 사실을 가르치는 것이라는 생각이다.

더 나쁜 것은 과학이 자체적으로 어떠한 가치도 제공하지 않을 뿐 아니라 우리가 이미 획득한 가치를 침해하며, 그것이 측정할 수 없는 모든 것을 평가절하하고, 석양의 황홀함을 파장의 길이로 그리고 달콤한 로맨스를 호르몬의 불안정성으로 환원시켜 버리라는 것이다. 그것은 신화를 파괴하고 우주로부터 그 마술과 신비를 빼앗는다.

과학에 대한 비판은 여기까지 나아간다.

그러나 이는 허튼소리이다. 과학은 받아들여진 사실들의 기념물이 아니라 사실들을 들여다보기 위해 사람들이 하는 무엇인가이다.

최근 몇 세기 동안 세계를 변화시켜 온 그러한 노력은 진실로 가치를 가르친다.

그 가치는 정직, 의심, 증거에 대한 존중, 개방성, 책임, 관용, 대립하는 관점에 대해 검토해 보려는 욕구 등이다.

이러한 가치들은 웅성거리고, 검사하고, 파고들고, 캐묻고, 논쟁을 벌이고, 수다를 떨고, 기계 만지기를 좋아하고, 농담하고, 꿈꾸는 활동들을 인도하는 실용적인 작업 원리이다. 작가이며 생물학자인 루이스 토머스는 이 과학을 개미 둑에 비유한 적이 있다. 개미집은 세상의 모든 곳과 구멍을 천천히 그리고 철저하게 뚫고 들어간다.

아무도 연기 구름에서 나타나서 과학자들에게 이 덕목을 가르치지 않았다. 과학자들의 행동은 단순히 잘 작동하는 쪽으로 진화된 것이다.

과학의 게임에 참여하기 위해서 신이나 인간 기원 및 자연에 대한 특정한 관점을 수용해야 필요가 전혀 없다. 단지 자연에서 정보를 얻을 수 있고 자연이 최종 심판자라는 가정을 받아들이면 된다. 유대인, 가톨릭 신자, 이슬람교도, 무신론자, 불교 신자, 힌두교 신자들이 모여 함께 거대 입자가속기와 최근 몇 년 동안에는 그 탐지기들을 만들어 왔다.

그리고 이 벌집에는 어떠한 지도자나 웅장한 계획도 없다. 그것은 여러 면에서 유토피아적 무정부 상태이고, 어떤 한 장소나 시간에서 존재하는 만큼이나 인터넷이나 공항 커피숍에서도 존재하는 가상의 공동체이다. 적어도 과학은 정부와 기업 자금에 광범위하게 의존하고 있는 다른 어떤 공동체가 유토피아적인 만큼은 유토피아적이다.

주장하건대 과학은 지금까지 중에서 가장 성공적인 인간 활동이다. 이것은 과학 내의 삶이 언제나 유토피아적이라는 것을 말하려는 것이 아니다. 제약업계가 의학 연구자에게 돈을 지불했다는 나의 동료들이 쓴 기사를 보아도 알 수 있듯이 말이다.

그러나 어떤 사람도 허블 상수의 값을 잘못 제시했다고 하여 감옥에 보내지지 않았다. 과학에는 언제나 더 많은 데이터를 위해 논쟁할 수 있는 공간이 있다.

따라서 만약 당신이 어떤 것에 대해 부드럽고 끈적거리고 싶다면(get gooey) 과학이 나쁘지 않다.

과학의 특징들은 민주주의를 이루는 특성들과 같으며 의회 민주주의가 등장했을 때와 거의 같은 시기에 과학이 집단적으로 발생했다는 것은 우연이 아니다. 민주주의가 필요로 하고 잘하는 것이 있다면 그것은 토의를 수용하고 서로를 존중하려는 의지이고 기존의 지혜들을 거부할 수 있는 자유이다. 과학과 민주주의는 언제나 쌍둥이와 같았다.

오늘날 그러한 역동성은 중국에서 가장 명백하고 심각하게 시험을 당하고 있다. 내가 오바마의 말에 대해 숙고했듯이 나는 쉬량잉(Xu Liangying)에 대해 생각해 봤다. 그는 내가 몇 년 전에 만났던 나이 많은 중국의 물리학자이자 아인슈타인 학자로, 말할 자유 없이는 과학이 없다는 아인슈타인의 격언을 지지했다는 이유로 거의 평생 동안을 가택연금 상태로 지냈다.

그 격언의 역 역시 사실일 것이다. 물리학에서의 배운 것에 대해 질문하는 습관은 나머지 사회에 있어서 매우 귀중한 것이다. 1989년의 천안문 광장 시위에 불을 붙이는 글을 썼으며, 현재 애리조나 대학에서 가르치고 있는 쉬(Xu) 박사의 동료이자 반체제 인사인 팡 리치(Fang Lizhi)가 1985년에 다음과 같이 말하였다. “물리학은 기술의 기반 그 이상이다. 그것은 현대 사고의 초석이다.”

만약 우리가 좋은 과학을 실행하지 않는다면 아마도 좋은 민주주의도 실행하고 있지 않을 것이다. 그리고 그 역도 마찬가지이다.

과학과 민주주의는 1세기 이상 중국의 정치적 포부에 있어 표어가 되어 왔다. 공산당이 권력을 획득했을 때 최소한 그 등식에서 과학 쪽에 대해서는 적절한 것을 추구했다. 예를 들어, 당의 총서기 후야오방(Hu Yaobang)은 1980년에 다음과 같이 말했다. “과학이 바로 과학인 것은 숭배와 미신을 타파할 수 있고 탐구에 있어서 용감하고, 다져진 길을 가는 것에 반대하고 오래된 관례들과 나쁜 관습들을 파괴시킬 용기가 있기 때문이다.”

이 용감한 말은 아직까지 중국에서 현실화되지 않았다. 후는 숙청됐으며, 1989년 천안문 광장에서 학생들의 모임이 처음 시작된 것은 그의 죽음을 애도하기 위한 것이었다.

팡 박사는 빅뱅 이론을 옹호했다는 이유로 곤경에 빠졌다. 그것은 우주가 영원히 펼쳐져 있다는 마르크스주의자들의 통설에 반대되는 것이었다. 마르크스주의는 한때 과학 이론으로 각광받았으나 어떤 주제들은 출입금지시켰다.

당신이 예를 들어 우주의 기원과 같은 하나의 주제에 대해서 자유롭게 말할 수 없을 때, 조만간 지구 온난화, 산아제한과 낙태, 혹은 진화 등의 주제에 대해서도 출입금지를 당하게 된다.

중국에는 민주주의가 없다. 어떤 이들은 국가의 광대한 자원과 잠재력에도 불구하고 1955년에 마오(Mao)가 선언하고 냉소적으로 철회했던 것을 중국 지도자들이 진지하게 받아들이기까지는 활기찬 과학은 없을 것이라고 주장한다. 마오의 선언은 "백 송이의 꽃이 피도록 하고, 백 개의 학교들이 경쟁할 수 있도록 놓아 두어라"라는 것이었다.

그동안에 나는 오바마가 우리의 거칠고 아름다운 정원을 잘 경작해 주길 기대해 본다.

▶ Selection 13.2

때로 평론은 단순히 명상을 말로 바꿔 놓은 것이다. 뉴욕타임스의 전 심리학 리포터였던 다니엘 골먼(Daniel Goleman)은 다음 평론에서 정서치료의 심리학에 대해 쓰고 있다. 그는 10년 동안 암과 싸워 온 '가까운 친구(dear friend)'를 소개하면서 평론을 시작한다. 세 번째 단락에서, 골먼은 친구의 장수를 친구 및 가족들과의 풍부한 네트워크와 연결시킨다. 그는 아픈 사람에게 사랑하는 친구들은 삶을 유지시켜 주거나 삶에 의미를 줄 수 있다는 그의 주장을 뒷받침해 주는 과학적 지식들을 자세하게 설명하는 데 이 연관을 사용한다. 골먼은 그의 요점을 표현하기 위해 '거울 뉴런'의 개념을 설명하고 '정서적 구조의 생물학'을 기술한다. 그는 당신이 이 평론의 마지막 두 문장들에서 발견하게 될 평론의 결말을 위해 이 과학을 제시한다. 오버바이(Overbye)의 평론에서와 같이 이 평론에서 중요한 것은 그 통찰이다.

ESSAY

13.2 평생의 친구: 떠오르는 정서적 치료의 생물학

- 2006년 10월 10일/다니엘 골먼

Friends for Life: An Emerging Biology of Emotional Healing

October 10, 2006/By Daniel Goleman

한 가까운 친구는 10년이나 그 이상의 기간 동안 암과 싸워 왔다. 항암화학요법, 방사선치료와 종양학의 다른 모든 필수적인 요소들을 혼합한 치료를 끝도 없이 받으면서 그는 아주 좋지 않게 판정받았던 예후와는 반대로 삶을 계속 유지하였다.

나의 친구는 학생들이 애정을 갖고 추억하는 대학 교수였다. 그는 단지 교실 안에서 영감을 주는 것만이 아니라 학생들의 연구, 그들의 인생 역정, 두려움과 희망에 진정으로 관심을 가졌다. 수많은 학생들이 그를 평생 친구로 여겼다. 그와 그의 부인은 집으로 꾸준히 찾아오는 방문객들을 언제나 환영하였다.

아무도 증명할 수 없겠지만, 나는 그의 장수를 가능케 한 많은 요소들 중의 하나가 그를 사랑하는 이 사람들이라고 추측한다.

인간관계와 신체적 건강 간의 연관성에 관한 연구에 따르면 결혼을 하고, 가까운 가족과 친구들을 가지고 있으며, 사회적이거나 종교적인 모임에 활동적으로 참여하는 사람들이 병으로부터 더 빨리 회복되고 더욱 오래 산다고 한다. 그러나 이제 사람들이 상호작용할 때 그들의 뇌가 어떻게 그 생물학적 사이클을 바꾸는지를 다루는 학문인 사회신경학이라는 유망한 분야가 나타나 그 데이터에서 빠져 있는 부분들을 채워 준다.

가장 중요한 발견은 넓게 흩어져 있는 종류의 뇌세포로, 신경 와이파이와 같이 작동하는 '거울 뉴런'의 발견이었다. 거울 뉴런은 우리와 함께 있는 사람들의 감정 흐름과 움직임, 심지어 의도까지 추적하고 우리 뇌 속의 이런 상태를 복제하여 다른 사람의 같은 영역을 활성화시킨다.

거울 뉴런은 어떤 한 사람의 느낌을, 특히 이 느낌이 강하게 표현될 때 다른 이가 이 느낌을 따라가는 경향인 감정 감염을 설명하는 신경 메커니즘을 제공한다. 연구에 따르면 친밀한 관계는 사람들이 상호작용할 때 그들의 자세, 목소리의 속도, 움직임 등이 매우 빠르게 동시성을 갖게 되는 것에 부분적으로 의존하는데, 뇌와 뇌의 연결은 이 친밀한 관계의 느낌 또한 설명해 줄 것이다. 간단히 말하면, 거울 뉴런과 같은 뇌세포들은 생리학적으로 사람들 간의 조화를 허용하는 것으로 보인다.

이러한 두 사람 간의 감정의 조화, 심혈관 반응이나 두뇌 상태는 어머니와 아기, 언쟁하는 부부, 그리고 모임에 참석한 사람들에 대해서도 연구됐다. 유타 대학 심리학자들인 리사 M. 다이아몬드(Lisa M. Diamond)와 리사 G. 아스핀월(Lisa G. Aspinwall)은 수십 년간의 데이터를 검토하면서, 두 개의 별개의 생리학적 활동이 하나의 연결된 회로로 합쳐지는 것을 기술하기 위해 '상호 간에 조절하는 심리생물학적 단위'라는 용어를 제안한다. 이러한 현상이 발생하는 정도 만큼 감정적 밀접성은 한 사람의 생물학적 상태가 다른 사람의 생물학적 상태에 영향을 미치게 만든다고 다이아몬드 박사와 아스핀월 박사는 주장한다.

시카고 대학 인지 및 사회 신경과학 센터(Center for Cognitive and Social Neuroscience)의 책임자인 존 T. 카시오포(John T. Cacioppo)도 유사한 제안을 한다. 그에 따르면 우리의 주요 인간관계들의 감정적인 상태는 우리의 심혈관과 신경내분비 활동의 전반적인 패턴에 중대한 영향을 끼친다. 이것은 생물학과 신경과학이 다루는 범위를 단일한 몸 또는 단일한 뇌에 초점을 맞추는 데에서 둘 사이의 상호작용을 다루는 것으로까지 급격하게 확장시킨다. 요약하면 내가 보이는 적대성은 당신의 혈압을 뛰게 하고, 당신의 애정 어린 사랑은 나의 혈압을 낮춘다는 것이다. 잠재적으로 우리는 서로에 대해 생물학적 적군이거나 연합군이다.

이런 상호 연결로부터 오는 건강상 이점들을 아주 약간만 제안해도 의심의 여지없이 의학 단체들을 화나게 만들 것이다. 누구도 생리학의 혼합이 가져오는 의학적으로 중요한 영향에 대해 보여 주는 확고한 데이터가 있다고 주장할 수 없다.

하지만 동시에 같은 연결성이 생물학적으로 근거지워진 감정적 위안을 제공할 수 있다는 데는 이제 의심의 여지가 없다. 신체적 고통을 별도로 한다면, 마음을 진정시켜 주는 것의 존재는 감정적 고통을 완화시킬 수 있다. 특징적인 사례로 전기 충격을 기다리는 여성의 기능적 자기공명영상에 대한 연구가 있다. 그 여성이 전기 충격에 대한 우려를 혼자 견뎠을 때, 스트레스 호르몬을 자극하는 신경계 영역의 활동과 불안이 높아졌다. 제임스 A. 코엔(James A. Coan)이 작년에 「정신생리학(Psychophysiology) 저널」에 실은 한 논문에서 보고한 바에 따르면 그녀가 기다릴 때 낯선 이가 손을 잡으면 그녀는 거의 안도감을 느끼지 못했다. 그러나 그녀의 남편이 손을 잡으면, 안정감을 느꼈을 뿐 아니라 그녀의 뇌 회로가 진정이 되었다. 이것은 감정에서의 안도감이 갖는 생물학적 측면을 보여 주는 것이다.

그러나 심각한 만성 질병을 지닌 많은 사람들은 사랑하는 사람들이 사라질 수 있으며 그들이 고독 속에서 외로움을 견뎌야 한다는 것을 알고 있다. 사회적 거부는 다른 것들 중에서 바로 신체적 통증을 생성하는 뇌의 구역을 활성화시킨다. UCLA의 매튜 D. 리버먼(Matthew D. Lieberman)과 나오미 아이젠버그(Naomi Eisenberg)(『사회 신경과학: 사람들은 사람들을 생각한다』, MIT 출판부, 2005 중의 한 장을 집필)는 뇌의 고통 중추는 사회적 추방에 대해 과민반응을 해 왔다고 제안한다. 왜냐하면 추방은 선사시대 인류에게는 사형선고였기 때문이다. 그들은 많은 언어들에서 '거부됨(rejection)'으로 인한 '부서진 심장(broken heart)'을 기술하기 위해서 신체적 상처(physical hurt)의 어휘를 빌려 오는 것에 주목한다.

따라서 사랑하는 사람들이 방문하지 않을 때, 환자에게는 이중적인 타격이 있을 것이다. 하나는 거부됨에서 느끼는 아픔이고 또 하나는 사랑하는 이들과의 접촉이 주는 이득의 박탈이다. 카네기 멜론 대학(Carnegie Mellon University)의 심리학자로 사람들 간의 연결이 건강에 미치는 영향을 연구하는 셀던 코헨(Sheldon Cohen)은 환자의 가족들과 친구들이 환자에게 무엇을 말해야 할지 정확히 모르더라도 단지 병문안을 감으로써 도움이 된다는 것을 강조한다.

나의 친구는 의사가 더 이상 시도할 것이 없어 보인다고 말하는 지점까지 도달했었다. 나의 마지막 방문 때, 그와 그의 아내는 호스피스 케어를 시작했다고 말해 주었다.

그는 한 가지 어려운 점은 사람들과 관계를 맺을 에너지가 여전히 남아 있을 일주일 남짓의 짧은 시간 안에 방문하고 싶어하는 사람들을 어떻게 다 만날 수 있을까 하는 것이라고 하였다.

나는 눈물이 날 것 같았지만 이렇게 대답했다. "적어도 그런 문제를 가지고 있는 게 나아. 많은 사람들은 혼자 남겨지잖아."

그는 잠시 동안 침묵했고, 생각에 잠겼다. 그런 다음 다정하게 대답했다. "네 말이 맞아."

연관짓기 Making Connections

1. 평론에 대한 당신의 정의는 무엇인가? 평론은 칼럼과 어떻게 다르다고 생각하는가?

2. 데니스 오버바이(Dennis Overbye)의 평론에서 어느 단락이 당신에게 가장 강력한 울림을 주었는가? 그 이유는 무엇인가?

3. 당신이 쓰고 싶은 평론의 주제에 대해 생각해 보라. 그 평론과 연관될 것으로 생각되는 네 개의 일화를 고르라. 당신은 그 일화들을 당신의 이야기 속에 어떻게 배치할 것인가? 어떤 것을 가장 먼저 넣을 것이며 그 이유는 무엇인가?

제14장 블로그 Blogs

논평의 온라인 사촌인 블로그는 기자들로 하여금 독자와 대화할 수 있게 해 준다. 또한 보도 내용의 신뢰성을 높이고 토론을 심화시켜 줄 수 있는 저널 논문과 다른 일차적 자료를 독자에게 제시할 수 있게 해 준다. 그보다 더 넓은 온라인 세계에서는 블로그가 다루는 범위가 높은 수준의 연구를 보여 주는 저널리스트의 설명에서부터 광신자의 장황하고 두서없는 글에까지 이른다. 타임스지에서 블로거들은 전통적인 저널리즘을 실천하지만, 때로는 개인적인 관점에서 글을 쓴다.

건강 분야 화제에 대해 타임스지에서 가장 다작 블로거인 타라 파커 포프는 '웰(Well)'이라는 이름의 블로그를 가지고 있다. 그녀의 칼럼과 비교했을 때, 그녀의 블로그 게시물들은 대부분은 짧지만 자료 제시나 보도 내용에 있어 결코 부족함이 없다. 그녀는 또한 자기 블로그에 타임스지의 다른 건강 관련 기사와 칼럼들을 링크해 두어서 독자들이 이런 글들에 대해 토론할(그리고 다른 사람의 코멘트에 다시 코멘트를 할 수 있는) 기회를 준다. 그리고 그녀는 손님 블로거들을 초대한다. 예를 들면, 2008년과 2009년에 타임스지의 필자이자 편집자인 다나 제닝스(Dana Jennings)는 전립선암에 대해 자신이 경험한 '변화, 이행과 트라우마'에 관한 매우 개인적인 내용의 시리즈를 웰에 게재했다. 독자들은 그들 자신의 경험에 입각해서 수백 가지에 달하는 응답을 했다. 그러한 블로그 게시 글들을 읽으면 당신은 전통적인 저널에 의존했더라면 접근이 힘들었을 사람들의 일상과 극적인 사건들에 다가갈 수 있게 될 것이다.

적어도 독자 반응 수로 볼 때 파커 포프의 글 중 특히 논란이 된 것 중 하나는 비타민이 정말로 건강에 이익을 주는지에 대한 연구를 검토한 것이다. 파커 포프는 몇 가지 예외를 제외하면 그 답은 '아니요(no)'라고 결론 내린다. 자신의 주장을 뒷받침하기 위해 파커 포프는 원자료와 연결되어 있는 것들을 포함해서 많은 링크들을 걸어 두어 광범위한 자료들에 접근할 수 있게 했다. 많은 연구들이 그녀의 주장에 맞서는 것임에도 불구하고 그녀의 게시글에는 625개의 댓글들이 달렸고 그 중 많은 수는 그녀의 주장에 부정적이었다. 파커 포프는 이런 댓글들에 압도되기보다는 새로운 기술이 갖고 있는 이점의 예라고 받아들였다.

이 책에 실린 인터뷰에서 그녀는 블로거로서의 자신의 역할에 대해 설명한다. "블로그는 '좋아. 당신이 결정해'라고 말할 기회를 나에게 줍니다. 나는 당신에게 무엇을 생각하라고 말하는 대신 당신에게 모든 정보를 제공해 줄 것입니다. 나는 연구물들에 대한 링크를 걸어둘 것입니다. 온라인에서는 이렇게 할 수 있습니다. 과거에 지면상으로는 그럴 수 없었죠. 나는 연구 결과물을 실제로 당신에게 보여 줄

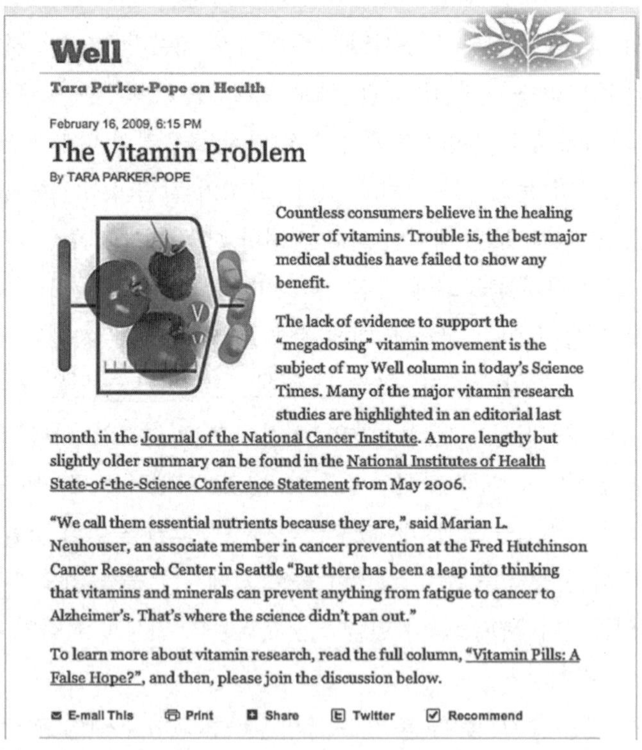
Well

Tara Parker-Pope on Health

February 16, 2009, 6:15 PM

The Vitamin Problem

By TARA PARKER-POPE

Countless consumers believe in the healing power of vitamins. Trouble is, the best major medical studies have failed to show any benefit.

The lack of evidence to support the "megadosing" vitamin movement is the subject of my Well column in today's Science Times. Many of the major vitamin research studies are highlighted in an editorial last month in the Journal of the National Cancer Institute. A more lengthy but slightly older summary can be found in the National Institutes of Health State-of-the-Science Conference Statement from May 2006.

"We call them essential nutrients because they are," said Marian L. Neuhouser, an associate member in cancer prevention at the Fred Hutchinson Cancer Research Center in Seattle "But there has been a leap into thinking that vitamins and minerals can prevent anything from fatigue to cancer to Alzheimer's. That's where the science didn't pan out."

To learn more about vitamin research, read the full column, "Vitamin Pills: A False Hope?", and then, please join the discussion below.

E-mail This | Print | Share | Twitter | Recommend

것입니다. 또 그것을 요약할 것입니다. 나는 이러한 모든 작업을 할 것입니다. 이렇게 모든 자료들을 모으고 모든 연구들을 인용하는 것은 과거에는 엄청난 양의 일이었죠."

▶ Selection 14.1

이 블로그 게시물에서는 전형적인 저널리스트적 서두(lede)와 타라 파커 포프가 인용한 13개의 연구들에 주의하라. 또한 이전의 뉴스 보도들이나 과학적인 저널 논문과의 링크에도 주의하라. 이것은 견고한 저널리즘이다. 만약 어떤 건강 블로거가 단순히 온라인상의 잡담거리 이상이 되기 위해 힘껏 노력하고 있다면 파커 포프의 블로그를 모델로 삼을 수 있을 것이다. 비타민에 대한 글 다음에 그 글에 대한 댓글 중 선별된 일부가 나와 있다. 파커 포프는 그중 일부 댓글에는 온라인을 통해 응답했다.

WELL

14.1 비타민에 대한 좋지 않은 뉴스

– 2008년 11월 20일/타라 파커 포프

News Keeps Getting Worse for Vitamins *November 20, 2008/By Tara Parker-Pope*

비타민이 건강에 좋다는 것을 입증하려는 과학 단체들의 노력이 점점 줄어들고 있다.

이번 주에 연구자들은 거의 1만 5,000명의 남자 의사들이 10년 동안 비타민 E와 C를 복용한 큰 규모의 임상시험에서 나온 실망스러운 결과를 보고했다. 이 연구는 암 발생률에 대한 어떤 의미 있는 영향도 보여 주지 않았다.

또 다른 최근의 연구는 비타민 E와 C가 심장병에 어떤 이득도 주지 않는다는 점을 발견했다.

10월에 실시된 비타민 E와 셀레늄이 남성의 전립선암의 위험을 낮추는지에 대한 중요한 실험 연구는 비타민 치료가 이득보다는 더 많은 해악을 줄 수도 있다는 우려를 나타내며 끝났다.

그리고 최근에 뉴욕의 슬로안-케터링 기념 암센터 의사들은 비타민 C가 건강한 세포뿐만 아니라 암세포들 또한 보호하는 것으로 보인다고 경고했다.

모든 사람은 우리 몸에 필수적인 비타민들을 필요로 한다. 그러나 대부분의 사람에게 우리가 음식으로부터 섭취하는 미량의 비타민은 미국에서는 드문 비타민 부족 증상을 예방하기에 충분하다. 노인에서의 비타민 B_{12}나 가임기 여성에서의 엽산처럼 어떤 추가적인 비타민들은 그 이득이 증명되었다.

그러나 많은 사람들이 비타민이 암과 심장병을 가져오는 해로운 프리라디칼을 없애는 신체의 능력을 증진시켜 준다고 믿어 많은 양의 비타민을 복용한다. 이 최근의 연구에 더해 최근 몇 년 사이의 일부 보고서들은 비타민 과다 복용이 좋다는 관념에 도전하고 있다.

13만 5,000명이 넘는 사람들을 대상으로 한 비타민 E에 대한 19가지 임상시험들에 대해 존스 홉킨스 의과대학이 검토한 바에 따르면 비타민 E를 (400IU 이상으로) 많이 섭취하는 것이 연구 기간 동안 사망할 확률을 4% 증가시켰다. 비타민 E를 다른 비타민 및 미네랄과 함께 복용하는 것은 사망 위험을 6% 더 높인다는 결과가 나왔다. 매일 비타민 E를 섭취하는 사람들에 대한 또 다른 연구는 비타민 E 복용자들의 심부전 발생 위험이 13% 더 높다는 것을 보여 주었다.

「임상종양학 저널(*The Journal of Clinical Oncology*)」은 머리와 목의 암으로 방사선치료를 받고 있는 540명의 환자들에 대한 한 연구 결과를 발표했다. 그에 따르면 비타민 E는 부작용을 감소시켰다. 그러나 통계적 유의성에 도달하지는 않은 정도였지만 비타민 사용자의 암 재발률이 더 높았다.

하루에 20mg의 베타카로틴(beta carotene)을 복용하는 흡연자들을 대상으로 한 1994년 핀란드 연구는 베타카로틴 사용자들의 폐암 발생률이 18% 더 높다는 것을 보여 주었다.

또한 7만 2,000명이 넘는 간호사들을 대상으로 이루어진 2002년 하버드 대학 연구에서는 음식, 멀티비타민, 보충제로부터 높은 수준의 비타민 A를 소비하는 간호사들이 비타민 A를 적게 섭취하는 간호사보다 고관절 골절 발생 위험이 48% 더 높다고 나타났다.

'체계적 고찰을 위한 코크런 데이터베이스(The Cochrane Database of systematic Reviews)'는 감기치료에 있어서 비타민 C의 효능에 대해 알아보았다. 24개가 넘는 연구에 따르면, 심한 추위나 신체적인 스트레스에 노출되고, 극단적인 활동을 하는 마라토너, 스키어, 군인과 같은 사람들에는 비타민이 감기를 50% 줄였으나 전반적으로는 비타민이 감기 예방 효과를 보이지 않았다. 그 데이터는 또한 비타민 C의 사용은 덜 심각하고 비교적 짧은 감기들과 관련성이 있다고 제안하고 있다.

2004년 10월, 코펜하겐의 연구자들은 결장과 식도, 위, 췌장, 간의 암에 있어 베타카로틴, 셀레늄, 비타민 A, C, E(각각 독립적으로 또는 혼합하여 사용했을 때)의 효과를 알아보는 7개의 무작위 임상시험들을 검토했다. 그 결과 항산화제를 사용한 사람들은 위약 사용자들에 비해 6% 더 높은 사망률을 보였다.

2006년에 미국 심장의학회에서 발표된 두 연구는 비타민 B가 심근경색을 예방해 주지 않는다는 것을 보여 주었다. 그 연구들은 「뉴잉글랜드 의학 저널(*NEJM*)」이 그 결과들의 일관성을 볼 때 비타민이 이미 혈관성 질환을 가진 환자들에게 도움이 되지 않는다는 "명백한 결론에 도달하게 된다"고 언명하게 만들었다.

「영국의학저널」도 멀티비타민을 1년 동안 사용한 노인들은 감염률 또는 의사 방문에 있어서 어떠한 차이도 보이지 않았다고 보고하였다.

비타민이 실제로 효과를 나타낸다는 증거가 부족함에도 불구하고, 소비자들은 대체로 그 복용을 중단하기를 꺼려한다. 많은 웰(Well) 블로그의 독자들이 문제는 비타민이 아니라 틀린 종류의 비타민을 사용한 잘못 설계된 연구라고 말한다. 또한 '책임 영양을 위한 위원회(Council for Responsible Nutrition)'와 같은 산업 단체들은 그 연구가 건강한 비타민 사용자들이 얻는 이득을 감지하기 위한 설계가 잘 되어 있지 않았다고 말한다.

- '비타민에 대한 좋지 않은 뉴스'에 붙은 댓글들
  - '이 모든 연구들은 빅 비타(Big Vita)로부터 지원을 받지 못하여 화가 난 과학자들에 의해 수행됐다. 이는 엉성하고, 편협한 과학이다.'

- '내가 아는 것은 내가 비타민을 복용할 때 그렇지 않을 때보다 몸 상태가 좋게 느껴진다는 것과 불쑥 나타난 감기와 훨씬 더 성공적으로 싸워 낼 수 있다는 것이다.'
- '길고 풍성한 삶을 위해서는 언제나 극단적인 것은 위험하며 적절한 것이 핵심이라고 알려져 왔다. 그리고 나는 이 글이 그것을 증명한다고 생각한다. 비타민은 화장품과도 같다. 너무 많으면 야단법석일 뿐이고 적당할 때는 중요성을 갖는다.
- '나의 부모님들은 식습관이 엉망이고 완전히 앉아서만 생활을 한다. 그러나 비타민은 복용한다. 내 아내의 부모님들은 채식주의자이며 운동을 많이 하지만 비타민은 복용하지 않는다. 당신은 누가 더 건강할 것이라고 생각하는가?'
- '고맙습니다. 나는 초록들 중 하나를 읽었습니다. 정말 도움이 되는군요.'

• [파커 포프의 응답] 감사합니다. 블로그 운영의 멋진 점은 실제로 링크들을 제공할 수 있다는 것이에요!

'소위 연구라 하는 것이 찬성이나 반대의 논변을 제공하지 않는다는 기사 조각이라도 있으면 인용해 보라. 누가 그 연구들에 대해 기금을 지원했는가? 실험이 얼마나 큰 규모로 얼마나 오랫동안 어떤 방법으로 수행되었는지가 사람들이 대답해야 할 필요가 있는 진짜 질문들이다. 나는 큰 제약회사가 사람들을 건강하게 지켜 주는 어떤 것을 제공함으로써가 아니라 병든 사람들을 위한 각본(scrpits)을 제공함으로써 더 많은 돈을 번다는 것을 항상 기억한다.'

• [파커 포프의 응답] 나는 이 연구들 중 어떤 것이 산업계의 자금 지원을 받았다고 믿지 않아요. 이 연구들의 대부분은 NIH, NCI 또는 다른 비산업계 지원에 의한 것이에요.

'최근 멀티비타민을 복용하는 여성들에게 치밀 유방(dense breast)이 발생해서 유방암을 일으키거나 유방암 발견을 어렵게 한다고 들었어요. 이것이 진짜 과학적인 연구인지 아니면 단지 인터넷에 떠도는 루머에 불과한지 알고 있는 사람 없나요?'

• [파커 포프의 응답] 네, 멀티비타민은 치밀 유방과 관련성이 있습니다. 여기를 클릭하세요. [관련 연구로 링크됨]

'이 블로그를 사랑해요, 타라! 기분이 좋아지는 최고의 웰(Well 우물)이에요! 내가 들어올 때마다 항상 무엇인가 배울 게 있어요.'

▶ Selection 14.2

파커 포프의 게시물이 주로 정보 제공에 초점을 두고 있음에도 '웰' 블로그는 타임스지의 필자이자 편집자인 다나 제닝스(Dana Jennings)가 쓴 소위 '암 일기

(Cancer Journal)'이라 불리는 시리즈도 게재했다. 이 시리즈를 이루는 고통스러운 개인적 체험을 담은 각각의 글들은 암에 걸린 이들과, 사랑하는 사람이 암에 걸린 이들로부터 반향을 일으켰다.

2008년 11월 그의 첫 번째 게시물에서 제닝스는 글을 쓰는 목적을 이렇게 말했다. "이 게시물들을 통해 나는 의기소침하여 떨구어진 눈과 때때로 전립선암에 관한 대화를 특징짓는 의학적 전문용어로의 후퇴에 대한 해독제를 제공하고 싶다. 전립선암은 단순히 수술, 치료, 생존에 관한 것만은 아니다. 그것은 관계, 성, 자존감, 부끄러움, 희망, 그리고 두려움에 대한 것이다. 나의 경험들에 대해 씀으로써, 나는 동료 전립선암 환자들과 그들의 의료인들과 또 누구든지 관심이 있는 사람들과 함께 병에 대해, 그 병이 주는 당혹스러운 슬픔과 모든 이상한 소문들에 대해 개인적이고 정직하며 솔직한 대화를 시작할 수 있길 희망한다."

이 게시물은 614명으로부터 답글을 받았는데 그 대부분은 남성들이 쓴 것으로 여러 형태로 고맙다는 말을 쓴 다음, 전에는 결코 하지 않았던 많은 이야기들을 꺼내 놓았다. 가끔 제닝스는 온라인상에 댓글을 달았다. (나쁜 예후를 보이는 한 남성에게: "우리는 이 어둡고 상대하기 힘겨운 손에 휘둘려졌습니다. 그러나 더 이상 어떻게 할 수 없다는 말을 듣기 전까지는 강하게 밀고 나가세요. 평안하세요. 다나로부터.") 몇 달에 걸쳐 그 웹의 방문자들은 제닝스와 여정을 같이했다. 처음에 그는 두려움과 분노를 표출했다. "내가 암에 걸렸다는 것을 알기 전에 찍은 작년 초 사진이 들어간 책 표지를 나는 보고 있을 수 없었다. 순진무구한 미소에 가수 글렌 캠벨(Glen Campbell)과 같은 스타일의 늘어진 숱 많은 머리카락을 하고 있는 것을 참고 볼 수 없었다. 나는 그 쾌활하고 순진한 얼굴을 때리며 소리치고 싶었다. '넌, 아무것도 몰라.'" 그러나 몇 달이 지난 후, 다음 게시 글에서 보듯이 그는 기분이 나아지기 시작했으며 그가 견디어 낸 것 속에서 좋은 것들을 발견하기 시작했다.

WELL

14.2 암 이후, 작은 기쁨도 감사하게 여긴다

– 2009년 8월 4일/다나 제닝스

After Cancer, Gratitude for Simple Pleasures *August 4, 2009/By Dana Jennings*

나는 최근 암이 침범한 전립선을 제거하는 수술을 받은 후 내가 감사해야 할 일들이 정확하게 무엇인지 짚어 보면서 감사에 대해 많이 생각하고 있다.

당신이 암에 걸렸을 때, 당신이 수술을 받고 방사능치료를 받고 있을 때, 삶을 축복받은 선물이라며 감사하기 위해서는 엄청난 노력이 필요하다. 나도 알고 있다.

그리고 때로는 병으로 인한 기억상실증으로 우리는 감사하는 것을 잊어버린다. 그러나 만약 암이 우리의 신체뿐 아니라 영혼까지도 잠식하도록 내버려 둔다면, 알츠하이머병에서의 위축되어 가는 영혼과도 같이 우리는 우리가 진짜로 누군지에 대해 잊어버릴 위험에 처할 것이다.

내가 매일 모든 순간에 감사를 느낀다는 것은 아니다. 나는 진단 이후에 느꼈던 분노를 잘 넘겼지만, 여전히 전립선암을 인식하게 하는 신체적 곤란에 직면할 때면 화가 난다.

감사는 자기가 우리의 전부라고 주장하며 속삭이는 질병의 어두운 목소리에 대한 해독제이다. 암의 그늘 속에 살면서 나는 감사의 깊은 의미를 깨닫게 되었다. 고마움을 발견할 때 세상은 죽음의 회색빛에서 눈부시게 밝은 총천연색으로 바뀐다는 것을 나는 발견했다.

물론, 명백하게 고마워해야 할 것들이 있다. 내 아내와 아들, 친척들의 사랑과 보살핌, 친구와 동료들 그리고 지역사회의 관심과 지원, 내가 이 순간을 맞을 수 있게 해 준 의사를 포함한 모든 진료 팀의 기술과 통찰력이 그것들이다.

수술 이후 마른 내 입안에 얼음 조각을 떠 넣어준 간호사들, 지난 겨울 내가 방사능치료를 받는 동안 나를 위해 블랙 사바스와 핑크 플로이드(Pink Floyd)를 크게 틀어 준 치료사들, 금속 주삿바늘을 시원한 실크처럼 느끼도록 만드는 채혈 담당자들, 새벽 3시에 내가 잠들지 못할 때 영화, 만화책 그리고 인간의 불가피한 죽음에 대해 몇 분 동안 함께 이야기를 나눠 준 병원 보조직원들이 그들이다.

고마움의 작은 순간들이 가장 가슴에 사무친다. 왜냐하면 그 순간들은 내가 살아 있는 나의 삶에 여전히 관심을 집중하고 있다는 것을, 내가 아직은 의식 없는 망각 상태에 무릎 꿇지 않았다는 것을 나타내 주기 때문이다.

요즘 나는 이러한 것에 감사한다.

지난 2월에 전립선 제거 수술을 받은 내 친구 게리(Gary)와의 금요일 아침 식사. 우리 둘 다 지속적으로 회복하면서 우리는 전립선암 친구가 됐다.

깨지 않고 잘 수 있는 밤. 나는 그런 밤에는 일어나서 화장실에 좀비처럼 발을 질질 끌며 가지 않아도 된다.

옛날 노래 방송에서 흘러나오는 바로 그 노래들. 레프트 반크의 'Walk away Renee' 혹은 로니와 데이토너스의 'G.T.O.', 또는 로빈 스푼펄의 'You didn't have to be so nice'와 같은 곡들.

우리 집 현관 계단 가에 자라난 푸른 보랏빛 감도는 개박하꽃 주위를 날아다니는 꽃가루 잔뜩 묻힌 꿀벌들.

아이스 녹차 레모네이드, 설탕을 넣은 것.

우리 강아지 비주의 물 마시는 평온한 소리.

토르, 헐크, 그리고 아이언 맨 신간. 그것들은 나를 1967년 여름, 아홉 살 때로 데려가며 눈을 크게 뜨게 하고 가슴을 뛰게 하는 초인적인 힘을 지니고 있다.

구운 피망과 피클을 곁들인 참치 요리.

바론즈 이발소에서 아주 짧게 머리를 깎은 다음, 나의 목을 간질이는 따스한 면도 크림. 두피를 상쾌하게 해 주는 알코올.

그리고 끝으로, 이 게시글의 독자들에게 감사한다. 나는 내 전립선암 이야기를 당신과 나눌 수 있게 되어 감사하며, 당신의 이야기도 들을 수 있어 감사한다.

▶ Selection 14.3

다음 예문에서 파커 포프는 선정적인 텔레비전을 보는 10대들과 그들이 임신하거나 임신을 하게 만들 확률 사이의 관계를 살펴본다. 게시물은 「소아과(*Pediatrics*) 저널」에 발표된 연구와 링크되어 있다. 이 책에 실린 인터뷰에서 파커 포프는 자신이 그 연구의 팬은 아니었다고 말한다. “나는 이 연구가 충분히 예상할 수 있는 이야기를 한다는 느낌을 받았어요. TV는 당신의 아이들에게 나쁘고 아이들이 나쁜 행동을 하게끔 만든다는 것, 이것보다 더 단순하고 명백한 건 없습니다.” 대신, 그녀는 연구자들이 무엇에 대해 연구했는가와 어떤 질문들과 대답들이 나왔는지, 그리고 데이터로부터 어떤 결론을 이끌어 낼 수 있는지에 초점을 맞추었다. 이 경우에서 파커 포프는 블로그를 독자들이 그 연구에 대해 논의하고, 성적으로 호기심 많은 10대들을 겨냥한 TV쇼의 장단점에 대한 의견을 토로할 수 있는 발판으로 이용했다. 의사인 한 논평자는 연구자의 방법론에 문제를 제기하고, 또 다른 논평자는 연구 결과가 “감정과 공감에 대해 우리가 현재 이해하는 것과 잘 들어맞지 않는다”고 썼다. 심지어 연구자 중 한 명이 직접 댓글을 달기도 했다.

파커 포프의 이 게시물은 모두 합쳐 51개의 댓글이 달렸다. 이것은 비타민을 다룬 게시물에 달린 댓글 수보다 훨씬 적은 수이나 그 연구에 파커 포프가 다루지 않았던 차원들을 추가시키기에 충분한 수였다. 이것은 물론 블로그의 미덕이다. 독자들은 게시자가 빠트렸거나 검토할 여유가 없던 부분에 기꺼이 살을 붙일 수 있다.

WELL

14.3 TV와 10대 임신에 대한 통계의 이면

– 2008년 11월 3일/타라 파커 포프

Behind the Statistics on TV and Teen Pregnancy

November 3, 2008/By Tara Parker-Pope

오늘 헤드라인을 장식한 한 새로운 연구는 선정적인 텔레비전을 더 많이 본 10대 소녀와 소년들이 임신하거나 임신을 하게 만들 확률이 더 높다는 것을 시사한다.

그러나 데이터를 더 꼼꼼하게 살펴보면 텔레비전과 성적 내용물, 그리고 10대 임신 사이의 관계는 복잡하다는 것을 알 수 있다. 오늘 「소아학 저널」에 발표된 같은 연구는 일반적으로 더 오래 텔레비전을 시청한 10대들이 임신하게 될 확률이 더 낮다는 발견 역시 담고 있다.

어떻게 그럴 수 있는가? 텔레비전을 많이 보는 아이들은 분명 데이트를 하러 나가거나 친구들과 잘 어울리지 않기 때문일 것이다. 스크린 앞에서 시간을 보내는 것은 건강한 행동은 아니지만 이상한 방식으로지만 10대를 임신으로부터 보호하는 것으로 나타난 것이다.

텔레비전과 10대 임신 사이의 연관은 10대들이 시청하는 텔레비전 쇼의 상당한 부분이 성적인 내용물로 가득할 때만 나타난다. 10대들이 보는 텔레비전 내용의 대부분이 완전히 성적인 것일 때, 성적인 내용을 조금 포함하거나 포함하지 않은 텔레비전 프로그램을 시청하는 10대들과 비교할 때 임신의 위험이 두 배로 높았다.

이 연구는 오직 선정적인 TV와 10대 임신 사이의 연관성만을 보여 주는데, 이는 몇 가지 다른 요인이 데이터에 영향을 미칠 수도 있다는 것을 의미한다. 「가십걸(*Gossip Girl*)」과 「디그라시 하이(*Degrassi High*)」와 같은 쇼들은 일상적이고 자유로운 성행위를 묘사함으로써 성적으로 활발한 10대들이 더 많은 파트너를 갖거나 피임에 대해 덜 주의하도록 만들 수 있다. 또는 위험행동이나 문제행동의 경향성이 높은 아이들은 성적 내용물에 더욱 이끌릴 수 있다.

대답이 명확하지는 않지만, 그 연구는 아이들이 텔레비전에서 무엇을 보는가 어른들이 알고 있어야 하며 대안적인 관점을 제공하기 위한 준비가 되어야 한다고 제안한다.

"만약 10대들이 TV에서 보는 성적 묘사의 종류가 단지 그들이 성행위를 하고자 한다는 메시지라면, 10대들은 건강하지 못한 방식으로 성적 관계에 접근할 가능성이 높습니다"라고 연구 공저자이며, 비영리 보건의료 연구 회사인 랜드 사(RAND Corporation)의 행동과학자인 스티븐 마르티노(Steven Martino)는 말했다. "중요한 것은 10대들에게 그러한 것에 대해 이야기하고 반응이 어떤지 살펴보는 것입니다. 그리고 텔레비전에서는 얻지 못할 성에 대한 다른 관점을 제공해 주는 것입니다."

타라 파커 포프와의 대화

건강 리포터, 칼럼니스트이자 블로거

타라 파커 포프는 2007년 8월 이래 뉴욕타임스의 소비자 건강 칼럼니스트였다. 칼럼과 함께 그녀는 NYTimes.com에 있는 건강 블로그 'Well'에도 글을 쓴다. 타임스에 합류하기 전에 파커 포프는 2000년부터 2007년까지 「월스트리트 저널」에 매주 '건강 저널' 칼럼을 썼다. 그녀는 1993년부터 월스트리트 저널에서 일했다. 1987년부터 1993년까지 그녀는 「오스틴 아메리칸 스테이츠먼」과 「휴스턴 크로니클」에서 일했다. 거기서 그녀는 주와 지역 정치, 운송과 교외 지역 뉴스들을 다루었다. 파커 포프는 1992년 텍사스 대학에서 사회학 학사학위를 취득했다. 다음은 그녀와의 전화 인터뷰를 편집한 것이다.

당신이 보도 일을 시작하기 이전, 당신의 의학적이거나 과학적 배경은 무엇이었나요?

저의 배경은 저널리스트로서 그리고 약간은 리포터로서의 것입니다. 대학에서는 사회과학을 공부했습니다. 학문적으로 과학적 배경은 전혀 없었습니다. 제가 보도에 대해 알고 있는 모든 것은 기본적으로 저의 저널리즘 경험에서 나온 것입니다. 저는 정부 출입기자였습니다. 운송과 관계된 보도도 했습니다. 소비재, 마케팅, 광고에 대한 것을 다루었고, 그러한 보도들이 저를 건강에 관한 보도로 이끈 것입니다. 소비재에 대한 경험으로부터 건강 칼럼을 쓰기 시작하게 됐습니다. 저는 월스트리트 저널에서 건강 분야 글을 쓰기 시작했는데, 그 이유는 편집자가 저에게 "의학적 배경을 가지고 있지 않고, 글을 읽을 독자와 같은 사람이며, 평균적인 독자가 가질 만한 질문을 가진 사람이 이 칼럼을 쓰기 원합니다"라고 말했기 때문입니다. 이것이 어떻게 제가 건강 분야 글쓰기를 시작했는가입니다.

당신은 왜 블로그 쓰기를 시작했나요?

저는 14년 동안 월스트리트 저널에서 일했으며 온라인에 더 많이 참여하려고 노력했습니다. 이메일을 통해 독자들과 매우 친밀한 관계를 가졌습니다. 이런 관계는 믿을 수 없을 만큼 시간을 많이 잡아먹지만 그 대상은 한 명의 개인 독자였습니다. 저는 독자들로부터 의학적 질문은 아니고 정보에 대한 질문을 많이 받습니다. 그들은 다른 것들에 관하여 어떻게 답을 얻을 수 있는지 이해하기 위해 노력했습니다. 그리고 내가 한 자원이었습니다. 그러나 그 당시 저는 독자들과 정보를 공유할 수 있는 온라인 수단을 가지고 있지 않았습니다.

그때 마침 뉴욕타임스가 매일 약간의 건강 정보를 싣는 건강 지향성 블로그를 시작하고 싶어했습니다. 저는 그들과 이야기를 시작했고, 매우 소비자 지향적인 블로그를 만들고 싶다는 강한 생각을 가지고 있었습니다. 저는 우리가 일단 한 번 의료 시스템에 들어가게 되면 모든 것이 변화된다는 믿음을 가지고 있습니다. 우리가 건강에 대해 정말로 주도적일 수 있는 시점은 당신이 병원에 가기 전입니다. 따라서 저의 종합적인 관점은 건강은 의사의 진료실에서 나타나는 것이 아니라는 것입니다. 건강은 우리가 매일 내리는 작은 결정들에 의해 만들어집니다. 이것이 제가 블로그 웰(Well)을 만든 철학입니다.

당신의 블로그는 당신의 칼럼과 어떻게 다른가요? 그 둘은 동일한 이름을 사용하는데, 당신은 그 둘을 어떻게 구분하나요?

브랜드를 같게 한 이유가 있습니다. 저는 소비자가 실천할 수 있는 건강 정보를 담은 이야기를 씁니다. 웰(Well)에 올리는 이야기는 당신이 지금 당장 할 수 있는 것들입니다. 이것들은 무엇보다 바로 개인들을 위한 것입니다. 저는 의학 개척자들이 겪는 일에 대해 쓰지 않습니다. 저는 알츠하이머의 완치를 앞당기는 유전자 발견에 대해 쓰지 않지만, 알츠하이머병을 앓고 있는 가족 구성원을 돌보고 있는 누군가가 어떻게 그것을 잘 극복할 것인가에 대해 씁니다. 알츠하이머의 증상 일부를 늦추는 데 도움이 되는 새로운 치료법에 대해 쓸 수도 있겠지만, 그것은 독자들에게 지금 당장 적용이 가능할 때입니다. 이것이 웰(Well)이 다른 의학 보도와 구분되는 점입니다.

그러므로 '웰' 브랜드의 아이디어는 건강은 의사의 진료실에서 생겨날 수 없다는 것입니다. 건강은 일상생활에서 매일 우리가 내리는 작은 결정들에서 생겨납니다. 우리는 개인들로서 자신의 건강을 책임지고, 정보로 스스로 무장을 하고, 질병 예방과 복지와 건강에 있어 파트너가 될 힘을 갖고 있습니다. 웰의 게시물 중에는 다른 웹사이트를 링크시켜 놓은 것도 있을 수 있습니다. 그것은 항상 독창적인 작업인 것은 아니지만 저에게 흥미로운 것이고 독자들이 알면 유익한 것들입니다. 신문에 실리는 웰(Well) 칼럼은 언제나 제가 작업한 것이고 제가 쓴 것입니다. 그리고 이 칼럼은 좀 더 길고 특정 화제에 대해 더 많이 탐구한 것입니다.

독자들이 당신의 블로그와 칼럼에 각각 다르게 반응하지는 않나요?

블로그는 정말로 대화의 장입니다. 그곳은 제가 많은 독자들과 함께하고 정보를 공유하며 이야기를 나누는 곳입니다. 온라인 콘텐츠가 다른 콘텐츠와 구분되는 것은 독자들로부터의 놀라운 피드백입니다. 블로그의 내용은 주로 건강과 예방에 대한 것입니다. 또한 실행 가능합니다. 독자들은 블로그를 읽을 수 있고 즉시 자신의 행동을 바꿀 수 있습니다. 블로그에는 하루에 두 개 혹은 세 개, 네 개의 게시물이 올라옵니다. 종종 다른 이야기들에 링크를 걸어 놓기도 합니다. 만일 다른 블로거가 제가 보기에 우리 독자들이 흥미를 가질 만한 글을 쓴다면, 저는 블로그 포스트를 만들어 그것을 올려놓습니다.

블로그를 신문의 다른 부분들과 구분 지어 주는 한 가지는 유연성입니다. 블로그는 신문의 다른 부분들과 동일한 기준을 유지해야 하지만, 편집자들이 몇 번씩 결정을 내리는 과정을 거치게 만드는 공간 규정이나 배치에 대한 복잡한 결정이 필요 없습니다. 저는 지금도 매일 편집자 한 명과 함께 일하지만 블로그의 형식은 저널리즘 작업을 하는 데 매우 민첩할 수 있게 만들어 줍니다. 신문에서는 상황들이 항상 이렇게 빨리 진행될 수 없습니다. 반면 온라인에서는 매우 빠르게 진행됩니다.

칼럼과 블로그를 비교해 볼 때 당신의 글은 어떻게 다른가요?

블로그이든 신문이든 간에 저는 사람들이 제가 쓴 글을 읽기를 바랍니다. 저는 사람들이 제 글을 이해하기 위해 많은 노력을 기울여야 하는 것을 원치 않습니다. 누군가가 한 번은 「월스트리트 저널」에 있는 저의 칼럼들을 연구했는데 제가 다른 기자들보다 훨씬 짧은 단어들을 사용하는 경향이 있다는 것을 발견했습니다. 저는 그 발견에 정말 전율을 느꼈습니다.

저는 어떠한 이야기를 쓸 때면 큰 화제에서 작은 부분을 골라내려 합니다. 그 다음에는 이 작은 부분에 대해 독자들이 매우 쉽게 접근할 수 있도록 해석을 해서 독자들이 그 내용을 파악하는 데 많은 시간을 소비하지 않아도 되게 합니다. 그래서 독자들은 즉시 이야기의 내용을 파악할 수 있습니다. 이런 점에서는 신문에서나 블로그에서나 마찬가지입니다. 블로그에서 저는 때때로 더 많은 구어체를 사용합니다. '나(I)'라는 단어를 거의 사용하지 않습니다. 칼럼에서는 제 자신을 등장시키는 것이 드뭅니다. 제 생각에 칼럼의 독자들은 정보를 원합니다. 그들은 이슈를 원합니다. 그들에게 때때로 제 의견이 중요하게 고려되지만 제 자신에게는 별 관심이 없습니다. 반면 블로그에서 저는 제 개인적인 경험들을 더 많이 공유합니다. 왜냐하면 블로그에서는 독자들과 대화를 나누기 때문입니다. 블로그에는 일단 글이 게재되고 나서도 보도는 계속되기 때문에 본 내용과 코멘트가 명확히 분리되기 힘들게 되기도 합니다. 독자들은 의문을 가질 것이고, 저는 그것을 가서 조사할 것입니다. 또는 누군가와 인터뷰하거나, 저의 노트들로부터 무언가를 끄집어낼 것입니다. 그 다음 질문에 대한 대답으로 올릴 것입니다. 독자 역시 그 외에 공유할 다른 내용을 올릴 것입니다. 그에 대해 저는 이렇게 댓글을 달겠죠. "매우 흥미로운데요, 제가 이전에 들어본 적이 없었던 내용이에요." 그러면 또 다른 독자가 이렇게 답할 것입니다, "저는 의사입니다, 저도 이런 것을 경험해 봤어요." 이런 과정은 정말 역동적입니다. 시간은 들지만 재미있습니다.

블로그에서 일인칭 글이나 이인칭 글, 삼인칭 글의 배분을 어떻게 하는 것이 가장 좋을까요?

저는 일인칭 기사를 정말 좋아하지 않습니다. 저는 대부분의 시간을 다른 사람들의 이야기를 들려주는 데 보내는 것이 우리가 저널리스트로서 해야 할 일이라고 생각합니다. 우리는 이야기에 '나'를 집어넣기로 결정할 때 매우 신중해야 합니다. 독자들은 그들 자신에 대한 것을 읽기를 원합니다. 독자들은 그들의 삶에 대해 듣고 싶어 합니다. 독자들은 제가 그들에 대해서 말해 주기를 원합니다.

기자들은 과학자들과 의사들이 미리 가정하고 있는 것에 대해 충분히 질문하나요?

의학 보도와 건강 보도에는 때로 또 다른 문제가 있다고 생각합니다. 우리는 제약산업으로부터 지원을 받는 연구에 대해서는 자동적으로 회의적인 태도를 갖게 됩니다. 그러나 우리는 정부나 NIH로부터 지원받는 연구에 대해서는 그런 회의적인 태도를 적용하지 않습니다. 모든 연구에는 언제나 '해결하려는 문제(agenda)'가 있게 마련입니다. 그러므로 당신이 C 반응성 단백질이 심근경색에 대단한 예측 변수라는 것에 완전히 설득되었다고 하더라도 연구자가 이 연구를 통해 해결하려 했던 문제가 있습니다. 그들이 옳을지도 모릅니다. 그러나 그 연구가 제약회사로부터 자금을 지원받지 않았다는 사실만으로 우리가 멈추어 서서 "그래, 여기에서 이슈가 되는 것들은 뭐지? 우리는 어떻게 해야 균형을 잃지 않을까?"와 같은 생각들을 할 필요가 없다는 것을 의미하는 것은 아닙니다. 우리가 할 수 있는 것은 어느 한 측면이 아니라 양 측면을 모두 제시하는 것입니다. 저는 건강과 의학에서 이미 확정되어 변경이 불가능한 것은 없다는 것을 잘 알고 있습니다. 증거가 무엇일까요? 우리는 이런 증거를 살피고 데이터를 살펴야 합니다. 무엇을 발견하게 될까요? 우리는 무엇을 발견하게 될지 알지 못합니다. 저는 스타틴(Statin)이 목숨을 구한다는 것을 보여 주는 많은 증거들이 없다는 것에 놀랐습니다. (제12장에 실린 칼럼, "대단한 약인데, 생명은 연장시켜 주나요?"를 참조하라.) 스타틴은 심근경색을 막아 줍니다. 이것은 목숨을 구하는 것과는 다릅니다. 그리고 그러한 종류의 미묘한 차이(muance)는 당신이 오랜 시간 동안 건강 분야를 다루기 전에는 인식하기 매우 힘듭니다.

모든 연구는 누군가의 편견과 누군가의 사고 과정에 의해 절충된 것입니다. 모든 결정들이 연구를 편향되게 만듭니다. 우리에게 도전 과제는 "그래, 이것은 중요한 결과야. 이 결과에서 한계는 무엇이지? 어떤 질문들이 실제로 답해졌나?"라며 우선 결과를 받아들여 버리는 것입니다. 이것은 정보를 해석할 때 우리가 기자로서 독자로서 아주 흔히 하는 실수입니다. 당신은 그 결과에 대해 매우 구체적일 필요가 있습니다. 당신이 기자로서 잘못을 범하지 않으려면 당신과 이야기하는 사람들의 수를 두 배로 늘리는 것입니다. 두 배로 전화를 더 돌리는 것도 좋은 방법입니다.

모든 건강 분야 필자가 할 수 있는 가장 중요한 일은 상대위험도를 절대위험도와 비교하는 것입니다. 만약 당신이 말하는 것이 사람들을 겁에 질리게 한다면, 당신은 반드시 그것이 사람들 개개인에 있어 어떠한 의미를 가지는지 확실하게 설명해 주어야 합니다.

알코올성 음료와 유방암 간의 연관에 대한 연구가 있는데, 그것은 여성들을 완전히 겁에 질리게 만들었습니다. 이것은 오클랜드, 캘리포니아, 카이저 지역에서의 주요 연구였습니다. 7만 명의 여성들을 대상으로 20년 가까이 그들의 음주 습관을 관찰했습니다. 이 조사는 당신이 하루에 세 잔 이상의 음주를 하면 유방암 확률이 30% 증가한다는 결과를 밝혀냈습니다. 이 30% 증가라는 말은 사람들을 겁에 질리게 만들지만 이것은 상대적인 위험입니다. 이 비율은 각 개개인에 대해서는 매우 작은 위험으로 해석됩니다. 전형적인 50대 여성이 5년 안에 유방암에 걸릴 위험은 3%이므로, 만약 그녀의 유방암 위험도가 30% 증가한다면 그 위험도는 4%가 됩니다. 3%에서 4%가 된다는 것은 30%가 증가한다는 것보다 훨씬 덜 무섭게 들립니다.

제가 말한 모든 것들 가운데 제 생각에는 이 절대위험도를 알리는 것이 우리가 할 수 있는 일 중 가장 중요한 것이라고 생각합니다.

당신의 직업에서 가장 즐거운 점은 무엇인가요?

저는 독자와의 상호작용이라고 말하고 싶습니다. 저는 그 부분을 매우 좋아합니다. 저는 20년이 넘게 저널리스트 일을 해 오고 있습니다. 제가 저널리즘에 종사한 초창기에는 글을 쓰면 며칠 지나서 전화를 받거나 편지를 받게 됩니다. 이런 지체됨이 있었고 그 과정은 매우 정적(static)이었습니다. 우리가 온라인 세계에서 배운 것은 독자들이 많은 지식을 가지고 있다는 것입니다. 독자들은 굉장히 많이 알고 있고, 그래서 저널리스트들에게 놀라운 자원이 됩니다. 지금 독자의 코멘트를 보고 댓글을 달고 이에 대한 독자의 생각을 들어보는 기회를 가져 보세요. 이것은 환상적입니다.

저는 저항성 박테리아에 대한 글을 올린 적이 있습니다. 어떤 독자는 이렇게 댓글을 달았습니다. "지하철에서 수술복을 입은 의사는 어떤가요? 역겹습니다. 저는 화가 납니다. 그들은 옷에 피를 묻히고 있었어요." 저는 이전에 이러한 이슈에 대해 생각해 본 적이 없었지만 이건 흥미로웠습니다. 의사와 그들이 입은 옷에 어떤 일이 발생할까요? 그 문제로 정말 좋은 기사가 나왔고 독자들 사이에서 긴 토론거리가 됐습니다. 그 기사는 온전히 독자들에 의해 만들어졌습니다. 우리에게 이러한 의사소통의 방식이 없었다면 제가 가져 보지 못했을 생각이었습니다. 종종 그들이 저를 힘들게 할 때도 저는 정말 많은 것을 배웁니다. 독자들이 지속적으로 무언가에 대해 불편해 할 것이기 때문에 저는 저널리스트로서 변화해 왔습니다. 저는 멈추어 서서 말해야 합니다. "좋아, 여기의 모든 사람들이 잘못됐을 수는 없어. 아마도 내가 사용하는 이 단어나 이 선택이 이런 뜻을 전달하는 옳은 방식이 아닌 것 같아." 저는 틀림없이 변화하고 성장해 왔습니다. 독자들이 저에게 피드백을 주었기 때문입니다. 그것이 매우 감사합니다.

우리는 보도를 할 때 주의를 기울여야 합니다. 우리는 독자가 지닌 정보에 반드시 열려 있어야 하는데, 그 이유는 그들이 매우 현명하기 때문입니다. 기사를 쓸 때마다 정말로 생각해야 합니다. "우리가 사람들을 겁나게 하지는 않는가? 이것은 행동을 요구하는 것인가? 내가 그들이 알아야 하는 모든 것들을 제공하고 있는가? 나는 이런 이슈가 그들의 개인적인 삶에 어떻게 영향을 주는가에 대한 정보를 정말 제공하고 있는가?" 당신이 쓰는 기사들에 따라 독자들이 결정을 내리고, 의사를 부르고, 약 복용을 멈추고, 약 복용을 시작하고, 무엇인가를 하게 된다는 사실을 생각해 보면, 당신은 건강 기자가 갖고 있는 지분이 매우 크다는 것을 알 수 있습니다. 사람들은 우리가 하는 것에 직접적으로 영향을 받습니다. 우리가 하는 일은 지분이 큰 만큼 보람도 매우 큽니다. 그러나 또한 그만큼 책임도 막중합니다.

연관짓기 Making Connections

1. 블로그에 글을 쓰는 것과 칼럼에 글을 쓰는 것은 어떻게 달라야 할까?

2. 암에 대한 다나 제닝스(Dana Jennings)의 블로그 게시글에서 어떤 단락이 당신에게 가장 흥미로운가? 어떤 단락이 가장 많은 정보를 전달해 주는가? 핵심을 담은 문장이나 단락(nut graf)은 있는가?

3. 왜 당신은 비타민에 대한 타라 파커 포프의 게시글이 독자들로부터 그토록 많은 반응들을 불러일으켰다고 생각하는가? 당신은 그 게시글이 논란의 여지가 많다고 생각했는가? 만약 그렇다면 그 이유는 무엇인가?

4. 무엇이 블로그에서의 글쓰기를 구어체가 되도록 만들까?

제15장 보통의 글을 넘어 Beyond Plain Text

온라인 독자들은 비디오, 오디오, 상호작용하는 멀티미디어 등을 포함하는 다양한 방식으로 건강과 의학 정보를 얻을 수 있다. 전통적인 글로 된 기사는 여전히 보건 및 의학 보도에서 주된 방법이지만, 저널리스트들은 또한 단어와 그림을 함께 사용하여 이야기를 하는 새로운 방식을 찾고 있다.

흔한 장치는 본문의 글에 도표를 보충하여 넣는 것이다. 예를 들어, 당신이 제7장에 나오는 원숭이들로부터의 칼로리 박탈에 대한 기사를 읽기 위해 온라인에 들어간다면, 당신은 사진, 설명하는 글(explanatory text), 도표들을 보게 될 것이다. 또한 제7장의 장애물 사이를 걸어 나가는 맹인 남자에 대한 기사에서 베네딕트 캐리 기자는 신경과학자가 만든 비디오를 링크해 두었다. 이런 그래픽과 비디오와 같은 요소들은 독자들로 하여금 필자가 기술하고 있는 것을 직접 눈으로 볼 수 있게 하므로, 전통적인 글로 된 본문을 더욱 구체적인 맥락 속에서 이해하고 신뢰할 수 있게 만들어 준다.

그러나 때때로 기자들은 전체 기사를 비전통적인 방식으로 전달하고자 한다. 그래서 보통의 텍스트를 넘어서는 형태를 선택한다. 어떤 사람들은 이것들을 '대안적 기사 형식' 또는 'ASF'라고 부른다. 이전에 교열 편집자였고 현재 채플 힐(Chapel Hill)에 있는 노스 캐롤라이나 대학(University of North Carolina)의 교수인 앤디 벡텔(Andy Bechtel)은 대안적인 기사 형식은 전통적인 형식이 할 수 없었던 방식을 사용하여 독자들을 끌어당길 수 있다고 쓰고 있다. "잘 사용된 ASF는 독자들에게 정보를 줄 때 신속하게 사실을 전달할 뿐만 아니라 깊은 맥락도 제시해 준다. ASF는 '한입 사이즈'로 정보를 제공할 수 있으며 그것은 소화하기가 더 쉽다. 중요한 점은 그러한 한입 사이즈들에 무엇인가 영양가 있는 것을 추가한다는 점이다. ASF는 독자들을 교육할 수 있으며 정부와 다른 막강한 기관들을 감시하는 역할을 강화시킬 수 있다. ASF는 또한 다양성과 놀라움을 독자들에게 제공할 수 있으며 페이지에 시각적인 생동감을 불어넣을 수 있다."

뉴욕타임스에서 대부분의 그래픽들은 글로 된 본문의 부가물로 기능하는 막대 그래프와 사진들이다. 대안적인 기사 형식은 그 자체만으로 독립적으로 사용되기 때문에 이와 다르다. 그것들은 보통 벡텔(Bechtel)이 '핵심 텍스트'라고 부르는 기사의 핵심에 대한 소개글로 시작한다. 벡텔은 그 용어를 "흔히 독자들에게 기사가 포함하는 내용이 무엇인지 알려 주기 위하여 쓴, 라벨이나 작은 표제가 붙은, 빼곡하게 쓰인 하나나 두 개의 문단"으로 정의한다.

다양한 종류의 ASF에서 핵심 텍스트는 다른 요소들, 즉 차트나 그래프, 연대표, 질의응답, 그 혼합 형태 등과 결합되어 있다. 이런 결합은 정보를 소화하기 쉽게 만들기 위한 것이다. 이상적으로는 모든 핵심 텍스트와 그래픽은 독자들이 원하는 정보를 더 잘 찾을 수 있게 하기 위해 기사에 포함된다.

대안적인 기사 형식이 모든 기사들에 잘 맞는 것이 아니다. 이 형식은 줄거리와 등장인물 없는 정보성 강한 뉴스에 적합하다. 2008년 10월 6일 뉴욕타임스의 Op-Ed 페이지에 실린 대통령의 체격에 대한 정치적인 기사를 보라. 이 대안적 형식의 기사는 대통령 후보들의 키와 몸무게를 비교하기 위해 그래픽과 텍스트를 모두 사용했다. 텍스트만 사용했더라면 이 기사는 매우 지루한 읽을거리가 됐을 것이다. 글로 된 짧은 소개가 그래픽에 앞서 나왔다.

ASF의 요점은 더욱 효과적이고 흥미로운 방식으로 채택된 정보들을 전달하는 것이다. 포인터 미디어 연구소(Poynter Institute for Media Studies)의 일부 지원을 받은 연구에서 연구자들은 온라인 독자들이 컴퓨터 스크린을 어떻게 스캔하는지에 초점을 맞추었다. 그들은 자신들의 연구를 "시선추적"이라고 불렀다.

시선추적 연구는 독자들의 관심을 잡을 수 있는 손쉬운 형식이 있다고 말하지 않는다. 대신 그 연구는 페이지 디자이너와 편집자들이 독자들의 시각 패턴을 이용한 기사 형식을 창조할 수 있다고 제안한다. 점점 더 당신은 보건 및 의학 기사들이 전통적인 역 피라미드나 서사적 형식보다는 ASF로 나타나는 것을 볼 수 있을 것이다. 벡텔이 말하듯이 "만약 당신이 전통적인 형식으로 기사를 쓰거나 편집

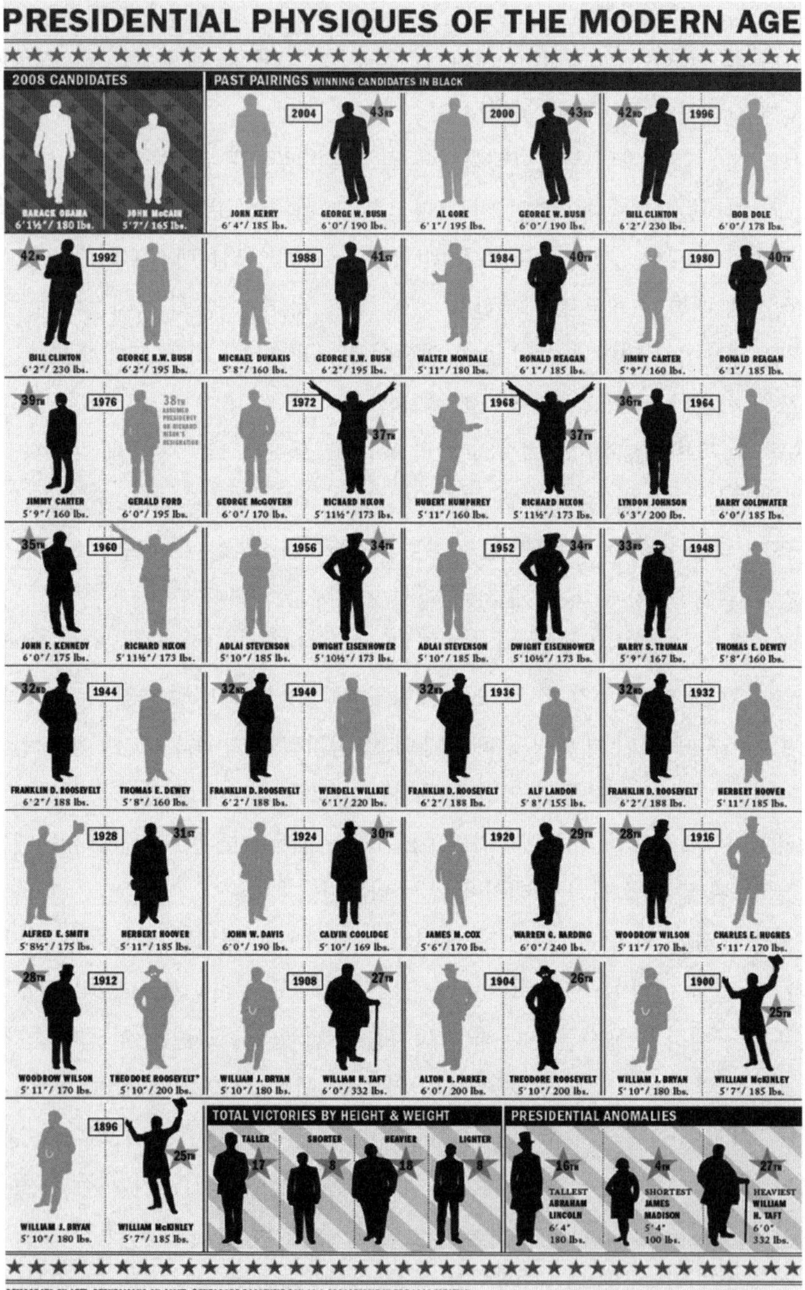
PRESIDENTIAL PHYSIQUES OF THE MODERN AGE
2008 CANDIDATES
BARACK OBAMA 6'1½"/ 180 lbs.
JOHN McCAIN 5'7"/ 165 lbs.
PAST PAIRINGS WINNING CANDIDATES IN BLACK
2004
JOHN KERRY 6'4"/ 185 lbs.
43RD GEORGE W. BUSH 6'0"/ 190 lbs.
2000
AL GORE 6'1"/ 195 lbs.
43RD GEORGE W. BUSH 6'0"/ 190 lbs.
1996
42ND BILL CLINTON 6'2"/ 230 lbs.
BOB DOLE 6'0"/ 178 lbs.
1992
42ND BILL CLINTON 6'2"/ 230 lbs.
GEORGE H.W. BUSH 6'2"/ 195 lbs.
1988
MICHAEL DUKAKIS 5'8"/ 160 lbs.
41ST GEORGE H.W. BUSH 6'2"/ 195 lbs.
1984
WALTER MONDALE 5'11"/ 180 lbs.
40TH RONALD REAGAN 6'1"/ 185 lbs.
1980
JIMMY CARTER 5'9"/ 160 lbs.
40TH RONALD REAGAN 6'1"/ 185 lbs.
1976
39TH JIMMY CARTER 5'9"/ 160 lbs.
38TH ASSUMED PRESIDENCY ON RICHARD NIXON'S RESIGNATION
GERALD FORD 6'0"/ 195 lbs.
1972
GEORGE McGOVERN 6'0"/ 170 lbs.
37TH RICHARD NIXON 5'11½"/ 173 lbs.
1968
HUBERT HUMPHREY 5'11"/ 160 lbs.
37TH RICHARD NIXON 5'11½"/ 173 lbs.
1964
36TH LYNDON JOHNSON 6'3"/ 200 lbs.
BARRY GOLDWATER 6'0"/ 185 lbs.
1960
35TH JOHN F. KENNEDY 6'0"/ 175 lbs.
RICHARD NIXON 5'11½"/ 173 lbs.
1956
ADLAI STEVENSON 5'10"/ 185 lbs.
34TH DWIGHT EISENHOWER 5'10½"/ 173 lbs.
1952
ADLAI STEVENSON 5'10"/ 185 lbs.
34TH DWIGHT EISENHOWER 5'10½"/ 173 lbs.
1948
33RD HARRY S. TRUMAN 5'9"/ 167 lbs.
THOMAS E. DEWEY 5'8"/ 160 lbs.
1944
32ND FRANKLIN D. ROOSEVELT 6'2"/ 188 lbs.
THOMAS E. DEWEY 5'8"/ 160 lbs.
1940
32ND FRANKLIN D. ROOSEVELT 6'2"/ 188 lbs.
WENDELL WILLKIE 6'1"/ 220 lbs.
1936
32ND FRANKLIN D. ROOSEVELT 6'2"/ 188 lbs.
ALF LANDON 5'8"/ 155 lbs.
1932
32ND FRANKLIN D. ROOSEVELT 6'2"/ 188 lbs.
HERBERT HOOVER 5'11"/ 185 lbs.
1928
ALFRED E. SMITH 5'8½"/ 175 lbs.
31ST HERBERT HOOVER 5'11"/ 185 lbs.
1924
JOHN W. DAVIS 6'0"/ 190 lbs.
30TH CALVIN COOLIDGE 5'10"/ 169 lbs.
1920
JAMES M. COX 5'6"/ 170 lbs.
29TH WARREN G. HARDING 6'0"/ 240 lbs.
1916
28TH WOODROW WILSON 5'11"/ 170 lbs.
CHARLES E. HUGHES 5'11"/ 170 lbs.
1912
28TH WOODROW WILSON 5'11"/ 170 lbs.
THEODORE ROOSEVELT* 5'10"/ 200 lbs.
1908
WILLIAM J. BRYAN 5'10"/ 180 lbs.
27TH WILLIAM H. TAFT 6'0"/ 332 lbs.
1904
ALTON B. PARKER 6'0"/ 200 lbs.
26TH THEODORE ROOSEVELT 5'10"/ 200 lbs.
1900
WILLIAM J. BRYAN 5'10"/ 180 lbs.
25TH WILLIAM McKINLEY 5'7"/ 185 lbs.
1896
WILLIAM J. BRYAN 5'10"/ 180 lbs.
25TH WILLIAM McKINLEY 5'7"/ 185 lbs.
TOTAL VICTORIES BY HEIGHT & WEIGHT
TALLER 17
SHORTER 8
HEAVIER 18
LIGHTER 8
PRESIDENTIAL ANOMALIES
16TH TALLEST ABRAHAM LINCOLN 6'4" 180 lbs.
4TH SHORTEST JAMES MADISON 5'4" 100 lbs.
27TH HEAVIEST WILLIAM H. TAFT 6'0" 332 lbs.
DEMOCRATS ON LEFT; REPUBLICANS ON RIGHT. *THEODORE ROOSEVELT RAN AS A PROGRESSIVE IN THE 1912 ELECTION.

하는 데 지루해하고 있다면, 당신의 독자도 그것을 읽는 데 지루해할 것임에 틀림없다."

연구는 독자들이 전통적인 방식으로 표현된 글(text)과 사진들을 읽을 때보다 ASF로 표현된 정보를 읽을 때 더 많은 정보들을 얻게 된다는 것을 보여 준다. 아이트랙07(EyeTrack07) 팀에 의해 시행된 시선추적 연구에서는 582명의 사람들로 하여금 세 개는 인쇄물로 되어 있고 세 개는 온라인상에 있는 총 여섯 개의 기사 중 한 개를 읽게 하였다. 그 결과에 대해 "전통적인 형태의 서술이 없고 가장 시각적인 버전인 유형 3을 읽은 독자들이 대부분의 질문들에 대해 옳게 답했다"라고 아이트랙07 팀의 책임자인 사라 디킨슨 퀸(Sara Dickenson Quinn)은 쓰고 있다. "대안적 기사 형식들은 숫자, 시간, 위치, 참고문헌들을 간단하고 비교 가능하게 다루는 방식을 제공하여 사실 전달 기사들(fact-laden stories)에서 가장 잘 작동하는 것으로 보인다."

퀸(Quinn)은 독자들이 특집 기사를 읽을 때 그들의 이해 기술을 추적했다. 그러나 ASF는 논평에서도 잘 작동할 수 있다. 타임스지 Op-Ed 페이지에 실리는 Op-Chart라 불리는 특집에서 기고자들은 요점을 전달하기 위해 멀티프레임 카툰(multi frame cartoon), 텍스트, 그래픽과 도표들을 사용한다.

▶ Selection 15.1

하워드 마켈(Howard Markel)과 샘 포츠(Sam Potts)가 만든 다음의 Op-Chart는 미국 감염병의 역사를 검토하기 위해 대안적 기사 형식을 사용한다. 여기에는 사실과 숫자들을 뿜어내는 전문가가 나오는 전통적인 기사는 없다. 대신 차트가 세 단락으로 된 본문과 함께 나와 있다. 본문과 차트는 함께 독자에게 정보 습득의 다양한 방식들을 제시한다. 당신은 차트를 검토하고 본문을 읽을 수도 있고, 본문을 먼저 읽고 난 다음 차트를 볼 수도 있으며 이 둘을 왔다갔다하며 볼 수도 있다. 이 기사는 기사 속으로 들어가는 다양한 방식을 독자에게 제공함으로써 기사에 대한 통제 능력을 독자에게 넘겨준다.

OP-CHART

15.1 미국 감염병의 간략한 역사

– 2009년 5월 3일/하워드 마켈, 샘 포츠

American Epidemics, a Brief History *May 3, 2009/By Howard Markel and Sam Potts*

모든 감염병들은 발생하고 진행되는 방식이 다 다르다. 금요일까지 19개 주 141명에게 발병하고, 멕시코와 다른 13개 나라들에서 죽음과 질병을 일으킨 최근의 돼지독감 발생도 예외는 아니다. 그러나 미국 역사에서 골라낸 감염병들에 대해 세부 정보를 제공하는 도표에서 볼 수 있듯이 모든 발생한 감염병들은 특정한 주제들을 공유한다. 이들 감염병 중 몇은 수천 명의 목숨을 앗아 갔고 다른 것들은 단지 소수의 사람들에만 영향을 주었다. 하지만 각 경우들에서 공중보건 담당자들이 느낀 공포는 절박했고 그들은 당시의 과학을 사용하여 할 수 있는 것을 했다.

역사는 불행하게도 감염병이 발생했을 때 당시 사람들은 그 문제를 일으킨 것으로 생각되는 특정한 사람들을 희생물로 만들었다는 것 또한 보여 준다. 19세기 후반에 콜레라를 들여 온다고 유럽 이민자들을 비난했던 것과 같이, 현재 우리는 멕시코 이주 노동자들이 병원을 이용하지 못하게 해야 한다고 말하는 미국 정치인들과 감염병의 발생은 그들의 '더러운' 생활양식 때문이라고 몰아붙이는 인터넷에서의 무분별하고 천박한 글들을 보게 된다. 감염병 발생 때의 또 다른 흔한 특징은 잘못된 정보이다. 돼지고기를 먹는다고 돼지독감에 전염되지는 않는다는 분명한 과학적 사실에도 불구하고 멕시코산 돼지고기에 대한 구매 거부가 세계적으로 확산되고 있다. 그리고 모든 비행기와 지하철을 피해야 한다는 부통령 조 바이든(Joe Biden)의 성급한 제안도 있었다.

이런 혼란과 탓하기 게임도 있지만, 우리는 공중보건 전문가들과 종사자들이 이 위기가 통제 불가능한 것이 되는 것을 막기 위해 쉴 틈 없이 바쁘게 일하고 있는 것에서 용기를 얻는다. 감염병의 역사가 우리에게 알려 주는 또 한 가지는 오늘날 우리는 놀라운 치료 수단과 공중보건 조치들, 신속한 감독과 의사소통 능력을 갖

YEAR	DISEASE	LOCATION	CAUSE	SYMPTOMS	TRANSMISSION	PUBLIC HEALTH STRATEGY	NUMBER OF SICK OR DEAD	SCAPEGOATS
1892	CHOLERA	WORLDWIDE/ NEW YORK CITY	VIBRIO CHOLERAE BACTERIA	Profuse vomiting and diarrhea leading to dehydration and death	Gastrointestinal; usually contracted from contaminated food or water	Isolation and quarantine of all cases	Nearly 1 million cases worldwide; in New York City there were 11 cases and 9 deaths; there were 44 deaths at the New York quarantine station and an additional 76 aboard ships en route to New York Harbor	Several thousand Russian Jewish immigrants were quarantined at Hoffman and Swinburne Islands, near Staten Island. Several hundred first-class cabin passengers were restricted to the Surf Hotel on Fire Island
1900	BUBONIC PLAGUE	SAN FRANCISCO	YERSINIA PESTIS BACTERIA	High fever, intense muscle and headaches, fatigue, bloody vomiting, followed by swollen and painful lymph nodes	Fleas carried by rats	Quarantine and forced vaccinations in Chinatown	By 1904 there had been 121 cases and 113 deaths; of the dead 107 were Chinese, 2 were Japanese and 4 were Caucasian	Chinese immigrants; many protested and some brought successful legal suits against mandatory vaccination laws
1917	TYPHUS FEVER	EL PASO, TEX.	RICKETTSIAE PROWAZEKII	Extremely high fever, joint and muscle pain, delirium, reddish-purple rash spreading from the chest; 20 percent to 40 percent of victims died in the years before antibiotics	Body lice carrying rickettsia bite humans; when they scratch themselves, tainted feces enter the bloodstream	Isolation of the ill and quarantine of those with contact with them. Intensive medical inspections at the Texas-Mexico border; kerosene disinfecting baths for all Mexicans crossing the border	3 cases	Thousands of Mexican day workers crossing the border were subjected to daily kerosene baths; in one case an explosion occurred, killing 28 men and severely burning 25 to 30 more
1918	SPANISH INFLUENZA	WORLDWIDE	INFLUENZA VIRUS (A/HN1)	Fever, cough, fatigue, chills, possibly progressing to pneumonia; in severe cases, patients suffocate as their lungs fill up with fluid	Respiratory; highly contagious and easily spread	Widespread closures of schools and public places and prohibitions against public gathering; orders to keep mass transit and buildings well ventilated; isolation and quarantine in some communities	Estimated at 650,000 deaths in the U.S., and 50 million to 60 million worldwide	Pandemic was too widespread for any one group to be blamed
1947	SMALLPOX	NEW YORK CITY	VARIOLA MAJOR VIRUS	Fever, headache, severe fatigue, severe backache, malaise, followed by rash that turns to blisters; 30 percent or more infected died	Respiratory or physical contact with infected person; highly contagious	Vaccination of all who had contact with the ill, followed by general public vaccination	3 cases	There was not enough vaccine produced for every American, causing panic among those turned away
1952	POLIO	NATIONWIDE	POLIOVIRUS	Fever, sore throat, headache, vomiting, fatigue, pain or stiffness of neck, back, arms or legs, muscle spasms; in serious cases, paralysis and death	Gastrointestinal; victims ingest the virus, which infects the lymphatic glands and nerves until it reaches the spinal column and possibly brain	Social distancing measures like canceling summer camps for children and closing public pools. (The Salk polio vaccine was not widely distributed until 1955.)	Approximately 60,000 cases and 3,000 deaths, primarily children	Children of upper socio-economic classes contracted polo out of proportion to poorer children who had unclean drinking water and thus developed antibodies through low-level exposure to the virus
1976	SWINE FLU	FORT DIX, N.J.	INFLUENZA VIRUS (A/H1N1)	Fever, cough, fatigue, chills, possibly progressing to pneumonia	Respiratory	Isolation and quarantine of ill soldiers and their contacts at Ford Dix; nearly 40 million vaccinations given to civilians. After the vaccination program there was an increase of Guillain-Barré syndrome, a neurological disorder causing paralysis. Scientists still debate whether there was a connection	1 death and fewer than 200 confirmed cases	The government officials involved in the widespread vaccination program; the head of the Centers for Disease Control lost his job and President Gerald Ford was accused of using the crisis for political gain
1982	H.I.V./AIDS	SAN FRANCISCO/LOS ANGELES/ NEW YORK; THEN A GLOBAL PANDEMIC	HUMAN IMMUNODEFICIENCY VIRUS	TK	Sexual activity, blood transfusions, needle sharing among drug abusers, blood exchange between mother and baby during pregnancy, breastfeeding	Public health education, safer sexual practices, scrutiny of the blood-banking system, needle exchange programs	More than 25 million people have died worldwide; experts expect 45 million more deaths	Gay men, intravenous drug abusers, Haitians
2003	SARS	FIRST IN ASIA, THEN NORTH AND SOUTH AMERICA AND EUROPE	SARS CORONA VIRUS	High fever, headache, chills, malaise, coughing, possibly severe pneumonia	Respiratory and gastrointestinal	Chinese government concealed the outbreak for several months, helping the disease to spread; quarantine and isolation policies in Hong Kong, Canada and Singapore	8,098 cases, 774 deaths worldwide; 8 cases in the United States (all had traveled to SARS-afflicted areas abroad)	Asians and those who had traveled to affected parts of Asia. University of California at Berkeley briefly ordered a ban on Asian students visiting the campus

추고 있지만, 오늘날보다 더 감염병이 발생하기에 좋은 시점은 지금까지 없었다는 것이다. 물론 미래는 제외하고 말이다.

※ 미시간대 의학사 교수이자 의사인 하워드 마켈(Howard Markel)은 『검역(*Quarantine*)』과 『균이 여행할 때(*When Germs Travel*)』의 저자이다. 샘 포츠는 그래픽 디자이너이다.

연관짓기 Making Connections

1. 어떤 종류의 보건 및 의학 기사들이 대안적 기사 형식으로 작성되는가?

2. 감염병에 대한 기사에서 Op-Chart의 사용이 어떻게 그 화제를 더욱 잘 이해하는 데 도움을 주는가?

3. 다른 어떤 뒷받침 자료들이 감염병에 관한 기사를 더욱 나은 것으로 만드는 데 도움이 될 수 있었을까?

옮긴이

• 손명세

예방의학전문의이자 보건학 박사이다. 2014년 현재 건강보험심사평가원(HIRA) 원장으로 재직 중이다. 연세대학교 의대 교수와 보건대학원장을 역임하였고 대한의학회 부회장, 한국보건행정학회장, 세계보건기구(WHO) 집행이사, 아시아태평양공중보건학회(APACPH) 회장, 유네스코 국제생명윤리심의위원회 위원 등으로 활동하며 우리나라 보건의료 시스템의 발전과 해외 진출에 노력하고 있다.

• 김소윤

예방의학전문의이자 보건학 박사이다. 현재 연세대학교 의과대학 의료법윤리학과장을 맡고 있다. 보건복지부 사무관, 기술서기관 등을 거쳐 연세대학교 의과대학에 재직 중이며, 보건대학원 국제보건학과 전공지도교수, 의료법윤리학연구원 부원장, 연세의료원 통일보건의료센터 사무국장 등도 맡고 있다.

• 김희진

연세대학교 보건대학원 역학건강증진학과 조교수로서 건강증진과 보건교육을 담당하고 있다. 이화여자대학교 의대를 졸업하고 가정의학과 전문의로서 이대목동병원 전임의, 을지의대 전임강사로 임상 진료를 하였으며, 연세대에서 보건학 석사, 이화여대에서 의학박사 학위를 받았다.

• 유호종

서울대학교 국어교육과를 졸업하고, 같은 대학 철학과에서 박사 학위를 받았다. 서울대 시간강사, 연세의대 연구강사 등을 거쳐, 현재는 연세대학교 보건대학원과 의료법윤리학연구원에서 연구교수로 일하고 있다. 〈고통에게 따지다〉, 〈죽음에게 삶을 묻다〉 등의 저서와 의료윤리 및 연구윤리에 관한 다수의 논문을 썼다.

• 이일학

연세대학교 의대를 졸업하고 같은 대학에서 의료윤리학으로 문학박사 학위를 받았다. 현재 연세의대에서 의료윤리와 의료인문학을 배우고 가르치고 있다. 〈히포크라테스 현대 시대에 살아남을까〉, 〈의학적 상상력의 힘〉, 〈감염병과 의학〉 등의 책을 쓰고 번역했다.

뉴욕타임스 보건의학기사 이렇게 쓴다

초판발행 2014년 10월 10일
초판인쇄 2014년 10월 15일

지은이 톰 린던
옮긴이 손명세 · 김소윤 · 김희진 · 유호종 · 이일학
펴낸이 안종만

편 집 김선민 · 이강용
기획/마케팅 조성호
표지디자인 홍실비아
제 작 우인도 · 고철민

펴낸곳 (주) 박영사
서울특별시 종로구 새문안로3길 36, 1601
등록 1959. 3. 11. 제300-1959-1호(倫)
전 화 02)733-6771
f a x 02)736-4818
e-mail pys@pybook.co.kr
homepage www.pybook.co.kr
ISBN 979-11-303-0116-7 93510

정 가 23,000원